妇科与产科常见病临床诊疗

主编 杨 静 夏亚芳 贾贵玲 张 瑞
杨 婕 徐凤芹 李 冬 曹景云

上海科学技术文献出版社
Shanghai Scientific and Technological Literature Press

图书在版编目（CIP）数据

妇科与产科常见病临床诊疗 / 杨静等主编. -- 上海 : 上海科学技术文献出版社, 2024. -- ISBN 978-7-5439-9200-9

Ⅰ. R71

中国国家版本馆CIP数据核字第20242VV839号

组稿编辑：张　树
责任编辑：王　珺
封面设计：宗　宁

妇科与产科常见病临床诊疗
FUKE YU CHANKE CHANGJIANBING LINCHUANG ZHENLIAO
主　　编：杨　静　夏亚芳　贾贵玲　张　瑞
　　　　　杨　婕　徐凤芹　李　冬　曹景云
出版发行：上海科学技术文献出版社
地　　址：上海市长乐路746号
邮政编码：200040
经　　销：全国新华书店
印　　刷：山东麦德森文化传媒有限公司
开　　本：787mm×1092mm 1/16
印　　张：27.75
字　　数：707 千字
版　　次：2024年8月第1版　2024年8月第1次印刷
书　　号：ISBN 978-7-5439-9200-9
定　　价：200.00 元

前言

FOREWORD

在当今社会，随着医疗技术的不断进步和人们健康意识的提高，妇产科疾病的诊疗需求日益增长。作为医学领域的重要组成部分，妇产科疾病不仅关系到女性的生殖健康，更承载着生命延续的重任。近年来，由于生活节奏的加快、环境污染的加剧及不良生活习惯的影响，妇产科疾病的发病率呈上升趋势。这些疾病不仅影响女性的身体健康，还可能对女性的心理和社会生活造成严重影响。因此，加强妇产科疾病的诊疗工作，提高诊疗水平，对于保障女性健康具有重要意义。

随着医学技术的不断发展，妇产科疾病的诊疗技术也在不断进步。从传统的药物治疗、手术治疗到现代的微创手术、介入治疗等，新的诊疗技术不断涌现，为妇产科疾病的诊疗提供了更多选择。为了满足妇产科疾病诊疗的需求并提高临床医师的诊疗水平，我们组织相关专家编写了《妇科与产科常见病临床诊疗》一书。通过本书的编写，我们希望能够为妇产科医师、医学院校师生及广大医疗工作者提供一本科学、实用、系统的诊疗参考书籍，帮助他们更好地掌握妇产科疾病的诊疗知识，提高诊疗水平，为女性的健康保驾护航。

本书根据当代妇产科治疗方面的最新进展进行编写，从多个角度介绍了妇产科疾病治疗的相关知识。本书资料翔实、重点突出，既有理论性指导，又有临床的实际应用，集科学性、先进性和实用性于一体，能够帮助临床医师对妇产科常见病作出正确诊断，是一本对妇产科临床医师有参考意义的专业书籍。本书可以为妇产科临床医师提供帮助，也可供医学院校相关专业的学生阅读使用。

编者们在编写过程中不断完善及规范内容，几经修改，最终完成书稿。在此感谢各位编者的辛勤工作。由于妇产科学内容繁多，且时间紧迫，书中难免存在不足、疏漏或不当之处，殷切希望广大同道提出宝贵意见，以便今后继续完善，使之成为科学性更强、实用性更好的临床参考用书。

《妇科与产科常见病临床诊疗》编委会

2024 年 6 月

目录

CONTENTS

第一章

妇产科基础

第一节　女性生殖器官解剖

女性生殖器官包括内、外生殖器官。内生殖器官位于骨盆内，骨盆的形态及其大小与分娩密切相关；骨盆底组织又承托内生殖器官，协助保持其正常位置。内生殖器官与盆腔内其他器官相邻，而且血管、淋巴及神经也有密切联系。盆腔内某一器官病变可累及邻近器官。骨盆、内生殖器官及外生殖器官三者关系密切，相互影响。

一、骨盆

骨盆及其附属组织承托内生殖器官及其相邻器官，协助保持其正常位置。若骨盆及其组织异常，则可发生相应的妇科病变。同时，骨盆为胎儿娩出的骨产道，骨盆的结构、形态及其组成骨间径与阴道分娩密切相关。骨盆形态或组成骨间径线异常可引起分娩异常。因此，清晰地了解骨盆的解剖、形态和大小，有助于提高妇科、产科的临床诊断和治疗技能。

(一)骨盆的类型

根据骨盆的形状，骨盆可大致分为 4 种类型：①女型骨盆；②男型骨盆；③类人猿型骨盆；④扁平型骨盆。这种分类是以骨盆入口的前、后两部分的形态作为基础，在骨盆入口最长横径处虚拟一条线，将骨盆分为前、后两部分，后面的部分决定骨盆的形状，而前面的部分表示它的变异。很多女型骨盆不是单一型的，而是混合型的，例如，某一个女型骨盆可以伴有男型骨盆的倾向，即骨盆后部是女性型的，而前部是男性型的。

1.女型骨盆

骨盆入口呈横椭圆形，髂骨翼宽而浅，入口横径较前后径稍长，耻骨弓较宽，坐骨棘间径≥10 cm。骨盆侧壁直，坐骨棘不突出，骶骨既不前倾，也不后倾，骶坐骨切迹宽度＞2 横指。女型骨盆为女性正常骨盆，最适宜分娩。根据现有资料，女型骨盆在我国妇女中占 52.0％～58.9％。

2.男型骨盆

骨盆入口略呈三角形，两侧壁内聚，坐骨棘突出，耻骨弓较窄，坐骨切迹窄且呈高弓形，骶骨较直而前倾，导致出口后矢状径较短。因男型骨盆呈漏斗型，往往造成难产。此型骨盆较少见，在我国妇女中仅占1.0％～3.7％。

3.类人猿型骨盆

骨盆入口呈长椭圆形，骨盆入口、中骨盆和骨盆出口的横径均缩短，前后径稍长。坐骨切迹较宽，两侧壁稍内聚，坐骨棘较突出，耻骨弓较窄，但骶骨向后倾斜，故骨盆前部较窄而后部较宽。骶骨往往有6节且较直，故骨盆较其他类型深。此型骨盆在我国妇女中占14.2%～18.0%。

4.扁平型骨盆

骨盆入口呈扁椭圆形，前后径短而横径长。耻骨弓宽，骶骨失去正常弯度，变直后翘或呈深弧型，故骶骨短而骨盆浅。此型骨盆在我国妇女中较为常见，占23.2%～29.0%。

女型骨盆的形态、大小除种族差异外，还受遗传、营养与性激素的影响。上述4种基本类型只是理论上归类，临床多见混合型骨盆。

(二)骨盆的组成

骨盆由骨骼、韧带及关节组成。

1.骨盆的骨骼

骨盆由骶骨、尾骨及左右2块髋骨组成。每块髋骨又由髂骨、坐骨及耻骨融合而成。骶骨形似三角，前面凹陷成骶窝，底的中部前缘凸出，形成骶岬(相当于髂总动脉分叉水平)。骶岬是妇科腹腔镜手术的重要标志之一，也是产科骨盆内测量对角径的重要依据。

2.骨盆的关节

骶骨与髂骨之间以骶髂关节相连；骶骨与尾骨之间以骶尾关节相连；两耻骨之间有纤维软骨，形成耻骨联合。骶尾关节为略可活动的关节。分娩时，下降的胎头可使尾骨向后。若发生骨折或病变，可使骶尾关节硬化，尾骨翘向前方，致使骨盆出口狭窄，影响分娩。在妊娠过程中，骨盆的关节松弛，可能是由激素的改变所致。妇女的耻骨联合于早中期妊娠时开始松弛，在妊娠最后3个月更为松弛，但分娩后立即开始消退，一般产后3～5个月可完全消退。妊娠过程中，耻骨联合宽度增加，经产妇比初产妇增宽得更多，而且在分娩后很快转为正常。X线检查研究发现，足月妊娠时，由于骶髂关节向上滑动引起耻骨联合较明显的活动。最大的耻骨联合移位是在膀胱截石卧位时，此移位可以使骨盆出口的直径增加1.5～2.0 cm。

3.骨盆的韧带

骨盆有两对重要的韧带：骶结节韧带与骶棘韧带。骶结节韧带为骶骨、尾骨与坐骨结节之间的韧带；骶棘韧带则为骶骨、尾骨与坐骨棘之间的韧带。骶棘韧带宽度即坐骨切迹宽度，是判断中骨盆是否狭窄的重要指标。妊娠期受性激素的影响，韧带较松弛，各关节的活动性亦稍有增加，有利于胎儿娩出。

(三)骨盆分界

以耻骨联合上缘、髂耻线及骶岬上缘的连线为界，将骨盆分为上、下2部分：上方为假骨盆(又称大骨盆)，下方为真骨盆(又称小骨盆)。

假骨盆的前方为腹壁下部组织，两侧为髂骨翼，后方为第5腰椎。假骨盆与分娩无关，但其某些径线的长短关系到真骨盆的大小，测量假骨盆的径线可作为了解真骨盆情况的参考依据。

真骨盆是胎儿娩出的骨产道，可分为3部分：骨盆入口、骨盆腔及骨盆出口。骨盆腔为一前壁短、后壁长的弯曲管道，前壁是耻骨联合，长约4.2 cm；后壁是骶骨与尾骨，骶骨弯曲的长度约为11.8 cm；两侧为坐骨、坐骨棘及骶棘韧带。坐骨棘位于真骨盆腔中部，在产程中是判断胎先露下降程度的重要骨性标志。

(四)骨盆的平面、径线和倾斜度

由于骨盆的特殊形状,很难把骨盆腔内的形状描述清楚。长久以来,为便于理解,把骨盆分为4个虚拟的平面:①骨盆入口平面;②骨盆出口平面;③骨盆的最宽平面;④骨盆中段平面。

1.骨盆入口平面

其后面以骶岬和骶骨翼部为界;两侧以髂耻缘为界;前面为耻骨横支和耻骨联合上缘。典型的女型骨盆入口平面几乎是圆的,而不是卵圆形的。骨盆入口平面的4条径线,一般描述为前后径、横径和两条斜径。骨盆入口平面的前后径又以耻骨联合与骶岬上缘中点的距离,分别虚拟为3条径线:解剖结合径、产科结合径和对角径。解剖结合径又称真结合径,为耻骨联合上缘中点与骶岬上缘中点间的距离。对角径为耻骨联合下缘中点与骶岬上缘中点间的距离。对角径减去1.5～2.0 cm则为产科结合径,在大多数骨盆中,这是胎头下降时,必须通过骨盆入口的最短直径。产科结合径是不能用手指直接测量到的。虽然人们设计了各种器械,但是除X线检查外,都未能获得满意的结果。临床上,如果没有X线设备,则只能测量出对角径的距离,然后减去1.5～2.0 cm,间接估计产科结合径的长度。

骨盆入口横径与真结合径成直角,它代表两侧分界线之间最长的距离。横径一般在骶岬前面的5 cm处与真结合径交叉。卵圆形骨盆的横径约为13.5 cm,而圆形骨盆的横径则稍短些。任一斜径自一侧骶髂软骨结合伸至对侧的髂耻隆起,根据它们的起点位置,被称为左斜径或右斜径,其长度约为12.75 cm。

2.骨盆出口平面

骨盆出口平面是由两个近似三角区所组成。这两个三角区不在同一平面上,但有一条共同的基线,即在两侧坐骨结节之间的一条线。后三角的顶点是骶骨的尖端;两侧是骶结节韧带和坐骨结节。前三角的顶点是耻骨联合下缘,两侧是耻骨降支。骨盆出口平面有4条径线,分别为出口前后径、出口横径、出口前矢状径和出口后矢状径。

(1)出口前后径:耻骨联合下缘至骶尾关节间的距离,平均长约11.5 cm。

(2)出口横径:两坐骨结节间的距离,也称坐骨结节间径,平均长约9 cm,是胎先露部通过骨盆出口的径线,此径线与分娩关系密切。

(3)出口前矢状径:耻骨联合下缘中点至坐骨结节间径中点间的距离,平均长约6 cm。

(4)出口后矢状径:骶尾关节至坐骨结节间径中点间的距离,平均长约8.5 cm。当出口横径稍短,而出口横径与后矢状径之和＞15 cm时,一般正常大小胎儿可以通过后三角区经阴道娩出。

3.骨盆的最宽平面

它没有产科学意义。从定义来看,它表示盆腔最宽敞的部分。其前后径从耻骨联合的后面中间伸到第2、3节骶椎的结合处;横径处于两侧髋臼中心之间。它的前后径和横径的长度均为12.5 cm。因为其2条斜径在闭孔和骶坐骨切迹之间,它们的长度是不确定的。

4.骨盆中段平面

骨盆中段平面又称中骨盆平面,位于两侧坐骨棘的同一水平,是骨盆的最窄平面。它对胎头入盆后分娩产道阻塞有特别重要的意义。中骨盆平面有2条径线:中骨盆前后径和中骨盆横径。

(1)中骨盆前后径:耻骨联合下缘中点通过两侧坐骨棘连线中点至骶骨下端间的距离,平均长约11.5 cm。

(2)中骨盆横径:也称坐骨棘间径。为两坐骨棘间的距离,平均长约10 cm,是胎先露部通过中骨盆的重要径线，此径线与分娩有重要关系。

5.骨盆倾斜度

女性直立时，其骨盆入口平面与地平面所形成的角度，称为骨盆倾斜度。一般女性的骨盆倾斜度为60°，骨盆倾斜度过大，往往影响胎头的衔接。

6.骨盆轴

骨盆轴为连接骨盆腔各平面中点的假想曲线，代表骨盆轴。此轴上段向下、向后；中段向下；下段向下、向前。分娩时，胎儿即沿此轴娩出。

二、外生殖器官

女性外生殖器是指生殖器官外露的部分，又称外阴，位于两股内侧间，前为耻骨联合，后为会阴。

（一）阴阜

阴阜是指耻骨联合前面隆起的脂肪垫。青春期后，其表面皮肤开始生长卷曲的阴毛，呈盾式分布，其尖端向下呈三角形分布，底部两侧阴毛向下延伸至大阴唇外侧面。而男性的阴毛可以向上分布，朝向脐部，或朝下扩伸而达左右大腿的内侧。阴毛的疏密与色泽因个体和种族不同而异。阴毛为第二性征之一。

（二）大阴唇

大阴唇自阴阜向下、向后止于会阴的一对隆起的皮肤皱襞，其外形根据所含脂肪量的多少而不同。一般女性的大阴唇长7～8 cm，宽2～3 cm，厚1～1.5 cm。女孩或未婚女性两侧大阴唇往往互相靠拢而完全盖没后面的组织，而经产妇左右大阴唇多数是分开的。大阴唇的前上方和阴阜相连，左右侧大阴唇在阴道的下方融合，形成后联合，逐渐并入会阴部。

大阴唇外侧面为皮肤，皮层内有皮脂腺和汗腺，多数妇女的大阴唇皮肤有色素沉着，内侧面湿润似黏膜。大阴唇皮下组织松弛，脂肪中有丰富的静脉、神经及淋巴管，若受外伤，容易形成血肿，疼痛较剧烈。

解剖学上，女性的大阴唇相当于男性的阴囊。子宫的圆韧带终止在大阴唇的上缘。绝经后，大阴唇多呈萎缩状。

（三）小阴唇

分开大阴唇后，可见到小阴唇。左右侧小阴唇的前上方互相靠拢。其大小和形状可以因人而异，有很大差别。未产妇的小阴唇往往被大阴唇所遮盖，而经产妇的小阴唇可伸展到大阴唇之外。

左右小阴唇分别由2片薄薄的组织所组成。小阴唇外观呈湿润状，颜色微红，犹如黏膜一样，但无阴毛。小阴唇内含有勃起功能的组织、血管、少数平滑肌纤维和较多皮脂腺，偶有少数汗腺，外覆复层鳞状上皮。小阴唇因富有多种神经末梢，故非常敏感。

两侧小阴唇的前上方互相靠拢、融合，形成上下2层，下层为阴蒂的系带，而上层为阴蒂包皮。两侧小阴唇的下方可分别与同侧的大阴唇融合，或者在中线形成小阴唇后联合，又称阴唇系带。

（四）阴蒂

阴蒂是小而长且有勃起功能的小体，位于两侧小阴唇顶端下方，由阴蒂头、阴蒂体和两侧阴蒂脚组成。阴蒂头显露于阴蒂包皮和阴蒂系带之间，直径很少超过0.5 cm，神经末梢丰富，极敏感，是使女性动欲的主要器官。

阴蒂相当于男性的阴茎，具有勃起性。阴蒂即使在勃起的情况下，长度也很少超过 2 cm。由于小阴唇的牵拉，阴蒂呈一定程度的弯曲，其游离端指向内下方，朝着阴道口。阴蒂头由梭形细胞组成。阴蒂体包括 2 个海绵体，其壁中有平滑肌纤维。长而狭窄的阴蒂脚分别起源于左右两侧坐耻支的下面。

(五)前庭

前庭是指左右小阴唇所包围的长圆形区域，为胚胎期尿生殖窦的残余部分。在前庭的前面有阴蒂，后方则以小阴唇后联合为界。

在前庭的范围内有尿道口、阴道口和左右前庭大腺的出口。前庭的后半部分，即小阴唇后联合与阴道之间，是舟状窝。除未产妇外，此窝很少能被观察到，这是由于经产妇在分娩时，多数妇女的舟状窝因受到损伤而消失。

(六)前庭大腺

前庭大腺是前庭左右各一的复泡管状腺，其直径为 0.5～1.0 cm，位于前庭下方阴道口的左右两侧。前庭大腺的出口管长 1.5～2.0 cm，开口于前庭的两侧，正好在阴道口两侧边缘之外。前庭大腺的管径很小，一般仅能插入细小的探针。在性交的刺激下，腺体分泌出黏液样分泌物，起到润滑的作用。若炎症导致前庭大腺腺管阻塞，则可引起前庭大腺脓肿或囊肿。

(七)尿道口

尿道口位于前庭的中央、耻骨弓下方 1.0～1.5 cm 处、阴道口的上方。尿道口往往呈轻度折叠状。排尿时，尿道口的直径可以放松到 4～5 mm。尿道的左右两侧有尿道旁管，其往往开口于前庭，也偶有开口于尿道口内的后壁处。尿道旁管的口径很小，约为 0.5 mm，其长度可因人而稍异。尿道下 2/3 与阴道前壁紧密相连，阴道下 1/3 的环状肌肉围绕尿道的上端和下端。

(八)前庭球

前庭两侧黏膜下的一对具有勃起性的静脉丛，其长 3.0～4.0 cm，宽 1.0～2.0 cm，厚 0.5～1.0 cm。它们与坐耻支并列，部分表面覆有球海绵体肌。前庭球的下端，一般处于阴道口的中部，而其前端则向上朝着阴蒂伸展。

分娩时，前庭球往往被推到耻骨弓的下面，但因为它们尾部是部分环绕着阴道，所以容易受到损伤而造成外阴血肿甚至大量出血。

(九)阴道口和处女膜

阴道口位于前庭的后半部，其形状和大小可因人而异。处女的阴道口往往被小阴唇所盖没；如果推开小阴唇，则可见到阴道口几乎完全被处女膜所封闭。阴道的表面和游离的边缘有较多的结缔组织乳头。

处女膜的形状和坚固度均有明显的差异。处女膜两面均覆有未角化的复层鳞状上皮，间质大部分是弹性和胶原性的结缔组织。处女膜没有腺性或肌性成分，亦没有很多神经纤维。女性新生儿的处女膜有很多血管；妊娠妇女的处女膜上皮较厚，并富有糖原；绝经后女性的处女膜上皮变薄，并可以出现轻微的角化。成年处女的处女膜仅是或多或少围绕阴道口的一片不同厚度的膜，并有1个小到如针尖、大到能容纳 1 个或 2 个指尖的孔。此开口往往呈新月形或圆形，但也可是筛状的、有中隔的或澈状的。澈状的处女膜可能被误认为是处女膜破裂。因此，由于法律的原因，在作出处女膜是否撕裂的描述时，必须慎重。

一般来说，处女膜多数是在第一次性交时撕裂，裂口可以分散在数处，多数撕裂位于处女膜的后半部。撕裂的边缘往往很快结成瘢痕，此后处女膜即成为若干分段的组织。首次性交时，处女膜撕裂的深度可因人而异。一般认为，处女膜撕裂时往往伴有少量出血，但很少引起大出血。个别女性的处女膜组织比较坚韧，需手术切开，但极为罕见。由分娩而引起处女膜解剖上的改变，往往比较明显、清楚，因而易识别并可作出诊断。

处女膜闭锁是一种先天性异常，此时阴道完全闭锁。它的主要现象是经血滞留、性交受阻。一般需行手术切开。

(十)阴道

阴道的起源问题尚无统一的意见。阴道上皮的来源，有 3 种不同的看法：①米勒管；②午非管；③尿生殖窦。目前，较为公认的是阴道部分起源于米勒管和部分来自尿生殖窦。阴道可以被称为是子宫的排泄管道，经过阴道，子宫排出经血。它亦是女性的性交器官，同时又是分娩时的产道的一部分。阴道是由肌肉、黏膜组成的管道，其上接子宫颈(简称宫颈)，下连外阴。阴道前方为膀胱，后为直肠。阴道与膀胱及尿道之间有一层结缔组织，即所谓的膀胱-阴道隔。阴道中、下段和直肠之间，亦有由类似组织所形成的直肠-子宫间隔。阴道部分上段(即阴道后穹隆)参与组成直肠子宫陷凹的前壁。在正常情况下，阴道前壁与后壁的中间部分互相靠得较近，而在阴道的左右两旁的侧壁之间，则有一定间隙。这样便使阴道的横切面看似空心的 H 形。

阴道的顶端是一个盲穹隆，宫颈的下半部伸入此处。阴道穹隆可以分为 4 部分，即左、右、前、后穹隆。阴道和宫颈的连接处，在宫颈的后方要比宫颈的前方高些，故阴道后穹隆比前穹隆深一些。阴道前壁也稍短于后壁，长度分别为 6～8 cm 和 7～10 cm。

阴道的前、后壁上有纵行的皱褶柱。在未经产妇女中，还可以在此处见到与纵行柱成直角的横嵴。当这些皱褶到达侧壁时，渐渐消失，在高年经产妇中，阴道壁往往变为平滑。阴道的黏膜是由典型的不角化复层鳞状上皮细胞组成。黏膜下有一层结缔组织，其中血管丰富，偶尔有淋巴小结。阴道黏膜仅疏松地与下面的组织相连，因此手术时可以轻松地把阴道黏膜与其下的结缔组织分开。

正常情况下，阴道黏膜不含有典型的腺体。有时在经产妇的阴道中可见包涵囊肿，但不是腺体，而是在修补阴道撕裂时，黏膜碎片被埋没在缝合伤口下而后形成的囊肿。另外，有些衬有柱状的或骰状的上皮囊肿，也不是腺体，而是午非管或米勒管的残余物。

阴道的肌层可分为两层平滑肌，外层纵行，内层环行，但整个肌层并不明显。在阴道的下端，可见一横纹肌带。它是球海绵体肌或括约肌，然而，主要关闭阴道的是肛提肌。肌层的外面有结缔组织把阴道与周围的组织连接起来。这些结缔组织内含有不少弹性纤维和很多静脉。

阴道有丰富的血管供应。它的上 1/3 是由子宫动脉的宫颈-阴道支供应；中 1/3 由膀胱下动脉供应；下 1/3 则由直肠中动脉和阴部内动脉供应。直接围绕阴道的是一个广泛的静脉丛，静脉与动脉伴行，最后汇入髂内静脉。阴道下 1/3 的淋巴与外阴的淋巴一起流入腹股沟淋巴结；中 1/3 的淋巴流入髂内淋巴结，上 1/3 的淋巴则流入髂总淋巴结。

根据 Krantz(1958)的论述，人的阴道没有特殊的神经末梢(生殖小体)，但是在它的乳头中偶尔可见到游离的神经末梢。

阴道的伸缩性很大。在足月妊娠时，它可以被扩张到足以使正常足月胎儿顺利娩出，而在产褥期间，它又能逐渐恢复到产前状态。

(十一)会阴

广义的会阴是指骨盆底以下封闭骨盆出口的全部软组织结构，有承载盆腔及腹腔脏器的作用。它主要由尿生殖膈和骨盆底所组成。尿生殖膈由上下两层筋膜、会阴深横肌和尿道阴道括约肌所构成。骨盆底是由上下两层筋膜、肛提肌和尾骨肌所构成。肛提肌则由髂尾肌、耻骨直肠肌、耻尾肌所组成。它有加强盆底托力的作用，又因部分肌纤维在阴道和直肠周围密切交织，还有加强肛门和阴道括约肌的作用。处于阴道和肛门之间的中缝即会阴缝，是由会阴的中心腱所加固。球海绵体肌、会阴浅横肌和肛门外括约肌在它的上面会聚。以上这些结构共同成为会阴体的主要支撑。在分娩时，它们往往被撕伤。

狭义的会阴是指阴道口与肛门之间的软组织结构。

三、内生殖器官

内生殖器包括子宫、输卵管和卵巢。

(一)子宫

子宫是一个主要由肌肉组成的器官，子宫体部外覆腹膜，子宫腔(简称宫腔)内衬子宫内膜。妊娠期子宫接纳和保护受孕产物，并供以营养；妊娠足月时子宫收缩(简称宫缩)，娩出胎儿及其附属物。

非妊娠期子宫位于盆腔内，处于膀胱与直肠之间，它的下端伸入阴道。子宫的后壁几乎全部被腹膜所覆盖，它的下段形成直肠子宫陷凹的前界。子宫前壁仅上段盖有腹膜，它的下段直接与膀胱后壁相连，在它们中间有一层清楚的结缔组织。

子宫形状为上宽下窄，可分为大小不同的上、下两部分：上部为子宫体，呈三角形；下部呈圆筒形或梭形，即宫颈。子宫体的前壁几乎是平的，而其后壁则呈清楚的凸形。双侧输卵管起源于子宫角部，即子宫上缘和侧缘交界之处。两侧输卵管内端之间的上面凸出的子宫部分，称为子宫底。自子宫的左右侧角至盆腔底部之间的部分是子宫的侧缘，两侧腹膜呈翼形皱褶，形成阔韧带。

子宫的大小和形状随女性的年龄和产次而有较大差别。女性新生儿的子宫长为2.5～3.0 cm，成年而未产者的子宫长为5.5～8.0 cm，而经产妇的子宫则长为9.0～9.5 cm。未产妇和经产妇的子宫重量亦有很大差异，前者为45～70 g，后者约为80 g或更重一些。在不同年龄的对象中，子宫体与宫颈长度的比率亦有很大差异。婴儿子宫体的长度仅为宫颈长度的一半；年轻而未产者两者的长度大致相等；经产妇宫颈长度仅为子宫总长度的1/3。

子宫的主要组成成分是肌肉，子宫体的前壁与后壁几乎互相接触，中间的宫腔仅为一裂缝。宫颈呈梭形，其上、下两端各有一小孔，即宫颈内口和外口。额切面观，子宫体呈三角形，而宫颈管则仍为梭形。经产妇宫腔的三角形状变得较不明显，这是因为原来凸出的侧缘，往往变为凹形。绝经期妇女子宫肌层和内膜层萎缩，子宫的体积变小。

子宫又分为子宫体和宫颈两部分。

1.子宫体

子宫体的壁由3层组织所组成，即浆膜层、肌肉层和黏膜层。

(1)浆膜层：为覆盖子宫体的盆腔腹膜，与肌层紧连不能分离。在子宫峡部，两者结合较松弛，腹膜向前反折覆盖膀胱底部，形成膀胱子宫陷凹，反折处腹膜称膀胱子宫反折腹膜。在子宫后面，子宫体浆膜层向下延伸，覆盖宫颈后方及阴道后穹隆再折向直肠，形成直肠子宫陷凹。

(2)肌层：由大量平滑肌组织、少量弹力纤维与胶原纤维组成，非孕期时厚约0.8 cm。子宫体肌层可分3层。①外层：肌纤维纵行排列，较薄，是宫缩的起始点；②中层：占肌层大部分，呈交叉排列，在血管周围形成“8”字形围绕血管；③内层：肌纤维纵行排列（以往认为肌纤维呈环形排列）。子宫体肌层内有血管穿行，肌纤维收缩可压迫血管，能有效地制止血管出血。

（3）子宫内膜层：子宫内膜是一层薄的、淡红色的绒样的膜。仔细观察，可以见到有许多微小的孔，即子宫腺体的开口。正常情况下，子宫内膜的厚度可以变动在 0.5～5 mm。子宫内膜由一层高柱形，具有纤毛且互相紧密排列的细胞所组成。管形的子宫腺体是由表层上皮内陷所构成，其伸入子宫内膜层的全层，直达肌层。子宫内膜腺体可分泌稀薄的碱性液体，以保持宫腔潮湿。

子宫内膜与肌层直接相贴，其间没有内膜下层组织。内膜可分 3 层：致密层、海绵层及基底层。致密层与海绵层对性激素敏感，在卵巢激素影响下发生周期性变化，又称功能层。基底层紧贴肌层，对卵巢激素不敏感，无周期性变化。

2.宫颈

宫颈是指宫颈解剖学内口以下部分的子宫。以阴道壁附着处为界，宫颈分为阴道上和阴道两部分，称为宫颈阴道上部和宫颈阴道部。宫颈阴道上部的后面被腹膜所覆盖，而前面和左右侧面与膀胱和阔韧带的结缔组织相连；宫颈阴道部伸入阴道，它的下端是宫颈外口。

宫颈外口的形状因人而异。未产妇宫颈外口为小而齐整的卵圆形孔；因宫颈在分娩时受到一定的损伤（损伤最容易发生于外口的两旁），故经产妇宫颈外口往往变为一条横行的缝道，宫颈外口分成所谓的“前唇”和“后唇”；有时，初产妇宫颈遭到较严重的多处撕裂后，宫颈外口变得很不规则。根据这种撕裂的痕迹，可以诊断为经产妇。

宫颈主要由结缔组织组成，内含较多血管和弹性组织，偶有平滑肌纤维。宫颈的胶原性组织与子宫体的肌肉组织的界限一般较明显，但也可以是逐渐转变的，延伸范围约 10 mm。宫颈的物理性能是根据它的结缔组织的状态而决定的，在妊娠和分娩期，宫颈之所以能扩张，与宫颈中的胶原组织的离解有关。

宫颈管的黏膜由一层高柱形上皮组成，它处在一层薄的基膜之上。因无黏膜下层，故宫颈的腺体可直接从黏膜的表层延伸到下面的结缔组织。宫颈管黏膜的黏液细胞分泌厚而黏的分泌物，形成黏液栓，将宫颈管与外界隔开。

宫颈阴道部的黏膜直接与阴道的黏膜相连，两者都由复层鳞状上皮组成，有时宫颈管的腺体可以伸展到黏膜面。假如这些腺体的出口被阻塞，则会形成潴留囊肿。正常情况下，在宫颈外口处，阴道部的鳞状上皮与宫颈管的柱状上皮之间有清楚的分界线，称原始鳞-柱交界处。若体内雌激素变化、感染或损伤，则复层鳞状上皮可扩展到宫颈管的下 1/3，甚至更高一些。而宫颈管的柱状上皮也可移至宫颈阴道部。这种变化在有宫颈前、后唇外翻的经产妇中，更为显著。这种随体内环境变化而移位所形成的鳞-柱交界处称生理性鳞-柱交界处。在原始鳞-柱交界处和生理性鳞-柱交界处之间所形成的区域称移行带区，此区域是宫颈癌及其癌前病变的好发部位。

子宫峡部为宫颈阴道上部与子宫体相移行的部分，实际上属于宫颈的一部分，也即宫颈解剖学内口和宫颈组织学内口之间的部分。在产科方面有特别重要的意义。非妊娠时，此部分仅长 0.6～1.0 cm，妊娠晚期时，则可增长达6～10 cm，临床上称其为子宫下段。子宫下段组织薄弱，分娩时子宫破裂多位于此处。同时因此处血管较稀疏，故临床上将其作为剖宫取胎之处，可显著减少术中出血量。

3.子宫的韧带

主要由结缔组织增厚而成，有的含平滑肌，具有维持子宫位置的功能。子宫韧带共有 4 对：

阔韧带、圆韧带、主韧带和宫骶韧带。

(1)阔韧带:子宫两侧翼形腹膜皱褶。起自子宫侧浆膜层,止于两侧盆壁;上缘游离,下端与盆底腹膜相连。阔韧带由前后两叶腹膜及其间的结缔组织构成,疏松,易分离。阔韧带上缘腹膜向上延伸,内 2/3 包绕部分输卵管,形成输卵管系膜;外 1/3 包绕卵巢血管,形成骨盆漏斗韧带,又称卵巢悬韧带。阔韧带内有丰富的血管、神经及淋巴管,统称为子宫旁组织,阔韧带下部还含有子宫动静脉、其他韧带及输尿管。阔韧带上部的直切面显示分为 3 个部分,分别围绕输卵管、子宫、卵巢韧带和圆韧带。

输卵管下的阔韧带部分即为输卵管系膜,由两层腹膜所组成,其间是一些松弛的结缔组织,其中有时可见卵巢冠。

卵巢冠由许多含有纤毛上皮的狭窄垂直小管所组成。这些小管的上端与1 条纵向管相接,后者在输卵管下伸展到子宫的侧缘,在宫颈内口近处成为盲管。这个管是午非管的残余,称为加特内管(卵巢冠纵管)。

(2)圆韧带:圆形条状韧带,长 12～14 cm。起自双侧子宫角的前面,穿行于阔韧带与腹股沟内,止于大阴唇前端。圆韧带由结缔组织与平滑肌组成,其肌纤维与子宫肌纤维连接,可使子宫底维持在前倾位置。

(3)主韧带:主韧带为阔韧带下部增厚的部分,横行于宫颈阴道上部与子宫体下部侧缘达盆壁之间,又称宫颈横韧带。由结缔组织及少量肌纤维组成,与宫颈紧密相连,起固定宫颈的作用。子宫血管与输尿管下段穿越此韧带。

(4)宫骶韧带:从宫颈后面上部两侧起(相当于子宫峡部水平),绕过直肠而终于第 2～3 骶椎前面的筋膜内,由结缔组织及平滑肌纤维组织组成,外有腹膜遮盖。短厚坚韧,牵引宫颈向后、向上维持子宫于前倾位置。

由于上述 4 对子宫韧带的牵拉与盆底组织的支托作用,使子宫维持在轻度前倾前屈位。

4.子宫的位置

子宫的一般位置是轻度前倾、前屈。当妇女直立时,子宫几乎处于水平线和稍向前屈,子宫底处在膀胱上,而宫颈则向后朝着骶骨的下端,其外口大约处于坐骨棘的水平。上述器官的位置可依据膀胱和直肠的膨胀程度而变动。

正常子宫是一个部分可动的器官:宫颈是固定的,子宫体则可在前后平面上活动。所以,姿势和地心引力可以影响子宫的位置。直立时,骨盆的前倾斜可能造成子宫的前屈。

5.子宫的血管

子宫血管的供应主要来自子宫动脉。子宫动脉自髂内动脉分出后,沿骨盆侧壁向下向前行,穿越阔韧带基底部、宫旁组织到达子宫外侧(距子宫峡部水平)约 2 cm 处,横跨输尿管至子宫侧缘。此后分为上、下两支:上支称子宫体支,较粗,沿子宫侧迂曲上行,至子宫角处又分为宫底支(分布于宫底部)、卵巢支(与卵巢动脉末梢吻合)及输卵管支(分布于输卵管);下支称宫颈-阴道支,较细,分布于宫颈及阴道上段。

由于子宫动脉在宫颈内口的水平、子宫侧缘 2 cm 处跨过输尿管,故行子宫切除术时,有可能误伤输尿管,操作需谨慎。

子宫动脉上行支沿子宫侧缘上行,逐段分出与子宫体表面平行的分支,称为弓形小动脉。弓形小动脉进入子宫肌层后呈辐射状分支,为辐射状动脉。肌层内辐射状动脉以直角状再分支,形成螺旋小动脉,进入上 2/3 内膜层,供应功能层内膜。若肌层内辐射状动脉以锐角状再分支,则形成基底动脉，仅进入基底层内膜。螺旋小动脉对血管收缩物质和激素敏感，而基底动脉则不受激素的影响。子宫两侧弓形静脉汇合成为子宫静脉，流入髂内静脉，最后汇入髂总静脉。

6.淋巴

子宫内膜有丰富的淋巴网，但是真正的淋巴管则大部分位于基底部。子宫肌层的淋巴管汇聚于浆膜层，并在浆膜下面形成丰富的淋巴管丛，特别是在子宫的后壁，而在前壁则少些。

子宫淋巴回流有5条通路：①子宫底部淋巴常沿阔韧带上部淋巴网、经骨盆漏斗韧带至卵巢、向上至腹主动脉旁淋巴结；②子宫前壁上部沿圆韧带回流到腹股沟淋巴结；③子宫下段淋巴回流至宫旁、闭孔、髂内、髂外及髂总淋巴结；④子宫后壁淋巴可沿宫骶韧带回流至直肠淋巴结；⑤子宫前壁也可回流至膀胱淋巴结。

7.神经支配

子宫的神经分配主要来自交感神经系统，然而也有一部分来自脑脊髓和副交感神经系统。副交感神经系统由来自第2、3、4骶神经的稀少纤维所组成，分布于子宫的两侧，然后进入宫颈神经节。交感神经系统经腹下丛进入盆腔，向两侧下行后，进入子宫阴道丛。上述两神经丛的神经供应子宫、膀胱和阴道的上部。有些神经支在肌肉纤维间终止，另一些则伴着血管进入子宫内膜。

交感神经和副交感神经两者都有运动神经和少许感觉神经纤维。交感神经使肌肉和血管收缩，而副交感神经则抑制血管收缩，使其扩张。

胸11、12交感神经中的运动神经纤维支配子宫体和宫底，来自子宫体和子宫底的感觉神经纤维伴交感神经纤维经腹下神经丛至胸11、12交感神经。

子宫平滑肌有自主节律活动，完全切除其神经后仍有节律收缩，还能完成分娩活动，临床上可见低位截瘫的产妇仍能顺利自然分娩。

(二)输卵管

输卵管为卵子与精子结合的场所及运送受精卵的管道。

1.形态

输卵管为自两侧子宫角向外伸展的管道，长8～14 cm。输卵管内侧与子宫角相连，走行于输卵管系膜上端，外侧1.0～1.5 cm(伞部)游离。根据形态不同，输卵管分为4个部分，分别如下所述。

(1)间质部：潜行于子宫壁内的部分，短而腔窄，长约1 cm。

(2)峡部：紧接间质部外侧，长2～3 cm，管腔直径约2 mm。

(3)壶腹部：峡部外侧，长5～8 cm，管腔直径6～8 mm。

(4)伞部：输卵管的最外侧端，游离，开口于腹腔，管口为许多须状组织，呈伞状，故名伞部。伞部长短不一，常为1～1.5 cm，有“拾卵”作用。

2.解剖组织学

输卵管由浆膜层、肌层及黏膜层组成。

(1)浆膜层：即阔韧带上缘腹膜延伸包绕输卵管而成。

(2)肌层：肌层为平滑肌，分外层、中层及内层。外层呈纵行排列；中层呈环行，与环绕输卵管的血管平行；内层又称固有层，从间质部向外伸展1 cm后，呈螺旋状。肌层有节奏地收缩可引起输卵管由远端向近端的蠕动。

(3)黏膜层：由单层高柱状上皮组成。黏膜上皮可分纤毛细胞、无纤毛细胞、楔状细胞及未分化细胞。4 种细胞具有不同的功能：纤毛细胞的纤毛摆动有助于输送卵子；无纤毛细胞可分泌对过碘酸希夫染色阳性的物质（糖原或中性黏多糖），又称分泌细胞；楔形细胞可能为无纤毛细胞的前身；未分化细胞又称游走细胞，为上皮的储备细胞。

输卵管肌肉的收缩和黏膜上皮细胞的形态、分泌功能及纤毛摆动均受卵巢激素影响，有周期性变化。

(4)输卵管血供：输卵管无其命名的动脉。输卵管由子宫动脉上支（子宫体支）的分支（输卵管支）供血。

(5)输卵管淋巴回流：与卵巢淋巴回流相同。

（三）卵巢

卵巢是产生与排出卵子，并分泌雌激素和孕激素的性器官。

1.形态

卵巢呈扁椭圆形，位于输卵管的后下方。以卵巢系膜连接于阔韧带后叶的部位称卵巢门，卵巢血管与神经由此出入卵巢。卵巢的内侧（子宫端）以卵巢固有韧带与子宫相连，外侧（盆壁端）以卵巢悬韧带（骨盆漏斗韧带）与盆壁相连。青春期以前，卵巢表面光滑；青春期开始排卵后，表面逐渐变得凹凸不平，呈灰白色。体积随年龄不同而变异较大，生殖年龄女性卵巢约为 4 cm×3 cm×1 cm 大小，重 5～6 g，绝经后卵巢逐渐萎缩变小、变硬。

2.解剖组织学

卵巢的表面无腹膜覆盖。卵巢表层为单层立方上皮即表面上皮，其下为一层纤维组织，称卵巢白膜。白膜下的卵巢组织分皮质与髓质两部分：外层为皮质，其中含有数以万计的原始卵泡和发育程度不同的囊状卵泡，年龄越大，卵泡数越少，皮质层也变薄；髓质是卵巢的中心部，无卵泡，与卵巢门相连，含有疏松的结缔组织与丰富的血管与神经，并有少量平滑肌纤维与卵巢韧带相连接。

3.卵巢的血供

由卵巢动脉供血。卵巢动脉自腹主动脉分出，沿腰大肌向前向下行至盆腔，跨越输尿管与髂总动脉下段，随骨盆漏斗韧带向内横行，再经卵巢系膜进入卵巢内。进入卵巢前分出若干分支供应输卵管，其末梢在子宫角旁侧与子宫动脉上行的卵巢支相吻合。右侧卵巢静脉回流至下腔静脉，左侧卵巢静脉可回流至左肾静脉。

4.卵巢的淋巴回流

有 3 条通路：①经与卵巢骨盆漏斗韧带伴入卵巢淋巴管向上回流至腹主动脉旁淋巴结；②沿卵巢门淋巴管达髂内、髂外淋巴结，再经髂总淋巴结至腹主动脉旁淋巴结；③偶沿圆韧带入髂外及腹股沟淋巴结。

5.卵巢的神经支配

卵巢受交感神经和副交感神经支配。大部分交感神经来自伴同卵巢血管的神经丛，而小部分则来自围绕子宫动脉卵巢支的神经丛。卵巢还有丰富的无髓鞘神经纤维。这些神经纤维的大部分也是伴同血管的，仅仅是血管神经。其他部分则形成花环样，围绕正常的和闭锁的卵泡，并伸出许多细微的神经支。

（李彦存）

第二节　女性生殖内分泌调节

在脑部存在两个调节生殖功能的部位，即下丘脑和垂体。多年来的科学研究已揭示了下丘脑-垂体-卵巢激素的相互作用与女性排卵周期性的动态关系；这种动态关系涉及下丘脑-垂体生殖激素对卵巢功能的调节，以及卵巢激素对下丘脑-垂体分泌生殖激素的反馈调节，此为下丘脑-垂体-卵巢的内分泌调节轴。近年来的研究还发现垂体和卵巢的自分泌和旁分泌在卵巢功能的调节中起重要作用。

女性生殖周期若未受孕，则最明显的特征是周期性的子宫内膜脱落所引起的子宫周期性出血，称月经。因而，女性生殖周期也称月经周期。

一、中枢生殖调节激素

中枢生殖调节激素包括下丘脑和腺垂体分泌的与生殖调节有关的激素。

(一)下丘脑促性腺激素释放激素

1.化学结构

下丘脑促性腺激素释放激素化学结构由 10 个氨基酸(焦谷氨酸、组氨酸、色氨酸、丝氨酸、酪氨酸、甘氨酸、亮氨酸、精氨酸、脯氨酸及甘氨酸)组成。

2.产生部位及运输

促性腺激素释放激素主要是由下丘脑弓状核的促性腺激素释放激素神经细胞合成和分泌，称神经激素。促性腺激素释放激素神经元分泌的促性腺激素释放激素释放至下丘脑中央隆突的血管网，再经垂体门脉血管输送到腺垂体。

3.促性腺激素释放激素的分泌特点及生理作用

下丘脑促性腺激素释放激素的生理分泌称持续的脉冲式节律分泌，其生理作用为调节垂体促性腺激素卵泡刺激素和黄体生成素的合成和分泌。

4.促性腺激素释放激素分泌调控

促性腺激素释放激素的分泌受来自血流的激素信号的调节，如垂体促性腺激素和卵巢分泌的雌激素和孕激素的反馈调节，包括促进作用的正反馈和抑制作用的负反馈。控制下丘脑促性腺激素释放激素分泌的反馈有长反馈、短反馈和超短反馈。长反馈是指性腺分泌到循环中的性激素的反馈作用；短反馈是指垂体促性腺激素的分泌对下丘脑促性腺激素释放激素分泌的负反馈；超短反馈是指促性腺激素释放激素对其本身合成的抑制。另外，来自中枢神经系统更高中枢的信号还可以通过多巴胺、去甲肾上腺素、儿茶酚胺、内啡肽及 5-羟色胺和褪黑素等一系列神经递质调节促性腺激素释放激素的分泌。

(二)垂体生殖激素

腺垂体分泌的直接与生殖调节有关的激素有促性腺激素和催乳素。

1.促性腺激素

促性腺激素包括 FSH 和 LH，它们是由腺垂体促性腺激素细胞分泌的。FSH 和 LH 均为由 α 和 β 两个亚基组成的糖蛋白激素，LH 的分子量约为28 000，FSH 的分子量约为 33 000。

FSH、LH、人绒毛膜促性腺激素和促甲状腺激素 4 种激素的α亚基完全相同，β亚基不同。α亚基和β亚基均为激素活性所必需的，单独的α亚基或β亚基不具有生物学活性，只有两者结合形成完整的分子结构才具有活性。

2.催乳素

主要由垂体前叶催乳素细胞合成分泌，催乳素细胞占垂体细胞总数的1/3～1/2。另外，子宫内膜的蜕膜细胞或蜕膜样间质细胞也可分泌少量的催乳素。催乳素能影响下丘脑-垂体-卵巢轴功能，正常水平的催乳素对卵泡的发育非常重要，但过高的催乳素水平会抑制促性腺激素释放激素、LH 和 FSH 的分泌，抑制卵泡的发育和排卵，导致排卵障碍。因此，高催乳素血症患者会出现月经稀发和闭经。

垂体催乳素的分泌主要受下丘脑分泌的激素或因子调控。多巴胺是下丘脑分泌的最主要的催乳素抑制因子，它与催乳素细胞上的 D_2 受体结合后发挥作用。多巴胺能抑制催乳素 mRNA 的表达、催乳素的合成及分泌，它是目前已知的最强的催乳素抑制因子。一旦下丘脑多巴胺分泌减少或下丘脑-垂体间多巴胺转运途径受阻，就会出现高催乳素血症。下丘脑分泌的催乳素释放因子包括促甲状腺激素释放激素、血管升压素、缩宫素等。促甲状腺激素释放激素能刺激催乳素信使 RNA(mRNA)的表达，促进催乳素的合成与分泌。原发性甲状腺功能减退者发生的高催乳素血症就与患者体内的促甲状腺激素释放激素升高有关。血管升压素和缩宫素对催乳素分泌的影响很小，可能不具有临床意义。

许多生理活动都可影响体内的催乳素水平。睡眠后催乳素分泌显著增加，直到睡眠结束，醒后分泌减少。一般说来，人体内催乳素水平在早晨 5：00～7：00最高，9：00～11：00 最低，下午较上午高。精神状态也影响催乳素的分泌，激动或紧张时催乳素分泌显著增加。另外，高蛋白饮食、性交和哺乳等也可使催乳素分泌增加。

二、卵巢生理周期及调节

(一)卵泡的发育

近年来随着生殖医学的发展，人们对卵泡发育的过程有了进一步的了解。目前认为卵泡的发育成熟过程跨越的时间很长，仅从有膜的无腔卵泡发育至成熟卵泡就需要 85 天。

原始卵泡直径约 30 μm，由 1 个卵母细胞和 1 层扁平颗粒细胞组成。新生儿两侧卵巢内共有100 万～200 万个原始卵泡，青春期启动时有 20 万～40 万个原始卵泡。性成熟期每月有 1 个卵泡发育成熟，女性一生中共有 400～500 个原始卵泡最终发育成成熟卵泡。

初级卵泡是由原始卵泡发育而来的，直径＞60 μm，此期的卵母细胞增大，颗粒细胞也由扁平形变为立方形，但仍为单层。初级卵泡的卵母细胞和颗粒细胞之间出现了一层含糖蛋白膜，称为透明带。透明带是由卵母细胞和颗粒细胞共同分泌形成的。初级卵泡进一步发育，形成次级卵泡。次级卵泡的直径＜120 μm，由卵母细胞和多层颗粒细胞组成。初级卵泡和次级卵泡均属无腔卵泡。随着次级卵泡的进一步发育，卵泡周围的间质细胞生长分化成卵泡膜，卵泡膜分为内泡膜层和外泡膜层 2 层。Gougen 根据卵泡膜内层细胞和颗粒细胞的生长，把有膜卵泡的生长分成以下 8 个等级：次级卵泡在第一个月经周期的黄体期进入第 1 级，1 级卵泡仍为无腔卵泡。约 25 天后在第 2 个月经周期的卵泡期发育成 2 级卵泡，此时颗粒细胞间积聚的卵泡液增加融合成卵泡腔，因此这种卵泡被称为窦腔卵泡，从此以后的卵泡均为窦腔卵泡。卵泡液中含有丰富的类固醇激素、促性腺激素和生长因子，它们对卵泡的发育具有极其重要的意义。20 天后在黄体期末转入第3级，14天后转入第4级，4级卵泡直径约2 mm。10天后，在第3个月经周期的黄体晚期转入第5级。5级卵泡为卵泡募集的对象，被募集的卵泡从此进入第6、7、8级，每级之间间隔5天。

1.初始募集

静止的原始卵泡进入到卵泡生长轨道的过程称为初始募集，初始募集的具体机制尚不清楚。目前认为静止的原始卵泡在卵巢内同时受到抑制因素和刺激因素的影响，当刺激因素占上风时就会发生初始募集。FSH水平升高可导致初始募集增加，这说明FSH能刺激初始募集的发生。但是原始卵泡上没有FSH受体，因此FSH对初始募集的影响可能仅仅是一种间接影响。

一些局部生长因子在初始募集的启动中可能起关键作用，如生长分化因子-9和kit配体等。生长分化因子-9是转化生长因子/激活素家族中的一员，它由卵母细胞分泌，对大鼠的初始募集至关重要。生长分化因子-9发生基因突变时，大鼠的原始卵泡很难发展到初级卵泡。kit配体是由颗粒细胞分泌的，它与卵母细胞和颗粒细胞上的kit受体结合。kit配体是初始募集发生的关键因子之一。

2.营养生长阶段

从次级卵泡到4级卵泡的生长过程很缓慢，次级卵泡及其以后各期卵泡的颗粒细胞上均有FSH、雌激素和雄激素受体。泡膜层也是在次级卵泡期形成，泡膜细胞上有LH受体。由于卵泡上存在促性腺激素受体，所以促性腺激素对该阶段的卵泡生长也有促进作用。

不过促性腺激素对该阶段卵泡生长的影响较小。即使没有促性腺激素的影响，卵泡也可以发展成早期窦腔卵泡。与促性腺激素水平正常时的情况相比，缺乏促性腺激素时卵泡生长得更慢，生长卵泡数更少。

由于该阶段卵泡的生长对促性腺激素的依赖性很小，可能更依赖卵巢的局部调节，如胰岛素样生长因子和转化生长因子-β等，因此该阶段被称为营养生长阶段。

3.周期募集

在黄体晚期，生长卵泡发育成直径2～5 mm的5级卵泡。绝大部分5级卵泡会发生闭锁，只有少部分5级卵泡在促性腺激素(主要是FSH)的作用下，可以继续生长发育并进入到下一个月经周期的卵泡期。这种少部分5级卵泡被募集到继续生长的轨道的过程，就称为周期募集。

4级卵泡以后的各级卵泡的生长对促性腺激素的依赖很大，如果促性腺激素水平比较低，这些卵泡将发生闭锁。另外，雌激素也能促进这些卵泡的生长，因此雌激素有抗卵泡闭锁的作用。在青春期前也有卵泡生长，但是由于促性腺激素水平低，这些生长卵泡在周期募集发生前都闭锁了。在青春期下丘脑-垂体-卵巢轴被激活，促性腺激素分泌增加，周期募集才成为可能。

在黄体晚期，黄体功能减退，雌、孕激素水平下降，促性腺激素水平轻度升高。在升高的促性腺激素的作用下，一部分5级卵泡被募集，从而可以继续生长。由此可见，周期募集的关键因素是促性腺激素。

4.促性腺激素依赖生长阶段

周期募集后的卵泡的生长依赖促性腺激素，目前认为5级以后卵泡的生长都需要1个最低水平的FSH，即阈值。只有FSH水平达到或超过阈值时，卵泡才能继续生长，否则卵泡将闭锁。因此5级及其以后的卵泡生长阶段被称为促性腺激素依赖生长阶段。雌激素对该阶段卵泡的生长也有促进作用，雌激素可使卵泡生长所需的FSH阈值水平降低。

5.优势卵泡的选择

周期募集的卵泡有多个，但是最终只有1个卵泡发育为成熟卵泡并发生排卵。这个将来能排卵的卵泡被称为优势卵泡，选择优势卵泡的过程称为优势卵泡的选择。

优势卵泡的选择发生在卵泡早期(月经周期的第5～7天)。目前认为优势卵泡的选择与雌激素的负反馈调节有关，优势卵泡分泌雌激素的能力强，其卵泡液中的雌激素水平高。一方面，雌激素能在卵泡局部协同FSH，促进颗粒细胞的生长，提高卵泡对FSH的敏感性；另一方面，雌激素对垂体FSH的分泌具有负反馈抑制作用，使循环中的FSH水平下降。卵泡中期，随着卵泡的发育和雌激素分泌的增加，FSH分泌减少。优势卵泡分泌雌激素能力强，对FSH敏感，因此其生长对FSH的依赖较小，可继续发育。分泌雌激素能力低的卵泡，其卵泡液中的雌激素水平低，对FSH不敏感，生长依赖于高水平的FSH，FSH水平下降时它们将闭锁。

6.排卵

成熟卵泡直径可达20 mm以上。成熟卵泡破裂，卵母细胞排出，这个过程称为排卵。排卵发生在卵泡晚期，此时雌二醇水平迅速上升并达到峰值，该峰值水平可达350 pg/mL以上。高水平的雌二醇对下丘脑-垂体产生正反馈，诱发垂体LH峰性分泌，形成LH峰。LH峰诱发排卵，在LH峰出现36小时后发生排卵。

排卵需要孕酮和前列腺素。排卵前的LH峰诱导颗粒细胞产生孕激素受体，孕激素受体缺陷者存在排卵障碍，这说明孕激素参与排卵的调节。排卵前的LH峰激活环氧合酶的基因表达，环氧合酶合成增加，前列腺素生成增多。前列腺素缺乏会导致排卵障碍，这说明前列腺素也参与排卵的调节。

LH峰激活卵丘细胞和颗粒细胞内的透明质酸酶的基因表达，透明质酸酶的增加使卵丘膨大，目前认为卵泡膨大是排卵的必要条件之一。LH峰还激活溶酶体酶，在溶酶体酶的作用下排卵斑形成。孕激素的作用是激活排卵相关基因的转录，前列腺素参与排卵斑的形成过程。排卵斑破裂是蛋白水解酶作用的结果，这些酶包括纤溶酶原激活物和基质金属蛋白酶等。

7.卵泡闭锁

在每一个周期中都有许多卵泡生长发育。但是，最终每个月只有一个卵泡发育为成熟卵泡并排卵，其余的绝大多数(99.9%)卵泡都闭锁了。在卵泡发育的各个时期都可能发生卵泡闭锁。卵泡闭锁属于凋亡范畴，一些生长因子和促性腺激素参与其中。

(二)卵母细胞的变化

在卵泡发育的过程中，卵母细胞也发生了重大变化。随着卵泡的增大，卵母细胞的体积也不断增大。原始卵泡的卵母细胞为处于减数分裂前期的初级卵母细胞，LH峰出现后进入到减数分裂中期，排卵前迅速完成第一次减数分裂，形成两个子细胞，即次级卵母细胞和第一极体。次级卵母细胞很快进入到减数分裂中期，且停止于该期。直到受精后才会完成第二次减数分裂。

(三)卵泡发育的调节

FSH是促进卵泡发育的主要因子之一，窦前期卵泡和窦腔卵泡的颗粒细胞膜上均有FSH受体，FSH本身能上调FSH受体的基因表达。FSH能刺激颗粒细胞的增殖，激活颗粒细胞内的芳香化酶。另外FSH还能上调颗粒细胞上LH受体的基因表达。LH受体分布于卵泡膜细胞和窦期卵泡的颗粒细胞上，它对卵泡的生长发育也很重要。LH的主要作用是促进卵泡膜细胞合成雄激素，而雄激素是合成雌激素的前体。

雌激素参与卵泡生长发育各个环节的调节，颗粒细胞和卵泡膜细胞均为雌激素的靶细胞。雌激素能刺激颗粒细胞的有丝分裂，促进颗粒细胞FSH受体和卵泡膜细胞上LH受体的基因表达。雌激素在窦腔形成和优势卵泡选择的机制中居重要地位。雄激素在卵泡发育中的作用目前尚不清楚，但临床上有证据提示，雄激素过多可导致卵泡闭锁。

（四）卵巢的自分泌/内分泌

卵泡内还有许多蛋白因子，如抑制素、激活素、胰岛素样生长因子等，它们也参与卵泡发育的调节，但是具体作用还有待研究。

1.抑制素、激活素和卵泡抑制素

抑制素、激活素和卵泡抑制素属同一家族的肽类物质，由颗粒细胞在 FSH 作用下产生。抑制素是抑制垂体 FSH 分泌的重要因子。激活素的作用是刺激 FSH 释放，在卵巢局部起增强 FSH 的作用。卵泡抑素具有抑制 FSH 活性的作用，此作用可能通过与激活素的结合实现。

抑制素是由 α、β 两个亚单位组成，其中 β 亚单位主要有两种，即 β_A 和 β_B。α 亚单位和 β_A 亚单位组成的抑制素称为抑制素 A($\alpha\beta_A$)，α 亚单位和 β_B 亚单位组成的抑制素称为抑制素 B($\alpha\beta_B$)。激活素是由构成抑制素的 β 亚单位两两结合而成，由两个 β_A 亚单位组成的称为激活素 A($\beta_A\beta_A$)，由两个 β_B 亚单位组成的称为激活素 B($\beta_B\beta_B$)，由 1 个 β_A 亚单位和 1 个 β_B 亚单位组成的称为激活素 AB($\beta_A\beta_B$)。近年来又有一些少见的 β 亚单位被发现，目前尚不清楚它们的分布和作用。

在整个卵泡期抑制素 A 水平都很低，随着 LH 的出现，抑制素 A 的水平也开始升高，黄体期达到峰值，其水平与孕酮水平一致。黄体晚期抑制素水平很低，此时 FSH 水平升高，5 级卵泡募集。卵泡早期，FSH 水平升高，激活素和抑制素 B 水平也升高。卵泡中期抑制素 B 达到峰值，此时由于卵泡的发育和抑制素 B 水平的升高，FSH 水平下降，因此发生了优势卵泡的选择。优势卵泡主要分泌抑制素 A。排卵后，黄体形成，黄体主要分泌激活素 A 和抑制素 A。因此卵泡晚期和黄体期抑制素 B 水平较低。绝经后，卵泡完全耗竭，抑制素分泌也停止。除卵巢外，体内其他一些组织器官也分泌激活素，因此绝经后妇女体内的激活素水平没有明显的变化。由于抑制素 B 主要由早期卵泡分泌，因此它可以作为评估卵巢储备功能的指标。同样的道理，抑制素 A 可以作为评估优势卵泡发育情况的指标。

2.IGF

IGF 为低分子量的单链肽类物质，其结构和功能与胰岛素相似，故 IGF。IGF 有 2 种：IGF-Ⅰ和 IGF-Ⅱ。循环中的 IGF-Ⅰ由肝脏合成（生长激素依赖），通过循环到达全身各组织发挥生物效应。近年来，大量研究表明，体内多数组织能合成 IGF-Ⅰ，其产生受到生长激素或器官特异激素的调节。卵巢产生的 IGF 量仅次于子宫和肝脏。在卵巢中，IGF 产生于卵泡颗粒细胞和卵泡膜细胞，促性腺激素对其产生具有促进作用。

IGF 对卵巢的作用已经阐明，IGF 受体在人卵巢的颗粒细胞和卵泡膜细胞均有表达。已证明 IGF-Ⅰ具有促进促性腺激素对卵泡膜和颗粒细胞的作用，包括颗粒细胞增殖、芳香化酶活性、LH 受体合成及抑制素的分泌。IGF-Ⅱ对颗粒细胞有丝分裂也有刺激作用。在人类颗粒细胞中，IGF-Ⅰ协同 FSH 刺激蛋白合成和类固醇激素合成。在颗粒细胞上出现 LH 受体时，IGF-Ⅰ能提高 LH 的促孕酮合成作用及刺激颗粒细胞黄体细胞的增殖。IGF-Ⅰ与 FSH 协同促进排卵前卵泡的芳香化酶活性。因此，IGF-Ⅰ对卵巢雌二醇和孕酮的合成均具有促进作用。另外，IGF-Ⅰ的促卵母细胞成熟和促受精卵卵裂的作用在动物试验中得到证实；离体试验表明 IGF-Ⅰ对人未成熟卵具有促成熟作用。

有 6 种 IGF 结合蛋白，即 IGFBP-1 到 IGFBP-6，其作用是与 IGF 结合，调节 IGF 的作用。游离状态的 IGF 具有生物活性，与 IGF 结合蛋白的 IGF 无生物活性。另外，IGF 结合蛋白对细胞还具有与生长因子无关的直接作用。卵巢局部产生的 IGF 结合蛋白其基本功能是通过在局部与 IGF 结合，从而降低 IGF 的活性。

IGF 的局部活性还可受到蛋白水解酶的调节，蛋白水解酶可调节 IGF 结合蛋白的活性。雌激素占优势的卵泡液中 IGFBP-4 浓度非常低；相反雄激素占优势的卵泡液中有高浓度的 IGFBP-4；蛋白水解酶可降低 IGF 结合蛋白的活性及提高 IGF 的活性，这是保证优势卵泡正常发育的另一机制。

3.卵母细胞成熟抑制因子

卵母细胞成熟抑制因子由颗粒细胞产生，具有抑制卵母细胞减数分裂的作用，卵丘的完整性是其活性的保证，LH 排卵峰能克服或解除其抑制作用。

4.内皮素

内皮素-1 是肽类物质，产生于血管内皮细胞；具有抑制 LH、促进孕酮分泌的作用。

(五)黄体

排卵后卵泡壁塌陷，卵泡膜内的血管和结缔组织伸入到颗粒细胞层。在 LH 的作用下，颗粒细胞继续增大，空泡化，积聚黄色脂质，形成黄色的实体结构，称为黄体。颗粒细胞周围的卵泡膜细胞也演化成卵泡膜黄体细胞，成为黄体的一部分。如不受孕，黄体仅维持 14 天，以后逐渐被结缔组织取代，形成白体。受孕后黄体可维持 6 个月，以后也将退化成白体。

LH 是黄体形成的关键因素，研究表明它对黄体维持也有重要的意义。在黄体期，黄体细胞膜上的 LH 受体数先进行性增加，以后再减少。但是即使在黄体晚期，黄体细胞上也含有大量的 LH 受体。缺少 LH 时，孕酮分泌会明显减少。

在非孕期，黄体的寿命通常只有 14 天。非孕期黄体退化的机制目前尚不清楚，用 LH 及其受体的变化无法解释。有学者认为可能与一些调节细胞凋亡的基因有关。

(六)下丘脑-垂体-卵巢轴激素的相互关系

下丘脑-垂体-卵巢轴是一个完整而协调的神经内分泌系统。下丘脑通过分泌促性腺激素释放激素控制垂体 LH 和 FSH 的释放，从而控制性腺发育和性激素的分泌；卵巢在促性腺激素作用下，发生周期性排卵并伴有卵巢雌激素、孕激素分泌的周期性变化；而卵巢雌激素和孕激素分泌的周期性变化对中枢生殖调节激素的合成和分泌又具有反馈调节作用，从而使循环中 LH 和 FSH 呈密切相关的周期性变化。

雌、孕激素反馈作用于中枢使下丘脑促性腺激素释放激素和垂体促性腺激素合成或分泌增加，称正反馈；反之使下丘脑促性腺激素释放激素和垂体促性腺激素合成或分泌减少，称负反馈。

循环中当雌激素低于 200 pg/mL 时对垂体 FSH 的分泌起抑制作用(负反馈)。在卵泡期，随卵泡发育，由于卵巢分泌雌激素的增加，垂体释放 FSH 受到抑制，使循环中 FSH 下降。当卵泡接近成熟，卵泡分泌雌激素使循环中雌激素达到高峰，当循环中雌激素浓度达到或高于 200 pg/mL时，即刺激下丘脑促性腺激素释放激素和垂体 LH、FSH 大量释放(正反馈)，形成循环中的 LH、FSH 排卵峰。然后成熟卵泡在 LH、FSH 排卵峰的作用下排卵，继之黄体形成。卵巢不仅分泌雌激素，还分泌孕酮。黄体期无论是垂体 LH 和 FSH 的释放还是合成均受到抑制作用，循环中 LH、FSH 下降，卵泡发育受限制；黄体萎缩时，循环中雌激素和孕激素水平下降。由此可见，下丘脑-垂体-卵巢轴分泌的激素的相互作用是女性生殖周期运转的机制，卵巢是调节女性生殖周期的重要环节。若未受孕，卵巢黄体萎缩，致使子宫内膜失去雌、孕激素的支持而萎缩、坏死，引起子宫内膜脱落和出血。因此月经来潮是一个生殖周期生殖的失败及一个新的生殖周期开始的标志。

(盛雅帆)

第二章

妇产科常见症状

第一节 下腹疼痛

下腹疼痛是女性疾病常见的临床症状之一，是盆腔脏器器质性病变或功能紊乱的信号，也是促使患者就医的警钟和临床诊断的重要线索，临床上按起病急缓与病程长短可分为急性或慢性腹痛两大类型。

一、病史采集要点

(一)起病的急缓或诱因

生育年龄女性出现停经、阴道出血、反复下腹隐痛后突然出现撕裂样剧痛，应想到输卵管妊娠破裂或流产可能，若同时伴有腹腔内出血表现者更应考虑宫外孕。停经后伴阵发性下腹痛，与流产、早产或分娩关系较大。体位改变后出现下腹痛，卵巢肿瘤或浆膜下子宫肌瘤蒂扭转可能性大。卵巢肿瘤做妇科检查时，突然下腹剧痛，复查肿瘤缩小或消失，注意有肿瘤破裂。在行人工流产等宫内操作时，突然出现下腹痛，应考虑子宫穿孔。在分娩过程中，先露下降受阻，产程延长，出现下腹痛，考虑子宫破裂。起病缓慢而逐渐加剧者，多为内生殖器炎症或恶性肿瘤所引起。子宫肌瘤合并妊娠，在妊娠期或产褥期出现剧烈下腹痛及发热时多为子宫肌瘤红色变性。

(二)腹痛的部位

下腹正中疼痛多为子宫引起。一侧下腹痛多为该侧卵巢囊肿蒂扭转、破裂或输卵管卵巢炎症及异位妊娠流产或破裂。右侧下腹痛应排除急性阑尾炎。双侧下腹痛常见于子宫附件炎性病变。整个下腹痛甚至全腹痛见于卵巢囊肿破裂、输卵管破裂或盆腔腹膜炎时。

(三)腹痛的性质

炎症或腹腔内积液多为持续性钝痛；晚期肿瘤产生顽固性疼痛；阵发性绞痛多为子宫或输卵管等空腔器官收缩所致；输卵管或卵巢肿瘤破裂可引起撕裂性锐痛。

(四)腹痛的时间

痛经或子宫内膜异位症多在经期出现下腹痛；无月经来潮伴下腹周期性疼痛，多为经血潴留或人工流产术后宫颈、宫腔粘连所致；排卵所致下腹痛多发生在两次月经中间。

(五)腹痛的放射部位

一侧子宫附件病变，其疼痛可放射至同侧腹股沟及大腿内侧；放射至肩部考虑为腹腔内出血，为出血刺激膈肌的膈神经所致；放射至腰骶部多为宫颈、子宫病变所致。

二、体格检查重点

(一)全身检查

血压、脉搏、呼吸、体温、面色、心肺及姿势等。

(二)腹部检查

视诊时腹部肿胀形似蛙腹，多为腹水；下腹正中隆起主要是子宫或巨大卵巢肿瘤；触诊时注意肿瘤的大小、质地、压痛、活动度及边界；急性盆腔炎时腹肌紧张，下腹明显压痛及反跳痛，叩诊了解有无移动性浊音及肠管鼓音所在处。听诊用于肠鸣音、胎盘杂音、脐血流音及胎心音的鉴别。

(三)妇科检查

利用双合诊、三合诊或肛腹诊，了解阴道分泌物颜色，有无异味，阴道后穹隆是否饱满，宫颈是否充血及举痛，宫颈口是否扩张或组织嵌顿，子宫位置、大小、质地及有无压痛，附件有无肿块及压痛。

三、实验室与辅助检查

(1)血常规：血红细胞或血红蛋白是否下降，了解贫血程度及内出血情况，有炎症者血白细胞升高或核左移。

(2)尿妊娠试验或血 β-HCCT 检查，排除与妊娠有关的疾病。

(3)腹腔穿刺或阴道后穹隆穿刺确定有无腹腔内出血，怀疑为恶性肿瘤时，穿刺液送检找癌细胞，穿刺液为脓性液体时应考虑为炎症引起，送病原体培养加药敏。

(4)B 超显示盆腔实性、囊实性或囊性包块，子宫腔或宫外的胎心搏动可确诊为宫内妊娠或宫外孕。

(5)部分下腹痛的病因，在腹腔镜下才能明确，必要时在腹腔镜下行手术治疗。

(6)放射线检查、诊断性刮宫等在下腹痛病因诊断中起一定作用。

四、常见疾病诊断

(一)急性下腹疼痛伴休克

1.异位妊娠

异位妊娠是指受精卵在子宫腔以外着床，又称为宫外孕。

(1)症状体征特点：①停经、腹痛、阴道出血。②早孕反应。少数患者可能出现。③面色苍白、血压下降、脉搏细速、下腹膨隆，腹部压痛及反跳痛，以病变侧为甚，移动性浊音阳性。④妇科检查见后穹隆饱满、触痛明显，宫颈有举痛，子宫增大但较停经时间为小，子宫有漂浮感，病变侧附件可触及肿块，有压痛。

(2)辅助检查：①妊娠试验阳性。②腹腔穿刺或后穹隆穿刺抽出不凝固血。③超声检查、腹腔镜检查、诊断性刮宫。

(3)诊断鉴别要点：①停经、腹痛、不规则阴道出血是异位妊娠常见三联征。②结合妊娠试验和超声检查即可确诊。

2.卵巢滤泡或黄体破裂

卵巢滤泡或黄体由于某种原因引起包壁破损、出血时，可引起腹痛，严重者可发生剧烈腹痛或休克。

(1)症状体征特点:①腹痛一般在月经中、后期突然出现一侧下腹剧痛,无停经、阴道出血史。②症状轻者腹部压痛不明显;重者腹痛明显,伴有恶心、呕吐、头晕、出冷汗、晕厥、休克、腹部压痛、反跳痛,以病侧明显,移动性浊音阳性。③妇科检查见后穹隆饱满、触痛明显,宫颈有举痛,子宫正常大小,病变侧附件可触及肿块,有压痛。

(2)辅助检查:①妊娠试验阴性。②腹腔穿刺或后穹隆穿刺抽出不凝固血。③超声检查、腹腔镜检查。

(3)诊断鉴别要点:根据有无停经史、有无不规则阴道出血、妊娠试验结果可与异位妊娠进行鉴别。

3.侵蚀性葡萄胎或绒毛膜癌子宫自发性穿孔

侵蚀性葡萄胎或绒毛膜癌子宫自发性穿孔是由侵蚀性葡萄胎或绒毛膜癌侵犯子宫肌层所致。

(1)症状体征特点:①常突然出现下腹剧痛,伴肛门坠胀感、恶心、呕吐。②停经史,早孕反应较重,不规则阴道出血。贫血貌,腹部膨隆,压痛、反跳痛明显,移动性浊音阳性。③妇科检查见宫颈举痛明显,子宫明显大于停经月份,质软,轮廓不清,子宫压痛明显,可能在附件区扪及囊性肿块。

(2)辅助检查:①血、尿人绒毛膜促性腺激素(HCCT)值异常升高。②超声、CT、MRI、X 线检查。

(3)诊断鉴别要点:①本病患者有先行病史,有葡萄胎、流产、足月产史。②有其他转移灶的症状和体征,妇科检查子宫异常增大,HCCT 异常升高,借此与异位妊娠鉴别。

4.出血性输卵管炎

急性输卵管炎时,如发生输卵管间质层出血,突破黏膜上皮进入管腔,由伞端流入腹腔,引起腹腔内出血,称为出血性输卵管炎。

(1)症状体征特点:①突然出现下腹疼痛、阴道出血、肛门坠胀,伴发热、白带增多。②多数患者有分娩、流产、宫腔操作史。体温升高,下腹压痛、反跳痛明显,移动性浊音阳性。③妇科检查见白带较多,宫颈举痛明显,附件区扪及条索状肿块。

(2)辅助检查:①妊娠试验阴性,血红蛋白下降,白细胞和中性粒细胞升高。②后穹隆穿刺,腹腔镜检查。

(3)诊断鉴别要点:①本病可发生于月经周期的任何时期,无停经史,有附件炎史,有发热、腹痛、白带增多等炎症表现,为其特点。②腹腔镜检查或剖腹探查可确诊。

5.急性盆腔炎伴感染性休克

急性盆腔炎的感染多数为混合性感染,其中厌氧菌感染所产生的内毒素是引起感染性休克的主要原因。

(1)症状体征特点:①下腹痛加剧。压痛、反跳痛及肌紧张明显,肠鸣音减弱或消失。②有急性盆腔炎的症状和体征。寒战,高热,体温不升,伴面色苍白、四肢厥冷等休克症状。有少尿、无尿等肾衰竭症状。③妇科检查见宫颈举痛明显,子宫及双侧附件区触痛明显,可在附件区触及囊性肿块。

(2)辅助检查:①血白细胞、中性粒细胞升高,并可出现中毒颗粒。②血或病灶分泌物细菌培养可找到致病菌。

(3)诊断鉴别要点:①本病盆腔炎病史明确,随病情发展腹痛加剧,继而出现休克的症状和体征。②辅助检查有感染迹象为本病的特点。

6.肠系膜血液循环障碍

肠系膜血液循环障碍可导致肠管缺血坏死,多发生于肠系膜动脉。

(1)症状体征特点:①突然发生剧烈腹部绞痛,持续性,止痛剂不能缓解,恶心、呕吐频繁。②起病早期腹软、腹部平坦,可有轻度压痛,肠鸣音活跃或正常;随着肠坏死和腹膜炎的发展,腹胀明显,肠鸣音消失,腹部压痛、反跳痛及肌紧张明显,并出现呕血和血便。③严重者症状和体征不相称为本病的特点,但血管闭塞范围广泛者可较早出现休克。

(2)辅助检查:①腹腔穿刺可抽出血性液体。表现为血液浓缩,白细胞计数升高。②腹部放射线检查见大量肠胀气,腹腔有大量渗出液;放射线平片显示肠管扩张、肠腔内有液平面。③选择性动脉造影显示闭塞的血管。

(3)诊断鉴别要点:①早期主要表现为突发脐周剧烈腹痛,恶心、呕吐频繁而腹部体征轻微。②盆腔检查无异常发现,较少阳性体征与剧烈的持续性绞痛症状不符合,为本病特征性表现。

(二)急性下腹疼痛伴发热

1.急性化脓性子宫内膜炎

急性化脓性子宫内膜炎多为由链球菌、葡萄球菌及大肠埃希菌等化脓性细菌感染所致的子宫内膜急性化脓性炎症。

(1)症状体征特点:①多见于分娩、流产及其他宫腔手术后。②术后即感下腹痛,继而出现畏寒、寒战、发热、全身乏力、出汗,下腹持续性疼痛,逐渐加重。③阴道分泌物增多,呈脓性或血性,有臭味。④妇科检查见阴道内及宫颈口大量脓性或血性带臭味的分泌物,宫颈有举痛,宫体增大且压痛明显。

(2)辅助检查:①血白细胞及中性粒细胞增多。②宫腔分泌物培养找到致病菌。

(3)诊断鉴别要点:①起病前有宫腔手术、经期性交或分娩史。②下腹痛,发热,白带增多呈脓性或脓血性,有臭味,妇科检查子宫压痛明显,为本病特点。

2.急性淋菌性子宫内膜炎

急性淋菌性子宫内膜炎多由阴道淋病向上扩散感染子宫内膜引起的急性炎症。患者多有不洁性生活史。

(1)症状体征特点:①不洁性生活史,起病前有急性尿路炎、宫颈炎、前庭大腺炎等症状。②阴道分泌物为脓性、有臭味,有持续性阴道出血。③下腹绞痛,伴畏寒、发热。④妇科检查见阴道内有大量脓性白带,宫颈中有脓栓堵塞,宫颈举痛明显,宫体增大且有压痛。

(2)辅助检查:①外周血白细胞及中性粒细胞增高。②宫腔脓性分泌物涂片或培养可找到革兰氏阴性双球菌。

(3)诊断鉴别要点:患者有不洁性生活史或有已确诊的淋病史为本病特点。

3.急性输卵管炎

急性输卵管炎指输卵管发生的急性炎症,为化脓性病理过程,其病原菌多来自外阴、阴道、子宫,常发生于流产、足月产、月经期或宫内手术后。

(1)症状体征特点:①下腹部两侧剧烈疼痛,压痛、反跳痛,肌紧张。②常发生于流产、足月产、月经期及宫腔手术后,白带增多,阴道不规则出血。③轻者低热,重者寒战、高热,甚至发生败血症。④妇科检查见阴道内脓性白带,宫颈举痛,子宫一侧或两侧触痛,可及增粗的输卵管。

(2)辅助检查:①外周血白细胞总数和中性粒细胞增高。②后穹隆穿刺抽出脓液或脓性渗出物,分泌物培养找到致病菌。

(3)诊断鉴别要点:①本病常发生于流产、足月产、月经期及宫腔手术后。②下腹痛为一侧或双侧,妇科检查一侧或双侧附件压痛,输卵管增粗、触痛明显为其典型特征。

4.急性盆腔结缔组织炎

急性盆腔结缔组织炎是指盆腔结缔组织初发的炎症,不是继发于输卵管、卵巢的炎症,是初发于子宫旁的结缔组织,然后再扩展到其他部位。

(1)症状体征特点:①寒战、发热,呈持续高热,转为弛张热,形成脓肿时,反复出现寒战,并出现全身中毒症状。伴恶心、呕吐、腹胀、腹泻、尿频、尿急、尿痛、里急后重及肛门坠胀感。②下腹部弥漫性压痛、反跳痛及肌紧张。持续疼痛,向臀部及两下肢放射。③妇科检查见宫颈举痛,子宫及宫旁组织压痛明显,有增厚感,子宫增大、压痛,活动度受限。

(2)辅助检查:①外周血白细胞总数及中性粒细胞数升高。②高热时血培养偶可培养出致病菌。③后穹隆穿刺抽出脓液。

(3)诊断鉴别要点:①本病有明确的病史,患者有明显的感染性全身症状。②检查示下腹部弥漫性压痛、反跳痛及肌紧张,子宫及宫旁压痛明显,为本病特征性表现。

5.急性阑尾炎

急性阑尾炎指阑尾发生的急性炎症,是引起下腹痛比较常见的疾病,当急性阑尾炎的腹痛转移到右下腹时,易与相关的妇产科疾病混淆。

(1)症状体征特点。①转移性右下腹痛:开始为上腹部或全腹、脐周痛,后局限于右下腹部。②发热,伴恶心、呕吐。③体检:右下腹麦氏点压痛、反跳痛及肌紧张,肠鸣音减弱或消失。④妇科检查:生殖器无异常发现。

(2)辅助检查:①外周血白细胞总数及中性粒细胞数升高。②超声检查子宫、附件无异常。

(3)诊断鉴别要点:①本病起病急,腹痛在先,发热在后,有典型的转移性右下腹痛发病经过。②妇科检查无阳性体征为本病特征。

6.子宫肌瘤红色变性

子宫肌瘤红色变性多见于妊娠期或产褥期,是一种特殊类型的坏死,子宫肌瘤发生红色变性时,肌瘤体积迅速改变,发生血管破裂,出血弥散于组织内。

(1)症状体征特点:①有月经过多史或已确诊有子宫肌瘤史。②剧烈腹痛,多于妊娠期或产褥期突然出现。③伴发热、恶心、呕吐。④下腹压痛,肌瘤较大时可及肿块,并有压痛。

(2)辅助检查:①外周血白细胞总数及中性粒细胞数升高。②超声检查、CT、MRI 检查。

(3)诊断鉴别要点:①有子宫肌瘤史,于妊娠期或产褥期突然出现剧烈腹痛、发热。②检查子宫肌瘤迅速增大,局部压痛明显,为本病的特征。

7.急性肠系膜淋巴结炎

急性肠系膜淋巴结炎在 7 岁以下小儿好发,以冬春季节多见,常在上呼吸道感染或肠道感染中并发。小儿肠系膜淋巴结在回肠末端和回盲部分布丰富,且小肠内容物常因回盲瓣的作用在回肠末端停留,肠内细菌和病毒产物易在该处吸收进入回盲部淋巴结,致肠系膜淋巴结炎。

(1)症状体征特点:①多见于儿童及青少年,有上呼吸道感染史。②高热、腹痛、呕吐三联征。有时腹泻并高热。右下腹压痛、反跳痛及肌紧张。③妇科检查无阳性体征。

(2)辅助检查:①外周血白细胞总数及中性粒细胞数升高。②B 超检查子宫附件无异常。

(3)诊断鉴别要点:①多见于儿童及青少年,常有上呼吸道感染史。②下腹痛、发热,检查下腹压痛点广泛且与肠系膜根部方向一致。③妇科检查无阳性体征为本病的特征。

(三)急性下腹疼痛伴盆腔肿块

1.卵巢肿瘤蒂扭转

卵巢肿瘤蒂扭转好发于瘤蒂较长、瘤体中等大小、活动度大的卵巢肿瘤,因子宫的上下移动、肠蠕动、体位骤变可使肿瘤转动,其蒂(骨盆漏斗韧带、卵巢固有韧带和输卵管)随之扭转,当扭转超过某一角度且不能恢复时,可使走行于其间的肿瘤静脉回流受阻,致使瘤内高度充血或血管破裂,进而使瘤体急剧增大,瘤内发生出血,最后动脉血流因蒂扭转而受阻,肿瘤发生坏死、破裂、感染。

(1)症状体征特点:①活动或体位改变后突然出现一侧下腹剧烈持续性疼痛,伴恶心、呕吐。②体检:患侧腹部压痛,早期无明显的反跳痛及肌紧张,随病程延长,肿瘤坏死,继发感染,腹痛加剧,检查有反跳痛及肌紧张。③妇科检查发现在子宫一侧可扪及肿块,张力较大,有压痛,其蒂部最明显。

(2)辅助检查:超声检查。

(3)诊断鉴别要点:①患者原有盆腔肿块病史。②突然出现一侧下腹剧烈持续绞痛,其发生与体位改变有关,为本病的特征。

2.卵巢肿瘤破裂

卵巢肿瘤发生破裂的原因有外伤和自发两种,外伤性破裂常因腹部遭受重击、分娩、性交、妇科检查或穿刺等引起;自发性破裂常因肿瘤生长过速所致,多数为恶性肿瘤浸润性生长所致。

(1)症状体征特点:①腹痛,即卵巢小囊肿或单纯性囊腺瘤破裂时,腹痛轻微;卵巢大囊肿或成熟性畸胎瘤破裂时,腹痛剧烈,伴恶心、呕吐、腹膜炎症状;卵巢恶性肿瘤破裂时,腹痛剧烈,伴腹腔内出血,甚至休克。②下腹压痛、反跳痛及肌紧张。③妇科检查发现宫颈举痛,原有的肿瘤缩小或消失。

(2)辅助检查:①后穹隆穿刺抽出相应的囊液或血液。②超声检查。

(3)诊断鉴别要点:①患者原有卵巢肿块史,有腹部外伤、性交、分娩、妇科检查或肿块穿刺等诱因。②腹痛后原有的卵巢肿块缩小或消失,为本病特征。

3.盆腔炎性肿块

盆腔炎性肿块起自急性输卵管炎。因输卵管腔内的炎性分泌物流到盆腔,继发盆腔腹膜炎、卵巢周围炎,使输卵管、卵巢、韧带、大网膜及肠管等粘连成一团,形成盆腔炎性肿块。

(1)症状体征特点:①下腹疼痛、发热。②妇科检查发现在子宫旁有肿块,形态不规则,呈实性或囊实性,活动度差,压痛。

(2)辅助检查:①外周血白细胞总数及中性粒细胞数升高。②超声检查、CT、MRI 等检查。

(3)诊断鉴别要点:①患者先出现下腹痛、发热,继而出现盆腔肿块。②肿块形态不规则,呈实性或囊实性,活动度差,压痛,常与子宫粘连,为本病的特征。

4.子宫肌瘤

子宫肌瘤是女性生殖器最常见的良性肿瘤,也是人体最常见的肿瘤,主要由平滑肌细胞增生而成,其间有少量纤维结缔组织。

(1)症状体征特点:①既往有月经紊乱、子宫肌瘤病史。②多为轻微坠痛,如浆膜下肌瘤蒂扭转,则出现剧烈疼痛;在妊娠期或产褥期突然出现腹痛、发热、肌瘤迅速增大,多为子宫肌瘤红色变性。

(2)辅助检查:超声检查。

(3)诊断鉴别要点:本病患者有明确子宫肌瘤病史,妇科检查及盆腔B超可明确诊断。

5.盆腔脓肿

盆腔脓肿包括输卵管积脓、卵巢脓肿、输卵管卵巢脓肿、直肠子宫陷凹脓肿及阴道直肠隔脓肿。

(1)症状体征特点:①腹痛剧烈,下腹部耻骨区域触痛明显,有反跳痛及肌紧张。②伴有寒战、高热。③妇科检查:阴道内及宫口有脓性分泌物,宫颈举痛明显,子宫压痛,在宫旁可触及肿块,张力大呈囊性,触痛明显。

(2)辅助检查:①外周血白细胞总数及中性粒细胞数升高。②超声、CT、MRI检查。

(3)诊断鉴别要点:①本病先有急性盆腔炎的症状和体征,后出现盆腔肿块、持续高热、下腹痛。②肿块张力大有波动感,触痛明显,为本病特征。

(四)周期性下腹疼痛

1.子宫腺肌病

子宫腺肌病指当子宫内膜侵入子宫肌层的疾病。

(1)症状体征特点:①继发性痛经,并进行性加重。②伴月经增多,经期延长,继发性不孕。③妇科检查:子宫均匀性增大,局部有局限性结节突起,质地较硬,经前、经期更增大、变软,有压痛,经后子宫稍缩小。

(2)辅助检查:超声检查。

(3)诊断鉴别要点:超声对本病与子宫肌瘤的鉴别帮助较大。

2.子宫内膜异位症

子宫内膜异位症指当具有生长功能的子宫内膜组织出现在子宫腔被覆黏膜以外的身体其他部位时导致的疾病。

(1)症状体征特点:①痛经大多数表现为继发性、进行性加重。②性交痛、月经失调、不孕。③妇科检查:子宫正常大小,后倾固定,直肠子宫陷凹或宫骶韧带或子宫后壁下段触痛性结节,在附件可及肿块,呈囊性或囊实性,活动差,有压痛。

(2)辅助检查:超声检查、CA125检测、腹腔镜检查。

(3)诊断鉴别要点:①育龄女性有进行性痛经、不孕和月经紊乱。②妇科检查有触痛性结节或宫旁有不活动的囊性包块,为本病特征性表现。

3.先天性处女膜闭锁

处女膜闭锁又称无孔处女膜,由于处女膜闭锁,经血无法排出,最初积在阴道内,反复多次月经来潮后,逐渐发展成宫腔积血、输卵管积血,甚至腹腔内积血。

(1)症状体征特点:①月经来潮前无任何症状,来潮后出现周期性下腹痛。②妇科检查发现处女膜向外膨隆,表面呈紫蓝色,无阴道开口;肛门检查可扪及阴道膨隆呈球状向直肠突起,阴道包块上方的子宫压痛明显,下压包块,处女膜膨隆更明显。

(2)辅助检查:超声检查。

(3)诊断鉴别要点:①本病仅见于青春期少女,患者无月经来潮,但第二性征发育良好,进行性加重的周期性腹痛。②妇科检查发现处女膜向外膨隆,表面呈紫蓝色,无阴道开口;肛门检查可扪及阴道膨隆呈球状向直肠突起,阴道包块上方的子宫压痛明显,下压包块,处女膜膨隆更明显，为本病特征。

4.Asherman 综合征

Asherman 综合征即宫腔粘连综合征，为患者在人工流产、中期妊娠引产或足月分娩后造成宫腔广泛粘连而引起的闭经、子宫内膜异位症、继发不孕和再次妊娠引起流产等一系列综合征。

(1)症状体征特点：①人工流产或刮宫后，出现闭经或月经减少。②进行性加重的下腹周期性疼痛，呈痉挛性，伴肛门坠胀感。③闭经用人工周期治疗无撤退性出血。④继发性不孕、流产、早产、胎位不正、胎儿死亡或胎盘植入。⑤妇科检查发现子宫正常大小或稍大，较软，压痛明显，宫颈闭塞，宫腔探针不能通过，宫颈举痛，附件压痛明显，宫旁组织、宫骶韧带处压痛。

(2)辅助检查：超声检查、宫腔碘油造影、宫腔镜检查。

(3)诊断鉴别要点：①本病继发子宫腔操作后，患者有周期性下腹痛，呈进行性加重，无月经来潮。②妇科检查见宫颈闭塞，为本病特征。

(五)慢性下腹疼痛伴白带增多

1.慢性盆腔炎

慢性盆腔炎常为急性盆腔炎未能彻底治疗，或患者体质较差，病程迁延所致。

(1)症状体征特点：①下腹坠胀、疼痛、腰骶部酸痛，在劳累、性交后及月经前后加剧。②月经过多、经期延长、白带增多、不孕。③妇科检查发现盆腔(子宫、附件)有压痛等炎症表现。

(2)辅助检查：超声检查。

(3)诊断鉴别要点：①既往有急性盆腔炎病史，继而出现慢性下腹痛。②妇科检查发现子宫一侧或两侧片状增厚，子宫骶韧带增厚变硬，发病时压痛明显，为本病特征。

2.盆腔淤血综合征

盆腔淤血综合征是由于盆腔静脉充盈、扩张及血流明显缓慢所致的一系列综合征。

(1)症状体征特点：①多见于早婚、早育、多产、子宫后位、习惯性便秘及长时间从事站立工作的女性。②下腹部坠痛、酸胀及骶臀部疼痛。③伴有月经过多、经期延长、乳房胀痛、性交痛、白带增多。④妇科检查示外阴、阴道呈蓝色，伴有静脉曲张，子宫体增大而软，附件区可及柔软增厚感。

(2)辅助检查：体位试验阳性、盆腔静脉造影、盆腔血流图、腹腔镜检查。

(3)诊断鉴别要点：①疼痛在久立、劳累或性交后加重。②妇科检查见外阴、阴道呈蓝色，静脉曲张，宫颈肥大而质软，略呈蓝色。③体位试验、盆腔静脉造影、盆腔血流图及腹腔镜检查等有助于诊断。

3.慢性子宫颈炎

慢性子宫颈炎是妇科疾病中最常见的一种。因性生活、分娩、流产后，细菌侵入宫颈管而引起炎症。多由急性子宫颈炎未治疗或治疗不彻底转变而来。

(1)症状体征特点：①外阴轻度瘙痒。②白带增多，通常呈乳白色黏液状，有时呈淡黄色脓性，有息肉形成时伴有血丝或接触性出血。③月经期、排便或性生活后下腹或腰骶部有疼痛；或者有部分患者出现膀胱刺激症状，有尿频或排尿困难，但尿液常规检查正常。④妇科检查见宫颈有红色细颗粒糜烂区及颈管分泌脓性黏液样白带，子宫颈有不同程度的糜烂、肥大，有时质硬，有时可见息肉、外翻、腺体囊肿等病理变化。

(2)辅助检查：①须常规做宫颈刮片检查，必要时做活组织检查。②慢性子宫颈炎须排除宫颈癌，可行阴道镜检查、宫颈刮片、宫颈活组织检查或宫颈锥切。

(3)诊断鉴别要点：须常规做宫颈刮片检查，必要时做活组织病理检查以排除宫颈癌。

4.后位子宫

后位子宫包括子宫后倾及后屈。

(1)症状体征特点：①痛经、腰背痛。②不孕、白带增多、月经异常、性生活不适。③妇科检查示子宫后倾，质软，轻压痛，附件下垂至直肠窝。

(2)辅助检查：B超检查见子宫极度后位，余无异常。

(3)诊断鉴别要点：经手法复位后症状好转是本病的特征。

(六)慢性下腹疼痛伴阴道出血

1.陈旧性宫外孕

陈旧性宫外孕指输卵管妊娠流产或破裂，若长期反复内出血所形成的盆腔血肿不消散，血肿机化变硬并与周围组织粘连导致的疾病。

(1)症状体征特点：①停经史、不规则阴道出血、下腹痛。②妇科检查示子宫无增大，子宫旁可扪及形态不规则的肿块，有压痛。

(2)辅助检查：后穹隆穿刺、妊娠试验、超声检查、腹腔镜检查。

(3)诊断鉴别要点：①停经史、不规则阴道出血、下腹痛。妊娠试验阳性。后穹隆穿刺抽出暗红色不凝固血液，为本病特征。②腹腔镜检查可确诊。

2.子宫内膜异位症

(1)症状体征特点：①慢性下腹胀痛或肛门胀痛、性交痛。②月经增多、经期延长。③妇科检查示子宫后倾固定，可在子宫直肠陷凹、宫骶韧带、子宫后壁触及痛性结节，在子宫一侧或两侧可及囊性或囊实性肿块。

(2)辅助检查：超声检查、CA125 检测、腹腔镜检查。

(3)诊断鉴别要点：①育龄女性有进行性痛经、不孕和月经紊乱。②妇科检查有触痛性结节或宫旁有不活动的囊性包块，为本病特征性表现。

3.宫腔内放置节育器后

宫腔内放置节育器后最常见的并发症为慢性下腹痛及不规则阴道出血，这是由于节育器在宫腔内可随宫缩而移位引起的，如节育器过大或放置节育器时未移送至宫底部而居宫腔下段时，更易发生。

(1)症状体征特点：①宫腔内放置节育器后出现慢性下腹胀痛或腰骶部酸痛。②阴道出血、经期延长、淋漓不尽、白带中带血。③妇科检查无其他病变体征。

(2)辅助检查：超声检查宫内节育器是否下移或异常情况。

(3)诊断鉴别要点：①放置节育器后出现上述症状，一般药物治疗无效。②妇科检查无其他异常发现，取出节育器后症状消失，为本病的特征。

(七)慢性下腹疼痛伴发热、消瘦

1.结核性盆腔炎

结核性盆腔炎指由结核杆菌感染女性盆腔引起的盆腔炎症。

(1)症状体征特点：①下腹疼痛，经期加剧。②经期或午后发热、盗汗、乏力、食欲缺乏、体重减轻。③月经过多、减少，闭经，不孕。④妇科检查可扪及不规则的囊性肿块，质硬，子宫轮廓不清，严重时呈冰冻骨盆。

(2)辅助检查:①子宫内膜病理检查。②胸部、消化道及泌尿道X线检查。③子宫输卵管碘油造影、超声检查、腹腔镜检查。④结核菌素试验、结核菌培养。

(3)诊断鉴别要点:①患者有原发不孕、月经稀少或闭经。②有低热、盗汗时,既往有结核病接触史或本人有结核病史可为本病诊断提供参考。

2.卵巢恶性肿瘤

卵巢恶性肿瘤是女性生殖器三大恶性肿瘤之一。由于卵巢位于盆腔深部,卵巢恶性肿瘤不易早期发现。

(1)症状体征特点:①有卵巢癌早期症状,即食欲缺乏、消化不良、体重下降、下腹胀痛、腹痛、下腹包块、腹水。②邻近脏器受累出现压迫直肠、膀胱、输尿管的症状。③妇科检查示盆腔内触及散在、质硬结节,肿块多为双侧性,实性或囊实性,表面高低不平,固定不动。

(2)辅助检查:①腹水细胞学检查。②后穹隆肿块穿刺活检。③超声、CT、MRI检查,肿瘤标志物检查,腹腔镜检查。

(3)诊断鉴别要点:超声、CT、MRI检查,肿瘤标志物检查,肿块活组织检查可助本病诊断。

3.艾滋病

艾滋病又称为获得性免疫缺陷综合征,是由人类免疫缺陷病毒感染引起的性传播疾病。可引起T细胞损害,导致持续性免疫缺陷、多器官机会性感染及罕见恶性肿瘤,最终导致死亡。

(1)症状体征特点:①高热、多汗、乏力、周身痛、消瘦、腹泻、呕吐等。②常合并阴道真菌感染等,以白色念珠菌感染较多见,白带增多。③体格检查示全身淋巴结肿大。

(2)辅助检查:①白细胞计数低下,淋巴细胞比例降低。②血HIV抗体检测常用ELISA法、荧光免疫法和Western Blot法。

(3)诊断鉴别要点:①本病有全身淋巴结肿大、高热、乏力、周身痛等以免疫缺陷为基础而发生的一系列艾滋病症状和体征。②检查血HIV抗体可确诊。

(杨　静)

第二节　下腹部肿块

下腹部肿块是妇科患者就医时的常见主诉。肿块可能是患者本人或家属无意发现,或因其他症状(如下腹痛、阴道流血等)做妇科检查时或行B超检查盆腔时发现。女性下腹肿块可以来自子宫与附件、肠道、腹膜后、泌尿系统及腹壁组织。根据肿块质地不同,分为囊性和实性。囊性肿块多为良性病变,如充盈膀胱、卵巢囊肿、输卵管卵巢囊肿、输卵管积水等。实性肿块除妊娠子宫、子宫肌瘤、卵巢纤维瘤、盆腔炎性包块等为良性外,其他实性肿块均应首先考虑为恶性肿瘤。

下腹部肿块可以是子宫增大、子宫附件肿块、肠道肿块、泌尿系统肿块、腹壁或腹腔肿块。

一、子宫增大

位于下腹正中且与宫颈相连的肿块，多为子宫增大。子宫增大的原因如下。

(一)妊娠子宫

育龄妇女有停经史，下腹部扪及包块，应首先考虑为妊娠子宫。停经后出现不规则阴道流血，且子宫增大超过停经周数者，可能为葡萄胎。妊娠早期子宫峡部变软，宫体似与宫颈分离，此时应警惕将宫颈误认为宫体，将妊娠子宫误认为卵巢肿瘤。

(二)子宫肌瘤

子宫均匀增大，或表面有单个或多个球形隆起。子宫肌瘤典型症状为月经过多。带蒂的浆膜下肌瘤仅蒂与宫体相连，不扭转无症状，妇科检查时有可能将其误诊为卵巢实性肿瘤。

(三)子宫腺肌病

子宫均匀增大，通常不超过手拳大小，质硬。患者多伴有逐年加剧的痛经、经量增多及经期延长。

(四)子宫恶性肿瘤

老年患者子宫增大且伴有不规则阴道流血，应考虑子宫内膜癌。子宫增长迅速伴有腹痛及不规则阴道流血，可能为子宫肉瘤。有生育史或流产史，特别是有葡萄胎史，子宫增大且外形不规则及子宫不规则出血时，应想到子宫绒毛膜癌的可能。

(五)子宫畸形

双子宫或残角子宫可扪及子宫另一侧有与其对称或不对称的包块，两者相连，硬度也相似。

(六)经血外流受阻

患者至青春期无月经来潮，有周期性腹痛并扪及下腹部肿块，应考虑处女膜闭锁或阴道无孔横膈。宫腔积脓或积液也可使子宫增大，见于子宫内膜癌合并宫腔积脓。

二、子宫附件肿块

附件包括输卵管和卵巢。输卵管和卵巢常不能扪及。当子宫附件出现肿块时，多属病理现象。临床常见的子宫附件肿块有以下几种。

(一)输卵管妊娠

肿块位于子宫旁，大小、形状不一，有明显触痛。患者多有短期停经史，随后出现阴道持续少量流血及腹痛史。

(二)附件炎性肿块

肿块多为双侧性，位于子宫两旁，与子宫有粘连，压痛明显。急性附件炎症患者有发热、腹痛。慢性附件炎性疾病患者，多有不育及下腹隐痛史，甚至出现反复急性盆腔炎症发作。

(三)卵巢非赘生性囊肿

多为单侧、可活动的囊性包块，直径通常≤8 cm。黄体囊肿可在妊娠早期扪及。葡萄胎常并发卵巢双侧或一侧黄素囊肿。卵巢子宫内膜异位囊肿多为与子宫有粘连、活动受限、有压痛的囊性肿块。输卵管卵巢囊肿常有不孕或盆腔感染病史，附件区囊性块物，可有触痛，边界清或不清，活动受限。

（四）卵巢赘生性肿块

无论肿块大小，其表面光滑、囊性且可活动者，多为良性囊肿。肿块为实性，表面不规则，活动受限，特别是盆腔内扪及其他结节或伴有胃肠道症状者，多为卵巢恶性肿瘤。

三、肠道与肠系膜肿块

（一）粪块嵌顿

肿块位于左下腹，多呈圆锥状，直径 4～6 cm，质偏实，略能推动。排便后肿块消失。

（二）阑尾周围脓肿

肿块位于右下腹，边界不清，距子宫较远且固定，有明显压痛伴发热、白细胞增多和红细胞沉降率加快。初发病时先有脐周疼痛，随后疼痛逐渐转移并局限于右下腹。

（三）腹部手术或感染后继发的肠管、大网膜粘连

肿块边界不清，叩诊时部分区域呈鼓音。患者以往有手术史或盆腔感染史。

（四）肠系膜肿块

部位较高，肿块表面光滑，左右移动度大，上下移动受限制，易误诊为卵巢肿瘤。

（五）结肠癌

肿块位于一侧下腹部，呈条块状，略能推动，有轻压痛。患者多有下腹隐痛、便秘、腹泻，或便秘、腹泻交替，以及粪便带血史，晚期出现贫血、恶病质。

四、泌尿系统肿块

（一）充盈膀胱

肿块位于下腹正中、耻骨联合上方，呈囊性，表面光滑，不活动。导尿后囊性肿块消失。

（二）异位肾

先天异位肾多位于髂窝部或盆腔内，形状类似正常肾，但略小。通常无自觉症状。静脉尿路造影可确诊。

五、腹壁或腹腔肿块

（一）腹壁血肿或脓肿

肿块位于腹壁内，与子宫不相连。患者有腹部手术或外伤史。抬起患者头部使腹肌紧张，若肿块更明显，多为腹壁肿块。

（二）腹膜后肿瘤或脓肿

肿块位于直肠和阴道后方，与后腹壁固定，不活动，多为实性，以肉瘤最常见；也可为囊性，如良性畸胎瘤、脓肿等。静脉尿路造影可见输尿管移位。

（三）腹水

大量腹水常与巨大卵巢囊肿相混淆。腹部两侧叩诊浊音，脐周鼓音为腹水特征。腹水合并卵巢肿瘤，腹部冲击触诊法可发现潜在肿块。

（四）盆腔结核包裹性积液

肿块为囊性，表面光滑，界限不清，固定不活动。囊肿可随患者病情加剧而增大或好转而缩小。

（五）直肠子宫陷凹囊（脓）肿

肿块呈囊性，向后穹隆突出，压痛明显，伴发热及急性盆腔腹膜炎体征。后穹隆穿刺抽出脓液可确诊。

（杨　静）

第三节　阴道流血

阴道流血为女性患者就诊时最常见的主诉，指妇女生殖道任何部位的出血，包括宫体、宫颈、阴道和外阴等处。虽然绝大多数出血来自宫体，但无论其源自何处，除正常月经外，均称“阴道流血”。阴道流血也可为凝血功能异常的一种表现，如白血病、再生障碍性贫血、特发性血小板减少性紫癜及肝功能损害等。

一、病因

根据患者年龄及性生活等情况鉴别阴道流血的病因。

（一）青春期女性的病因

应首先排除卵巢内分泌功能变化引起的子宫出血，包括无排卵性功能失调性子宫出血及排卵性月经失调两类。另外月经间期卵泡破裂，雌激素水平短暂下降也可致子宫出血。

（二）生育期女性且性生活正常女性的病因

应首先考虑与妊娠有关的子宫出血，常见的有先兆流产、不全流产、异位妊娠、妊娠滋养细胞疾病、产后胎盘部分残留、胎盘息肉和子宫复旧不全等。其次考虑卵巢内分泌功能变化引起的出血，包括无排卵性和排卵性异常子宫出血，以及月经间期卵泡破裂。最后考虑生殖器炎症，如外阴出血见于外阴溃疡、尿道肉阜等；阴道出血见于阴道溃疡、阴道炎；宫颈出血见于急、慢性子宫颈炎，宫颈糜烂，宫颈溃疡，宫颈息肉等；子宫出血见于急、慢性子宫内膜炎，慢性子宫肌炎，急、慢性盆腔炎等；以及生殖器肿瘤，如子宫肌瘤、宫颈癌、子宫内膜癌等。此外，性交所致处女膜或阴道损伤、放置宫内节育器、雌激素或孕激素使用不当（包括含性激素保健品使用不当）也可引起不规则阴道出血。

（三）绝经过渡期和绝经后女性的病因

应首先排除生殖器肿瘤，如外阴癌、阴道癌、宫颈癌、子宫内膜癌、子宫肉瘤、绒毛膜癌、某些具有内分泌功能的卵巢肿瘤。其次考虑生殖器炎症，如外阴炎、阴道炎、宫颈炎和子宫内膜炎等，以及卵巢内分泌功能变化引起的子宫出血，如无排卵性功能失调性子宫出血。

（四）儿童期女性的病因

首先排除损伤、异物和外源性性激素等因素，如外阴、阴道骑跨伤、幼女玩弄别针等而放入阴道而引起的出血。其次考虑有性早熟或生殖道恶性肿瘤可能。新生女婴出生后数天有少量阴道流血，是因离开母体后雌激素水平骤然下降，子宫内膜脱落所致。

二、临床表现

阴道流血的形式有以下几种。

(一)经量增多

月经周期基本正常,但经量多(>80 mL)或经期延长,为子宫肌瘤的典型症状,其他如子宫腺肌病、排卵性月经失调、放置宫内节育器,均可有经量增多。

(二)周期不规则的阴道流血

多为无排卵性功能失调性子宫出血,但围绝经期妇女应注意排除早期子宫内膜癌。性激素药物应用不当或使用避孕药后也会引起周期不规则阴道流血。

(三)无任何周期可辨的长期持续阴道流血

多为生殖道恶性肿瘤所致,首先应考虑宫颈癌或子宫内膜癌的可能。

(四)停经后阴道流血

若患者为育龄妇女,伴或不伴有下腹疼痛、恶心等症状,应首先考虑与妊娠有关的疾病,如流产、异位妊娠、葡萄胎等;若患者为青春期无性生活史女性或围绝经期女性,多为无排卵性功能失调性子宫出血,但应排除生殖道恶性肿瘤。

(五)阴道流血伴白带增多

一般应考虑晚期宫颈癌、子宫内膜癌或子宫黏膜下肌瘤伴感染。

(六)接触性出血

于性交后或阴道检查后立即有阴道出血,色鲜红,量可多可少,应考虑急性子宫颈炎、早期宫颈癌、宫颈息肉或子宫黏膜下肌瘤可能。

(七)月经间期出血

发生于下次月经来潮前14～15天,历时3～4天,一般出血量少于月经量,偶可伴有下腹疼痛和不适。此类出血是月经间期卵泡破裂、雌激素水平暂时下降所致,又称排卵期出血。

(八)经前或经后点滴出血

月经来潮前数天或来潮后数天持续少量阴道流血,常淋漓不尽。可见于排卵期月经失调或为放置宫内节育器的不良反应。此外,子宫内膜异位症也可能出现类似情况。

(九)绝经多年后阴道流血

一般流血量较少,历时2～3天即净,多为绝经后子宫内膜脱落引起的出血或萎缩性阴道炎;若流血量较多,流血持续不净或反复阴道流血,应考虑子宫内膜癌的可能。

(十)间歇性阴道排出血性液体

应警惕有输卵管癌可能。

(十一)外伤后阴道流血

常见于骑跨伤后,流血量可多可少。

(杨 静)

第四节 外阴瘙痒

外阴瘙痒是多种不同病变引起的一种症状,但也可能发生在正常妇女。严重时影响生活、工作和休息。

一、病因

(一)局部原因

1.阴道分泌物刺激

患有慢性子宫颈炎及各种阴道炎时,由于其分泌物增多刺激外阴部皮肤而常引起外阴瘙痒,滴虫性阴道炎和假丝酵母菌性阴道炎是引起外阴瘙痒的最常见原因。

2.外阴营养不良

外阴发育营养不良者,其外阴瘙痒难忍。

3.不良卫生习惯

不注意外阴清洁,经血、大小便等长期刺激,月经垫不洁及穿不透气的化纤内裤等,均能诱发外阴瘙痒。

4.化学物品、药品刺激及过敏

肥皂、避孕套、某些药物等的直接刺激或过敏,均能引起外阴瘙痒。

5.其他

阴虱、疥疮、疱疹、尖锐湿疣、外阴湿疹、蛲虫感染等也能引起外阴瘙痒。

(二)全身原因

糖尿病及黄疸患者尿液对外阴皮肤的刺激,维生素缺乏,尤其是维生素 A、B 族维生素的缺乏,妊娠期肝内胆汁淤积症,妊娠期或经前期外阴部充血等均可引起外阴不同程度的瘙痒。另有部分患者虽外阴瘙痒十分严重,但原因不明,可能与精神或心理方面因素有关。

二、临床表现与诊断

主要症状是外阴瘙痒,瘙痒多位于阴蒂、大小阴唇、会阴、肛周。一般在夜间或食用刺激性食物或经期加重。瘙痒程度因个体及病因不同而有差异。局部检查可见局部潮红或有抓痕,或皮肤粗糙及色素减退等。有时继发感染。诊断时应详细询问病史,进行局部检查及必要的化验,尽可能查出病因。

三、治疗

(一)一般治疗

保持外阴皮肤清洁、干燥,切忌搔抓。不用热水烫洗,忌用肥皂,有感染时可用高锰酸钾液坐浴。内裤应宽松透气。

(二)病因治疗

积极治疗引起外阴瘙痒的疾病,如各种阴道炎、糖尿病等。若有阴虱应剔净阴毛,内裤和被褥要煮洗、消毒,局部应用氧化氨基汞软膏,配偶也应同时治疗。

(三)对症治疗

1.外用药

急性炎症期可用 3%硼酸液湿敷,洗后局部涂搽 40%氧化锌软膏、炉甘石洗剂等。慢性瘙痒可使用皮质激素或 2%苯海拉明软膏涂擦,有止痒作用。

2.内服药

症状严重者,服用镇静、脱敏药物,如氯苯那敏、苯海拉明等。

3.乙醇注射法

对外阴皮肤正常、瘙痒严重、其他疗法无效的难治性患者，可采用纯乙醇皮下注射。

4.中药熏洗

(1)蛇床子散：蛇床子、花椒、明矾、百部、苦参各 9～15 g，煎水先熏后坐浴，每天 2 次，连用 10 天。

(2)茵苦洗剂：茵陈、苦参各 9 g，煎水熏洗。

(3)皮炎洗剂：透骨草 9 g，蒲公英、马齿苋、紫花地丁、黄芩、防风、独活、羌活各 5 g，艾叶 6 g，甘草 3 g，煎水熏洗。

(杨　静)

第五节　白带异常

白带是由阴道黏膜渗出液、宫颈管、子宫内膜及输卵管黏膜腺体分泌物混合而成，正常白带呈白色稀糊状或蛋清样，高度黏稠，无腥臭味，量少。白带量多少与雌激素相关：月经前后 2～3 天量少，排卵期增多，青春期前、绝经后少，妊娠期量多。生殖道炎症或肿瘤时，白带量明显增多且特点有改变。

一、病因

白带异常主要见于两类疾病：生殖器炎症和生殖器肿瘤。

(一)生殖器炎症

阴道炎(较常见的有滴虫阴道炎、假丝酵母菌阴道炎、细菌性阴道病、萎缩性阴道炎)、宫颈炎、盆腔炎等。

(二)生殖器肿瘤

子宫黏膜下肌瘤、阴道癌、宫颈癌、子宫内膜癌、输卵管癌等。

(三)其他

阴道腺病、卵巢功能失调、阴道内异物、放置宫内节育器等。

二、鉴别要点

(一)灰黄色或黄白色泡沫状稀薄白带

此为滴虫阴道炎的特征，多伴外阴瘙痒。

(二)凝乳或豆渣样白带

此为假丝酵母菌阴道炎的特征，多伴外阴奇痒或灼痛。

(三)灰白色匀质白带

此常见于细菌性阴道病，有鱼腥味，可伴外阴瘙痒。

(四)透明黏性白带

外观正常，量明显增多，应考虑卵巢功能失调、阴道腺病或宫颈高分化腺癌。

(五)脓性白带

此为细菌感染所致，色黄或黄绿，黏稠，有臭味，可见于阴道炎、急性子宫颈炎及宫颈管炎、宫腔积脓、阴道内异物、阴道癌或宫颈癌并发感染。

(六)血性白带

血性白带是指白带中混有血液，血量多少不定，可考虑宫颈癌、子宫内膜癌、宫颈息肉、子宫黏膜下肌瘤、放置宫内节育器等。

(七)水样白带

水样白带是指持续流出淘米水样白带，具奇臭者，一般为晚期宫颈癌。间断性排出清澈黄红色水样白带，应考虑为输卵管癌。

(杨 静)

第三章

妇产科常用检查方法

第一节　生殖道细胞学检查

女性生殖道细胞包括来自阴道、宫颈、子宫和输卵管的上皮细胞。生殖道脱落细胞包括阴道上段、宫颈阴道部、子宫、输卵管及腹腔的上皮细胞，其中以阴道上段、宫颈阴道部的上皮细胞为主。临床上常通过生殖道脱落细胞检查来反映其生理及病理变化。生殖道上皮细胞受性激素的影响出现周期性变化，因此，检查生殖道脱落细胞可反映体内性激素水平。此外，此项检查还可协助诊断生殖器不同部位的恶性肿瘤及观察其治疗效果，既简便又经济实用。但是，生殖道脱落细胞检查找到恶性细胞只能作为初步筛选，不能定位，还需要进一步检查才能确诊。

一、生殖道细胞学检查取材、制片及相关技术

(一)涂片种类及标本采集

采取标本前 24 小时内禁止性生活、阴道检查、灌洗及阴道用药，取材用具必须清洁干燥。

1.阴道涂片

其主要目的是了解卵巢或胎盘功能。对已婚妇女，一般在阴道侧壁上 1/3 处用小刮板轻轻刮取浅层细胞(避免将深层细胞混入影响诊断)，薄而均匀地涂于玻片上；对未婚阴道分泌物极少的女性，可将卷紧的已消毒棉签先经生理盐水浸湿，然后伸入阴道，在其侧壁上 1/3 处轻轻卷取细胞，取出棉签，在玻片上向一个方向涂片。涂片置固定液内固定后于显微镜下观察。值得注意的是，因棉签接触阴道口可能影响涂片的正确性。

2.宫颈刮片

宫颈刮片是筛查早期宫颈癌的重要方法。取材应在宫颈外口鳞-柱状上皮交界处，以宫颈外口为圆心，将木质铲形小刮板轻轻刮取一周，取出刮板，在玻片上向一个方向涂片，涂片经固定液固定后显微镜下观察。注意应避免损伤组织引起出血而影响检查结果。若白带过多，应先用无菌干棉球轻轻擦净黏液，再刮取标本。该取材方法获取细胞数目较少，制片也较粗劣，故目前应用已逐渐减少。

FDA 批准了改善的制片技术——薄层液基细胞学技术，以期改善由于传统巴氏涂片上存在着大量的红细胞、白细胞、黏液及脱落坏死组织等而造成的 50%～60%假阴性。目前有 Thinprep 和 AutoCyte Prep 两种方法，两者原理类似。液基细胞学与常规涂片的操作方法不同

在于，它利用特制小刷子刷取宫颈细胞，标本取出后立即吸入有细胞保存液的小瓶中，通过高精密度过滤膜过滤，将标本中的杂质分离，并使滤后的上皮细胞呈单层均匀地分布在玻片上。这种制片方法几乎保存了取材器上所有的细胞，且去除了标本中杂质的干扰，避免了细胞的过度重叠，使不正常细胞更容易被识别。利用薄层液基细胞学技术可将识别宫颈高度病变的灵敏度和特异度提高至85%和90%。此外，该技术一次取样可多次重复制片并可供作 HPV DNA 检测和自动阅片。

3.宫颈管涂片

疑为宫颈管癌，或绝经后的妇女由于宫颈鳞-柱状上皮交界处退缩到宫颈管内，为了解宫颈管情况，可行此项检查。先将宫颈表面分泌物拭净，用小型刮板进入宫颈管内，轻刮一周作涂片。此外，使用特制“细胞刷”获取宫颈管上皮细胞的效果更好。将“细胞刷”置于宫颈管内，达宫颈外口上方10 mm左右，在宫颈管内旋转360°取出，旋转“细胞刷”将附着于其上的细胞均匀地涂于玻片上，立即固定。小刷子取材效果优于棉拭子，而且其刮取的细胞被宫颈管内的黏液所保护，不会因空气干燥造成细胞变性。

4.宫腔吸片

怀疑宫腔内有恶性病变时，可采用宫腔吸片检查，较阴道涂片及诊刮阳性率高。选择直径1～5 mm不同型号塑料管，一端连于干燥消毒的注射器，另一端用大镊子送入宫腔内达宫底部，上下左右转动方向，轻轻抽吸注射器，将吸出物涂片、固定、染色。应注意的是，取出吸管时停止抽吸，以免将宫颈管内容物吸入。宫腔吸片标本中可能含有输卵管、卵巢或盆腹腔上皮细胞成分。另外，还可通过宫腔灌洗获取细胞。用注射器将10 mL无菌生理盐水注入宫腔，轻轻抽吸洗涤内膜面，然后收集洗涤液，离心后取沉渣涂片。此项检查既简单、取材效果好，且与诊刮相比，患者痛苦小，易于接受，特别适合于绝经后出血妇女。

5.局部印片

用清洁玻片直接贴按病灶处作印片，经固定、染色、镜检，常用于外阴及阴道的可疑病灶。

(二)染色方法

细胞学染色方法有多种，如巴氏染色法、邵氏染色法及其他改良染色法。常用的为巴氏染色法，该法既可用于检查雌激素水平，也可用于查找癌细胞。

(三)辅助诊断技术

辅助诊断技术包括免疫细胞化学、原位杂交技术、影像分析、流式细胞测量及自动筛选或人工智能系统等。

二、正常生殖道脱落细胞的形态特征

(一)鳞状上皮细胞

阴道及宫颈阴道部被覆的鳞状上皮相仿，均为非角化性的复层鳞状上皮。上皮细胞分为表层、中层及底层，其生长与成熟受雌激素影响。因而女性一生中不同时期及月经周期中不同时间，各层细胞比例均不相同，细胞由底层向表层逐渐成熟。鳞状细胞的成熟过程：细胞由小逐渐变大；细胞形态由圆形变为舟形、多边形；胞质染色由蓝染变为粉染；胞质由厚变薄；胞核由大变小，由疏松变为致密。

1.底层细胞

相当于组织学的深棘层，又分为内底层细胞和外底层细胞。

(1)内底层细胞:又称生发层,只含一层基底细胞,是鳞状上皮再生的基础。其细胞学表现为细胞小,为中性多核白细胞的4～5倍,呈圆形或椭圆形,巴氏染色胞质蓝染,核大而圆。育龄妇女的阴道细胞学涂片中无内底层细胞。

(2)外底层细胞:细胞3～7层,圆形,比内底层细胞大,为中性多核白细胞的8～10倍,巴氏染色胞质淡蓝,核为圆形或椭圆形,核质比例1∶(2～4)。卵巢功能正常时,涂片中很少出现。

2.中层细胞

相当于组织学的浅棘层,是鳞状上皮中最厚的一层。根据其脱落的层次不同,形态各异。接近底层者细胞呈舟状,接近表层者细胞大小与形状接近表层细胞;胞质巴氏染色淡蓝,根据储存的糖原多寡,可有多量的嗜碱性染色或半透明胞质;核小,呈圆形或卵圆形,淡染,核质比例低,约1∶10。

3.表层细胞

表层细胞相当于组织学的表层。细胞大,为多边形,胞质薄,透明;胞质粉染或淡蓝,核小固缩。核固缩是鳞状细胞成熟的最后阶段。表层细胞是育龄妇女宫颈涂片中最常见的细胞。

(二)柱状上皮细胞

柱状上皮细胞又分为宫颈黏膜细胞及子宫内膜细胞。

1.宫颈黏膜细胞

其有黏液细胞和带纤毛细胞两种。在宫颈刮片及宫颈管吸取物涂片中均可找到。黏液细胞呈高柱状或立方状,核在底部,呈圆形或卵圆形,染色质分布均匀,胞质内有空泡,易分解而留下裸核。带纤毛细胞呈立方形或矮柱状,带有纤毛,核为圆形或卵圆形,位于细胞底部,胞质易退化融合成多核,多见于绝经后。

2.子宫内膜细胞

较宫颈黏膜细胞小,细胞为低柱状,为中性多核白细胞的1～3倍;核呈圆形,核大小、形状一致,多成堆出现;胞质少,呈淡灰色或淡红色,边界不清。

(三)非上皮成分

如吞噬细胞、白细胞、淋巴细胞、红细胞等。

三、生殖道脱落细胞在内分泌检查方面的应用

阴道鳞状上皮细胞的成熟程度与体内雌激素水平成正比,雌激素水平越高,阴道上皮细胞分化越成熟。因此,阴道鳞状上皮细胞各层细胞的比例可反映体内雌激素水平。临床上常用四种指数代表体内雌激素水平,即成熟指数、致密核细胞指数、嗜伊红细胞指数和角化指数。

(一)成熟指数

MI是阴道细胞学卵巢功能检查最常用的一种。计算方法是在低倍显微镜下观察计算300个鳞状上皮细胞,求得各层细胞的百分率,并按底层/中层/表层顺序写出,如底层5、中层60、表层35,MI应写成5/60/35。若底层细胞百分率高称左移,提示不成熟细胞增多,即雌激素水平下降;若表层细胞百分率高称右移,表示雌激素水平升高。一般有雌激素影响的涂片,基本上无底层细胞;轻度影响者表层细胞＜20%;高度影响者表层细胞＞60%。在卵巢功能低落时则出现底层细胞:轻度低落底层细胞＜20%;中度低落底层细胞占20%～40%;高度低落底层细胞＞40%。

(二)致密核细胞指数

KI即鳞状上皮细胞中表层致密核细胞的百分率。计算方法为从视野中数100个表层细胞及其中致密核细胞数目,从而计算百分率。例如,其中有40个致密核细胞,则KI为40%。KI越高,表示上皮细胞越成熟。

(三)嗜伊红细胞指数

EI即鳞状上皮细胞中表层红染细胞的百分率。通常红染表层细胞在雌激素影响下出现,所以此指数可以反映雌激素水平,指数越高,提示上皮细胞越成熟。

(四)角化指数

CI是指鳞状上皮细胞中的表层(最成熟的细胞层)嗜伊红性致密核细胞的百分率,用以表示雌激素的水平。

四、阴道涂片在妇科疾病诊断中的应用

(一)闭经

阴道涂片可协助了解卵巢功能状况和雌激素水平。若涂片检查有正常周期性变化,提示闭经原因在子宫及其以下部位,如子宫内膜结核、宫颈或宫腔粘连等;若涂片中中层和底层细胞多,表层细胞极少或无,无周期性变化,提示病变在卵巢,如卵巢早衰;若涂片表现不同程度雌激素低落,或持续雌激素轻度影响,提示垂体或以上或其他全身性疾病引起的闭经。

(二)功血

1.无排卵型功血

涂片表现中至高度雌激素影响,但也有较长期处于低至中度雌激素影响。雌激素水平高时右移显著,雌激素水平下降时,出现阴道流血。

2.排卵性功血

涂片表现周期性变化,MI明显右移,中期出现高度雌激素影响,EI可达90%。但排卵后,细胞堆积和皱褶较差或持续时间短,EI虽有下降但仍偏高。

(三)流产

1.先兆流产

由于黄体功能不足引起的先兆流产表现为EI于早孕期增高,经治疗后EI下降提示好转。若再度EI增高,细胞开始分散,流产可能性大。若先兆流产而涂片正常,表明流产非黄体功能不足引起,用孕激素治疗无效。

2.过期流产

EI升高,出现圆形致密核细胞,细胞分散,舟形细胞数量少,较大的多边形细胞数量增多。

(四)生殖道感染性疾病

1.细菌性阴道病

常见的病原体有阴道嗜酸杆菌、球菌、加德纳尔菌和放线菌等。涂片中炎性阴道细胞表现为细胞核呈豆状,核破碎和核溶解,上皮细胞核周有空晕,胞质内有空泡。

2.衣原体性宫颈炎

涂片上可见化生的细胞胞质内有球菌样物及嗜碱性包涵体,感染细胞肥大多核。

3.病毒性感染

常见的有单纯疱疹病毒Ⅱ型(HSV-Ⅱ)和人乳头瘤病毒(HPV)。

(1)HSV感染：早期表现为感染细胞的核增大，染色质结构呈“水肿样”退变，染色质变得很细，散布在整个胞核中，呈淡的嗜碱性染色，均匀，如磨玻璃状，细胞多呈集结状，有许多胞核。晚期可见嗜伊红染色的核内包涵体，周围可见一清亮晕环。

(2)HPV感染：鳞状上皮细胞被HPV感染后具有典型的细胞学改变。在涂片标本中见挖空细胞、不典型角化不全细胞及反应性外底层细胞。典型的挖空细胞表现为上皮细胞内有1～2个增大的核，核周有透亮空晕环或壁致密的透亮区，提示有HPV感染。

五、生殖道脱落细胞在妇科肿瘤诊断上的应用

(一)癌细胞特征

癌细胞特征主要表现在细胞核、细胞及细胞间关系的改变。

1.细胞核的改变

其表现为核增大，核质比例失常；核大小不等，形态不规则；核深染且深浅不一；核膜明显增厚、不规则，染色质分布不均，颗粒变粗或凝聚成团；因核分裂异常，可见双核及多核；核畸形，如分叶、出芽、核边内凹等不规则形态；核仁增大变多及出现畸形裸核。

2.细胞改变

细胞大小不等，形态各异。胞质减少，染色较浓，若变性则内有空泡或出现畸形。

3.细胞间关系改变

癌细胞可单独或成群出现，排列紊乱。早期癌涂片背景干净清晰，晚期癌涂片背景较脏，见成片坏死细胞、红细胞及白细胞等。

(二)宫颈/阴道细胞学诊断的报告形式

其主要为分级诊断及描述性诊断两种。目前我国多数医院仍采用分级诊断，临床常用巴氏5级分类法。

1.巴氏分类法

(1)阴道细胞学诊断标准：①巴氏Ⅰ级，正常。为正常阴道细胞涂片。②巴氏Ⅱ级，炎症。细胞核普遍增大，淡染或有双核，也可见核周晕或胞质内空泡。一般属良性改变或炎症。临床分为ⅡA及ⅡB。ⅡB是指个别细胞核异质明显，但又不支持恶性；其余为ⅡA。③巴氏Ⅲ级，可疑癌。主要是核异质，表现为核大深染，核形不规则或双核。对不典型细胞，性质尚难肯定。④巴氏Ⅳ级，高度可疑癌。细胞有恶性特征，但在涂片中恶性细胞较少。⑤巴氏Ⅴ级，癌。具有典型的多量癌细胞。

(2)巴氏分级法的缺点：①以级别来表示细胞学改变的程度易造成假象，似乎每个级别之间有严格的区别，使临床医师仅根据分类级别来处理患者，实际上Ⅰ、Ⅱ、Ⅲ、Ⅳ级之间的区别并无严格的客观标准，主观因素较多。②对癌前病变也无明确规定，可疑癌是指可疑浸润癌还是宫颈上皮内瘤变(CIN)不明确，不典型细胞全部作为良性细胞学改变也欠妥，因为偶然也见到CIN1伴微小浸润癌的病例。③未能与组织病理学诊断名词相对应，也未包括非癌的诊断。因此，巴氏分级法正逐步被新的分类法所取代。

2.TBS分类法及其描述性诊断内容

为了使妇科生殖道细胞学的诊断报告与组织病理学术语一致，使细胞学报告与临床处理密切结合，美国制定宫颈/阴道细胞学TBS命名系统。国际癌症协会对宫颈/阴道细胞学的诊断报告正式采用了TBS分类法。TBS分类法改良了以下三方面：将涂片制作的质量作为细胞学检查

结果报告的一部分；对病变的必要描述；给予细胞病理学诊断并提出治疗建议。这些改良加强了细胞病理学医师与妇科医师间的沟通。TBS描述性诊断报告主要包括以下内容。

(1)感染：①原虫，滴虫或阿米巴原虫阴道炎。②细菌，球杆菌占优势，发现线索细胞，提示细菌性阴道炎；杆菌形态提示放线菌感染。③衣原体，形态提示衣原体感染，建议临床进一步证实。④真菌，形态提示念珠菌感染；形态提示纤毛菌(真菌样菌)。⑤病毒，形态提示疱疹病毒感染；形态提示巨细胞病毒感染；形态提示HPV感染(HPV感染包括鳞状上皮轻度非典型增生，应建议临床进一步证实)。⑥其他。

(2)反应性细胞的改变：①细胞对炎症的反应性改变(包括化生细胞)。②细胞对损伤(包括活组织检查、激光、冷冻和电灼治疗等)的反应性改变。③细胞对放射治疗(简称放疗)和化学治疗(简称化疗)的反应性改变。④宫内节育器(IUD)引起上皮细胞的反应性改变。⑤萎缩性阴道炎。⑥激素治疗的反应性改变。⑦其他。前3种情况下亦可出现修复细胞或非典型修复细胞。

(3)鳞状上皮细胞异常：①不明确诊断意义的非典型鳞状上皮细胞。②鳞状上皮细胞轻度非典型增生(LSIL)，宫颈上皮内瘤变(CIN)1级。③鳞状上皮细胞中度非典型增生，CIN2。④鳞状上皮细胞重度非典型增生(HSIL)，CIN3。⑤可疑鳞癌细胞。⑥肯定癌细胞，若能明确组织类型，则按下述报告：角化型鳞癌；非角化型鳞癌；小细胞型鳞癌。

(4)腺上皮细胞异常：①子宫内膜细胞团-基质球。②子宫内膜基质细胞。③未明确诊断意义的不典型宫颈管柱状上皮细胞。④宫颈管柱状上皮细胞轻度非典型增生。⑤宫颈管柱状上皮细胞重度非典型增生。⑥可疑腺癌细胞。⑦腺癌细胞(高分子腺癌或低分化腺癌)。若可能，则判断来源为宫颈管、子宫内膜或子宫外。

(5)不能分类的癌细胞。

(6)其他恶性肿瘤细胞。

(7)激素水平的评估(阴道涂片)。

TBS报告方式中提出了一个重要概念——不明确诊断意义的不典型鳞状上皮细胞(ASC-US)，即既不能诊断为感染、炎症、反应性改变，也不能诊断为癌前病变和恶变的鳞状上皮细胞。ASC-US包括不典型化生细胞、不典型修复细胞、与萎缩有关的不典型鳞状上皮细胞、角化不良细胞及诊断HPV证据不足，又不除外者。ASC-US术语因不同的细胞病理学家可能标准亦不够一致，但其诊断比例不应超过低度鳞状上皮内病变的2～3倍。TBS报告方式要求诊断ASC-US，指出可能为炎症等反应性或可能为癌前病变，并同时提出建议。若与炎症、刺激、宫内节育器等反应性有关者，应于3～6个月复查；若可能有癌前病变或癌存在，但异常细胞程度不够诊断标准者，应行阴道镜活检。

(三)PAPNET电脑涂片系统

近年来，PAPNET电脑涂片系统，即计算机辅助细胞检测系统(computer-assisted cytology test，CCT)，在宫颈癌早期诊断中得到广泛应用。PAPNET电脑涂片系统装置包括三部分，即自动涂片系统、存储识别系统和打印系统，是利用电脑及神经网络软件对涂片进行自动扫描、读片、自动筛查，最后由细胞学专职人员作出最后诊断的一种新技术，其原理是基于神经网络系统在自动细胞学检测这一领域的运用。

PAPNET可通过经验来鉴别正常与不正常的巴氏涂片。具体步骤：在检测中心，经过上机处理的细胞涂片每百张装入片盒送入计算机房；计算机先将涂片分为3 000～5 000个区域，再对涂片上30万～50万个细胞按区域进行扫描，最后筛选出128个最可疑细胞通过数字照相机进行自动对焦录制到光盘上，整个过程需 8～10 分钟；然后将光盘送往中间细胞室，经过一套与检测中心配套的专业高分辨率解像设备，由细胞学家复验。如有异议或不明确图像，可在显示器帮助下，显微镜自动找到所需观察位置，细胞学家再用肉眼观察核实。最后，采用 TBS 分类法作出诊断报告及治疗意见，并附有阳性图片供临床医师参考。PAPNET 方法具有高度敏感性和准确性，并能克服直接显微镜下读片因视觉疲劳造成的漏诊，省时省力，适用于大量人工涂片检测的筛选工作。

（徐凤芹）

第二节　女性生殖器官活组织检查

生殖器官活组织检查是自生殖器官病变处或可疑部位取小部分组织作病理学检查，简称“活检”。在绝大多数情况下，活检是诊断最可靠的依据。常用的取材方法有局部活组织检查、诊断性宫颈锥形切除、诊断性刮宫、组织穿刺检查。

一、局部活组织检查

（一）外阴活组织检查

1.适应证

（1）确定外阴色素减退疾病的类型及排除恶变。

（2）外阴部赘生物或久治不愈的溃疡需明确诊断及排除恶变者。

（3）外阴特异性感染，如结核、尖锐湿疣、阿米巴等。

2.禁忌证

（1）外阴急性化脓性感染。

（2）月经期。

（3）疑为恶性黑色素瘤者。

3.方法

患者取膀胱截石位，常规外阴消毒，铺盖无菌孔巾，取材部位以 0.5％利多卡因作局部浸润麻醉。小赘生物可自蒂部剪下或用活检钳钳取，局部压迫止血，病灶面积大者行部分切除。标本置于 10％甲醛溶液固定后送病检。

（二）阴道活组织检查

1.适应证

阴道赘生物、阴道溃疡灶。

2.禁忌证

急性外阴炎、阴道炎、宫颈炎、盆腔炎及月经期。

3.方法

患者取膀胱截石位。阴道窥器暴露活检部位并消毒。活检钳咬取可疑部位组织，对表面有坏死的肿物，要取至深层新鲜组织，无菌纱布压迫止血，必要时阴道内置无菌带尾棉球压迫止血，嘱患者 24～48 小时后自行取出。活检组织固定后常规送病理检查。

(三)子宫颈活组织检查

1.适应证

(1)宫颈细胞学涂片检查巴氏Ⅲ级或Ⅲ级以上者;宫颈细胞学涂片检查巴氏Ⅱ级经抗感染治疗后仍为Ⅱ级者;宫颈细胞学涂片 TBS 分类法诊断鳞状细胞异常者。

(2)肿瘤固有荧光诊断仪或阴道镜检查时,反复可疑阳性或阳性者。

(3)疑有宫颈癌或慢性特异性炎症,需进一步明确诊断者。

2.方法

(1)患者取膀胱截石位,阴道窥器暴露宫颈,用干棉球揩净宫颈黏液及分泌物,局部消毒。

(2)用活检钳在宫颈外口鳞-柱状上皮交界处或肉眼糜烂较深或特殊病变处取材。可疑宫颈癌者可选宫颈 3、6、9、12 点位置四点取材。若临床已明确为宫颈癌,只为明确病理类型或浸润程度时可做单点取材。为提高取材准确性,还可在阴道镜指导下或应用肿瘤固有荧光诊断仪行定位活检,或在宫颈阴道部涂以复方碘溶液,选择不着色区取材。

(3)宫颈局部填带尾棉球压迫止血,嘱患者 12 小时后自行取出。

3.注意事项

(1)患有阴道炎症(阴道滴虫及真菌感染等)应治愈后再取活检。

(2)妊娠期原则上不做活检,以避免流产、早产,但临床高度怀疑宫颈恶性病变者仍应检查。月经前期不宜做活检,以免与切口出血相混淆,且月经来潮时切口仍未愈合,可增加内膜组织在切口种植机会。

二、诊断性子宫颈锥切术

(一)适应证

(1)宫颈刮片细胞学检查多次找到恶性细胞,而宫颈多处活检及分段诊断性刮宫病理检查均未发现癌灶者。

(2)宫颈活检为原位癌或镜下早期浸润癌,而临床可疑为浸润癌,为明确病变累及程度及决定手术范围者。

(3)宫颈活检证实有重度非典型增生者。

(二)禁忌证

(1)阴道、宫颈、子宫及盆腔急性或亚急性炎症。

(2)月经期。

(3)有血液病等出血倾向者。

(三)方法

(1)蛛网膜下腔或硬膜外阻滞麻醉下,患者取膀胱截石位,外阴、阴道消毒,铺无菌巾。

(2)导尿后,用阴道窥器暴露宫颈并消毒阴道、宫颈。

(3)以宫颈钳钳夹宫颈前唇向外牵引,扩张宫颈管并做宫颈管搔刮术。宫颈涂碘液在病灶外或碘不着色区外 0.5 cm 处,以尖刀在宫颈表面做环形切口,深约 0.2 cm,包括宫颈上皮及少许皮下组织,按 30°～50°向内做宫颈锥形切除。根据不同的手术指征,可深入宫颈管 1.0～2.5 cm。

(4)于切除标本的 12 点位置处做一标志,以 10%甲醛溶液固定,送病理检查。

(5)创面止血用无菌纱布压迫多可奏效。若有动脉出血,可用肠线缝扎止血,也可加用止血粉、吸收性明胶海绵、凝血酶等止血。

(6)将要行子宫切除者,子宫切除的手术最好在锥切术后48小时内进行,可行宫颈前后唇相对缝合封闭创面止血。若不能在短期内行子宫切除或无须做进一步手术者,则应行宫颈成形缝合术或荷包缝合术,术毕探查宫颈管。

(四)注意事项

(1)用于治疗者,应在月经干净后3~7天施行,术后用抗生素预防感染,术后6周探查宫颈管有无狭窄,2个月内禁止性生活及盆浴。

(2)用于诊断者,不宜用电刀、激光刀,以免破坏边缘组织,影响诊断。

三、诊断性刮宫

诊断性刮宫简称“诊刮”,是诊断宫腔疾病采用的重要方法之一。其目的是获取宫腔内容物(子宫内膜和其他组织)做病理检查,以协助诊断。若同时疑有宫颈管病变时,须对宫颈管及宫腔分步进行诊断性刮宫,简称“分段诊刮”。

(一)一般诊断性刮宫

1.适应证

(1)异常子宫出血或阴道排液,须证实或排除子宫内膜癌、宫颈管癌,或其他病变如流产、子宫内膜炎等。

(2)月经失调,如功能失调性子宫出血或闭经,需了解子宫内膜变化及其对性激素的反应。

(3)不孕症,需了解有无排卵或疑有子宫内膜结核者。

(4)因宫腔内有组织残留或功能失调性子宫出血长期多量出血时,刮宫不仅有助于诊断,还有止血效果。

2.禁忌证

(1)急性阴道炎、宫颈炎。

(2)急性或亚急性盆腔炎。

(3)急性严重全身性疾病。

(4)手术前体温>37.5 ℃。

3.方法

一般不需麻醉。对宫颈内口较紧者,酌情给予镇痛剂、局麻或静脉麻醉。

(1)排尿后取膀胱截石位,外阴、阴道常规消毒,铺无菌孔巾。

(2)做双合诊,了解子宫大小、位置及旁组织情况,用阴道窥器暴露宫颈,再次消毒宫颈与宫颈管,钳夹宫颈前唇或后唇,子宫探针缓缓进入,探子宫方向及宫腔深度。若宫颈内口过紧,可用宫颈扩张器扩张至小刮匙能进入为止。

(3)阴道后穹隆处置盐水纱布一块,以收集刮出的内膜碎块,用特制的诊断性刮匙由内向外沿宫腔四壁及两侧宫角有次序地将内膜刮除,并注意宫腔有无变形及高低不平,取下纱布上的全部组织固定于10%甲醛溶液或95%乙醇中,送病理检查。

(二)分段诊断性刮宫

为鉴别子宫内膜癌及宫颈癌,应做分段刮宫。先不探查宫腔深度,以免将宫颈管组织带入宫腔混淆诊断。用小刮匙自宫颈管内口至外口顺序刮宫颈管1周,将所刮取宫颈管组织置纱布上;然后刮匙进入宫腔刮取子宫内膜。刮出宫颈管黏膜及子宫腔内膜组织分别装瓶、固定,送病理检查。

若刮出物肉眼观察高度怀疑为癌组织时，不应继续刮宫，以防出血及癌扩散。若肉眼观察未见明显癌组织时，应全面刮宫，以防漏诊。

1.适应证

分段诊断性刮宫多在出血时进行，适用于绝经后子宫出血；或老年患者疑有子宫内膜癌，需要了解宫颈管是否被累及时。

2.方法

常规消毒后首先刮宫颈内口以下的宫颈管组织，然后按一般性诊断性刮宫处置，将宫颈管及宫腔组织分开固定送检。

（三）诊刮时注意事项

（1）不孕症患者，应选在月经前或月经来潮12小时内刮宫，以判断有无排卵。

（2）功能失调性子宫出血，如疑为子宫内膜增生者，应于月经前1～2天或月经来潮24小时内刮宫；疑为子宫内膜剥脱不全时，则应于月经第5～7天刮宫；不规则出血者随时可以刮宫。

（3）疑为子宫内膜结核者，应于经前1周或月经来潮12小时内诊刮，刮宫时要特别注意子宫两角部，因该部位阳性率较高。诊刮前3天及术后3天每天肌内注射链霉素0.75 g及异烟肼0.3 g口服，以防诊刮引起结核病灶扩散。

（4）疑有子宫内膜癌者，随时可诊刮，除宫体外，还应注意自宫底取材。

（5）若为了解卵巢功能而做诊刮时，术前至少1个月停止应用性激素，否则易得出错误结果。

（6）出血、子宫穿孔、感染是刮宫的主要并发症。有些疾病可能导致刮宫时大出血，应术前输液、配血并做好开腹准备；哺乳期、绝经后及子宫患有恶性肿瘤者，均应查清子宫位置并仔细操作，以防子宫穿孔；长期有阴道出血者，宫腔内常有感染，刮宫能促使感染扩散，术前术后应给予抗生素。术中严格无菌操作。刮宫患者术后2周内禁止性生活及盆浴，以防感染。

（7）术者在操作时唯恐不彻底，反复刮宫，易伤及子宫内膜基底层，造成子宫内膜炎或宫腔粘连，导致闭经，应注意避免。

（夏亚芳）

第三节 输卵管通畅检查

输卵管通畅检查的主要目的是检查输卵管是否畅通，了解子宫和输卵管腔的形态及输卵管的阻塞部位。常用的方法有输卵管通气术、输卵管通液术、子宫输卵管造影术。其中，输卵管通气术因有发生气栓的潜在危险，且准确率仅为45％～50％，故临床上已逐渐被其他方法所取代。近年来随着内窥镜的临床应用，已普遍采用腹腔镜直视下输卵管通液检查、宫腔镜下经输卵管口插管通液试验和腹腔镜联合检查等方法。

一、输卵管通液术

输卵管通液术是检查输卵管是否通畅的一种方法，并具有一定的治疗功效。即通过导管向宫腔内注入液体，根据注液阻力大小、有无回流及注入液体量和患者感觉等判断输卵管是否通畅。由于操作简便，无须特殊设备，广泛应用于临床。

(一)适应证

(1)不孕症,男方精液正常,疑有输卵管阻塞者。

(2)检验和评价输卵管绝育术、输卵管再通术或输卵管成形术的效果。

(3)对输卵管黏膜轻度粘连有疏通作用。

(二)禁忌证

(1)内外生殖器急性炎症或慢性炎症的急性或亚急性发作者。

(2)月经期或有不规则阴道流血者。

(3)可疑妊娠期者。

(4)严重的全身性疾病,如心、肺功能异常等,不能耐受手术者。

(5)体温高于 37.5 ℃者。

(三)术前准备

(1)月经干净 3~7 天,禁止性生活。

(2)术前半小时肌内注射阿托品 0.5 mg 解痉。

(3)患者排空膀胱。

(四)方法

1.器械

阴道窥器、宫颈钳、长弯钳、宫颈导管、20 mL 注射器、压力表、Y 形管等。

2.常用液体

生理盐水或抗生素溶液(庆大霉素 8 万 U、地塞米松 5 mg、透明质酸酶 1 500 U,注射用水 20~50 mL),可加用 0.5%的利多卡因 2 mL,以减少输卵管痉挛。

3.操作步骤

(1)患者取膀胱截石位,外阴、阴道、宫颈常规消毒,铺无菌巾,双合诊了解子宫的位置及大小。

(2)放置阴道窥器充分暴露子宫颈,再次消毒阴道穹隆部及宫颈,以宫颈钳钳夹宫颈前唇。沿宫腔方向置入宫颈导管,并使其与宫颈外口紧密相贴。

(3)用 Y 形管将宫颈导管与压力表、注射器相连,压力表应高于 Y 形管水平,以免液体进入压力表。

(4)将注射器与宫颈导管相连,并使宫颈导管内充满生理盐水,缓慢推注,压力不可超过 21.3 kPa(160 mmHg)。观察推注时阻力大小、经宫颈注入的液体是否回流,患者下腹部是否疼痛。

(5)术毕取出宫颈导管,再次消毒宫颈、阴道,取出阴道窥器。

(五)结果评定

1.输卵管通畅

顺利推注 20 mL 生理盐水无阻力,压力维持在 8.0~10.7 kPa(60~80 mmHg);或开始稍有阻力,随后阻力消失,无液体回流,患者也无不适感,提示输卵管通畅。

2.输卵管阻塞

勉强注入 5 mL 即感有阻力,压力表见压力持续上升而不见下降,患者感下腹胀痛,停止推注后液体又回流至注射器内,表明输卵管阻塞。

3.输卵管通而不畅

注射液体有阻力,再经加压注入又能推进,说明有轻度粘连已被分离,患者感轻微腹痛。

(六)注意事项

(1)所用无菌生理盐水温度以接近体温为宜,以免液体过冷造成输卵管痉挛。

(2)注入液体时必须使宫颈导管紧贴宫颈外口,防止液体外漏。

(3)术后 2 周禁盆浴及性生活,酌情给予抗生素预防感染。

二、子宫输卵管造影

子宫输卵管造影(HSG)是通过导管向子宫腔及输卵管注入造影剂,X 线下透视及摄片,根据造影剂在输卵管及盆腔内的显影情况了解输卵管是否通畅、阻塞的部位及子宫腔的形态。该检查损伤小,能对输卵管阻塞作出较正确诊断,准确率可达 80%,且具有一定的治疗作用。

(一)适应证

(1)了解输卵管是否通畅及其形态、阻塞部位。

(2)了解宫腔形态,确定有无子宫畸形及类型,有无宫腔粘连、子宫黏膜下肌瘤、子宫内膜息肉及异物等。

(3)内生殖器结核非活动期。

(4)不明原因的习惯性流产,于排卵后做造影了解宫颈内口是否松弛,宫颈及子宫是否畸形。

(二)禁忌证

(1)内、外生殖器急性或亚急性炎症。

(2)严重的全身性疾病,不能耐受手术者。

(3)妊娠期、月经期。

(4)产后、流产、刮宫术后 6 周内。

(5)碘过敏者。

(三)术前准备

(1)造影时间以月经干净 3～7 天为宜,术前 3 天禁止性生活。

(2)做碘过敏试验,阴性者方可造影。

(3)术前半小时肌内注射阿托品 0.5 mg 解痉。

(4)术前排空膀胱,便秘者术前行清洁灌肠,以使子宫保持正常位置,避免出现外压假象。

(四)方法

1.设备及器械

X 线放射诊断仪、子宫导管、阴道窥器、宫颈钳、长弯钳、20 mL 注射器。

2.造影剂

目前国内外均使用碘造影剂,分油溶性与水溶性两种。油剂(40%碘化油)密度大,显影效果好,刺激小,过敏少,但检查时间长,吸收慢,易引起异物反应,形成肉芽肿或形成油栓;水剂(76%泛影葡胺液)吸收快,检查时间短,但子宫输卵管边缘部分显影欠佳,细微病变不易观察,有的患者在注药时有刺激性疼痛。

3.操作步骤

(1)患者取膀胱截石位,常规消毒外阴、阴道,铺无菌巾,检查子宫位置及大小。

(2)以窥器扩张阴道,充分暴露宫颈,再次消毒宫颈及阴道穹隆部,用宫颈钳钳夹宫颈前唇,探查宫腔。

(3)将40%碘化油充满宫颈导管,排出空气,沿宫腔方向将其置入宫颈管内,徐徐注入碘化油,在X线透视下观察碘化油流经输卵管及宫腔情况并摄片,24小时后再摄盆腔X线片,以观察腹腔内有无游离碘化油。若用泛影葡胺液造影,应在注射完后立即摄片,10～20分钟后第二次摄片,观察泛影葡胺液流入盆腔情况。

(4)注入碘油后子宫角圆钝而输卵管不显影,则考虑输卵管痉挛,可保持原位,肌内注射阿托品0.5 mg或针刺合谷、内关穴,20分钟后再透视、摄片;或停止操作,下次摄片前先使用解痉药物。

(五)结果评定

1.正常子宫、输卵管

宫腔呈倒三角形,双侧输卵管显影形态柔软,24小时后摄片,盆腔内见散在造影剂。

2.宫腔异常

患宫腔结核时子宫失去原有的倒三角形态,内膜呈锯齿状不平;患子宫黏膜下肌瘤时可见宫腔充盈缺损;子宫畸形时有相应显示。

3.输卵管异常

患输卵管结核时显示输卵管形态不规则、僵直或呈串珠状,有时可见钙化点;有输卵管积水时输卵管远端呈气囊状扩张;24小时后盆腔X线摄片未见盆腔内散在造影剂,说明输卵管不通;输卵管发育异常,可见过长或过短的输卵管、异常扩张的输卵管、输卵管憩室等。

(六)注意事项

(1)碘化油充盈宫颈导管时,必须排尽空气,以免空气进入宫腔造成充盈缺损,引起误诊。

(2)宫颈导管与子宫内口必须紧贴,以防碘油流入阴道内。

(3)导管不要插入太深,以免损伤子宫或引起子宫穿孔。

(4)注入碘化油时用力不可过大,推注不可过快,防止损伤输卵管。

(5)透视下发现造影剂进入异常通道,同时患者出现咳嗽,应警惕发生油栓,立即停止操作,取头低脚高位,严密观察。

(6)造影后2周禁止盆浴及性生活,可酌情给予抗生素预防感染。

(7)有时可因输卵管痉挛而造成输卵管不通的假象,必要时重复进行造影。

三、妇产科内镜输卵管通畅检查

近年来,随着妇产科内镜的大量采用,为输卵管通畅检查提供了新的方法,包括腹腔镜直视下输卵管通液检查、宫腔镜下经输卵管口插管通液试验和腹腔镜联合检查等方法,其中腹腔镜直视下输卵管通液检查准确率可为90%～95%。但由于内镜手术对器械要求较高,且腹腔镜仍是创伤性手术,故并不推荐作为常规检查方法。通常在对不孕、不育患者行内镜检查时例行输卵管通液(加用亚甲蓝染液)检查。内镜检查注意事项同上。

(伍月梅)

第四节 宫腔镜检查

宫腔镜检查直接检视宫腔内病变，并可以定位取材，较传统的诊刮、子宫输卵管碘油造影及B超检查更为直观、准确，明显提高了诊断的准确率，被誉为宫腔内病变诊断的金标准。

一、术前评估与准备

宫腔镜检查前应先对患者进行全面评估并完善各项术前检查。

(1)确认检查指征。

(2)询问病史：尤其是有无糖尿病、高血压及重要脏器疾病，有无出血倾向，能否耐受较长时间的膀胱截石位，能否耐受检查术造成的不适，宫颈松弛程度，有无发生并发症的高危因素等，决定是否采取麻醉及麻醉方式，选择适合的手术器械及是否预防性应用抗生素。

(3)查体：常规测量体温、血压、脉搏，妇科检查有无生殖道急性炎症。

(4)化验检查：血、尿常规，凝血功能，肝、肾功能，乙肝表面抗原，HIV 等多项指标检查，阴道分泌物检查。

(5)充分沟通：向患者讲解宫腔镜检查的必要性及操作过程，以取得患者的理解及配合。签署检查术协议书。

(6)检查时间选择：除特殊情况外，一般以月经干净 5 天内为宜。此时子宫内膜薄，黏液少，不易出血，观察效果满意。对于不规则流血患者可在血止后任何时间进行检查。在子宫出血时如有必要检查，可酌情给予抗生素后进行。

二、适应证与禁忌证

(一)适应证

对任何疑有宫腔内病变或要对宫腔内病变作出诊断及治疗的患者，均为宫腔镜检查的适应证。

(1)异常子宫出血是宫腔镜检查的主要适应证，包括生育期、围绝经期及绝经后的异常子宫出血。对于怀疑子宫内膜癌的患者，因宫腔镜检查可能造成癌细胞向腹腔内扩散，实施检查时膨宫压力不宜过高。

(2)怀疑宫腔内占位性病变，如息肉、肌瘤等。

(3)怀疑子宫畸形，如单角子宫、子宫中隔等。

(4)宫腔粘连的诊断及分型。

(5)检查不孕症的宫内因素。

(6)检查习惯性流产及妊娠失败的子宫颈管及子宫内原因。

(7)宫内异物。

(8)诊断及纠正节育器位置异常，节育器嵌顿、断裂等。

(9)检查与妊娠有关的疾病，如多次清宫后仍考虑不全流产者、胎盘或胎骨残留、葡萄胎、绒癌等。

(10)检查幼女阴道异物及恶性肿瘤。

(11)判定子宫颈癌的范围及放疗的效果。

(12)宫腔镜手术后的疗效观察。

(13)经宫腔镜放置输卵管镜检查输卵管异常。

(14)评估药物对子宫内膜的影响。

(二)禁忌证

(1)体温达到或超过 37.5 ℃时,应暂缓手术。

(2)严重心、肺、肝、肾疾病,难以耐受宫腔镜检查者。

(3)血液系统疾病无后续治疗措施。

(4)急性、亚急性生殖道炎症。

(5)近期子宫穿孔史。

(6)子宫大量出血。

(7)宫颈过硬,难以扩张,宫腔过度狭小难以膨宫影响观察。

(8)浸润性宫颈癌。

(9)早孕欲继续妊娠者。

三、宫腔镜检查操作

(一)麻醉及镇痛

麻醉及镇痛对于保障手术安全至关重要,可减少迷走神经功能亢进的发生,避免心脑综合征等并发症的发生。

常用的镇痛、麻醉方法如下。

1.吲哚美辛栓

检查前 20 分钟将吲哚美辛栓 50～100 mg 塞入肛门深处。

2.扶他林

检查前 30 分钟口服扶他林 25～50 mg。

3.宫颈管黏膜表面麻醉

用长棉签浸 2%利多卡因插入宫颈管内,上达内口水平,保留 1 分钟。

4.子宫内膜喷淋麻醉

将利多卡因凝胶经宫颈管喷注于子宫内膜表面,5 分钟后检查。

5.宫颈旁神经阻滞麻醉

于两侧宫颈旁各注入 1%普鲁卡因 5～10 mL 或 0.5%利多卡因 5～10 mL。

6.静脉麻醉

静脉注入异丙酚等药物。

(二)检查方法

(1)体位:截石位;双合诊或 B 超检查确定子宫位置、大小。

(2)常规消毒外阴、阴道,铺无菌巾,外阴部覆盖带袋的粘贴手术巾;暴露宫颈,宫颈管内置入无痛碘长棉签消毒。

(3)接通宫腔镜:确认宫腔镜检查设备连接正确,置镜前必须排空注水管及鞘套、光学视管间的空气;膨宫压力设定为 9.3～13.3 kPa(70～100 mmHg),液体流速为 200～300 mL/min。

(4)宫颈局部麻醉:将宫颈扩张至大于检查镜镜鞘直径 0.5～1.0 mm 为宜。

(5)检查顺序:①镜体自宫颈沿宫颈管、宫腔自然腔道方向缓慢、轻柔推入,避免推起子宫内膜或形成假道,观察宫颈管。②镜体缓慢进入宫腔,观察整个宫腔形态。边观察边转动镜轴柄,顺序观察宫腔前壁、左侧宫壁、后壁、右侧宫壁。观察内膜有无发育异常、宫内占位、宫腔粘连等异常情况。③镜体到达宫底,转动镜轴柄将检查镜分别对向宫腔两侧,观察双侧宫角及输卵管子宫开口。对于有生育要求的患者,可调节膨宫压力,观察输卵管开口蠕动情况。④检查完毕,在退出镜体时再次观察宫颈管。

(6)对无性生活女性进行宫腔镜检查,可不放置阴道窥器及宫颈钳,保留处女膜的完整性,满足患者需要。

(三)宫腔镜检查中的常见问题及处理

1.宫腔镜进入困难

宫颈狭窄、宫颈管粘连及子宫曲度过大均可导致宫腔镜进入困难。如宫颈管粘连、子宫曲度过大,可使用探针探寻宫腔方向;如宫颈狭窄,可使用 Hegar 扩张器扩张宫颈。必要时可使用麻醉。

2.宫腔内有血凝块或出血

可加大膨宫压力及液体流速将血块及血液冲出。

3.膨宫不良导致视野不清

多因宫颈过松,膨宫液外漏造成。可调整宫颈钳,钳闭宫颈外口,加大膨宫压力及液体流速。

四、宫腔镜检查的并发症及预防

(一)损伤

1.原因

在扩宫及插入宫腔镜时,由于子宫曲度过大、动作粗暴可能发生宫颈撕裂、子宫穿孔。子宫穿孔的发生率约为 0.1%,镜体进入宫颈内口,发生子宫穿孔的机会明显减少。因膨宫压力过高导致已闭塞的输卵管破裂,极为罕见。

2.预防措施

(1)警惕发生子宫穿孔、宫颈裂伤的高危因素,如哺乳期、绝经后妇女及子宫曲度过大、疑有恶性肿瘤的患者。高危患者可于检查前放置宫颈扩张棒,或阴道放置米索前列醇 200 μg,促使宫颈软化,防止损伤。

(2)注意膨宫压力设置,一般在 13.3 kPa(100 mmHg)以下。

(3)B 超监护引导下置镜可减少因置镜方向错误导致的损伤。

(4)如有出血增多或患者有剧烈腹痛时,应用 B 超全面扫查盆腔,注意子宫周围有无游离液体,结合镜下图像,判断有无子宫穿孔及假道形成。

(二)心脑综合征

扩张宫颈及膨胀宫腔可导致迷走神经张力增加,表现出与人工流产时相同的心脑综合征,临床出现眩晕、胸闷、流汗、恶心、呕吐,脉搏、心率减慢等症状,一般给予阿托品 0.5～1.0 mg 肌内注射或静脉推注后症状均可缓解。术前对患者的心理护理、术中轻柔操作、避免过度牵拉宫颈及快速膨宫可减少心脑综合征的发生。

(三)气体栓塞

膨宫时注水管内空气未排净,可能引起空气栓塞,表现为胸闷、气急、呛咳等,应立即停止操作,对症处理。

(四)出血

一般宫腔镜检查后均可有少量出血,多在术后1周内干净。出血较多可对症处理。

(五)感染

若严格按照正规程序操作,感染发生率很低。据报道发生率约为0.2%。偶发病例均有慢性盆腔炎史。因此,术前应详细询问病史、盆腔检查,必要时术中及术后酌情给予抗生素。

(张 宏)

第五节 阴道镜检查

一、概述

阴道镜检查是针对子宫颈筛查结果阳性妇女的专项检查,该检查的重要特征是将子宫颈视觉化(图像化),检查目的是尽快为受检者确诊有无宫颈浸润癌或癌前期病变[即≥CIN2和(或)AIS]。

宫颈浸润癌(ICC)起源于子宫颈的鳞状上皮或腺上皮。其自然史的早期阶段为高危型HPV的持续感染,导致宫颈移行区上皮的成熟分化过程被缓慢地破坏,这一早期阶段即为宫颈癌前期病变。子宫颈的鳞状上皮与腺上皮均可发生癌前期病变,前者是指CIN2和CIN3,不包括CIN1(现已公认不属于癌前期病变),后者特指宫颈腺原位癌,又称高级别腺上皮内肿瘤形成,目前将AIS(又称高级别CGIN)归类为宫颈浸润性腺癌的前期病变。

阴道镜检查可将物体立体放大5~40倍,用数字化图像,检查记录子宫颈和阴道被覆上皮有无癌或癌前期病变,检查应指出病变部位、预测病变性质,对可疑为癌前期病变或浸润癌的部位取活检确诊。必要时阴道镜检查也包括外阴或肛周部位。一个经验丰富的阴道镜医师可以相当准确地预测组织学诊断。

由于历史的原因,国内相当多的妇产科医师对阴道镜检查及其内涵了解有限,普遍地将阴道镜作为光源和放大镜使用,用一张模糊的阴道镜照片,将子宫颈简单地划分为轻、中、重度糜烂,就是所谓的阴道镜检查了,这种检查其实与妇科裸眼检查无异。相当常见的问题是,阴道镜检查没有指征限制,对子宫颈被覆上皮有无病变,也不作任何评价,常规取宫颈外口3、6、9、12四点活检,用活检病理取代阴道镜拟诊。其实,这种宫颈外口的四点活检常常会漏掉严重的病变,如位于宫颈管内、转化区远端或转化区间质内隐窝处的CIN3、AIS或早期浸润癌等。另外,让多数没有宫颈病变的受检者遭受不应有的宫颈活检创伤,也是不应该的。

阴道镜检查是一项主观性检查,对宫颈病变检查评估的准确性,很大程度上依赖于检查者的经验与技术水平。另外,还与仪器设备的精良、受检者的年龄、病变的严重程度、病变的解剖学位置以及宫颈转化区的类型有关。受检者即使宫颈筛查结果阳性,其子宫颈也未必存在病变。一个训练有素、经验丰富、对受检者有同情心的阴道镜医师,不仅能高效地检出高级别癌前期病变,还能对无病妇女尽量减少侵入性的临床处理。

二、子宫颈的解剖学特征与宫颈转化区

(一)子宫颈的大体解剖

子宫颈位于子宫体的下端,由宫颈管与宫颈阴道部两部分组成。

1.子宫颈

连接宫腔与阴道。成年女性的子宫颈呈圆柱形,平均长 3～4 cm,直径 2.5～3.0 cm。宫颈管内腔呈梭形,宽度 3～7 mm。宫颈管的长度、直径、大小与解剖学外观存在个人差异。宫颈管内口与肌肉雄厚的子宫体相连,连接处括约肌相对薄弱,可因先天性或创伤性的原因致宫颈功能不全,引起流产或早产,如有些先天性宫颈管短小(目前尚无定义标准)的妇女,其长度仅 2 cm 左右。宫颈外口与阴道相连,阴道黏膜反折环绕子宫颈前、后及侧面,形成阴道穹隆。

2.宫颈管内腺上皮

沿其长轴形成很多皱褶,呈乳头状,突向宫颈管内,突向间质的腺体又称隐窝,一般深度不超过 3 mm,偶尔可达 10 mm。这种由皱褶、隐窝形成的复杂结构,对子宫颈癌前期病变、特别是腺上皮的病变(AIS)和早期宫颈浸润癌的诊断有警示意义,常为临床漏诊漏治的陷阱之一。

3.子宫颈的血管与淋巴管

供应子宫和子宫颈的动脉来自髂内动脉和子宫、子宫颈及阴道动脉的分支。子宫颈支在 3 点和 9 点位置沿着动脉下行,行宫颈局部麻醉时,牢记这点很重要,应避免药物直接注入血管。宫颈静脉回流与动脉平行,盆腔器官的淋巴结和淋巴回流沿邻近血管走向,是宫颈癌转移的途径。

4.子宫颈的神经

子宫颈阴道部的下段,没有痛觉神经末梢分布,因此,在该部位的手术操作,在没有麻醉的情况下可以很好地耐受。子宫颈阴道部的上段则完全不同,分布着敏感的神经末梢网,从子宫颈上段一直延伸到子宫体,对疼痛、损伤和牵拉刺激都很敏感。在实施子宫颈环形电切术(LEEP)时,可以在宫颈外口远端与阴道组织之间,给予多点注射麻醉剂,称为宫旁阻滞。由于交感神经与副交感神经的存在,经宫颈管上行的操作,有时会引起迷走神经反射(出汗、心率减慢和晕厥)。

(二)呈动态变化的宫颈被覆上皮

1.宫颈被覆上皮的起源

子宫颈来源于旁中肾管,其上皮可能来源于泌尿生殖窦。子宫颈被覆上皮在胚胎发生期有两种:原始鳞状上皮和柱状上皮。①妊娠 4～7 周:尚未成形的子宫颈与阴道内腔可见柱状上皮。②妊娠 16 周:子宫颈初步成型。③妊娠 16～21 周:假复层柱状上皮转换成复层鳞状上皮,形成原始鳞-柱交界。④妊娠 22 周至分娩:鳞-柱交界位于宫颈外口,形成先天性外翻。

2.DES 与先天性大转化区

原始鳞-柱交界的位置在胚胎期受母体血液循环中甾体激素水平的影响。研究证明,雌激素水平增高可使原始鳞-柱交界向宫颈管的外侧移动,反之则向宫颈管的内侧移动。外源性人工合成雌激素(diethylstilbestrol,DES),对原始鳞-柱交界位置的影响最为明显,DES 暴露的妇女,其转化区十分宽大,可延伸至阴道穹隆处,形成所谓先天性大转化区

3.原始鳞状上皮

多数情况下,原始鳞状上皮位于宫颈管外口远端。该上皮由 15～20 层非角化型扁平细胞构成,由底层至表层依次为位于基底膜上方的基底细胞层、副基底细胞层、中层与表层细胞层。原

始鳞状上皮在可见光的照射下，呈现均匀一致的粉红色。

4.柱状上皮

与复层鳞状上皮不同，柱状上皮又称腺上皮，为单层、高柱状、分泌黏液、在基底膜上方呈栅栏状排列。该上皮的细胞壁薄，细胞核偏心、深染、沉底(靠近基底膜上方)，细胞质内无糖原，复方碘染色为阴性。位于基底膜下方的营养血管，透过薄薄的单层柱状上皮，呈现出血液的颜色，裸眼观察，可在宫颈管外口处看到“面积大小不一、充血、发红、颗粒状外观”，这一现象，国内外的妇产科学教科书曾将其称为“子宫颈糜烂”达百余年，现已被纠正为“宫颈柱状上皮外翻或移位”。

(1)“子宫颈糜烂”的历史之源：该术语由 Bennett 在文献中使用，其后历经百年，被许多妇产科学家和病理学家用来描述慢性宫颈炎。历史上对术语“子宫颈糜烂”的定义是：“宫颈糜烂的形成与宫颈管内膜炎相关，宫颈柱状上皮向外伸展到阴道部，使鳞状上皮脱落形成糜烂”。值得注意的是，在那个年代，因子宫颈癌的病因不明，曾将慢性宫颈炎(特别是子宫颈糜烂)视作宫颈癌的高危因素之一。美国著名妇产科与病理学家 Novak 将这一术语写入其著名的妇产科病理学教科书中，“子宫颈糜烂”作为一种病理类型描述慢性宫颈炎。该术语从美国妇产科学专著和教科书中删除，改称“宫颈柱状上皮外翻或移位”，并将其列为子宫颈的生理变化之一。我国也在近年修订出版的妇产科学教科书中将其摒弃。

(2)宫颈柱状上皮外翻或移位：青春期前，原始鳞-柱交界位于宫颈管内、外或阴道穹隆处。青春期后，在雌激素的作用下，子宫颈的体积迅速增大且明显超过子宫体，进而发生子宫颈外翻。肉眼观察子宫颈外翻多为红色粗糙状，这是为什么？红色源于宫颈柱状上皮细胞呈单层排列，其下方的营养血管，在可见光的照射下，易显现出血液的颜色。粗糙是因为宫颈柱状上皮受到雌激素和阴道内酸性环境的影响，发生了鳞状上皮化生，化生的早期阶段是柱状上皮细胞间的相互融合，这种融合肉眼观察呈绒毛或颗粒状。该现象是青春期或育龄期妇女最常见的生理现象。

(3)柱状上皮外翻之阴道镜所见：在阴道镜下，宫颈柱状上皮外翻只不过是宫颈转化区的一种表现类型，多见于Ⅰ型转化区。该转化区的特征是宫颈管外口的近端为柱状上皮、中间为化生上皮、远端为原始鳞状上皮。这种外翻多见于女性青春期、妊娠期、口服避孕药时期及绝经期前。近现代观认为宫颈柱状上皮在雌激素的作用下，从宫颈管内-移动至宫颈管外口处。移动促进了柱状上皮向鳞状上皮方向的转化，移动也改变了宫颈的解剖学外观与转化区的类型，这种生理性移动将伴随女性一生，期间并无宫颈被覆上皮的脱落。这种生理现象也与宫颈癌的发生无关，因此不应对其行物理治疗。

(4)“子宫颈糜烂”的组织病理学定义：该术语在组织病理学中，特指子宫颈被覆上皮剥脱、基质裸露的区域。这种现象可能与子宫颈的损伤、炎症、癌前期病变或浸润癌有关。

(5)宫颈息肉：为宫颈管组织局部过度性增长所致，形成的息肉突向宫颈管内或宫颈管外口。宫颈息肉通常起源于一个柱状上皮乳头的局部增大，其核心是宫颈间质内的隐窝组织。有时宫颈息肉也可以仅由几个充满黏液的囊肿构成，表面被覆化生上皮。偶尔息肉表面的被覆上皮也可以检出 CIN，这常常是移行区其他部位的 CIN 累及到息肉。

5.宫颈转化区(也称宫颈移行区或移行带)

由原始鳞-柱交界与新鳞-柱交界所环绕的、活跃的化生上皮所构成。

(1)原始鳞-柱交界：原始鳞状上皮细胞与柱状上皮细胞的结合部称为原始鳞-柱交界。某些先天性大转化区的妇女，其 OSCJ 可位于阴道穹隆处，形成的机制与其在胚胎期受到母体高水平雌激素的激惹有关，属先天性变异，不是疾病。

(2)鳞状上皮化生和新鳞-柱交界:鳞状上皮化生是一个生理性过程。生育年龄妇女,当其柱状上皮暴露于阴道酸性环境中,柱状上皮受到阴道酸性环境的刺激而遭破坏,引起位于柱状上皮下方的储备细胞暴露、增生、分化,进而形成薄而多层的假复层,这个假复层即化生上皮。化生上皮与宫颈柱状上皮相连接,形成新鳞-柱交界。研究显示,育龄期妇女的转化区相对宽大,位于转化区内的化生上皮、特别是新鳞-柱交界,对致癌型 HPV 特别地易感(原因不明),因此,绝大多数宫颈癌或癌前期病变位于转化区内。绝经期后妇女的转化区相对狭小,鳞状上皮化生不活跃,对 HPV 不具亲和力。绝大多数的宫颈癌源自年轻时获得的 HPV 的持续性感染。

鳞状上皮化生的过程是动态变化的:阴道镜下可观察到大片成熟分化(鳞化)的化生上皮和(或)孤立的、小片状的、未成熟分化(鳞状)的化生上皮。未成熟分化(鳞化)的化生上皮细胞质内缺乏糖原,因此,复方碘染色为阴性。鳞状上皮化生常常是从宫颈外口远端 OSCJ 处开始,由外向内推进。

女性一生中有三次重要的生理性鳞状上皮化生:新生儿期、青春期和妊娠期。柱状上皮经鳞状上皮化生机制转变为成熟的鳞状上皮,这一生理过程十分短暂,从上皮的底层到表层的成熟分化,仅用数天或数周即可完成。

6.三种宫颈转化区的类型

转化区的位置在女性一生中呈动态变化,根据转化区与宫颈管外口的位置关系,可以将其分为三种类型。分型的目的是为了表明:新鳞-柱交界或病变区域,位于宫颈何处。如:位于宫颈管内、外,或二者兼有。这对下一步的临床处理很有意义。

(1)Ⅰ型转化区-满意的阴道镜检查:转化区和病变区域的全部边界,均位于宫颈管外口处。

(2)Ⅱ型转化区-阴道镜检查不满意:转化区部分位于宫颈管外/部分位于宫颈管内,阴道镜下仅能看到部分转化区和部分病变区域的边界。

(3)Ⅲ型转化区-阴道镜检查不满意:转化区的全部或绝大部分(允许见到少部分原始鳞-柱交界)以及宫颈病变的全部边界,均位于宫颈管内不可见。

7.识别三种转化区的临床意义

位于Ⅰ型转化区内的病变,因病变位于宫颈管外口,阴道镜检查判断相对容易,而部分或全部位于宫颈管内的病变,即:Ⅱ型或Ⅲ型转化区,如果仅凭宫颈外口处的活检评估宫颈病变,则会丢失宫颈管内的病变,特别是腺上皮的病变。

女性一生中,大约 60%的宫颈柱状上皮经鳞状上皮化生机制转换成为成熟分化的鳞状上皮。活跃的化生多位于宫颈管外口的近端或宫颈管的下 1/3 段,化生不仅发生于宫颈表面的被覆上皮,也包括位于宫颈间质内的腺体(隐窝)部分。这些活跃化生的区域是宫颈癌前期病变[≥CIN2和(或)AIS]和浸润癌的好发部位。

三、阴道镜检查的指征

从事阴道镜专业的医师,不仅应熟知阴道镜检查指征,还应与时俱进地学习了解本国政府或辖区管理者最新颁布的宫颈癌筛查指南。

阴道镜检查的经典指征为两大类:其一是对宫颈筛查结果阳性妇女的检查评估,目标是尽快为受检者确诊有无≥CIN2 和(或)AIS。其二是对子宫颈及下生殖道癌前期病变与浸润癌治疗后的随访,目标是确诊先前的病变有无残留或复发。

(一)以下宫颈筛查结果阳性者均须转诊阴道镜

(1)宫颈细胞学结果正常、HPV16 阳性或 16/18 阳性。

(2)不典型鳞状上皮细胞(ASC-US)、高危型 HPV 阳性(分流试验阳性)。

(3)绝经期后妇女:低度鳞状上皮内病变(LSIL)、高危型 HPV 阳性(分流试验阳性)。

(4)不典型鳞状上皮细胞-不除外高度鳞状上皮内病变(ASC-H)。

(5)低度鳞状上皮内病变(LSIL)。

(6)高度鳞状上皮内病变(HSIL)。

(7)鳞状细胞癌(SCC)。

(8)不典型腺上皮细胞(AGC)。

(9)腺原位癌(AIS)。

(10)腺癌。

(11)巴氏分级标准中≥巴氏ⅡB 级以上的结果。

(12)VIA/VILI 试验结果阳性(解释见后面相关部分)。

(13)妇科检查高度可疑宫颈浸润癌。

(14)因≥CIN2 行全子宫切除术后阴道残端 Pap 涂片结果阳性的妇女。

(二)对 VIA/VILI 的评价

裸眼醋酸染色试验与裸眼碘染色试验简称 VIA/VILI,是一种简单粗糙的宫颈癌筛查方法,试验结果阳性者需转诊阴道镜。

VIA 结果阳性是指宫颈经 5%醋酸染色 1 分钟后,在宫颈鳞-柱交界(SCJ)附近、或宫颈外口、或宫颈/阴道部以及宫颈新生物的表面,出现一个界限清晰的醋酸白区域。

VILI 结果阳性是指宫颈经 Lugol's 液(复方碘溶液)染色后,在鳞-柱交界或宫颈外口、或宫颈/阴道部以及宫颈新生物的表面,出现一个界限清晰的芥末黄区域。

VIA/VILI 法的优点是检测成本低、技术要求低、对位于宫颈管外口大面积的 CIN 或浸润癌的病例,当场就能做出诊断。缺点是:假阳性率高、无质量控制、增加阴道镜的转诊率、对宫颈管内的病变、特别是绝经期后妇女的宫颈病变难以判别。在我国,VIA/VILI 仅适用于医疗资源匮乏的地区。

(三)美国 ACS、ASCCP、ASCP 对宫颈癌筛查与早诊指南的摘要

美国癌症学会(American Cancer Society,ACS)、美国阴道镜与子宫颈病理学会(ASCCP)和美国临床病理学会(American Society for Clinical Pathology,ASCP)联合在线发表了:子宫颈癌筛查与早诊指南(Screening Guidelines for the Prevention and Early Detection of Cervical Cancer),以下简称联合指南。该指南对不同年龄妇女的子宫颈筛查与筛查结果阳性的临床管理,进行了修改与更新。更新的基础是:一次系统的证据回顾、六个工作组的成果以及一个由 ACS、ASCCP 和 ASCP 共同举办的座谈会内容汇总(有 25 个组织参加会议)。

阴道镜医师应学习了解联合指南,并用于指导临床工作。

1.联合指南对用宫颈细胞学(Pap 检测)筛查子宫颈癌的效果做出了新评价

高质量的宫颈细胞学筛查,已经明显地降低了美国宫颈鳞状细胞癌的死亡率。美国使用宫颈细胞学筛查技术以来,子宫颈癌,这一曾经位居女性因癌致死的首位疾病,现排在癌症死亡的第 14 位。

2.通过宫颈癌筛查降低宫颈癌的死亡率

(1)筛查增加了早期宫颈浸润癌的检出,此时的五年生存率大约为 92%。

(2)宫颈癌前期病变的检出与有效治疗,降低了宫颈浸润癌的总发生率。

(3)目前估计美国将检出宫颈浸润癌 12 170 例,4 220 例妇女将面临死亡。

(4)每年检出宫颈浸润癌的 60%,是那些从来不作或者近 5 年未做过宫颈筛查的妇女。

(5)每年检出宫颈浸润癌的 30%,是因宫颈 Pap 涂片结果假阴性所导致的。

3.联合指南的新共识

(1)子宫颈癌筛查的最佳策略应该是:不仅能将宫颈高级别癌前病变尽可能多地筛检出来(即:将宫颈筛查的好处最大化),还应尽量避免对那些暂时性的 HPV 感染或非肿瘤性(良性)病变做不必要的检查和治疗(即:将宫颈筛查所带来的潜在伤害最小化)。

(2)HPV 分子生物学检测与宫颈细胞学相比:虽然降低了宫颈癌筛查的特异性,但提高了筛查的敏感性,高危型 HPV DNA 检测较之宫颈细胞学筛查,更能预测哪些妇女在未来 5～15 年,可能发展为 CIN3+。

(3)宫颈细胞学和高危型 HPV DNA 的联合筛查:既可以提高子宫颈疾病的检出,又延长了子宫颈筛查的间隔,从而减少了对受检者的伤害,包括筛查结果阳性对女性心理的不良影响、额外的阴道镜检查与处置以及对那些可以自然消退病变的过度治疗等。

(4)子宫颈高危型 HPV 的持续感染:是发生发展子宫颈癌及其癌前期病变的必要条件,流行病学证据表明,几乎 100%的宫颈癌病例高危型 HPV 检测结果阳性。

(5)HPV16 型是最强的致癌型 HPV 基因型:占全部宫颈癌的 55%～60%。HPV18 型是位居第二的致癌型 HPV 基因型,占宫颈癌的 10%～15%。其他大约 10 种 HPV 基因型,引起其余的 25%～30%的子宫颈癌。

(6)将青春期少女定义为<21 岁:公认她们与成年妇女相比较,有着不同的宫颈细胞学结果异常的自然史。确定她们是一个需要干预的特殊人群。不支持对其进行子宫颈癌的筛查,因其子宫颈癌的发生率极低。对于这一特殊人群,预防宫颈癌应着力于推广 HPV 疫苗接种、预防 HPV 感染。除此之外,还应特别注意教育帮助这一特殊人群,预防其他经性传播的感染及其严重的并发症。

(7)将高危型 HPV DNA 检测纳入宫颈癌的筛查:美国癌症学会(ACS)首次将 HPV DNA 检测纳入宫颈癌的早期筛查,从那时起已经发表了大量的研究结果,支持 2012 联合指南所推荐的、与年龄相对应的、子宫颈筛查计划和对筛查结果阳性妇女的管理。

(四)联合指南建议

应对不同年龄妇女的子宫颈筛查作相应的调整,包括:宫颈细胞学和高危型 HPV DNA 联合筛查、筛查后的随访(即对筛查结果阳性妇女的管理和对筛查结果阴性妇女的筛查间隔的管理)、退出筛查的年龄、将 HPV DNA 检测作为初级子宫颈筛查方法的考虑以及对接种过 HPV16/18 型疫苗的妇女的筛查策略。

(五)联合指南特别指出

不应以任何方法、对任何年龄的妇女,做每年一次的子宫颈筛查。

四、对宫颈筛查阳性妇女的临床处理流程(ASCCP 循证医学共识指南)

ASCCP 首次公布了针对子宫颈筛查结果阳性妇女的循证医学管理共识指南,到该指南已修订了三次。此处内容以 ASCCP 循证医学管理共识指南为基础，参考 ACS、ASCCP、ASCP 联合指南的更新内容，特别针对子宫颈筛查结果阳性妇女的阴道镜转诊与随访管理，作了与时俱进的修改。

目前在我国的多数城镇地区，子宫颈癌的筛查方法仍是传统的细胞学，只有少数发达地区采用双筛查(即：TCT＋HC2)。子宫颈筛查所面对的人群绝大多数为健康妇女，即使宫颈筛查结果阳性，其最终的临床确诊或者无病，或者与宫颈筛查结果不一致，因此，不能将宫颈筛查结果解读为临床诊断。

(一)划分女性人群

根据 ASCCP 循证管理共识指南给出的证据，相同的宫颈细胞学筛查结果，在不同的女性人群中检出 CIN2，CIN3 的风险可以不同。因此，应划分出以下不同的女性人群，给予不同的临床处理。这些女性人群包括普通人群和特殊人群。特殊人群包括青春期女性(＜21 岁)、妊娠期、绝经期后及免疫功能低下的妇女。

1.青春期女性(＜21 岁)

这是一组特殊人群。文献显示，细胞学 ASC-US 或 LSIL 的青春期少女，其高危型 HPV 阳性的检出比例最高，而宫颈癌的检出比例最低。SEER 统计学显示，15～19 岁女孩每年平均发生14 例宫颈癌，发生率为 0.1/100 000。另一组数据表明，10～19 岁女性中仅有 12 例宫颈浸润癌；20～24 岁妇女中宫颈浸润癌的发病率仅为 1.5/100 000；30～34 岁妇女发病率为 11.4/100 000。形成明显对比的是，15～19 岁女性的细胞学轻微异常(ASC-US 和 LSIL)比年长妇女更为普遍，这是因 HPV 感染在青春期女性中高度流行，但绝大多数的 HPV 感染在 3 年内自发地清除，很少具有长期的临床意义。因此，对青春期女性的细胞学异常(ASC-US 和 LSIL)不主张行阴道镜检查，因为这会检出相当多的低级别病变，并可能因不必要的治疗而导致伤害。

2.妊娠期妇女

也是一组特殊人群。对妊娠期妇女行宫颈筛查，是为了及时检出高级别 CIN 或早期浸润癌并给予适宜的处理。帮助妊娠妇女获得成活的胎儿是我们妇产科医师的职责。妊娠期的子宫颈，在持续增长的胎盘激素的刺激下，其解剖学外观出现了一些特征性的变化：仅就宫颈的直径而言，到分娩期可扩展达 10 倍；妊娠期的子宫颈可出现不同程度的外翻与活跃的鳞状上皮化生；转化区内静脉血管网扩张与增生；阴道壁组织增厚并轻微脱垂。妊娠期的生理变化导致宫颈暴露困难、转化区正常与异常之间复杂难辨，这些都增加了阴道镜检查的难度。在对妊娠期妇女行阴道镜检查时，有些医师常常因担心活检创面出血而不取宫颈活检。已有的系列观察证明，宫颈活检与严重的出血或妊娠失败无关。妊娠期不取活检或活检位点失误，可导致宫颈浸润癌的漏诊。建议将妊娠期妇女的阴道镜检查转诊给临床经验丰富的资深医师。

3.绝经期后的妇女

这也是一组特殊人群。女性绝经期后，因生殖器萎缩致宫颈暴露困难，转化区上移至宫颈管内，增加了阴道镜检查不满意的比例。有观察发现：在 50 岁以上的妇女中，阴道镜检查不满意的发生率至少在 40%，相对应的，在 20 多岁的年轻女性中，这个比例仅为 3%。另外，绝经期后女性体内雌激素水平下降，宫颈阴道被覆上皮变得萎缩、菲薄，上皮下的毛细血管网明显可见，鳞状上皮细胞内缺乏糖原，复方碘染色呈淡黄色。这些生理性变化增加了阴道镜识别病变的难度，一些缺乏经验的医师，常常将正常的宫颈阴道被覆上皮错误地判断为癌症。因此，对绝经期后妇女的阴道镜检查，也应转诊给临床经验丰富的资深医师。

4.免疫功能低下的妇女

这也是一组特殊人群。多项研究已经证明,男女两性的免疫抑制状态都增加了发生肛门与下生殖道癌及癌前期病变的风险。免疫抑制妇女包括 HIV 感染者、因患病或器官移植需长期服用免疫抑制剂以及先天性免疫功能低下者。已有的研究数据显示,免疫抑制妇女其下生殖道 HPV 感染更易持续存在,宫颈细胞学异常的发生率与经活检确诊为高级别 SIL 的发生率明显增加,患各种癌症的风险均有增加。对该组妇女宫颈浸润癌发病率的研究仍缺少对照研究。鉴于对免疫抑制妇女进行宫颈筛查、确诊以及处理相关并发症的复杂性,建议将这些合并宫颈细胞学结果异常的妇女的阴道镜检查,转诊给有足够经验的医院及专家处理。在临床处理的过程中,必须兼顾患者在多重疾病的压力下所能承受的心理与生理的创伤及经济的重负。

(二)对未明确意义不典型鳞状上皮细胞(ASC-US)的临床处理流程

对该组人群临床处理流程的修改,充分体现了美国 ACS、ASCCP 与 ASCP 对 HPV 感染的流行病学、自然史及其宫颈癌发生发展机制的共识,即:没有 HPV 感染就没有宫颈癌,因此对宫颈细胞学 ASC-US 并 HC2 分流试验阴性的妇女,就可以推迟至 3～5 年重复联合筛查,而不是先前所建议的 6～12 个月的随访。

1.对青春期女性(＜21 岁)ASC-US 的管理

不做任何处理。

2.对普通人群、绝经期后和免疫功能低下妇女 ASCUS 的管理

首选分流试验,对分流试验阳性的 ASC-US 转诊阴道镜。对分流试验阴性 ASC-US 的处理。

(1)21～29 岁妇女:(仅建议)3 年重复宫颈细胞学筛查。

(2)30～65 岁妇女:(首选)5 年重复联合筛查(TCT＋HC2)。

(3)30～65 岁妇女:(也可以选择)3 年重复宫颈细胞学筛查。

3.对妊娠期妇女 ASC-US 的管理

首选将阴道镜检查推迟至产后 6 周进行。

(三)对不典型鳞状上皮细胞-不除外高度病变的临床处理流程(ASC-H)

(1)无论哪组人群均需转诊阴道镜检查。

(2)经阴道镜检查未发现 CIN2、CIN3 的妇女:可选择 12 个月的高危型 HPV 检测,或一年内每 6 个月一次的宫颈细胞学随访,随访中高危型 HPV 检测阳性或重复细胞学结果≥ASC-US,转诊阴道镜检查。

(3)以下情况推荐返回常规宫颈筛查:随访高危型 HPV 阴性或 2 个间隔 6 个月的重复的细胞学检查结果为“正常”。

(四)对低度鳞状上皮内病变(LSIL)的临床处理流程

宫颈细胞学 LSIL 高度预兆宫颈的 HPV 感染。一项最近的 Meta-Analysis 报告:高危型 HPV 阳性的汇总率为 76.6%,CIN2、CIN3 及癌的检出率为 12%～17%。

1.对绝经期后妇女 LSIL 的管理

首选分流试验,该法比阴道镜检查更能准确地分流无患者群。

2.对普通人群与免疫功能低下妇女 LSIL 的管理

转诊阴道镜检查。

3.对妊娠期妇女 LSIL 的管理

对年龄超过 21 岁的妊娠期妇女,可以转诊阴道镜检查,也可以将阴道镜检查推迟至产后 6 周。ECC 对妊娠期妇女是不可接受的检查。对于既无宫颈细胞学检查,也无组织学检查,仅凭一次阴道镜检查怀疑 CIN2、CIN3 或宫颈浸润癌的妊娠期妇女,推荐至产后随访。对于这些妇女,在妊娠期间增加阴道镜与细胞学的检查频率是不可接受的。

(五)对高度鳞状上皮内病变(HSIL)的临床处理流程

(1)概述:宫颈细胞学筛查结果 HSIL 意味着有发生 CIN2、CIN3 的高风险,大约有 2%的妇女存在宫颈浸润癌。无论何人均需转诊阴道镜检查。

对细胞学结果 HSIL 妇女的临床处理流程必须熟知以下几个要点。①用高危型 HPV 检测对 HSIL 进行再分检是不适当的:高危型 HPV 在 CIN2、CIN3 及宫颈浸润癌中有很高的检出率,用高危型 HPV 检测对 HSIL 进行再分检是不适当的,即使高危型 HPV 检查结果为阴性,也必须转诊阴道镜检查。②通过一次阴道镜检查对检出 CIN2、CIN3 的敏感性是有限的:新近的研究发现,用一次阴道镜检查,检出 CIN2、CIN3 的敏感性是有限的,低于先前对阴道镜的评价。有研究结果证实:在细胞学结果 HSIL 妇女中,仅凭一次阴道镜检查,只能发现 53%~66%的 CIN2、CIN3 或癌。如果用 LEEP 切除宫颈转化区的标本评估,可以检出 84%~97%的 CIN2、CIN3 或癌。两者相差约 30%。③阴道镜检查的局限性是不能发现位于宫颈管内的病变:当宫颈转化区部分或全部位于宫颈管内时,仅凭一次阴道镜检查及宫颈外口的点活检,未能从细胞学 HSIL 妇女中检出 CIN2、CIN3(包括原位癌),并不意味着没有病变。即使常规作了 ECC 检查(其阳性预测值低于 40%),也可能丢失宫颈管内隐匿的病变。临床研究发现,许多 HSIL 的漏诊,或因丢失了宫颈管内的病变(特别是腺上皮的病变),或因医师经验不足,判断失误,取活检时丢失了最严重的病变。④有鉴于此直接选择 LEEP:经验丰富的阴道镜专家,在首次评估宫颈细胞学 HSIL 时,更愿意直接选择 LEEP 切除全部转化区与部分宫颈管,以准确评估细胞学 HSIL,并争取一次性切除全部宫颈病变。这样做的好处是可以检出先前未发现的微小浸润癌(包括 AIS 和(或)早期腺癌)以及未能被阴道镜检查发现的、位于宫颈管内、隐窝处的病变。对阴道镜检查不满意的 HSIL,除妊娠期妇女外,首选 LEEP 行诊断性宫颈锥切术。⑤用消融法处理以下情况是不可接受的:细胞学 HSIL 未经阴道镜检查、CIN2,3 未经组织学确诊、ECC 未能确定 CIN 的级别。⑥LEEP 术后对年轻妇女随后的妊娠有潜在的负面影响:包括早产、胎膜早破、低出生体重的双倍风险。青春期与年轻未生育妇女的 CIN2、CIN3 多数可自发性衰退。因此,对这些妇女做谨慎严格的观察随访是恰当的,直接行 LEEP 是不恰当的。

(2)对<21 岁的青春期女性 HSIL 的临床管理:①推荐阴道镜检查。②对青春期女性直接选择 LEEP(即 see-and-treat)是不可接受的。③当组织学检查未能确定 CIN2、CIN3 及阴道镜检查满意且 ECC 结果为阴性时,首选阴道镜和细胞学、每间隔 6 个月一次、为期 2 年的保守观察。④在例外的情况下行诊断性宫颈锥切术是可接受的。⑤如果随访中经阴道镜检查发现了高级别 CIN,或细胞学 HSIL 持续 1 年,首先推荐活检。如果经组织学活检确诊为 CIN2、CIN3,下一步处理为诊断性宫颈锥切术。⑥如果细胞学 HSIL 持续 24 个月,未能确诊为 CIN2、CIN3,推荐诊断性宫颈锥切术。⑦连续两次细胞学结果正常,同时阴道镜检查无 HSIL,可以回到常规细胞学筛查。⑧细胞学 HSIL、阴道镜检查不满意、ECC 检出任何级别 CIN 时,推荐诊断性宫颈锥切术。

(3)对妊娠期妇女 HSIL 的管理:①建议将阴道镜检查转诊给对妊娠期阴道镜检查有丰富经

验的专家。②当阴道镜检查怀疑CIN2、CIN3或浸润癌时，首选宫颈活检病理检查。③妊娠期行诊断性宫颈锥切术(允许使用LEEP技术，CKC是不可接受的)仅限于细胞学、阴道镜、或宫颈活检高度怀疑宫颈浸润癌，否则，任何切除操作都是不可接受的。

(4)对普通人群、绝经期后及免疫功能低下妇女的管理转诊阴道镜。

(六)对不典型腺上皮细胞(AGC)的临床处理流程

宫颈细胞学筛查结果中AGC相对少见。与ASC、LSIL和HSIL相比，AGC在≥40岁的妇女中更为普遍。相对而言，临床评估AGC因缺少临床经验与积累，容易犯错误和漏诊。特别需指出的，对AGC的评估是综合性的，不能仅凭一次阴道镜检查完成对AGC的评估。

1.对非妊娠期妇女细胞学结果AGC的临床管理要点

(1)AGC妇女合并不同级别CIN相当常见：研究发现，9%～38%的AGC妇女被检出CIN2、CIN3和AIS或癌，3%～17%被检出浸润癌。

(2)AGC常常与子宫内膜病变有关：建议妇科内分泌医师参与管理AGC。

(3)高危型HPV检测对鉴别CIN2、CIN3和AIS妇女相当敏感：但是，高危型HPV检测与重复性的细胞学检查，都不能单独用于对AGC妇女的首次分检。

(4)AGC也常常与宫颈反应性变化或宫颈息肉有关。

2.对非妊娠期妇女细胞学结果AGC的首次综合性评价

(1)HC-2法检测高危型HPV：首选在阴道镜检查前行高危型HPV检测。

(2)阴道镜检查：推荐的阴道镜检查包括宫颈管内膜取样在内。

(3)ECC。

(4)子宫内膜取样：≥35岁的妇女推荐子宫内膜取样与阴道镜检查及ECC相结合。

(5)诊断性宫颈锥切术：由于癌前期病变的高发率和所有评估模式敏感性的不足，对于AGC“倾向瘤变”、AIS或重复的细胞学结果AGC的妇女，不管首次评估结果为何，一个诊断性宫颈锥切术可能是最好的选择。

3.对AGC首次评估后的管理

(1)对于宫颈管细胞AGC、子宫内膜细胞AGC或AGC(NOS)的管理：不管HPV检测结果为何，经组织学确诊无CIN2、CIN3或腺上皮瘤变，推荐如下。①阴道镜检查后的管理：为每6个月重复一次的细胞学检查，获得4个连续的“上皮内病变或恶性阴性”的结果后，可返回到常规细胞学筛查。②推荐联合筛查：如果高危型HPV阳性，6个月后重复联合筛查。如果HPV阴性，12个月后重复联合筛查。③随访：检出高危型HPV阳性，或者重复细胞学检查发现≥ASC-US，转诊阴道镜。如果联合筛查结果为双阴性，可返回到常规宫颈筛查。④如果在首诊中经组织学确定有CIN/无腺上皮瘤变：处理见ASCCP对CIN的指南。

(2)对宫颈管细胞AGC/或AGC“倾向瘤变”或宫颈管原位腺癌(AIS)的管理：①如果首次阴道镜检查未发现宫颈浸润癌：建议行诊断性宫颈锥切术。②宫颈锥切标本必须满足以下条件：提供可解释切除边缘的完整样本，并能满足对宫颈管内膜取样的需求。

4.对妊娠妇女AGC的管理

基本内容与非妊娠妇女相同。ECC和子宫内膜活检为绝对禁忌证。

五、阴道镜检查及其诊断流程

阴道镜检查的重点是尽快为受检者确诊有无≥CIN2和(或)AIS。

(一)阴道镜检查的时间

阴道镜检查的最佳时间是在月经干净后的7～10天。如果必要,阴道镜检查也可以在月经期的任何时间进行,但不应在月经的最大出血期进行。阴道镜检查前,受检者24小时内禁止阴道性交、冲洗和上药。没有阴道镜检查的绝对禁忌证。急性下生殖道感染或出血影响阴道镜检查的准确性,因此,应在治疗炎症后再行阴道镜检查。

(二)阴道镜检查的标准化操作流程

标准化的阴道镜检查应依次使用三种化学试剂,即:生理盐水、5%醋酸溶液和复方碘溶液,按照前后顺序进行阴道镜检查。但在临床实际工作中,生理盐水的使用并非常规或必需,而是在以下两种情况下使用:描述宫颈阴道黏膜白斑或异常血管的图像。

1.使用生理盐水目的与原理

(1)目的:观察宫颈/阴道有无黏膜白斑或异型血管。黏膜白斑不同于醋酸白上皮,可在施加醋酸前见到,呈扁平、隆起、反光增强的白色斑块。黏膜白斑有时也会在施加醋酸后消失。见到黏膜白斑必须取活检,其组织学诊断多为湿疣,也可能是CIN2、CIN3。

(2)原理:生理盐水是一种良好的介质,血管经生理盐水作用后更易于显现。增强血管结构的绿色滤光片能吸收红光,使血管呈黑色,黑色血管在绿色背景之上更显清晰。

(3)异型血管的外观:正常鳞状上皮毛细血管的特点是排列规则且致密。而高级别CIN与宫颈浸润癌的异形血管,常常是粗大且空间分布极不规则、末梢毛细血管间距增宽、血管网杂乱分叉、形态多变。异型血管的出现,警示宫颈存在严重的病变,尤其警示宫颈浸润癌。

2.应用5%醋酸溶液目的与原理

CIN与宫颈早期浸润癌均可在病变区域出现醋酸白上皮。对醋酸白染色上皮的解释尚存争议。多数人认为:醋酸可迅速透过表层组织作用于细胞核,核蛋白发生可逆性沉淀反应,引起组织反光增强,呈现醋酸白染色阳性。高级别SIL,因其组织学改变超越上皮的2/3层面,醋酸可即刻起反应,导致上皮变白。低级别SIL,醋酸必须穿透上皮达到底层,才能发生醋酸反应,因此反应延迟。在阴道镜下动态观察宫颈转化区对醋酸染色反应的全过程(从染色出现到消失),对评估宫颈病变有提示价值。并非所有的醋酸白上皮都是癌前期病变。正常柱状上皮与未成熟鳞状化生上皮,对醋酸染色呈短暂的阳性反应,大约1分钟后消退,而周围正常的成熟分化的鳞状上皮则保持原来的粉红色,对醋酸染色不起反应。醋酸使用太少或等待时间不够,可使有意义的病变逃过检查。施加醋酸时,应避免旋转式的擦拭动作导致出血。

对阴道穹隆的被覆上皮也应做阴道镜下的细致观察,以识别有无阴道癌前期病变。高级别VaIN的特征是:病变部位醋酸染色呈阳性反应,病变越重,醋酸白上皮越厚,异形血管少见。VaIN碘染色呈阴性反应,病变边界在周围糖原化上皮的映衬下,显得十分清晰。如有必要,对外阴/肛周部位的可疑病变,可用醋酸棉球湿敷3分钟后观察变化,高级别外阴上皮内瘤变的特征是:病变部位呈扁平、隆起、苔藓化的色素性斑块。对有经验的医师而言,外阴大面积的VIN3级病变用裸眼也可发现。

3.应用复方碘(Lugol碘)溶液目的与原理

识别糖原化与非糖原化上皮。碘染色阳性是基于:正常鳞状上皮的中/表层细胞质内富含糖原,糖原吸收碘,鳞状上皮可被碘染成深棕色或黑色,碘染色阳性的上皮为糖原化上皮,提示鳞状上皮分化成熟,为正常上皮。碘染色阴性是指未被碘染色的上皮为非糖原化上皮。高级别SIL和宫颈浸润癌,因其上皮内缺乏糖原,碘染色呈阴性。以下情况也会出现碘染色阴性:宫颈柱状上皮、未成熟化生上皮、雌激素缺乏或绝经期后妇女的宫颈阴道被覆上皮。

宫颈/阴道的急性炎症也可以影响碘染色反应。滴虫性阴道炎可在富含糖原的鳞状上皮区出现密集的、小而弥散的斑点(浅表的、点片状上皮脱落),这些斑点对碘试验呈阴性反应,形成"草莓状宫颈"的染色特征。

(三)经阴道镜指引下的宫颈活检术

1.阴道镜指引下取宫颈活检的适应证

要点:只要怀疑为宫颈浸润癌或HSIL必须取宫颈活检。

(1)对阴道镜检查结果满意且怀疑为CIN2、CIN3或宫颈浸润癌者:宜在病变最严重的部位多点取材。如果阴道镜检查者经验不足,宜选择转化区内、新鳞柱交界3、6、9、12四点处取材。

(2)对阴道镜检查结果不满意且怀疑为CIN2、CIN3或宫颈浸润癌者:除需在宫颈管外口病变最严重的部位取多点活检外,还应行宫颈管内膜刮取术(ECC)。无宫颈锥切术禁忌证时,可直接选择LEEP行诊断性宫颈锥切术。

(3)宫颈细胞学结果为ASC-H、HSIL、AGC,即使阴道镜检查未发现异常,也必须取宫颈活检,这包括以下两种情况:①阴道镜检查结果满意:选择转化区内、新鳞柱交界3、6、9、12四点处取材。②阴道镜检查结果不满意:无宫颈锥切术禁忌证时,可直接选择LEEP行诊断性宫颈锥切术。也可以行ECC。

(4)对绝经期后的妇女:绝经期后女性体内雌激素水平下降,宫颈鳞柱交界多上移至宫颈管内,阴道镜检查结果多数为不满意。对其阴道镜检查与宫颈活检,宜转诊给临床经验丰富的医师处理。为准确评估宫颈管内的病变,可以适度放宽诊断性宫颈锥切术的指征。

2.宫颈活检术

宫颈活检应选择移形带内病变最重的区域。活检钳应直接放在欲取活检的病灶位置上,通常是先取宫颈后唇,后取前唇,以免前唇活检创面流出的血液遮蔽后唇。在靠近鳞柱交界(SCJ)的区域取宫颈活检,较少失误,因为这常常是病变最严重的区域。取活检的数量取决于病变的大小、严重程度和数量,所谓多点活检,通常需要取2～4个活检标本。

CIN的活检没有必要获取毗邻的正常上皮。但如果欲取溃疡的活检,则必须包括毗邻溃疡周边的异常上皮,因为坏死的、非诊断性的材料往往占据溃疡的中心。多数情况下宫颈活检仅需2～3 mm深,约绿豆大小,当怀疑浸润癌时,活检应略深些。

3.阴道镜检查后可以不取宫颈活检的建议

基于目前国内几乎所有的阴道镜检查均取宫颈活检的现状,此处特作如下说明:宫颈活检属于侵入性诊断,临床应用需掌握指征。用宫颈活检诊断宫颈病变有它的局限性,主要在两个方面:首先与检查者对图像的辨识能力、阴道镜受训练的程度、临床经验、动手能力及科学思维的养成密切相关。另外,病理科医师对活检标本的处理、读片水平及依据规范出具病理报告的能力均为影响因素。

(1)细胞学结果为ASC-US:阴道镜检查结果为满意或不满意、阴道镜检查所见为正常者,可以不取宫颈活检,允许6～12个月后重复宫颈细胞学检查。有条件者可行分流试验。

(2)细胞学结果为LSIL:对年轻未生育者,阴道镜检查满意/镜下所见为正常或小灶性LSIL者,可以不取宫颈活检,允许6个月后重复宫颈细胞学检查。对绝经期后妇女,首选分流试验。

(3)对妊娠期妇女:细胞学结果为ASC-US、LSIL可以将阴道镜检查推迟至产后6周。对细胞学结果≥HSIL或AGC者,应转诊给有经验的专家行阴道镜检查并对宫颈细胞学结果及相关临床资料进行审核，对宫颈活检的取舍取决于对患者妊娠安全的均衡把握。

4.宫颈管内膜刮取术(ECC)符合以下条件者，宜行ECC检查

(1)细胞学结果异常、阴道镜检查不满意(Ⅱ型或Ⅲ型转化区)。

(2)细胞学结果为宫颈管内膜AGC或宫颈管内膜AIS。

(3)临床怀疑宫颈管内病变。

(4)细胞学结果LSIL、ASC-H、HSIL、宫颈活检为CIN1、拟行宫颈物理治疗前。

有研究证明，ECC评估宫颈管内病变的敏感性为56%，假阴性率为44%，阴性预测值仅为27%。因此，即使ECC结果为阴性，也不能避免漏诊高级别CIN与宫颈浸润癌。

5.宫颈锥切术

宫颈锥切术是用切除的方法将宫颈移行带与部分宫颈管组织一并切除的一种术式，因切除的宫颈标本呈圆锥形而得名。宫颈锥切术的临床价值为诊断、治疗双重目的。目前国内外较多采用LEEP与CKC两种方法。

(1)LEEP：宫颈环状电切术。工作原理：将一台高频电流发生器与操作手柄的环形金属丝相连，利用高频电极所产生的电弧对组织进行切割；高频电流对组织产生干燥脱水与喷射凝结，同步完成止血效应。LEEP通过人工操作金属圈的直线移动，完成对宫颈组织的环形切除，这种可在门诊完成、较为简单易行的宫颈锥切术，目前在国内外广泛用于对细胞学结果HSIL的临床评估。LEEP的长处是：患者一次就诊，可同步完成诊治宫颈病变的双重功效。LEEP的并发症相对少见，但要特别引起注意的是：LEEP对年轻妇女的未来妊娠，有早产或胎膜早破的潜在风险。

进行LEEP操作，术前须满足三个条件：①操作前应由经验丰富的阴道镜医师进行全面细致的阴道镜检查，以明确病变的解剖学位置、面积大小、病变级别、是否累及腺体等。②应切除全部转化区，应保证切除的病变组织周围有足够多的正常组织。③尽量减少对宫颈锥切标本的人为损害。

(2)CKC是一种传统的手术方法，需住院及全身麻醉。CKC手术的并发症主要为术中出血和宫颈功能不全，后者对年轻患者未来妊娠的负面影响较为明显，因此，CKC的使用在世界范围内已逐渐被LEEP所取代。对可疑宫颈管较高处的病变宜选择CKC。

(3)符合以下条件者，宜行诊断性子宫颈锥切术：①符合ECC指征者。②重复的细胞学结果≥LSIL持续1年以上(青春期、妊娠期妇女除外)。③细胞学结果持续异常长于一年、阴道镜与组织学活检均无CIN。④细胞学结果HSIL(青春期、妊娠期妇女除外)。⑤宫颈活检可疑宫颈浸润癌(包括妊娠期妇女)。⑥ECC提示可疑宫颈管内病变。⑦宫颈锥切术切缘阳性(CIN2、CIN3未切净)或CIN2、CIN3持续存在6个月以上。

(四)经组织学确诊为CIN的治疗原则

参考ASCCP循证医学共识指南，应结合患者年龄、CIN的分级、对生育的需求、随诊条件和医疗资源而定。在为患病妇女制定个性化治疗方案时，应充分尊重临床医师的检查所见及患者本人的医疗需求。

1.对普通人群、绝经期后、免疫功能低下妇女CIN的治疗原则

(1)细胞学结果≤LSIL、阴道镜检查满意的CIN1：可以不做治疗，保守观察，12个月后重复联合筛查。

(2)细胞学结果≤LSIL、阴道镜检查不满意的CIN1：应明确宫颈管内有无CIN2、CIN3或浸

润癌后，再决定后续处理（参见 ECC 与宫颈锥切术部分）。

（3）CIN 病灶面积较小、ECC 结果为阴性、阴道镜检查满意者：可以选择物理治疗。

（4）细胞学结果≥HSIL、经活检确诊为 CIN2、CIN3 的处理：无论阴道镜检查结果满意/或不满意，原则上均应行诊断性宫颈锥切术，以免遗漏宫颈管内的病变，特别是宫颈浸润癌。宫颈锥切术前宜行阴道镜检查，以明确 CIN 的解剖学位置及其分布特征。对 CIN2、CIN3 的有效治疗是切除全部宫颈转化区，而非选择性地切除阴道镜下可见的病变。

（5）宫颈鳞癌 I_{a1} 期要求保留生育功能者：该手术必须由经验丰富的专科医师实施。

2.对妊娠期妇女 CIN 的治疗原则

（1）细胞学结果≤LSIL、阴道镜检查满意或不满意、活检为 CIN1：无须治疗，推迟至产后 6 周，细胞学＋阴道镜检查评估。

（2）细胞学结果≥HSIL、活检确诊为 CIN2、CIN3 的处理：在有经验的医师排除了宫颈浸润癌后，原则上将治疗推迟至产后 6 周。在妊娠期，可以每 3 个月重复 1 次宫颈细胞学＋阴道镜检查。

3.对青春期妇女/或年轻未生育妇女 CIN 的治疗原则

（1）对 CIN1 的处理：不做治疗，仅限于保守观察。

（2）对 CIN2 的处理：在有经验的阴道镜专家检查评估后，没有发现更严重的病变，可以在一年内，每 6 个月一次，重复宫颈细胞学＋阴道镜检查。

（3）对 CIN3 的处理：由临床经验丰富的专科医师为患者实施宫颈锥切术，应在切除全部宫颈病变的同时，尽量保护患者的宫颈，免遭过多的组织切除。应慎重地为受术者考虑其未来妊娠期可能发生的早产或胎膜早破的风险，履行告知义务。

（五）CIN 治疗后的疗效判断、并发症与随访

1.疗效判断与早期浸润癌的漏诊

对高级别 CIN 切除后，判断是否治愈及随访，必须考虑以下几个独立危险因素：病灶是否切净，微小浸润癌是否被漏诊，以及患者的年龄。

（1）病灶是否切净：CIN 及或 AIS 绝大部分位于转化区内或宫颈管的下段，一个锥顶达2 cm 的宫颈锥切术，通常可以满足对高级别癌前期病变病灶的完整切除，但是，位于宫颈管较高处、或隐窝处的病变、跳跃式的病变、位于移行带头端的病变，即使锥顶切除高度≥2.5 cm，仍可能遗漏病灶。柱状上皮不同于鳞状上皮，它不形成扁平的表面，而是沿着宫颈管的长轴形成很多皱褶。这些皱褶可呈乳头状，突向宫颈管内。突向宫颈间质的腺上皮，称为宫颈腺体，又称腺体隐窝。隐窝的深度一般不超过 3 mm，偶尔可达 10 mm。这种由皱褶、隐窝形成的复杂结构，对子宫颈癌及其癌前期病变的诊断具有警示意义，常常是导致临床漏诊漏治的陷阱之一。临床医师应基于对患者病变的解剖学位置、手术切除的范围与高度等问题，经常与病理科医师进行讨论沟通，以期达到对诊断与病变是否全部切除的共识。

（2）患者年龄：理论上，切除的组织越多，病变清除的越彻底，但并发症也就越多。组织学诊断的“切缘未净”并不等同于病灶残留，因为在随后的细胞学与阴道镜的随访中，多数患者可以转为正常。Flannelly 等根据复发风险对研究对象进行分类比较，结果：年龄＜50 岁/切缘净者，92％随访结果 Pap 正常；年龄＜50 岁/切缘未净者，86％随访结果 Pap 正常；年龄≥50 岁/切缘未净者，57％随访结果 Pap 正常。因此，年龄和病灶残留是复发的独立危险因素。

（3）微小浸润癌的漏诊：与切缘未净相伴随的是微小浸润癌的漏诊风险。迄今，对 CIN 的切除治疗优于物理治疗的争论仍存。大多数漏诊的微小浸润癌都是非常早期的间质浸润，且多见于行局部物理治疗和切除的患者。大多数接受物理治疗的患者在不知情的情况下，因接受治疗而获痊愈，而接受 LLETZ 手术的患者中，有 1%～5%发现了非预期的浸润癌。

2.与 CIN 治疗相关的并发症

每种治疗方法都存在近期与远期并发症。

(1)较常见的并发症包括：术后短期不适(因宫颈创面水肿、渗出，体液丢失导致的轻微低血钾症状：下腹胀、疲劳、乏力、下肢无力等)、宫颈创面出血、继发性宫颈管狭窄、粘连或闭锁(后者导致闭经)。

(2)宫颈锥切术后发生产科并发症的风险增加：这已是多年形成的定论。研究发现，锥高>2 cm可能合并低出生体重、中期妊娠流产。近年对 CKC 术后的早产与孕期并发症进行了重新评估，认为 CKC 与早产、胎膜早破、低出生体重及宫颈撕裂的危险性增加相关。另有研究认为，孕 24～30 周经超声诊断为宫颈管缩短的孕妇，早产风险更高，相关比值(OR 值)为 3.45(95%可信区间为 1.28～10.0)。

在近期的一项 Meta 分析发现：CKC 与发生早产的相对风险值(RR)为 2.59(1.00，5.36)；低出生体重(<2 500 g)RR 值为 2.53(1.19，5.36)；剖宫产 RR 值为 3.17(1.07，9.40)；作为围产期死亡率的高危因素，RR 值为 1.89(0.77，4.65)。CO_2激光锥切的结果与 CKC 相类似。

最常用的 LEETZ 手术的结果较之 CKC 要好一些，但未更好：早产的 RR 值为 1.70(1.24，2.35)；低出生体重的 RR 值为 1.82(1.09，3.06)；胎膜早破的 RR 值为 2.769(1.62，4.46)；意外的剖宫产 RR 值<1。早产、围产儿死亡率和新生儿住院率的 RR 值均>1。以上数据清楚地显示出，只要是切除治疗，无论是 CKC 还是 LEEP/LEETZ，均对孕妇与胎婴儿产生不良影响。因此，必须对 CIN 的治疗指征严格把握，并且应对手术操作者给予定期培训、考核与资质认证。

3.随访

(1)经组织学确诊为 LSIL(CIN1，HPV，CIN1＋HPV)，返回到常规筛查。

(2)经组织学确诊为≥CIN2 和(或)AIS 者，治疗后的第 1 年，每 6 个月 1 次宫颈双筛查。如随访结果正常，以后每年 1 次重复双筛查。随访应至少坚持 20 年，建议随访终身。

(3)经组织学证明为宫颈早期浸润性鳞癌Ⅰ$_{a1}$期，边缘切净、有生育需求的年轻妇女，应在其后的 2 年内密切随访，建议每 4～6 个月 1 次，双筛查＋阴道镜检查。用 HC-2 法检测高危型 HPV，结果阴性可视作病变彻底清除、无病变残留的有力证据。研究证明，用 HPV DNA 检测，对发现残留病灶的敏感性，优于宫颈细胞学或组织学对宫颈锥切切缘状况的评价。

(贾贵玲)

第四章

妇产科常用技术

第一节 外倒转术

足月单胎臀位的发生率为3%～4%，因为臀位阴道分娩围产儿的发病率和死亡率明显高于头位，所以臀位目前仍是主要的剖宫产指征之一。事实上，单胎臀位可经外倒转术转为头位，从而避免剖宫产。随着对剖宫产术后再次妊娠的近远期并发症的认识及生育政策的调整，如何尽量避免初次剖宫产再度引起关注，外倒转术重新回归人们的视野。

外倒转术也称转胎术，是指通过手法转动胎儿，使其从不利于分娩的胎位转变为有利于分娩的胎位，临床根据外倒转术的操作情况可分为头式外倒转术和足式内倒转术。其中头式外倒转术是指胎先露为臀或横位时，术者通过在孕妇腹部手法操作，将臀或肩先露纠正成头先露。本节通过梳理国内外指南和文献，结合临床实践，阐述外倒转术的时机、禁忌证、影响因素、操作流程、并发症等，以指导临床操作，降低剖宫产率。

一、外倒转术的时机

国内从20世纪60年代开始实施外倒转术，20世纪90年代有研究建议可在妊娠32～34周实施外倒转术，但由于妊娠34周前胎儿自然回转率较高，且外倒转术术中可能出现并发症(如胎儿窘迫、胎盘早剥等)需行急诊剖宫产，导致医源性早产，故妊娠34周前行外倒转术存在许多争议。由于妊娠36周后胎儿自然回转可能性降低，2010年RCOG、2016年ACOG一致推荐在妊娠36周后实施外倒转术；为进一步降低外倒转术导致医源性早产的风险，2017年RCOG更新指南，建议外倒转术在妊娠37周后进行，部分初产妇可选择在妊娠36周后进行。目前国内大部分学者也推荐胎儿足月后再行外倒转术，孕周没有上限，只要胎膜完整，甚至可以在潜伏期进行。

二、外倒转术的禁忌证

外倒转术的禁忌证目前尚无共识，孕妇如果有除臀先露外的绝对剖宫产指征，不建议进行外倒转术，包括前置胎盘、子痫前期、胎心监护异常、多胎妊娠的第一胎为臀先露、严重的子宫畸形、臀先露合并胎膜早破、羊水过少等。此外，胎臀已入盆者，外倒转术成功率会明显降低，应谨慎进行。瘢痕子宫不是外倒转术的禁忌证，但是部分学者对于瘢痕子宫能否进行外倒转术持谨慎态度。Burgos等将70名单次剖宫产术后瘢痕子宫臀先露进行外倒转术的孕妇与387名非瘢痕子宫臀先露进行外倒转术的孕妇进行比较，并未发现瘢痕子宫增加子宫破裂或其他不良妊娠结局的风险，认为对于单次剖宫产术后瘢痕子宫臀先露的孕妇来说，外倒转术是安全的。

三、外倒转术的益处及风险

与没有接受外倒转术的孕妇相比，接受了外倒转术的孕妇，其分娩时胎位不正的风险降低（*RR* =0.42，95%*CI* 为 0.29～0.61），剖宫产率降低（*RR* =0.57，95%*CI* 为 0.40～0.82），新生儿出生后 1 分钟、5 分钟时 Apgar 评分，脐静脉血 pH，围产儿死亡率没有明显差异，外倒转术不会导致胎儿或新生儿死亡。大部分孕妇在外倒转术过程中有不适感，约 5%的孕妇觉得疼痛难以忍受。外倒转术可能导致胎盘早剥、脐带脱垂、胎膜早破、死产、母胎输血综合征，但所有并发症发生率均小于 1%。约 0.5%的孕妇在接受外倒转术后 24 小时内需要紧急剖宫产，90%的原因是异常阴道出血或胎心监护异常，但围产儿并发症及死亡率未增加，约 2%的胎儿在外倒转术过程中可能出现胎心改变，一旦停止操作，胎心就会恢复正常。成功进行外倒转术后，约 3%的胎儿自发转为臀位。

四、外倒转术对阴道分娩的影响

一项 meta 分析涵盖外倒转术相关的 8 项病例对照研究及 3 项队列研究，研究显示外倒转术成功后，有 20.7%的孕产妇中转剖宫产，主要原因为梗阻性难产、胎儿窘迫；8.2%、5%的孕产妇分别因第二产程延长、胎儿窘迫接受器械助产，而头先露经阴道分娩的孕产妇，上述概率分别为 10.9%、6.7%、5.6%。研究认为与头先露经阴道分娩的孕产妇相比，臀先露成功经外倒转术转为头先露经阴道试产的孕产妇，其因产程中梗阻性难产行剖宫产（*OR* =2.2，95%*CI* 为 1.1～1.7）、因胎儿窘迫行剖宫产（*OR* =2.2，95%*CI* 为 1.6～2.9）及接受器械助产（*OR* =1.4，95%*CI* 为 1.1～1.7）的发生率增高。

五、外倒转术的影响因素

外倒转术的成功率为 16%～100%，平均约为 50%。经产妇、胎臀未入盆、使用宫缩抑制剂、胎臀可触及、使用麻醉剂等是外倒转术的有利因素，孕妇体重指数、胎盘位置、羊水量、脐带因素胎儿体重等是否影响外倒转术的成功率存在争议。

（一）宫缩抑制剂

宫缩抑制剂能提高外倒转术成功率（*RR* =1.68，95%*CI* 为 1.14～2.48），降低剖宫产率（*RR* =0.77，95%*CI* 为 0.67～0.88）。研究一致推荐在外倒转术术前常规使用宫缩抑制剂（A 类证据），可术前皮下注射特布他林 0.25 mg。

（二）椎管内镇痛

有研究发现进行与不进行椎管内镇痛时外倒转术的成功率分别为 59.7%和 37.6%。此外，椎管内镇痛能减轻孕妇在外倒转术过程中的疼痛，提高医疗满意度。2016 年，ACOG 指南推荐麻醉下行外倒转术，但由于麻醉为有创性操作，可能导致相应的并发症，并非常规使用，如需使用应向孕妇充分告知风险并签署知情同意书。

（三）横位及斜位

横位的胎儿分为脊柱靠近母体剑突和耻骨联合、脊柱靠近母体剑突的胎儿，其成功率高，而脊柱靠近母体耻骨联合的胎儿，通常倒转较为困难，失败率高。

(四)其他有争议的因素

羊水过少、子宫形状异常、胎头不能触摸等均可能降低外倒转术的成功率;多产次、子宫张力小、胎臀未入盆、胎头容易触摸、适量的羊水量、在操作过程中使用润滑剂可能提高外倒转术的成功率。胎儿及母体体重、产次、臀位类型、胎盘位置并非独立影响因素。有些学者认为腿直臀可能更容易入盆,胎臀入盆后,外倒转术失败率高,因此,腿直臀不适合进行外倒转术。

六、外倒转术的操作流程

2016 年 ACOG 指南指出,外倒转术需在随时能进行剖宫产的机构实施。在尝试进行外倒转术之前,应遵循门诊充分评估、告知,排除有可能影响阴道分娩的因素,与孕妇签署知情同意书,告知相关风险,在进行外倒转术前后均应进行胎心监护。图 4-1 所示操作流程可供参考。

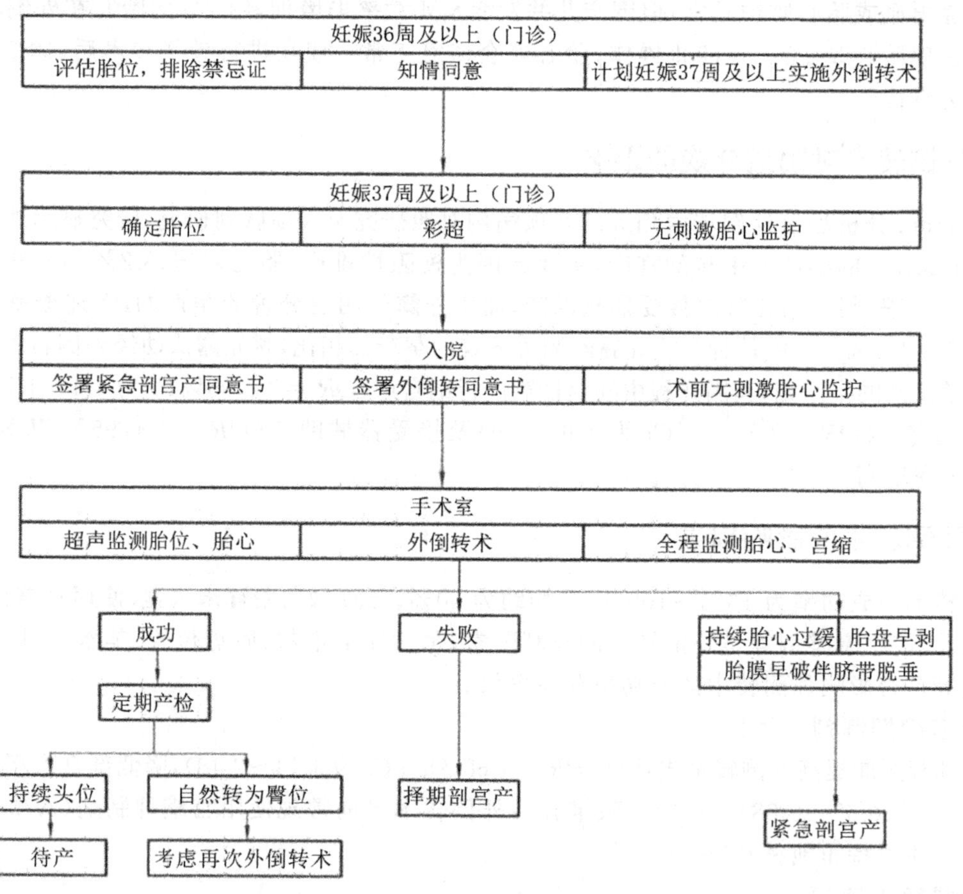

图 4-1　外倒转术操作流程

(一)门诊咨询与检查

(1)向妊娠晚期的单胎、臀位、无外倒转术禁忌证的孕妇发放外倒转术宣传册及知情同意书。

(2)孕妇有外倒转术意愿(妊娠 37 周及以上),门诊行超声检查、电子胎心监护,门诊医师排除禁忌证后,签署同意书收入院。

(二)入院后准备

(1)与有外倒转术意愿的孕妇及其丈夫再次签署知情同意书,告知外倒转术的利弊。大部分孕妇可忍受外倒转术术中的疼痛,小部分需进行麻醉,外倒转术成功后阴道分娩可能中转剖宫产率、助产率增高,失败后需要择期剖宫产,必要时需紧急剖宫产等。

(2)孕妇无须禁食禁水,术前至少行 20 分钟的胎心监护,再次超声检查确定胎位、脊柱方向、羊水量和是否脐带绕颈 3 圈及以上。

(3)特布他林备用。

(三)手术室的准备工作。

(1)地点:有条件进行紧急剖宫产的手术室。

(2)人员:1 名熟练掌握外倒转术的产科医师、1 名助手、1 名超声科医师,必要时要有麻醉医师在场。产科医师及助手要具备进行紧急剖宫产的能力。

(3)设备:床边超声机 1 台、胎心监护仪 1 台、润滑凝胶。

(四)手术步骤

(1)孕妇排空膀胱后取仰卧位,臀部抬高,双腿稍屈曲分开。

(2)术前皮下注射或静脉滴注特布他林 0.25 mg。

(3)术者术前再次确定胎臀及胎头的位置。

(4)孕妇腹部涂润滑剂。

(5)术者站在方便推开胎臀的一侧(孕妇左右侧均可),两手自胎臀两侧插入胎先露部下方,轻柔向上提拉,使胎臀托起。

(6)胎先露松动后,术者托住胎臀(单手或双手),防止其下滑,向孕妇头部轻推胎臀,另一只手(或助手)握住胎头,迫使其俯屈下移,轻推胎头,术者与助手间相互配合,使胎儿向前或向后翻滚(原则是要使胎头移动的距离最小,但在实际操作过程中,使胎儿向前翻滚较为省力且较易成功)。

(7)当胎头、胎臀到达脐的平侧方时,可依靠胎儿躯干的伸直,使胎头、胎臀分别向盆腔及宫底移动。

(8)当胎头到达骨盆入口附近时,操作即完成。

(9)倒转完成后超声检查确定胎位。

(五)注意事项

(1)术者站在方便推开胎臀的一侧(孕妇左右侧均可)。

(2)若倒转时出现宫缩,则停止操作,监测胎心,在胎心正常的情况下,待宫缩停止后继续操作。

(3)术者动作轻柔、连续。

(4)术中出现胎动突然增加、胎心改变或孕妇不适,应立即停止操作并恢复胎儿原来的位置。

(5)术中无须持续胎心监护,但至少每 2 分钟测 1 次胎心,尤其倒转困难、阻力较大时需停止操作,行胎心听诊。

(6)操作应在 10 分钟内完成。

(7)若第一次操作失败,术者及助手可交换位置,再次操作,总操作次数不多于 4 次。

(六)需要紧急剖宫产的情况

(1)持续胎心过缓。

(2)胎盘早剥。

(3)突发的胎膜早破伴脐带脱垂。

(七)术后处理

(1)无论外倒转术成功与否,均应行连续胎心监护 60 分钟。

(2)无论外倒转术成功与否,孕妇需住院监护 24 小时后方能出院。

(3)手术失败者,择期剖宫产。

(4)详细填写记录。

(李彦存)

第二节 宫腔镜电切技术

一、手术步骤

患者取截石位于手术台上,常规消毒外阴,对阴道放置宫颈扩张棒者,此时助手戴消毒手套,进入阴道将其取出,可避免其他方法取出时宫颈扩张棒断裂,使其部分存留于宫腔内。继而进行阴道和宫颈消毒,置入阴道窥器并用宫颈钳钳夹宫颈前唇,逐号扩张宫颈内口至手术宫腔镜能够置入,通常为 9～10 mm,然后分别安装光源、灌流液导管、电缆导线及操作手件。闭孔器应首先与鞘管一同插入宫颈,以便其前端进一步扩张宫颈内口,一经进入宫腔即可取出闭孔器,然后置入镜体与手件部分进行操作。使用低黏度膨宫介质时,要在操作手件的末端连接两条内、外径分别为 2.4 mm 和 1.6 mm 的聚乙烯胶管,在一定压力作用下,液体通过入水管道和出水管道进入和流出宫腔,形成连续循环,以清除宫腔内的黏液、组织碎屑和血块,保持清晰的手术视野。对于间断灌流电切镜,即只有一个既是进水孔,又是操作孔的宫腔镜,需要取出入水导管才可插入操作器械。使用摄、录像系统时,要将连接摄像系统的适配器套接在镜体的目镜上,在插入宫腔以前调节摄像机的焦距、色彩及清晰度。宫腔镜插入的正确方向是光纤电缆朝下,镜体的前倾视野朝外。适配器与镜体衔接后始终保持一个方向不能旋转,观察宫腔侧面时只需顺时针或逆时针方向转动宫腔镜即可。另外,当使用低黏度介质膨宫时,切记在患者臀部放置塑料收集袋,收集术中流出的液体量,以便精确测量液体损失量和避免弄湿地面。

在将已连接好的光学视管、操作手件和作用电极的镜鞘置入宫腔前,切记打开进、出水开关,排净注水管中的气体。术时先启动连续灌流系统,使液体灌注并冲洗宫腔内的组织碎屑及血液,有时较大的凝血块阻塞镜鞘,妨碍灌流液循环时,必须取出手件和镜体或内鞘进行清理。待宫腔视野清晰后,连接电缆线即可开始手术。宫腔内电手术是单极电路循环,开启电源进行手术以前,切记检查连接在患者身上的回路电极以保证电流有完整的循环通路。只能使用非电解质液体作为膨宫介质,每次手术前都要准备一些备用的作用电极,以便组织碎屑黏附电极时及时更换,避免影响电极作用效果。更换下来的电极经清理后仍可继续使用。

二、切割的手法

(一)顺行切除法

先将电切环推出镜鞘伸至远处,然后按切除深浅或长短距离要求,由远及近地做平行方向切割。这是一种最常采用的手法,容易掌握,易上手,能在镜下清楚地看到电切环由远而近的移动过程，不会误切其他组织，故较安全。

（二）逆行切除法

切除的方法与上述相反，电切时先将电切环放在需切除组织的近侧，切割时将电切环向远处倒推，到达需切除组织边缘时将其切下。逆行切除法较不顺手，切除时，电切环向远处移动的距离不能完全清楚地观察到，稍不留意，则有可能将电切环推入子宫壁内，甚至引起穿孔。此法适用于以下几种情况：①需切除的组织较多，无法看清远处边界。②欲切除的组织物下界漂动，顺行切除有困难。③电切后创面上某些残余组织，如连接于创面并漂动时，顺行切除有时较为困难，可改行逆行切除。

（三）垂直切除法

将电切环做由上而下的垂直切割，切割时，电切环的移动度较小，以将镜鞘适当做上下移动为主。此法适用于切除较大的子宫肌瘤。

（四）横行切除法

将电切环做由左而右或由右而左的横行切割，切除时，电切环移动，以将镜鞘适当做横向移动为主。此法适用于切除子宫底部组织和子宫纵隔。

三、电凝止血的方法

（1）电切环对准喷射出血点直接电凝，若无效，可能因动脉口径较大或走行方向与电凝部位不一致有关，可在出血点的邻近部位电凝。

（2）滚球电极电凝，局部产生片状焦痂，术后可能出现组织坏死脱落，引起继发性出血。

（3）切除组织表面有粗大血管时，应先电凝血管，再切割组织。

四、切除组织的重量计算

电切除的组织重量较轻，原因如下。

（1）一块完整的组织切成十几条或几十条组织片后，组织内的血液、淋巴液和组织液从组织面上渗出和流失。

（2）电凝和电切对组织细胞的烧灼作用，可造成组织脱水、细胞萎缩，此电流作用使组织重量进一步减轻。根据前列腺电切术的研究报道，组织片重量减轻结果不一致，Einarsson 报道为20%，Ruter 报道约为 30%。我国杨氏将摘除的前列腺进行电切，再称重，其减轻百分比在23%～42.8%，平均减轻 32.6%。切除组织重量估计还与以下因素有关：①切除方法，切薄片较切厚片轻；②电流选择，混合电流波较单纯切割者轻；③电凝方法，盲目过多电凝者重量减轻有限，有针对性地电凝止血者相对更轻。

五、术中出血量的估计

术中出血量的多少，主要取决于创面出血程度和切除时间长短，与之相关的因素如下。

（1）切除方法：切一刀电凝一次出血少，但手术时间长，切数刀再电凝手术时间短，但失血稍多。

（2）操作者的熟练程度：熟练者切除和止血较快，减少了出血。

（3）切除量和切除时间：切除量越多，时间越长，出血越多。

（4）应用电流的种类：应用混合电流者出血少。

(5)切割深及 5～6 mm，伤及血管网则出血多。

(6)子宫肌本身的病理变化：伴纤维化者出血少，伴慢性炎症者血管增生，血运丰富，子宫肌肉收缩力差，出血多。

六、失血量的计算方法

测定灌流液中血红蛋白浓度较为准确，用试管直接比色或用光电比色计比色，但由于一般比色计的深度最低值为 40%，而灌流液中血红蛋白的浓度则远低于此值，故需有专门的比色计才能进行比色测定。常用的方法为 Desmonol 比色法，先直接测灌流液中血红蛋白的浓度(%)，再与患者原有血红蛋白浓度相比较，即可得出失血量。

公式：

$$\text{出血量(mL)} = \frac{\text{总灌流液量} \times \text{测得血红蛋白克数} \times 100}{\text{原有血红蛋白克数}}$$

(李　冬)

第三节　宫腔镜下子宫内膜切除术

一、适应证

(1)年龄超过 40 岁或不再生育者。

(2)患有顽固的非器质性月经过多经药物治疗无效者。

(3)高危患者不能耐受全子宫切除术者。

(4)绝经后服用激素类药物而致子宫内膜增厚者。

二、禁忌证

(1)急性生殖系统感染者。

(2)心、肾等重要脏器功能衰竭者。

(3)宫颈结构异常者。

(4)子宫过度倾屈致宫腔镜不能到达宫底而限制了手术范围，影响手术疗效者。

(5)子宫恶性肿瘤者。

三、术前准备

(一)详细询问病史

大多数功能失调性子宫出血的患者年龄超过 40 岁，这是宫腔镜下子宫内膜切除术选择的对象。应详细询问手术对象的年龄、产次、手术适应证、生育情况和既往子宫手术史。宫腔镜下子宫内膜切除术所需的时间较子宫切除术短，对有合并症者此手术更具有优越性。但对于合并有严重的支气管炎、肺炎、肺气肿、冠心病、高血压和其他严重的内科疾病的患者，手术同样存在一定的风险性，必要时应终止手术。

(二)全面的体格检查

全面的体格检查应包括全身检查、妇科检查、实验室检查和特殊检查等。全面的查体可以发现全身明显或潜在性疾病,必要时应请相关科室会诊。进行仔细的妇科检查,了解阴道环境,以及子宫的位置、大小、屈度、双侧附件情况,有助于充分估计手术过程及难易程度,对手术过程中可能出现的情况及时处理。宫腔镜下子宫内膜切除术能否成功的重要指标是子宫的大小,尤其是宫腔的大小,子宫>12 孕周或宫腔>12 cm,手术将十分困难,手术时间将延长,心血管超负荷的危险性大大增加。

实验室检查应包括血常规、出凝血时间、血型(术前备血)、肝肾功能、病毒全套及阴道分泌物检查等。必要时实验室检查范围应扩大。特殊检查包括心电图、胸部 X 线和盆腔 B 超。宫腔镜下子宫内膜切除术时间较长,患者年龄偏大,一部分患者可能潜在心、肝、脑、肾、肺等重要器官疾病,可在手术创伤的刺激下发病。所以,心电图、胸部 X 线检查对于充分了解患者的身体情况,保证手术安全顺利实施有着十分重要的意义。盆腔 B 超检查有助于了解子宫的大小、形态、位置、回声、宫腔线的方向、内膜厚度及附件有无包块等。这些可为估计手术的可能性和难易度提供帮助。

(三)咨询

良好的咨询是使患者满意的关键,应详细解释关于手术后出血、腹痛、近期并发症、预后和复发的可能性的问题。应以书面告知的形式保证患者对手术的充分了解和接受。宫腔镜下子宫内膜切除术术后可导致无月经和不孕,对年轻、有生育要求的患者要仔细讲解说明,使其充分了解可能的后果。同时应告知患者,若术后有周期性出血,无论量多少,均有可能妊娠。如果胚胎种植在残存的内膜上,妊娠至足月,可能发生胎盘植入,因此患者术后仍应采取适当的避孕措施。

(四)药物处理

宫腔镜手术中,肥厚的内膜不仅影响作用电极对内膜基底层及其下方组织的有效破坏,而且由于螺旋血管出血及内膜碎屑堵塞镜鞘筛孔,影响灌流液循环,妨碍术野观察,因而很难把握对内膜的破坏深度。内膜表面坏死后仍有较强的再生能力,只有完全切除或破坏内膜基底层,才有可能防止其再生。若要达到对内膜的完全破坏,深度必须包括内膜全层及其下方 2 mm 的肌层组织。因此,对内膜厚度进行薄化处理,是保证对内膜有效破坏的重要前提条件。

子宫内膜经药物处理可使子宫内膜萎缩,子宫体积减小,使手术时间缩短,出血减少,易于手术;同时,由于子宫内膜萎缩,血管床面积减小,术中灌流液的回吸收减少,提高了手术的安全性和有效性。但由于药物对内膜的抑制在用药后的 6~8 周才能显效,其作用必须与月经周期同步,因此,手术只能在药物治疗后的特定时期内实施,给临床带来很大不便。现在研究表明,于术前未用任何内膜抑制药物治疗,采用负压吸宫方式对内膜做机械性薄化处理,结果显示,无论在月经周期的任何时期,负压吸宫可去除几乎全部的内膜功能层,减少了肥厚内膜对基底层的“屏障保护”作用,切除的内膜肌条包括内膜全层及其下方 2~3 mm 的肌层组织,表明了对内膜破坏深度的有效性。

对于术前超声检查没有提示内膜肥厚的功能失调性子宫出血患者,也可以在术中行负压吸宫薄化内膜。对黏膜下肌瘤、子宫内膜息肉及子宫中隔切除术前采用该法处理,能够更好地暴露内膜息肉、黏膜下肌瘤的根蒂部位及子宫中隔的形态,保证对病变部位的有效切割。

(五)手术时机的选择

月经干净后 3~7 天,子宫内膜处于增生期,为手术的理想时间。如有难以控制的出血,可行急诊手术。对于已做子宫内膜预处理的患者，非经期即可手术。

（六）操作者的准备

1.准备仪器及部件

术前1天将电凝器械、光电视频转换器、监视器和冷光源放置在手术间，保证性能完好；将硬管型宫腔镜及附件、电切电极、输入水管、输出水管、电烧导线、冷光源导线和视频转换导线（视频转换镜头除外）放入甲醛熏箱中熏蒸12小时待用。

2.准备基础物品

将消毒钳、扩宫棒、窥器、子宫探针、子宫刮匙、宫颈钳、大镊及妇科会阴部手术常规敷料打包灭菌。备5%葡萄糖溶液1 500～3 000 mL作为膨宫液。

（七）麻醉

一般情况下，不选择静脉麻醉和全身麻醉。在手术室，宫腔镜与腹腔镜联合手术时可选择全身麻醉。常用的麻醉方案是术前30分钟用2粒止痛栓塞肛，术中常规消毒铺巾后用2%利多卡因2～3 mL阻滞宫颈麻醉。对于手术过程中不能耐受疼痛的患者，可加用25～50 mL哌替啶静脉注射。

四、手术经过

（1）患者排空膀胱，取截石位，常规消毒铺巾。

（2）做妇科检查，了解子宫位置、屈度及活动情况。

（3）用窥阴器暴露宫颈，再次消毒。

（4）用宫颈钳钳夹宫颈，2%利多卡因2～3 mL阻滞宫颈麻醉。

（5）探针了解宫腔大小、深度、屈度。

（6）3.5～9.5号扩宫条依次扩张宫颈，置宫腔镜观察，全面了解宫颈、宫腔、宫底、宫角及双侧输卵管开口处内膜情况。

（7）宫腔镜下子宫内膜切除的手术方法包括套圈法、滚球法、混合法和Nd:YAG激光法，手术过程中应根据患者的具体情况选择相应的手术方法。

套圈法：方法与黏膜下子宫肌瘤电切割术相似，多用环形电极。充分扩张子宫颈后，插入切割镜。因为切割下的组织常存积在后壁，影响手术，故手术应当在处理完宫角部后，以底部—后壁—侧壁—前壁的次序进行。下方终止在子宫颈内口下1 cm为子宫内膜全部切除，终止在子宫颈内口上1 cm为子宫内膜部分切除。套圈被逐步渐移至宫底部，然后嵌入内膜至5 mm的深度，并保持此深度向子宫颈内口方向以每秒3 cm的速度移动而没有组织被牵拉的感觉。切下的每条组织都应保证至少已切除3 mm的内膜肌层。两侧角部因肌层较薄可减至2 mm。应远离输卵管开口5 mm处开始切割，先切除子宫上1/3的内膜，之后切除中1/3，如做子宫内膜全部切除，则切除下1/3直至宫颈管。术后用卵圆钳将组织碎片自宫腔内一片片夹出。宫腔排空后，放回电切镜，检查并切净残存的子宫内膜岛。术终降低膨宫压力，检查出血点，电凝止血，组织送病理检查。

滚球法：使用一种球形电极，术时沿内膜面边滚动边电凝以达到破坏内膜基底层的目的。其优点为手术时间短，术后出血少，膨宫液侵入血管机会少。术前未做子宫内膜预处理者应先负压吸宫，将子宫内膜尽可能吸出，保证手术的彻底性。电凝步骤：首先从输卵管开口附近开始，依次移至宫底部、前壁、后壁及侧壁至内口为止。一旦电极周围组织变白，即可向宫颈缓慢移动电极。

滚球移动速度为 15 mm/s。首次电凝完毕，应重复 2 次，以充分达到电凝深度。在电凝过程中如有宫腔内膜残片黏附在滚球表面时，需取出滚球电极消除残片后再置入。子宫内膜经全面、系统电凝之后，由原来的橙红色变为棕黄色，夹杂有斑点及焦痂，此时可停止电凝。即使手术是在电视监导下进行，仍应该在直视下做最后的复查以免遗漏。结束前最好以套圈电极在前后壁各取活组织做病理检查，以观察基底层是否已被电凝。

混合法：目前已有很多医师将以上两种方法联合起来应用，取得了良好的效果。因为宫角区域肌层组织菲薄且套圈不易达到，故以电凝滚球较为方便。其次，宫底部用套圈电极不方便，可用电凝。除此之外，宫腔其余部分均可用套圈切割，最后又可用滚球补充电凝隆起的嵴状部位及出血点，以达到止血的目的。

Nd:YAG 激光法：作用原理为先以光能让组织吸收，然后转化为热能，引起组织的凝固和气化而后坏死。手术方法分为直接接触法、非直接接触法和混合法。直接接触法是将激光纤维在直视下直接紧贴在内膜表面，其输出电功率为 45～50 W，为持续性波，穿透组织较深，内膜呈气化反应。操作顺序是从宫底部开始，然后依次为两侧宫角、宫底、前壁、两侧壁和后壁。尽量不要遗漏内膜面，宫颈管内不要烧灼，以免引起瘢痕、粘连和宫颈闭锁。治疗过的区域颜色从粉红色变为白色或棕色，呈一条条沟状，与周围未经治疗的区域形成明显对照，如果变成黑色，则说明发生了炭化。输卵管开口处的肌层菲薄，要小心操作，避免穿孔（图 4-2）。非直接接触法是将激光纤维置于距内膜面 1～5 mm 处，其输出电功率为 50～60 W，穿透组织较直接法浅，内膜呈凝固反应。术时导光纤维要靠近内膜，先用氦氖激光作为同光路的指示斑，对准要烫的部位，再用激光瞄准，凝固面积要大，顺序同直接接触法。大部分医师采取直接和非直接接触的混合法，宫底和宫角部采取非直接接触法，其他部位用直接接触法，这样也能取得良好的效果。

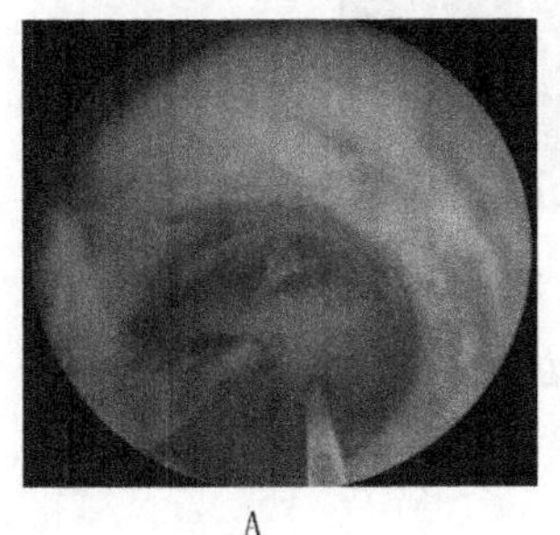
A

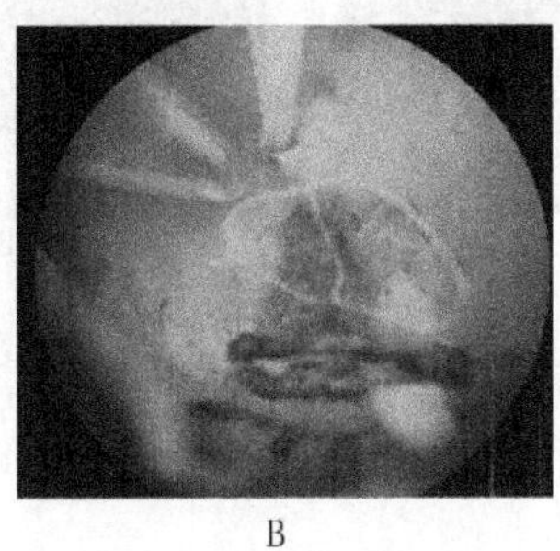
B

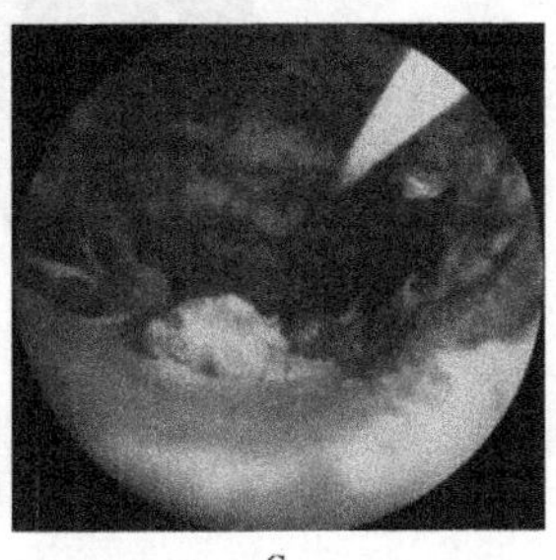
C

图 4-2　Nd:YAG 激光法

A.行子宫内膜去除术；B.行子宫内膜去除术，直接接触法；C.行子宫内膜去除术后，治疗区域炭化变黑

五、术中配合要点

（1）患者进后手术室后建立一条上肢静脉通路。硬膜外腔阻滞后，取膀胱截石位，腿架高度不超过 30 cm。在腘窝处垫棉垫，并用绷带将膝部轻轻固定于腿架上。患者双腿分开的角度为 110°～120°。老年患者相应小些。

（2）常规会阴部消毒铺单，正确连接各仪器导线及操作部件，接通电源，使之处于工作状态。①将电烧器负极片置于患者肌肉丰满处与皮肤完全接触，防止烧伤。一般选择在臀部。②调节冷光源亮度，保持亮度适宜。③调节光电视频转换器至视屏图像清晰，视频转换镜头用 0.5％碘伏擦拭消毒。先用无菌纱布浸蘸碘伏在镜头外壁反复擦拭 3 分钟，然后再用无菌干纱布将碘伏液擦净。经细菌培养证实，此方法消毒效果可靠。碘伏擦拭消毒法具有简便、快捷的优点。

(3)扩张宫颈放入窥器，将扩宫棒由小到大依次排列，供术者逐渐扩张宫颈至能容纳宫腔镜外鞘，放入宫腔镜。扩宫时，密切观察患者意识、心率、血压、呼吸幅度及血氧饱和度，发现异常及时报告麻醉医师和术者。

(4)膨宫：膨宫能使宫腔扩大，术野清晰，便于操作。宫腔内的液体量保持动态平衡，经输出管流出的膨宫液不但可以带走电切掉的组织，而且有降低宫腔温度、收缩局部血管、减少出血的作用。常用的膨宫液为 5%葡萄糖溶液。将吊瓶式一次性输液器(简称吊瓶)挂于输液架上，倒入 5%葡萄糖溶液 500 mL 作为膨宫液，连接输入水管和输出水管，保证膨宫液灌注与排出通畅。调节输液架高度，使吊瓶中液面高于手术床面 1 m。利用膨宫液体的液面差维持膨宫压力。一次灌注量以术者能看清宫底和输卵管开口为宜。5%葡萄糖溶液是非离子溶液，电切时不会电击患者。膨宫液总用量一般为 1 000～3 000 mL。

(5)在视屏监视下，术者应用电切环依次电切子宫内膜，再用球形电极熨烫切面。巡回护士根据术者需要调节电极强度，电切输出功率一般为 60 W，电凝为 80 W。切除的组织碎片送病理检查(图 4-3)。

(6)电切完毕，连接微波治疗仪，做辅助治疗。

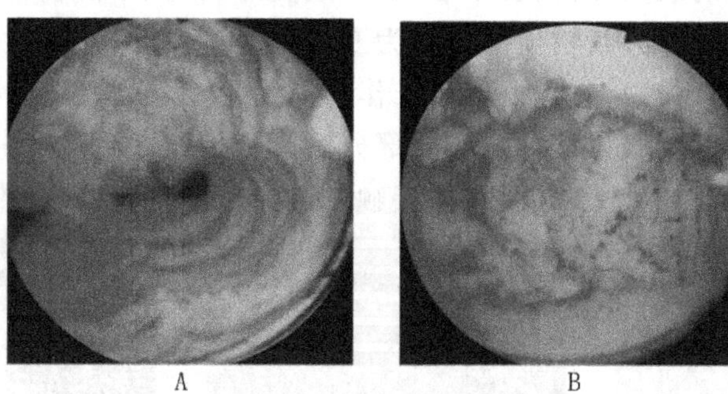

A　　　　B

图 4-3　电切术中宫腔

A.电切后宫腔，可见梯田样电切痕迹；B.子宫内膜去除术后，宫腔底部黄色焦痂

六、术后处理及随访

(一)术后处理

患者术后应在观察室内卧床休息，密切观察患者的生命体征。多数患者术后有一过性发热，可对症处理；术后阴道少许出血，可给予宫缩剂或止血剂，对于有急性活动性出血的患者，必要时再次宫腔镜下电凝止血，同时可使用抗生素 5～7 天以预防感染。部分患者有子宫痉挛性疼痛，大多可自然缓解，少数需服用止痛药物。待患者生命体征平稳，无其他特殊不适后方可离院。对于出血量多的患者，应留院观察。滚球法术后的患者除常规给予抗生素外，有学者建议用甲羟孕酮或达那唑以减少术后出血及排液。

(二)随访

术后 3～8 周应在 B 超监视下试做宫腔探条检查，以防止子宫内口粘连，导致宫腔积血。1 个月后大多数宫腔缩小。也有学者建议术后 3 个月做阴道 B 超检查，确定宫腔基线的厚度，以后每年复查 1 次，若内膜线厚度≥4 mm，应高度怀疑子宫内膜癌。

（李 冬）

第四节 宫腔镜下子宫内膜息肉切除术

子宫内膜息肉是指子宫内膜上带有蒂和茎的肿物。典型的子宫内膜息肉是有蒂的、向子宫腔或宫颈管内突出、表面光滑的赘生物。子宫内膜息肉常可导致月经偏多或经期延长，与不孕有关。子宫内膜息肉可以位于宫腔内或者是宫颈管。宫腔镜下子宫内膜息肉切除术是宫腔镜下利用器械去除子宫内膜息肉及其蒂部附着处 2～3 mm 的肌肉组织的手术，顽固性子宫内膜息肉需行电切术，并多采用环行电极电切。

一、宫腔镜特征

子宫内膜息肉可以从子宫壁的任何部位以任何角度向子宫腔内突出，亦可生长于宫颈管内，或者位于输卵管开口处堵塞输卵管，子宫输卵管造影显示近端堵塞，引起不孕。内膜息肉直径以 0.5～2 cm 居多，可为单发或多发。根据子宫内膜的形状、色泽、表面情况、血管分布及是否覆盖有内膜，宫腔镜可以将内膜息肉与子宫黏膜下肌瘤区分开。息肉虽然不像内膜碎片那样随膨宫液的流动而颤动明显，但亦不像黏膜下肌瘤那样质实固定。如果息肉的蒂较细长，且体积不大，则息肉可随膨宫液的流动而摆动。若用探针触动息肉，易被推动且有质地柔软的感觉，与黏膜下肌瘤质实固定截然不同。息肉大多呈卵圆形，但亦有三角形、圆锥形或不规则形，而肌瘤往往呈球形或半球形向子宫腔内突出，表面有血管分布且清晰可见，比息肉表面的纤细血管网粗大而明显，且其分布走向规则。

二、适应证

适应证为切除有症状的子宫内膜息肉，需除外息肉恶性变。

三、禁忌证

(1)宫颈瘢痕，不能充分扩张者。
(2)子宫屈度过大，不能直视宫底者。
(3)生殖道感染的急性期。
(4)心、肺、肝、肾衰竭的急性期。
(5)本手术仅可解除症状，而非根治措施，对不能接受此手术的患者应慎重考虑。

四、术前准备

(一)详细询问病史

必须严格掌握手术的适应证、禁忌证，并建立相关病历，详细询问患者年龄、婚育史、既往有无特殊病史(包括心脏病、血液病等)、传染病史、手术史和宫腔操作史等。对于有严重器质性疾病，难以耐受手术者，应在身体条件改善后，在严密监测生命体征的条件下择期手术，手术时间应尽量缩短。对于多次刮宫，做过子宫肌瘤摘除术，尤其曾经打开宫腔者及有剖宫产史的患者，术中均有子宫穿孔的可能，应予以重视。

(二)全面体格检查

全面体格检查包括一般的全身检查、妇科检查(妇科 B 超、妇检、分泌物的真菌和滴虫检查)、实验室检查(血尿常规、出血时间、凝血时间、肝肾功能等)和特殊检查(对可疑内科病患者进行胸部 X 线、心电图等检查)。

(三)咨询

良好的咨询是使患者满意的关键，应详细解释关于手术后出血、腹痛、近期并发症、远期预后和复发的可能性的问题。应以书面告的形式保证患者对手术的充分了解和接受。

(四)手术时机的选择

月经干净后 3～7 天，子宫内膜处于增生期，为手术的理想时间。如有难以控制的出血，可行急诊手术。

(五)麻醉

麻醉可选择全身麻醉和局部麻醉。在手术室，宫腔镜与腹腔镜联合手术时可选择全身麻醉。常用的麻醉方案是术前 30 分钟用 2 粒止痛栓塞肛，术中常规消毒铺巾后用 2%利多卡因 2～3 mL行宫颈阻滞麻醉(图 4-4)。对于手术过程中不能耐受疼痛的患者，可加用 25～50 mg 哌替啶静脉注射。

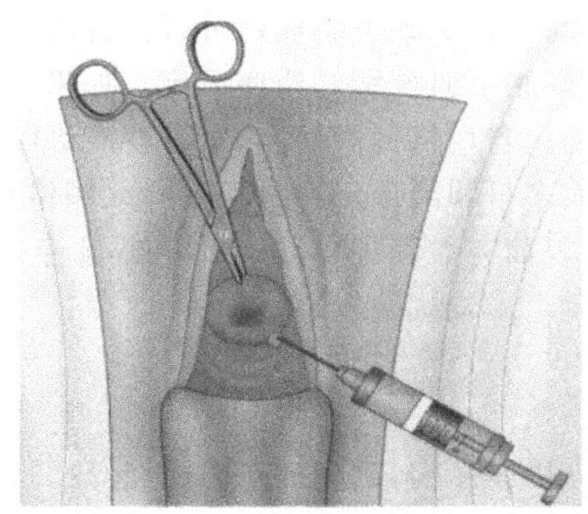

图 4-4　宫颈麻醉示意图

五、手术步骤

(1)患者排空膀胱，取截石位，常规消毒铺巾。

(2)做妇检，了解子宫位置、屈度及活动情况。

(3)用窥阴器暴露宫颈，再次消毒。

(4)用宫颈钳钳夹宫颈，2%利多卡因 2～3 mL 阻滞宫颈麻醉。

(5)探针了解宫腔大小、深度、屈度。

(6)3.5～7 号扩宫条依次扩张宫颈，置宫腔镜观察，全面了解宫颈、宫腔、宫底、宫角及双侧输卵管开口处内膜情况。

(7)经宫腔镜检查确定息肉的部位、大小、数目和范围后，可酌情选用刮匙、长弯血管钳或小头卵圆钳等器械刮除或摘除子宫内膜息肉。若息肉为多发性，甚至弥散于整个宫腔，则全面刮宫较为合适。对于较大、蒂细且附着部位较低的息肉,可经宫腔镜定位后用长弯血管钳或小头卵圆钳夹持蒂部,顺时针或逆时针方向旋转数周,直至蒂部断开为止,再以血管钳或卵圆钳将息肉夹持出来,并行子宫颈或宫腔搔刮术,将其余的息肉及内膜刮出。对于息肉较小,部位较高,特别是位于子宫输卵管开口附近者,可在宫腔镜直视下以微型活检钳取出。一次去除不了时,可反复操作去除息肉。对于较大且蒂部宽大的息肉,可用 Nd:YAG 激光反复贯穿烧灼蒂部,然后用微型活检钳、长弯血管钳或小头卵圆钳将息肉夹持出来,或者行子宫颈或宫腔搔刮术,将其余的息肉及内膜刮出(图 4-5)。

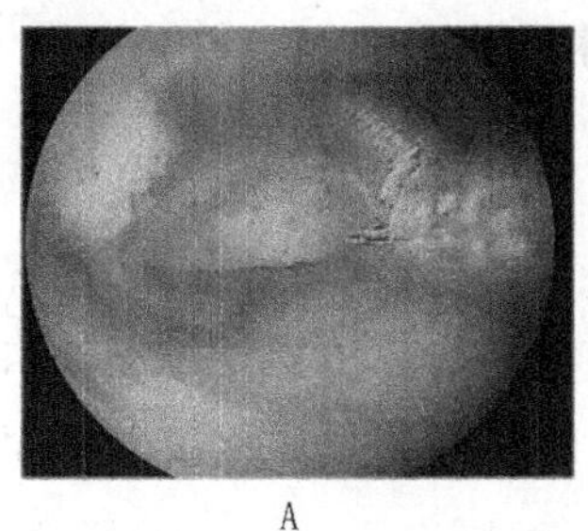
A

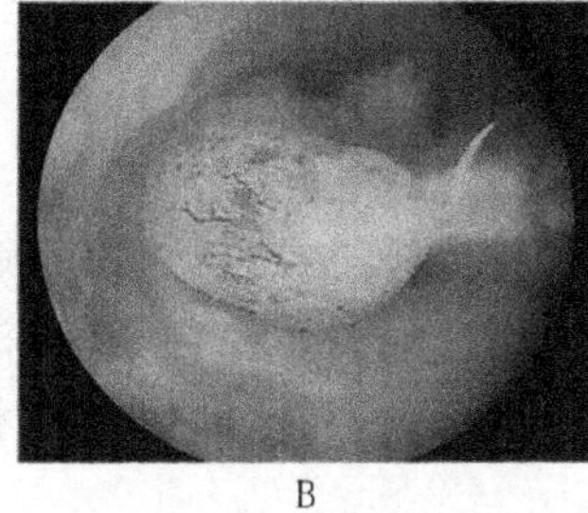
B

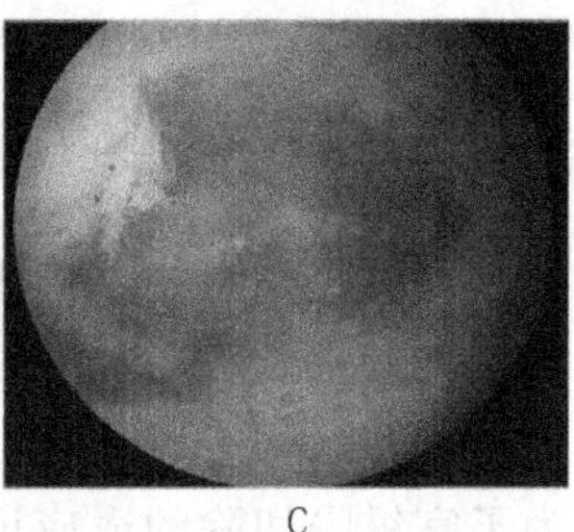
C

图 4-5 宫腔镜下微型钳钳夹息肉

A、B.宫腔镜下微型钳钳夹息肉;C.息肉切除后的图像

(8)术后应再次插入宫腔镜复查,直到息肉确已被完全摘除为止。对于摘除的部分息肉及刮出的内膜组织都应做病理检查,注意有无恶变。

六、术后处理及随访

(1)术后处理:患者术后应在观察室内卧床休息,密切观察患者的生命体征。多数患者术后有一过性发热,可对症处理;术后阴道少许出血,可使用抗生素 5～7 天预防感染;少数患者有子宫痉挛性疼痛,大多可自然缓解,少数可服用止痛片止痛。待患者生命体征平稳,无其他特殊不适后,方可离院。对于出血量多的患者,应留院观察。

(2)由于子宫内膜息肉易于再生和复发,故随访和复查十分重要。去除子宫内膜息肉后 3 个月应做 B 超复查,对于 B 超提示异常或持续有症状的患者应重做宫腔镜检查。如有复发和恶变,及时手术治疗。

(李 冬)

第五节 宫腔镜下子宫纵隔切除术

子宫纵隔和双角子宫的发生率为 5%。子宫纵隔使子宫腔的对称形态发生改变,并可能干扰正常生育功能,流产和早产的相对危险度为 5%～95%。以往对有习惯性流产者行干涉性外科治疗,在宫腔镜手术问世前,治疗有症状的子宫纵隔手术方法为 Jones 或 Tompkins 的经腹子宫成形术。Jones 经腹子宫成形术为楔形切除宫底及纵隔部分,并进行子宫肌壁重建,这项技术使 80%以上的妊娠能继续进行。Tompkins 术式为在宫体中线上由前到后切开宫体,横向切除纵隔组织,然后缝合,这种术式较 Jones 出血少,并可保留较正常的宫腔形态,亦不缩小子宫体积。这些手术方法均需要开腹和切开子宫，因此患者住院时间较长，术后恢复慢，而且必须避孕3～6个月，使子宫创面恢复，对那些术后妊娠并能维持至足月的患者往往需要剖宫产分娩以预防子宫破裂。尽管术后妊娠率可达82%，但仍有一些患者由于盆腔粘连，尤其是卵巢和输卵管的粘连，仍然不能妊娠，需要再次剖腹探查和切开子宫，术后可能发生粘连，导致再度不孕。因子宫切开，术后需再避孕3～6个月，甚至更长时间，足月妊娠需行剖宫产。如今子宫纵隔可用新的微创外科治疗，即宫腔镜下子宫纵隔切除术(transcervical resection of septa，TCRS)，与开腹术相比，TCRS切除的纵隔是无血管的胚胎残留组织，术时无明显出血，术后死亡率低，易被患者接受，子宫腔上皮化过程仅需4～5周，使可妊娠的时间较开腹手术缩短。

一、适应证

大多数子宫纵隔妇女能正常生育，仅20%～25%妊娠失败，常在妊娠早期之末或中期之初先有出血，继而胚胎死亡。子宫纵隔与不育的关系存在争议，普查发现此型子宫异常并不引起不育。然而，在这类畸形的治疗已经进步的今天，需辅助生育技术的原发不孕症或难以治疗的不孕症应考虑为子宫纵隔切除的适应证。

二、术前准备

(1)术前评估子宫输卵管造影是诊断子宫纵隔最准确和有效的方法，特别是宫腔分离者。但是，在进行TCRS之前，应该进行妊娠失败其他因素的评估，包括夫妇双方的染色体检查，黄体中期血清孕激素水平监测，黄体晚期子宫内膜活检评价成熟度，检测血TSH评价亚临床甲状腺功能低下，查部分凝血酶原时间(PTT)、抗心磷脂抗体(ACA)和抗核抗体(ANA)，检测自体和异体免疫情况，人组织相容性抗原(HLA)的检测仅选择性用于有多次早期流产史而无其他原因的患者，做子宫内膜活检排除慢性子宫内膜炎。由于米勒管与中肾管在胚胎时期的密切关系，发生子宫畸形时，应排除肾脏畸形。泌尿系统畸形不常与子宫纵隔同时存在，曾报道子宫畸形有双肾盏、肾下垂和其他类似畸形，因此，对这些患者应做静脉肾盂造影评估。

(2)手术必须在月经净后近期进行，以免窄小宫腔被覆较厚内膜，视野不清，操作困难。

(3)手术前1晚插一个宫颈扩张棒，完全纵隔宫颈棒插入任何一个宫腔均可，以达到软化宫颈的目的。

(4)行腹腔镜监护者给予全身麻醉，行B超监护者给予硬膜外麻醉。

三、手术步骤

(一)宫腔镜下剪刀机械切除术

用外鞘7～8 mm的手术宫腔镜，灌流液可含电解质，不过仍需用连续灌流装置监测出入液量，以预防体液超负荷的发生。宫腔镜剪刀可分为软剪、半硬剪、硬剪；软剪不易操作，半硬剪最为常用，可对组织直接分离，即在一个有良好全景的视野条件下，可对需分离处进行选择性地分离并随意退回。这种半硬剪刀在宫腔镜手术时不需太多力量和技巧，但必须保持锐利和坚固。钩式剪刀在切除纵隔时最为实用，特别对基底宽大的纵隔，需对残留纵隔组织进行小的、浅表的切割而避免深部肌层穿孔。硬剪可用于分离纤维性和宽大的纵隔，使用这种剪刀时，需良好的全景视野。由于这种剪刀尖端锐利，朝向子宫壁用力时易造成子宫穿孔，因而使用时要特别小心(图4-6)。

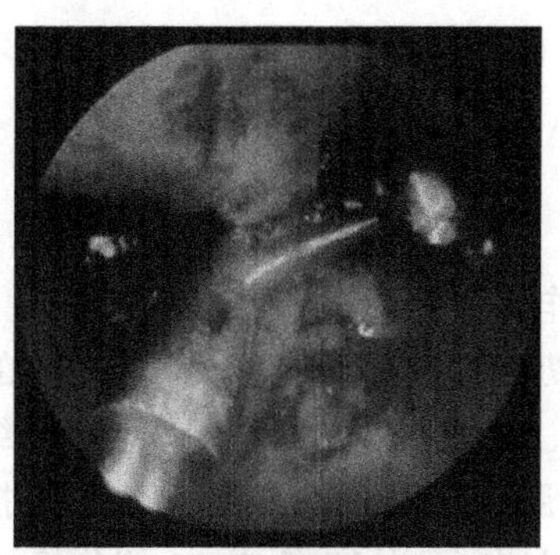

图 4-6 半硬剪刀剪子宫纵隔

应用宫腔镜剪刀分离子宫纵隔，包括准确地在纵隔的中线、纤维化无血管处剪切。子宫肌层血管由子宫前后壁进入纵隔组织，初学者施术时应避开子宫前后壁，以避免不必要的出血。切割应从一侧开始，逐渐向对侧剪切，每次剪切下一小块纵隔组织，一旦看到子宫输卵管开口，切割应变浅，并应仔细观察来自子宫肌层的小血管，避免穿透子宫肌层。纵隔切除后，在器械退出之前，应在宫腔镜下观察宫底部，降低宫内压力来观察有无明显出血。如有动脉出血，可进行选择性的电凝止血。

剪刀分离子宫纵隔手术有以下优点：①操作简单，速度快，适用于各种子宫纵隔；②剪刀很容易放置于子宫纵隔的凹陷处；③由于不使用电源，灌流液可选用含电解质的液体，发生体液超负荷的危险性减少。缺点为纵隔的肌肉组织并未切除掉，术后可能发生粘连，又形成后天的纵隔。

(二)宫腔电切镜切除子宫纵隔

用外鞘 8～9 mm 的连续灌流宫腔电切镜，针状或环形电极切割纵隔。切割时电刀向前移动，即逆行切割，而不像切除子宫内膜、内膜息肉或黏膜下肌瘤时，电刀朝术者方向移动的顺行切割，还应注意穿透深度及电极的方向，左右对等进行切割，注意观察宫腔的对称性，避免一侧切除过深，导致子宫腔变形。切至纵隔基底部时，必须十分注意切勿切割过深，伤及子宫底，导致子宫穿孔。用宫腔电切镜切除子宫纵隔，由于电凝效果，出血减少，用连续灌流系统冲洗宫腔，视野清晰，操作简单。不利之处为单极电凝可凝固临近正常的内膜组织。

术终将物镜退至子宫颈内口处，观察子宫腔的对称性，放置宫内节育器(IUD)，2 个月后取出。

宫腔电切镜切除子宫纵隔的优点：①手术用混合电流，兼有电切和电凝作用，故出血很少；②如术者技术娴熟，可将纵隔组织自子宫前后壁完全切除，包括宽大的纵隔，术后不易发生子宫前后壁的粘连。缺点为操作难度较大，不易掌握。

(三)激光光纤宫腔成形术

子宫纵隔可通过 Nd-YAG 激光、氩气或 KTP-532 激光进行分离。激光不能传导，故灌流液可使用含电解质的液体，如生理盐水、5%葡萄糖生理盐水和乳酸林格液等，可获得清晰的视野。激光分离子宫纵隔应自纵隔的基底部中线开始，从一侧开始向另一侧移动，注意要连续移动光导纤维，以免发生子宫穿孔。Cho 和 Baggish 认为激光手术尤其适合子宫纵隔宽而厚者。

宫腔镜激光分离子宫纵隔的优点：①由于激光的凝固作用，可避免出血；②激光切割操作容易，比宫腔电切镜易于掌握；③能量不传导，可使用含电解质的灌流液。

缺点有：①价格较高；②由光导纤维散射回的激光可损伤术者的视网膜，故需戴特殊的防护镜；③散射的激光可影响纵隔周围正常的子宫内膜，导致邻近内膜的损伤处上皮化缓慢；④手术时间较长。

四、术中特殊情况及处理

宽大纵隔影响宫腔电切镜操作，使切除纵隔发生困难，可改用剪刀行机械性分离切除或激光光纤切开。完全性子宫纵隔只需切除宫体部分的纵隔，术时可在一侧宫腔内放置一根 10 mm 的 Hegar 扩宫器，由对侧宫腔的内口上方对向 Hegar 扩宫器切通纵隔，然后取出扩宫器继续手术。Romer 报道用球囊放入第二个宫腔，取得良好效果。Rock 等报道宫腔镜手术治疗完全子宫纵隔 21 例，均保留宫颈纵隔，术后尝试妊娠的 15 例中 14 例分娩活婴，术后死亡率低。

五、术中及术后监护与处理

由于子宫纵隔与子宫底部并无界限，子宫两角较深，子宫底的浆膜面可能有凹陷等因素，TCRS 容易发生宫底部穿孔。因此，术中最好用 B 超监护和(或)腹腔镜。

(一)B 超监护

于手术开始前先测量纵隔的长度、纵隔末端与基底的宽度及宫底厚度。在 B 超监护下，先放好电切环位置，设计好切割方向，B 超监护确认无误后通电切除纵隔组织。B 超经常做横切扫描，观察切除基底组织的强回声光带是否居中，纵隔完全切除后，两个宫腔打通，形成一个宫腔，保留宫底厚度在 0.7～1.1 cm，提示术者停止切割。

(二)腹腔镜监护

先做腹腔镜检查，观察子宫外形，与双角子宫相鉴别。纵隔子宫的宫底较宽，切割子宫纵隔时进行腹腔镜监护，以提醒宫腔镜术者可能发生穿孔。切割接近子宫底时，将腹腔镜放置在适当位置并调暗光线，或将腹腔镜贴在子宫底部的浆膜上，取下光源，腹腔镜术者观察子宫肌壁宫腔镜透光度，宫腔镜电极接触的子宫壁越薄，腹腔镜术者在腹腔镜下观察的光亮越清晰，如可看到宫腔镜的光亮，说明宫底已薄，提示即将发生子宫穿孔，告诫术者应终止手术。

因患者皆为不孕而施术，故应加强使用预防性抗生素，预防宫腔或输卵管感染。术前半小时给予头孢噻肟 1 g 静脉推注，术后口服头孢类抗生素 3～4 天。

术后是否使用大剂量天然雌激素和放置 IUD 皆有争议。多数有经验的术者不放 IUD。雌激素可加速切除纵隔后裸露区的上皮化，故术后应服用大剂量雌激素，如倍美力每次 1.25～2.5 mg，1 天 2 次，30～40 天为 1 个周期，每周期最后 10 天加服孕激素醋酸甲羟孕酮，10 mg/d，共行两个人工周期。应用预防性及治疗性抗生素至关重要。术后 4 周做宫腔镜检查二次探查，术后8 周行子宫输卵管造影评估宫腔的对称性。若效果良好，患者可尝试妊娠。子宫输卵管造影可观察到宫腔的轴线，是评价手术效果的良好方法，偶见造影显示子宫底部有残留纵隔，如果<1 cm 并无临床意义，可不处理。

(李　冬)

第五章

女性生殖系统炎症

第一节　外　阴　炎

外阴与阴道、尿道、肛门相毗邻，经常受到阴道分泌物、经血、尿液和粪便的刺激，若不注意局部清洁，常诱发外阴皮肤与黏膜的炎症。

一、非特异性外阴炎

凡由一般化脓性细菌引起的外阴炎称为非特异性外阴炎，大多为混合性细菌感染，常见病原菌有金黄色葡萄球菌、乙型溶血性链球菌、大肠埃希菌、变形杆菌、厌氧菌等。临床上可分为单纯性外阴炎、毛囊炎、外阴脓疱病、外阴疖病、蜂窝织炎及汗腺炎等。

(一)单纯性外阴炎

1.病因

当宫颈或阴道发炎时，阴道分泌物流出刺激外阴可引起外阴炎；穿着透气性差的化纤内裤，外阴皮肤经常湿润或尿瘘、粪瘘患者外阴长期被尿液、大便浸渍均可继发感染而导致外阴炎。

2.临床表现

炎症多发生于小阴唇内、外侧或大阴唇甚至整个外阴部，急性期表现为外阴发红、肿胀、灼热、疼痛，亦可发生外阴糜烂、表皮溃疡或成片湿疹样变。有时并发腹股沟淋巴结肿大、压痛。慢性患者由于长期刺激可出现皮肤增厚、粗糙、皲裂，有时呈苔藓化或色素减退。

3.治疗

(1)去除病因：积极治疗宫颈炎、阴道炎；改穿棉质内裤；有尿瘘或粪瘘者行修补术；糖尿病尿液刺激引起的外阴炎则应治疗糖尿病。

(2)局部用药：1∶5 000 高锰酸钾温热水坐浴，每天 2 次，清洁外阴后涂 1%硫酸新霉素软膏或金霉素软膏。

(3)物理疗法：红外线、微波或超短波局部治疗，均有一定的疗效。

(二)外阴毛囊炎

1.病因

外阴毛囊炎为细菌侵犯毛囊及其所属皮脂腺引起的急性化脓性感染。病原体多为金黄色葡萄球菌，其次为白色葡萄球菌。当全身抵抗力下降，外阴局部不洁或肥胖使表皮摩擦受损均可诱发此病。屡发者应检查有无糖尿病。

2.临床表现

最初出现一个红、肿、痛的小结节，逐渐增大，呈锥状隆起，数天后结节中央组织坏死变软，出现黄色小脓栓，再过数天脓栓脱落，排出脓液，炎症逐渐消退，但常反复发作。

3.治疗

(1)保持外阴清洁，勤换内裤，勤洗外阴，避免进食辛辣食物或饮酒。

(2)出疹较广泛时，可口服头孢类大环内酯类抗生素。已有脓疱者，可用消毒针刺破，并局部涂上1%新霉素软膏或2%莫匹罗星软膏。

(三)外阴疖病

1.病因

由金黄色葡萄球菌或白色葡萄球菌引起。屡发者应检查有无糖尿病。

2.临床表现

开始时毛囊口周围皮肤轻度充血肿痛，逐渐形成高于周围皮肤的紫红色硬结，皮肤表面紧张，有压痛，硬结边缘不清楚，常伴腹股沟淋巴结肿大，以后疖肿中央变软，表面皮肤变薄，并有波动感，继而中央顶端出现黄白色点，不久溃破，脓液排出后，疼痛减轻，红肿消失，逐渐愈合。

3.治疗

保持外阴清洁，早期用1∶5 000高锰酸钾温热水坐浴后涂敷抗生素软膏，以促使炎症消散或局限化，亦可用红外线照射以促使疖肿软化。有明显炎症或发热者应口服抗生素，有人主张用青霉素20万～40万U溶于0.5%普鲁卡因10～20 mL做封闭治疗，封闭时应在疖肿边缘外2～3 cm处注射。当疖肿变软，有波动感时，应切开引流。切口要适当大，以便脓液及坏死组织能顺利排出。但切忌挤压，以免炎症扩散。

(四)外阴急性蜂窝织炎

1.病因

外阴急性蜂窝织炎为外阴皮下、筋膜下、肌间隙或深部蜂窝组织的一种急性弥漫性炎症。致病菌以溶血性链球菌为主，其次为金黄色葡萄球菌及厌氧菌。炎症由皮肤或软组织损伤引起。

2.临床表现

特点是病变不易局限化，迅速扩散，与正常组织无明显界限。表浅的急性蜂窝织炎局部明显红肿、剧痛，并向四周扩大，病变中央常因缺血而坏死。深部的蜂窝织炎，局部红肿不明显，只有局部水肿和深部压痛，疼痛较轻，但病情较严重，有高热、寒战、头痛、全身乏力、白细胞计数升高，压迫局部偶有捻发音。蜂窝组织和筋膜有坏死，以后可有进行性皮肤坏死，脓液恶臭。

3.治疗

早期采用头孢类或青霉素类抗生素口服或静脉滴注。局部可采用热敷或中药外敷，若不能控制，应多处切开引流(切忌过早引流)，去除坏死组织，伤口用3%过氧化氢溶液冲洗和湿敷。

(五)外阴汗腺炎

1.病因

青春期外阴部汗腺分泌旺盛，分泌物黏稠，加上继发性葡萄球菌或链球菌感染，致使腺管堵塞导致外阴汗腺炎。

2.临床表现

外阴部有多个瘙痒的皮下小结节，若不及时治疗则会形成脓疱，最后穿破。

3.治疗

保持外阴清洁，宣传教育了解外阴清洁的重要性，避免穿尼龙内裤。早期治疗可用1∶5 000高锰酸钾液温热坐浴，每天2～3次。外阴清洁后保持干爽。严重时口服或肌内注射抗生素，形成脓疱时切开排脓。

二、婴幼儿外阴炎

(一)病因

由于婴幼儿卵巢功能尚未成熟，外阴发育较差，自我防御机制不健全，因而外阴易受到各种病原体感染导致婴幼儿外阴炎。常见病原体为大肠埃希菌、葡萄球菌、链球菌、淋病奈瑟菌、假丝酵母菌、滴虫或蛲虫等。传播方式为母亲或保育员的手、衣物、毛巾、浴盆等间接传播；也可由于自身大便污染或外阴不洁等。

(二)临床表现

局部皮肤红肿、疼痛或瘙痒致使婴幼儿烦躁不安及哭闹。检查发现外阴、阴蒂部红肿，尿道口或阴道口充血、水肿或破溃，严重时可致小阴唇粘连，因阴唇粘连覆盖尿道口，尿液由粘连部上方或下方裂隙排出，婴幼儿排尿时因尿液刺激致使疼痛加重而哭闹。

(三)治疗

(1)注意卫生，不穿开裆裤，减少外阴受污染机会。婴幼儿大小便后尤其大便后应清洗外阴，避免用刺激性强的肥皂。清洁外阴后撒布婴儿浴粉或氧化锌粉，以保持外阴干燥。

(2)急性炎症时，用1∶5 000高锰酸钾液坐浴，每天2～3次。坐浴后擦干外阴，可选用下列药物涂敷：①40％紫草油纱布；②炉甘石洗剂；③15％氧化锌粉；④瘙痒明显者可用10％氢化可的松软膏。

(3)阴唇粘连时，粘连处可用两大拇指将两侧阴唇向外、向下轻轻按压使粘连分离。分离后创面用40％紫草油涂敷，以免再度粘连，也可涂擦0.1％雌激素软膏。

(4)口服或静脉滴注抗生素治疗。

三、老年性外阴炎

(一)病因

绝经后，雌激素水平明显降低，外阴脂肪减少，大小阴唇变平，皮肤变薄，弹性消失，阴毛稀疏，腺体减少，容易出现老年性外阴炎。

(二)临床表现

外阴因干枯发痒而搔抓，抓破后易导致感染，轻度摩擦均会引起外阴皮肤损伤。若外阴萎缩范围达肛门周围，导致肛门括约肌张力降低而发生轻度大便失禁，亦可因粪便污染而致炎症。

(三)治疗

保持外阴清洁。外阴瘙痒时可用氢化可的松软膏外涂以缓解瘙痒，而且软膏的润滑作用可使皮肤不会因干燥而发生磨损。症状严重者，如无禁忌证可给予雌激素治疗，口服倍美力0.625 mg，每晚1次，亦可用倍美力阴道软膏局部涂搽。

四、慢性肥厚性外阴炎

(一)病因

慢性肥厚性外阴炎又称外阴象皮肿。病原体为丝虫。其微丝蚴寄生于外阴淋巴系统中,引起淋巴管炎性阻塞,导致皮肤增厚。

(二)临床表现

外阴部皮肤(阴蒂、大小阴唇)呈局限性或弥漫性增厚,表面粗糙,有时凹凸不平呈结节状、乳头状或疣状。因外阴皮肤肥厚肿大,导致患者坐立不安、大小便困难、性生活受影响。病变局部瘙痒,抓破后容易引起继发性感染,出现溃疡、渗液、疼痛等。患者可有丝虫感染史或乳糜尿。

(三)治疗

乙胺嗪,4～6 mg/kg,每天 3 次,7 天为 1 个疗程,也有人主张用短程疗法,即每天 1.5 g 分 2 次口服,连服 2 天。局部病灶要注意干燥清洁,预防继发性感染,病灶增大及肥厚严重者,可考虑手术切除。

五、前庭大腺炎

(一)病因

前庭大腺为一对管泡状结构的腺体,位于两侧大阴唇下 1/3 深部,腺管开口于处女膜与小阴唇之间。因解剖部位的特点,在性交、流产、分娩等情况污染外阴时,病原体易侵入引起前庭大腺炎。炎症一般发生于生育年龄妇女。病原体多为金黄色葡萄球菌、大肠埃希菌、厌氧菌(类杆菌)或淋病奈瑟菌等混合感染。

(二)临床表现

前庭大腺炎可分为 3 种类型:前庭大腺导管炎、前庭大腺脓肿和前庭大腺囊肿。

1.前庭大腺导管炎

初期感染阶段多为导管炎,局部红肿、疼痛及性交痛,检查可见患侧前庭大腺开口处呈白色小点,有明显压痛。

2.前庭大腺脓肿

导管开口处闭塞,脓性分泌物不能排出,积聚于导管及腺体中,并逐渐扩大形成前庭大腺脓肿。脓肿直径达 3～6 cm,多为单侧,局部有红肿热痛,皮肤变薄,触痛明显,有波动感,脓肿继续增大,壁薄,可自行破溃,症状随之减轻,若破口小,脓液引流不畅,症状可反复发作。全身症状可有发热,白细胞计数增高,患侧腹股沟淋巴结肿大。

3.前庭大腺囊肿

前庭大腺导管因非特异性炎症阻塞,使腺体内分泌物积聚,形成囊性扩张所致,但腺体无炎症。小者长期存在而无自觉症状,大者囊肿阻塞阴道口,导致患者行动不便,有肿胀感。检查可见大阴唇下方有囊性块状物,椭圆形,肿物大小不等,囊肿内含清澈透明液体,感染时可呈脓性。

(三)治疗

1.前庭大腺导管炎

多卧床休息;口服青霉素类、头孢菌素类、喹诺酮类抗生素;局部可用 1∶5 000 高锰酸钾液坐浴。

2.前庭大腺脓肿

待脓肿成熟有波动感时行切开引流术。消毒外阴后,在脓肿表面皮肤最薄处(大阴唇内侧)

做一半弧形切口，切口不宜过小，便于脓液充分引流排出，术后应置纱条于脓腔内引流，防止切口过早闭合。切开引流术后症状可迅速消除，但愈合后有可能反复发作，故可在炎症消除后，行前庭大腺摘除术。

3.前庭大腺囊肿

有感染时，按前庭大腺脓肿处理。无继发感染，则可行囊肿造口术。于大阴唇内侧皮肤与黏膜交界处行半弧形切口，剪去菱形状黏膜及囊壁一小块，然后将黏膜与囊壁间断缝合。由于前庭大腺开口未闭塞，故腺体仍有正常分泌功能。亦可采用CO_2激光造口术，复发率较低。

六、外阴前庭炎

外阴前庭炎为一慢性持续性临床综合征，其特点为外阴前庭部发红，性交时阴道口有剧痛不适，或触摸、压迫前庭时局部疼痛。

(一)病因

尚不清楚。可能与感染尤其是人乳头瘤病毒(HPV)感染、尿中尿酸盐刺激及心理因素有关。

(二)临床表现

好发于性生活活跃的妇女。主要症状为性交时阴道口剧痛或长期阴道口处烧灼感，可伴有尿痛、尿频，严重者导致性交畏惧感。检查见前庭部充血、肿胀，压痛明显。

(三)治疗

由于病因不明，治疗效果不理想。对症状较轻者，可采用药物治疗；对病变严重或药物治疗无效者，可采用手术治疗。

1.药物治疗

1∶5 000高锰酸钾温水坐浴，性交前液状石蜡润滑前庭部，1%氢化可的松或0.025%氟轻松软膏局部外涂，亦可同时应用2%～5%利多卡因溶液外涂。近年报道前庭局部黏膜下注射α-干扰素有一定疗效，有效率为50%。

2.手术治疗

切除前庭部疼痛处黏膜层，然后潜行游离部分阴道黏膜予以覆盖。前庭大腺开口处被切除后仍能自行重建。

七、外阴接触性皮炎

(一)病因

外阴皮肤直接接触某些刺激性物质或变应原而发生的炎症，如接触消毒剂、卫生巾、肥皂、阴茎套、紧身内裤等。

(二)临床表现

外阴接触刺激物或变应原后，局部有灼热感、疼痛、瘙痒，检查见皮肤潮红、皮疹、水肿、水疱甚至坏死、溃疡。

(三)治疗

去除病因，避免用刺激性物质。可口服赛庚啶、阿司咪唑或肾上腺皮质激素，局部用3%硼酸溶液冲洗后，涂抹炉甘石洗剂。若有继发感染时，可给予1%新霉素软膏涂抹。

(张 瑞)

第二节 阴 道 炎

女性阴道及其特定的菌群共同形成了一个巧妙的平衡生态体系，当此平衡被破坏时，即可导致阴道炎。改变阴道生态平衡的药物和其他因素有抗生素、激素、避孕药、阴道冲洗、阴道用药、性交、性传播疾病、紧张和多性伴侣等。

阴道内主要需氧菌有革兰氏阳性乳酸杆菌、类白喉杆菌、革兰氏阳性表皮葡萄球菌、链球菌、肠球菌和革兰氏阴性大肠埃希菌及阴道杆菌。主要厌氧菌有革兰氏阳性消化球菌属及消化链球菌属、革兰氏阴性类杆菌属、梭状芽孢杆菌。除细菌外尚有衣原体、支原体、病毒、原虫、真菌等。

阴道炎主要病因：①外阴阴道假丝酵母菌病；②滴虫性阴道炎；③细菌性阴道病；④老年性阴道炎；⑤阿米巴性阴道炎；⑥婴幼儿阴道炎；⑦过敏性阴道炎。

一、外阴阴道假丝酵母菌病

外阴阴道假丝酵母菌病是由假丝酵母菌引起的一种常见外阴阴道炎，约75％妇女一生中至少患过1次外阴阴道假丝酵母菌病。

（一）病因

假丝酵母菌呈卵圆形，有芽生孢子及细胞发芽伸长而形成的假菌丝，80％～90％病原体为白色假丝酵母菌，10％～20％为光滑假丝酵母菌、近平滑假丝酵母菌、热带假丝酵母菌等。假丝酵母菌系阴道内常驻菌种，也可由肠道传染来，其繁殖、致病、发病取决于宿主抵抗力及阴道内环境的变化。当阴道内糖原增多，酸度增高时，最适宜假丝酵母菌繁殖而引起炎症。妊娠、避孕药、抗生素、激素和免疫抑制剂的使用均有利于假丝酵母菌繁殖，阴道和子宫颈有病理改变时，假丝酵母菌发病率亦增高，肥胖及甲状旁腺、甲状腺和肾上腺功能减退等均影响假丝酵母菌的繁殖和生长且与发病有关，亦与大量雌激素应用、糖尿病、穿紧身化纤内裤、性交过频、性传播、偏嗜甜食有关。

（二）临床表现

主要表现为外阴阴道瘙痒，严重时抓破外阴皮肤，可有外阴烧灼感、阴道痛、性交疼痛及排尿灼热感，排尿或性交可使症状加剧，阴道分泌物增多，典型的白带为白色豆渣样，稠厚，无臭味。

检查时可见阴道黏膜被白色膜状豆渣样分泌物覆盖，擦除后见黏膜充血、水肿或为表浅糜烂面，外阴因搔抓或分泌物刺激可出现抓痕、表皮剥脱、肿胀和红斑。

（三）诊断

典型病例不难诊断，若在分泌物中找到假丝酵母菌的芽孢及菌丝即可确诊。检查时可用悬滴法（加1滴生理盐水或10％氢氧化钾）在显微镜下找芽孢和假菌丝。若有症状而多次检查阴性时，可改用培养法。顽固病例应检查尿糖，必要时查血糖，并详细询问有无服用大量皮质激素和长期应用抗生素的病史，以寻找发病的可能诱因。

（四）治疗

1.去除诱因

及时了解存在的诱因并及时消除，如停服广谱抗生素、雌激素等。合并糖尿病时要同时予以治疗，宜选用棉质内裤，患者的毛巾、内裤等衣物要隔离洗涤，用开水烫，以免传播。假丝酵母菌培养阳性但无症状者无须治疗，因为10%～20%妇女阴道内有假丝酵母菌寄生。

2.改变阴道酸碱度

假丝酵母菌在pH 5.5～6.5环境下最适宜生长繁殖，因此可改变阴道酸碱度造成不利于其生长的环境。方法是用碱性溶液如2%～4%碳酸氢钠溶液冲洗阴道或坐浴，每天2次，10天为1个疗程。

3.药物治疗

(1)制霉菌素栓(米可定泡腾阴道片)：每枚10万U，每晚置阴道内1枚，10～14天为1个疗程，怀疑为肠道假丝酵母菌传播致病者，应口服制霉菌素片剂，每次50万～100万U，每天3次，7～11天为1个疗程，以消灭自身的感染源。

(2)咪唑类药物：包括布康唑、咪康唑、克霉唑、酮康唑、益康唑、伊曲康唑、特康唑、氟康唑等，已成为治疗外阴阴道假丝酵母菌病的推荐疗法。①布康唑：阴道霜，5 g/d，睡时阴道内用，共3天。②咪康唑：阴道栓剂，每晚1粒，每粒200 mg，共7天或每粒400 mg，共3天。2%咪康唑乳膏，5 g/d，睡时阴道内用，共7天。③克霉唑：又称三苯甲咪唑，克霉唑阴道片100 mg，每晚1次，7天为1个疗程，或200 mg，每晚1次，3天为1个疗程；亦有用1%克霉唑阴道乳膏5 g每晚涂于阴道黏膜上，7～14天为1个疗程。油膏亦可涂在外阴及尿道口周围，以减轻瘙痒症状及小便疼痛。克霉唑500 mg单剂阴道给药，疗效与上述治疗方案相近。④酮康唑：是一种新型口服吸收的抗真菌药物，200 mg，每天1次或2次口服，5天为1个疗程，疗效与克霉唑或咪康唑阴道给药相近。对于复发性外阴阴道假丝酵母菌病患者，现主张用酮康唑口服治疗。⑤益康唑：为咪唑类药物，抗菌谱较广、对深部或浅部真菌均有效，制剂有50 mg或150 mg的阴道栓剂，1%的阴道霜剂，3天为1个疗程。⑥伊曲康唑：每片200 mg，口服每天2次，每次1片即可，也可200 mg口服，每天1次，共3天。⑦特康唑：0.4%霜剂，5 g/d，阴道内给药，共7天；0.8%霜剂，5 g/d，阴道内给药，共3天；阴道栓剂80 mg/d，共3天。⑧氟康唑：唯一获得FDA许可的治疗假丝酵母菌感染的口服药物，每片150 mg，仅需服用1片即可。

(3)顽固病例的治疗：外阴阴道假丝酵母菌病患者经过治疗，临床症状及体征消失，真菌学检查阴性后，又出现症状，真菌学检查阳性，并且一年内发作4次或4次以上者，称为复发性外阴阴道假丝酵母菌病，复发原因可能与性交传播或直肠假丝酵母菌感染有关。①查尿糖、血糖，除外糖尿病。②月经期间不能中断治疗，治疗期间不能性交。③最佳方案尚未确定，推荐一开始给予积极治疗10～14天，随即维持治疗6个月。如酮康唑每次100 mg，每天1次，维持6个月；或者治疗1个疗程结束后6个月内，每次经前用阴道栓剂，共3天。④应用广谱抗生素治疗其他感染性疾病期间，应同时用抗真菌软膏涂抹阴道，以防复发。⑤口服氟康唑、伊曲康唑、制霉菌素治疗直肠假丝酵母菌感染。⑥当与滴虫性阴道炎并存时，应注意同时治疗。

(4)妊娠期感染的治疗：为避免新生儿感染，应进行局部治疗。目前认为制霉菌素或咪康唑妊娠期局部用药对胎儿无害，可用2%碳酸氢钠溶液冲洗外阴后，阴道置上述栓剂，孕中期阴道给药时不宜塞入过深。

二、滴虫性阴道炎

(一)病因

滴虫性阴道炎由阴道毛滴虫引起。阴道毛滴虫为厌氧可活动的原虫，梨形，全长15～

20 μm，虫体前端有 4 根鞭毛，在 pH 5.5～6.0 时生长繁殖迅速。月经前后阴道 pH 发生变化时，隐藏在腺体及阴道皱襞中的滴虫常得以繁殖，引起炎症发作。滴虫能消除或吞噬阴道细胞内的糖原，阻碍乳酸的生成。本病可因性交引起，也与使用不洁浴具或穿着污染衣裤、接触污染便盆、被褥等有关。

(二)临床表现

20%～50%患者无症状，称为带虫者。滴虫单独存在时可不导致炎症反应。但由于滴虫消耗阴道细胞内糖原，改变阴道酸碱度，破坏其防御机制，故常在月经前后、妊娠期或产后等阴道 pH 改变时，继发细菌感染，引起炎症发作。

临床症状表现为阴道分泌物异常增多，常为稀薄泡沫状，有臭味，当混合细菌感染时分泌物呈脓性。10%患者诉外阴、阴道口瘙痒，有时伴性交痛、尿频、尿痛、血尿。

检查可见阴道黏膜呈散在红色点状皮损或草莓状宫颈，后穹隆有较多的泡沫状分泌物。单纯带虫者阴道黏膜可无异常发现。

(三)诊断

采用悬滴法在阴道分泌物中找到滴虫即可确诊。阴道分泌物涂片可见大量白细胞而未能从镜下检出滴虫者，可采用培养法。采集分泌物前 24～48 小时应避免性交、阴道冲洗或局部用药，且不宜行双合诊检查，窥阴器不涂抹润滑剂。近来开始运用荧光标记单克隆抗体检测、酶联免疫吸附法和多克隆抗体乳胶凝集法诊断，敏感度为 76%～95%。

(四)治疗

1.甲硝唑

传统治疗方案：200 mg 口服，每天 3 次，7 天为 1 个疗程，或 400 mg 口服，每天 2 次，5 天为 1 个疗程。亦可 2 g 单次口服。单剂量治疗的好处是总药量少，患者乐意接受，但因剂量大，可出现不良反应，因此选用单剂量疗法一定要慎重。用药期间或用药后 24 小时内不能饮用含酒精的饮料，配偶亦需同时采用甲硝唑口服治疗。

2.替代方案

有以下几种：①替硝唑 500 mg，每天 2 次，连服 7 天。②甲苯达唑 100 mg，每天 2 次，连服 3 天。③硝呋拉太 200 mg，每天 3 次，连服 7 天。

3.阴道局部用药

阴道局部用药症状缓解相对较快，但不易彻底杀灭滴虫，停药后易复发。先采用 0.5%醋酸清洗阴道后，将甲硝唑 200 mg 置入阴道内，每晚 1 次，7 天为 1 个疗程，或用甲硝唑泡腾片 200 mg，滴维净(每片含乙酰胂胺 250 mg、硼酸30 mg)，卡巴胂 200 mg，曲古霉素栓 10 万 U，每晚 1 枚置阴道内，7 天为 1 个疗程。

4.治疗中的注意事项

月经干净后阴道 pH 偏碱性，利于滴虫生长，因而可能在月经干净后复发，故应在下次月经净后再治疗 1 个疗程，以巩固疗效。

三、细菌性阴道病

(一)病因

细菌性阴道病为阴道内正常菌群失调所致的一种混合感染。以往曾称非特异性阴道炎、嗜血杆菌性阴道炎、棒状杆菌性阴道炎、加德纳菌性阴道炎、厌氧性阴道病，1984 年被正式命名为细菌性阴道病。此病非单一致病菌引起，而是多种致病菌大量繁殖导致阴道生态系统失调的一种阴道病理状态，因局部无明显炎症反应，分泌物中白细胞少，故而称作阴道病。

细菌性阴道病为生育妇女最常见的阴道感染性疾病。有统计在性传播疾病门诊的发生率为15%～64%，年龄在15～44岁，妊娠妇女发病率16%～29%。正常阴道内以产生过氧化氢的乳杆菌占优势，细菌性阴道病时，乳杆菌减少而其他细菌大量繁殖，主要有加德纳菌、动弯杆菌、普雷沃菌、类杆菌等厌氧菌，以及人型支原体，其数量可增加100～1 000倍。阴道生态环境和pH的改变，是加德纳菌等厌氧菌大量繁殖的致病诱因，其发病与妇科手术、既往妊娠数、性伴侣数目有关。口服避孕药有支持乳杆菌占优势的阴道环境的作用，对细菌性阴道病起到一定防护作用。

（二）临床表现

20%～50%患者无症状，有症状者表现为阴道分泌物增多，呈灰白色或灰黄色，稀薄，腥臭味，尤其是性交后更为明显，因碱性黏液可使阴道pH升高，促进加德纳菌等厌氧菌的生长，引起胺类释放所致。少数患者可有外阴瘙痒及灼热感。细菌性阴道炎可引起宫颈上皮不典型增生、子宫内膜炎、输卵管炎、盆腔炎、异位妊娠与不孕。孕期细菌性阴道炎感染可引起早产、胎膜早破、绒毛膜羊膜炎、产褥感染、新生儿感染。

检查见阴道口有分泌物流出，可闻到鱼腥味，分泌物稀薄并黏着于阴道壁，易擦掉，阴道黏膜无充血等炎症改变。

（三）诊断

根据临床特征和阴道分泌物镜检多能明确诊断。临床上如按滴虫性阴道炎、外阴阴道假丝酵母菌病治疗无效时，应考虑细菌性阴道炎。细菌性阴道炎诊断的4项标准，有其中的3项即可诊断：①阴道分泌物增多，均匀稀薄。②阴道pH＞4.5。③胺试验阳性，取阴道分泌物少许置玻片上，加入10%氢氧化钾溶液1～2滴，立即可闻及一种鱼腥味即为阳性。这是由于厌氧菌产生的胺遇碱释放氨所致，但非细菌性阴道炎患者性生活后由于碱性精液的影响，胺试验也可为阳性。④线索细胞阳性，取少许阴道分泌物置玻片上，加1滴生理盐水于高倍镜下观察，视野中见到20%以上的线索细胞即为阳性。线索细胞系阴道壁脱落的表层细胞，于细胞边缘吸附大量颗粒状物质，即各种厌氧菌尤其是加德纳菌，以致细胞边缘不清，呈锯齿状。

（四）治疗

治疗目的是缓解阴道症状和体征。治疗原则：①无症状者无须治疗；②性伴侣不必治疗；③妊娠期细菌性阴道炎应积极治疗；④经阴道手术如子宫内膜活检、宫腔镜、节育环放置、子宫输卵管碘油造影检查、刮宫术等应在术前积极治疗。

1.全身治疗

（1）首选药物为口服甲硝唑。甲硝唑有助于细菌性阴道炎患者重建正常阴道内环境。美国疾病控制中心的推荐方案是：甲硝唑500 mg口服，每天2次，或400 mg口服，每天3次，共7天，治愈率达82%～97%。备用方案：甲硝唑2 g单次顿服，治愈率为47%～85%。

（2）克林霉素对厌氧菌及加德纳菌均有效。用法：300 mg口服，1天2次，共7天，治愈率97%，尤其适用于妊娠期细菌性阴道炎患者及甲硝唑治疗失败或不能耐受者。不良反应有腹泻、皮疹、阴道刺激症状，均不严重，无须停药。

2.局部治疗

（1）甲硝唑500 mg置于阴道内，每晚1次，7～10天为1个疗程，或0.75%甲硝唑软膏（5 g）阴道涂布，每天2次，5～7天为1个疗程。

(2)2%克林霉素软膏 5 g 阴道涂布，每天 1 次，7 天为 1 个疗程，治愈率 80%～85%，适宜于妊娠期细菌性阴道炎治疗。

(3)乳酸(pH 3.5)5 mL 置入阴道内，每天 1 次，7 天为 1 个疗程。

(4)3%过氧化氢冲洗阴道，每天 1 次，7 天为 1 个疗程。

(5)对于混合感染如合并滴虫性阴道炎、外阴阴道假丝酵母菌病患者，可采用聚甲酚磺醛阴道栓 1 枚，每天 1 次，或保菌清阴道栓(含硫酸新霉素、多黏菌素 B、制霉菌素、乙酰胂胺)1 枚，每天1 次，6 天为 1 个疗程。

3.妊娠期细菌性阴道炎的治疗

推荐方法为甲硝唑 200 mg，每天 3 次，共 7 天。替代疗法为甲硝唑 2 g 顿服或克林霉素 300 mg，每天 2 次，共 7 天。妊娠期不宜阴道内给药，有可能增加早产的危险。

四、老年性阴道炎

(一)病因

绝经后妇女由于卵巢功能衰竭，雌激素水平下降，阴道黏膜变薄，皱褶消失，细胞内缺乏糖原，阴道内 pH 多呈碱性，杀灭病原菌能力降低，加之血供不足，当受到刺激或被损伤时，毛细血管容易破裂，出现阴道不规则点状出血，如细菌侵入繁殖，可引起老年性阴道炎。

(二)临床表现

阴道分泌物增多，水样、脓性或脓血性。可有下腹坠胀不适及阴道灼热感。由于分泌物刺激，患者感外阴及阴道瘙痒。

检查见阴道呈老年性改变，皱襞消失，上皮菲薄，阴道黏膜充血，有点状出血，严重时形成表浅溃疡。若溃疡面相互粘连，阴道检查分离时可引起出血，粘连严重者可导致阴道闭锁，闭锁段上端分泌物不能排出可形成阴道或宫腔积脓。长期炎性刺激后可因阴道黏膜下结缔组织纤维化，致使阴道狭窄。

(三)诊断

根据临床表现不难诊断，但必须除外滴虫性阴道炎或外阴阴道假丝酵母菌病。此外，发现血性白带时还需警惕子宫恶性肿瘤的存在，必要时应行分段诊断性刮宫或局部活检予以确诊。

(四)治疗

治疗原则为增强阴道抵抗力和抑制细菌生长。

1.保持外阴清洁和干燥

分泌物多时可用 1%乳酸或 0.5%醋酸或 1∶5 000 高锰酸钾坐浴或冲洗阴道。

2.雌激素制剂全身给药

尼尔雌醇，每半月 2～4 mg 口服；结合雌激素，每天 0.625 mg 口服；戊酸雌二醇，每天 1～2 mg口服；克龄蒙(每片含戊酸雌二醇 2 mg，醋酸环丙孕酮1 mg)，每天 1 片；诺更宁(每片含雌二醇 2 mg，醋酸炔诺酮 1 mg)，每天 1 片。以上药物可任意选用 1 种。

3.雌激素制剂局部给药

己烯雌酚 0.5 mg，每晚 1 次，7 天为 1 个疗程；或结合雌激素阴道软膏 0.5～2 g/d，7 天为 1 个疗程。

4.抗生素软膏或粉剂局部给药

甲硝唑、氧氟沙星、磺胺异唑、氯霉素局部涂抹，隔天 1 次，7 次为 1 个疗程。

五、婴幼儿阴道炎

(一)病因

婴幼儿卵巢尚未发育,阴道细长,黏膜仅由数层立方上皮组成,阴道上皮糖原很少,阴道 pH 6.0~7.5,故对细菌的抵抗力弱,阴道内乳杆菌极少,而杂菌较多,这些细菌作用于抵抗力较弱或受损的阴道时,极易产生婴幼儿阴道炎。婴幼儿阴道炎常与外阴炎并存,多见于1~5岁的幼女。80%为大肠埃希菌属感染,葡萄球菌、链球菌、变形杆菌、淋病奈瑟菌、滴虫、假丝酵母菌、蛲虫也可引起感染。年龄较大儿童阴道内异物亦常致继发性感染。

(二)临床表现

主要症状为阴道口处见脓性分泌物,味臭。由于阴道分泌物刺激可导致外阴瘙痒,患者常用手搔抓外阴,甚至哭闹不安。检查可见外阴红肿、破溃、前庭黏膜充血。慢性外阴炎可致小阴唇粘连,慢性阴道炎可致阴道闭锁。

(三)诊断

根据症状、体征,临床诊断并不困难。应取分泌物找滴虫、假丝酵母菌或涂片染色找致病菌,必要时做细菌培养。还应做肛门检查以排除阴道异物及肿瘤。

(四)治疗

(1)保持外阴清洁、干燥,不穿开裆裤。如阴道分泌物较多,可在尿布内垫上消毒棉垫并经常更换棉垫与尿布。

(2)婴幼儿大小便后用1∶5 000高锰酸钾温热水冲洗外阴,年龄较大的小儿可用1∶5 000高锰酸钾温水坐浴,每天3次。外阴擦干后,可用下列药物:15%氧化锌粉、15%滑石粉、炉甘石洗剂、紫草油。瘙痒剧烈时可用制霉菌素软膏或氢化可的松软膏,外阴及阴道口可适量涂抹雌激素霜剂或软膏,也可口服己烯雌酚0.1 mg,每晚1次,连服7天。

(张 瑞)

第三节 盆腔炎性疾病

一、概述

盆腔炎性疾病是妇女常见疾病,包括子宫内膜炎、附件炎、盆腔腹膜炎、盆腔结缔组织炎、女性生殖器结核等。美国疾病控制与预防中心已将这一临床综合征定义为盆腔炎性疾病。既往盆腔炎性疾病多因产后、剖宫产后、流产后及妇科手术后细菌进入创面感染而致病,近年来则多由下生殖道的性传播疾病及细菌性阴道病上行感染造成。发病可局限于一个部位、几个部位或整个盆腔脏器。

(一)发病率

盆腔炎性疾病在一些性生活紊乱及性病泛滥的国家中是最常见的疾病。在工业化国家中,生育年龄组妇女每年盆腔炎性疾病的发生率可达2%,估计美国每年有高达100万人患此病,其中需住院治疗者约20万人。我国盆腔炎性疾病发病率亦有升高的趋势,但尚无此方面确切的统计数字。

(二)病原体

通过对上生殖道细菌培养的研究,明确证明盆腔炎性疾病的发生为多重微生物感染所致,且许多细菌为存在于下生殖道的正常菌群。常见的致病菌有以下几种。

1.需氧菌

(1)葡萄球菌:属革兰氏阳性球菌,其中以金黄色葡萄球菌致病力最强,多于产后、剖宫产后、流产后或妇科手术后细菌通过宫颈上行感染至子宫、输卵管黏膜。葡萄球菌对一般常用的抗生素可产生耐药,根据药物敏感试验用药较为理想,耐青霉素的金黄色葡萄球菌对头孢唑林钠、万古霉素、克林霉素及第三代头孢菌素敏感。

(2)链球菌:也属革兰氏阳性球菌,其中以乙型链球菌致病力最强,能产生溶血素及多种酶,使感染扩散。本菌对青霉素敏感,患病后只要及时、足量、足疗程治疗基本无死亡。此菌可在成年女性阴道长期寄居,有报道妊娠后期此类菌在阴道的携带率为5%～29%。

(3)大肠埃希菌:为肠道的寄生菌,一般不致病,但在机体抵抗力下降,或因外伤等侵入肠道外组织或器官时可引起严重的感染,甚至产生内毒素休克,常与其他致病菌混合感染。本菌对卡那霉素、庆大霉素、头孢唑林钠、羧苄西林敏感,但易产生耐药菌株,可在药敏试验指导下用药。

此外尚有肠球菌、克雷伯杆菌属、奈瑟淋病双球菌、阴道嗜血杆菌等。

2.厌氧菌

厌氧菌是盆腔感染的主要菌种。厌氧菌主要来源于结肠、直肠、阴道及口腔黏膜,肠腔中厌氧菌与需氧菌的数量比为100∶1,阴道内两者的比例为10∶1。女性生殖道内常见的厌氧菌有以下几种。

(1)消化链球菌:属革兰氏阳性菌,易滋生于产后子宫内坏死的蜕膜碎片或残留的胎盘中,其内毒素毒力低于大肠埃希菌,但能破坏青霉素的β-内酰胺酶,对青霉素有抗药性,还可产生肝素酶,溶解肝素。促进凝血,导致血栓性静脉炎。

(2)脆弱类杆菌:为革兰氏阴性菌,为严重盆腔感染中的主要厌氧菌,这种感染易造成盆腔脓肿,恢复期长,伴有恶臭。本菌对甲硝唑、克林霉素、头孢菌素、多西环素敏感,对青霉素易产生耐药。

(3)产气荚膜梭状芽孢杆菌:为革兰氏阴性菌,多见于创伤组织感染及非法堕胎等的感染,分泌物恶臭,组织内有气体,易产生中毒性休克、弥漫性血管内凝血及肾衰。对克林霉素、甲硝唑及三代头孢菌素敏感。

除上述3种常见的厌氧菌外,二路拟杆菌和二向拟杆菌也是常见的致病菌,对青霉素耐药,对抗厌氧菌抗生素敏感。

3.性传播的病原体

如淋球菌、沙眼衣原体、支原体等。是工业化国家中导致盆腔炎性疾病的主要病原体,占60%～70%。性传播病原体与多种微生物感染导致的盆腔炎性疾病常可混合存在,且在感染过程中可相互作用。淋球菌、衣原体所造成的宫颈炎、子宫内膜炎为阴道内的细菌上行感染创造了条件,也有人认为在细菌性阴道病时,淋球菌及衣原体更易进入上生殖道。

(三)感染途径

盆腔炎性疾病主要由病原体经阴道、宫颈的上行感染引起。其他途径有以下几种。

1.经淋巴系统蔓延

细菌经外阴、阴道、宫颈裂伤、宫体创伤处的淋巴管侵入内生殖器及盆腔腹膜、盆腔结缔组织等部分，可形成产后感染，流产后感染或手术后感染。

2.直接蔓延

盆腔中其他脏器感染后，直接蔓延至内生殖器。如阑尾炎可直接蔓延到右侧输卵管，发生右侧输卵管炎。盆腔手术损伤后的继发感染亦可引起严重的盆腔炎。

3.经血液循环传播

病原体先侵入人体的其他系统，再经过血液循环达内生殖器，如结核菌感染，由肺或其他器官的结核灶可经血液循环而传至内生殖器，菌血症也可导致盆腔炎症。

4.盆腔炎性疾病的预防

盆腔炎性疾病可来自产后、剖宫产、流产及妇科手术操作后。因此必须做好宣传教育，注意孕期的体质，分娩时减少局部的损伤，对损伤部位的操作要轻，注意局部的消毒。月经期生殖器官抵抗力较弱，宫颈口开放，易造成上行感染，故应避免手术。手术前应详细检查患者的体质，有无贫血及其他脏器的感染灶，如有应予以治疗。此外也存在一些盆腔手术后发生的盆腔炎性疾病，妇科围术期应选用广谱类抗生素，常用的有氨苄西林、头孢羟氨苄、头孢唑林钠、头孢西丁钠、头孢噻肟钠、头孢替坦、头孢曲松钠等。多数学者主张抗生素应在麻醉诱导期，即术前 30 分钟 1 次足量静脉输注，20 分钟后组织内抗生素浓度可达高峰。必要时加用抗厌氧菌类抗生素如甲硝唑、替硝唑、克林霉素等。如手术操作60～90 分钟，在 4 小时内给第 2 次药。剖宫产术可在钳夹脐带后给药，可选用抗厌氧菌类药物，如甲硝唑、替硝唑、克林霉素等。给药剂量及次数还需根据病变种类、手术的复杂性及患者情况而定。

可导致盆腔炎性疾病常见的其他手术，有各类需将器械伸入宫腔的操作，如人工流产，放、取环术，子宫输卵管造影等。我国在进行宫腔的计划生育手术前，需常规检查阴道清洁度、滴虫、真菌等，发现有阴道炎症者先给予治疗，有助于预防术后盆腔炎性疾病的发生。

性乱史是导致盆腔炎性疾病的重要因素。应加强对年轻妇女及其性伴侣的性传播疾病教育工作，包括延迟初次性交的时间，限制性伴侣的数量，避免与有性传播疾病者进行性接触，坚持使用屏障式的避孕工具，积极诊治无并发症的下生殖道感染等。

二、子宫内膜炎

子宫内膜炎是妇科常见的疾病，多与子宫体部的炎症并发，有急性子宫内膜炎及慢性子宫内膜炎两种。

(一)急性子宫内膜炎

1.概述

急性子宫内膜炎多发生于产后、剖宫产后、流产后及宫腔内的手术后。一些妇女在月经期、身体抵抗力虚弱时性交，或医务人员在不适当的情况下(如宫腔或其他部位的脏器已有感染)进行刮宫术，宫颈糜烂的电熨术，输卵管通液或造影术等均可导致急性子宫内膜炎。感染的细菌最常见者为链球菌、葡萄球菌、大肠埃希菌、淋球菌、衣原体及支原体、厌氧菌等，细菌可突破子宫颈的防御功能侵入子宫内膜发生急性炎症。

(1)病理表现：子宫内膜炎时子宫内膜充血、肿胀，有炎性渗出物，可混有血，也可为脓性渗出物；重症子宫内膜炎内膜坏死，呈灰绿色，分泌物可有恶臭。镜下见子宫内膜有大量多核白细胞浸润，细胞间隙内充满液体，毛细血管扩张，严重者细胞间隙内可见大量细菌，内膜坏死脱落形成溃疡。如果宫颈开放，引流通畅，宫腔分泌物清除可自愈；但也有炎症向深部侵入导致子宫肌炎、输卵管炎；如宫颈肿胀，引流不畅则形成子宫腔积脓。

(2)临床表现：急性子宫内膜炎患者可见白带增多，下腹痛，白带呈水样、黄白色、脓性，或混有血，如系厌氧菌感染，则分泌物带有恶臭。下腹痛可向双侧大腿放射，疼痛程度根据病情而异。发生在产后、剖宫产后或流产后者则有恶露长时间不净，如炎症未治疗，可扩散至子宫肌层及输卵管、卵巢、盆腔结缔组织，症状可加重，高热可达 39～40 ℃，下腹痛加剧，白带增多。体检子宫可增大，有压痛，全身体质衰弱。

2.诊断要点

主要根据病史和临床表现来诊断。

3.治疗方案

(1)全身治疗：本病全身治疗较重要，需卧床休息，给予高蛋白流食或半流食，在避免感冒情况下，开窗通风，体位以头高脚低位为宜，以利于宫腔分泌物引流。

(2)抗生素治疗：在药物敏感试验无结果前给予广谱抗生素，如青霉素，氨基糖苷类抗生素如庆大霉素、卡那霉素等对需氧菌有效，而甲硝唑对厌氧菌有效。细菌培养药物敏感试验结果得出后，可更换敏感药物。①庆大霉素：80 mg 肌内注射，每 8 小时 1 次。②头孢菌素：可用第三代产品，对革兰氏阳性、阴性菌，球菌及杆菌均有效，急救情况下，可将此药 1 g 溶于 0.9%盐水 100 mL中同时加入地塞米松 5～10 mg，静脉点滴，每天 1～2 次，经 3 天治疗后体温下降病情好转时，可改服头孢唑林钠 0.25 g 每天 4 次，皮质激素也应逐渐减量至急性症状消失。如对青霉素过敏，可换用林可霉素 300～600 mg，静脉滴注，每天 3 次，体温平稳后，可改口服用药，每天 1.5～2 g，分 4 次给药，持续 1 周，病情稳定后停药。③诺氟沙星片：对变形杆菌、铜绿假单胞菌具有强大的抗菌作用，可抑制细菌 DNA 合成，服药后可广泛分布于全身，对急性子宫内膜炎有良好的治疗作用。每次 0.2 g，每天 3 次，连服 10～14 天，或氧氟沙星 200 mg 静脉滴注，每天 2～3 次，对喹诺酮类药物过敏者最好不用。④有条件者可对急性子宫内膜炎患者进行住院治疗，以解除症状及保持输卵管的功能。可选择抗生素方案：头孢西丁 2 g 静脉注射，每 6 小时 1 次，或头孢替坦 2 g 静脉注射，每 12 小时 1 次，加强力霉素 100 mg 每 12 小时 1 次口服或静脉注射，共 4 天，症状改善后 48 小时，继续使用多西环素 100 mg，每天 2 次，共 10～14 天。此方案对淋球菌及衣原体感染均有效。克林霉素 900 mg 静脉注射，每 8 小时 1 次，庆大霉素 2 mg/kg 静脉或肌内注射，此后约 1.5 mg/kg，每8 小时 1 次，共 4 天，用药 48 小时后，如症状改善，继续用多西环素 100 mg，每天 2 次口服，共给药 10～14 天，此方案对厌氧菌及兼性革兰氏阴性菌有效。使用上述方案治疗后，体温下降或症状消失 4 小时后患者可出院，继续服用多西环素 100 mg，每 12 小时 1 次，共10～14 天，对淋球菌及衣原体感染均有效。

(3)手术治疗：一般急性子宫内膜炎不做手术治疗，以免引起炎症扩散，但如宫腔内有残留物、宫颈引流不畅，宫腔内积留分泌物，或老年妇女宫腔积脓时，需在给大量抗生素、病情稳定后清除宫腔残留物及取出宫内避孕器，或扩张宫颈使宫腔分泌物引流通畅，尽量不做刮宫。

(二)慢性子宫内膜炎

1.概述

慢性子宫内膜炎常因宫腔内分泌物通过子宫口流出体外，症状不甚明显，仅有少部分患者因防御机制受损，或病原体作用时间过长，对急性炎症治疗不彻底而形成。其病因如下。

(1)分娩、产后、剖宫产术后：有少量胎膜或胎盘残留于子宫腔，子宫复旧不全，引起慢性子宫内膜炎。

(2)宫内避孕器：宫内避孕器的刺激常可引起慢性子宫内膜炎。

(3)围绝经期或绝经期：体内雌激素水平降低，子宫内膜菲薄，易受细菌感染，发生慢性子宫内膜炎。

(4)宫腔内有黏膜下肌瘤、息肉、子宫内膜腺癌：子宫内膜易受细菌感染发生炎症。

(5)子宫内膜下基底层炎症：常可感染子宫内膜功能层而发生炎症。

(6)老年性子宫内膜炎：常可与老年性阴道炎同时发生。

(7)细菌性阴道病：病原体上行感染至子宫内膜所致。

2.病理表现

其内膜间质常见有大量浆细胞及淋巴细胞，内膜充血、肿胀，有时尚可见到肉芽组织及纤维性变。

3.临床表现

慢性子宫内膜炎患者常诉有不规则阴道流血或月经不规则，有时有轻度下腹痛及白带增多。妇科检查子宫可增大，有触痛。少数子宫内膜炎可导致不孕。

4.诊断要点

主要依据患者病史和临床表现来诊断。

5.治疗方案

慢性子宫内膜炎在治疗上应去除原因，如在产后、剖宫产后、人工流产后疑有胎膜、胎盘残留者，如无急性出血，可给抗生素 3～5 天后做刮宫术；如因宫内避孕器而致病者，可取出宫内避孕器；如有黏膜下息肉、肌瘤或内膜腺癌者，可做相应的处理；如合并有输卵管炎、卵巢炎等则应做相应的处理；同时存在细菌性阴道病者，抗生素中应加用抗厌氧菌药物。

三、附件炎、盆腔腹膜炎

(一)概述

附件炎和盆腔腹膜炎为多发病，国外以淋球菌及沙眼衣原体感染为最多，占 60%～80%，其他为厌氧菌及需氧菌多种微生物的混合感染；国内以后者感染为主，但由性传播疾病引起者亦有增加趋势。主要原因有以下几种。

1.产后、剖宫产后及流产后感染

内在及外来的细菌上行通过剥离面或残留的胎盘、胎膜、子宫切口等至肌层、输卵管、卵巢及盆腔腹膜发生炎症，也可经破损的黏膜、胎盘剥离面通过淋巴、血行播散到盆腔。通过对上生殖道细菌培养的研究，明确证明盆腔炎性疾病是多重微生物感染，包括阴道的需氧菌、厌氧菌、阴道加德纳菌、流感嗜血杆菌等，其中厌氧菌占 70%～80%。厌氧菌中以各类杆菌及脆弱类杆菌最常见。

2.月经期性交

月经期宫颈口开放，子宫内膜剥脱面有扩张的血窦及凝血块，均为细菌的上行及滋生提供了良好的环境。如在月经期性交或使用不洁的月经垫，可使细菌侵入发生炎症。

3.妇科手术操作

任何通过宫颈黏液屏障的手术操作导致的盆腔感染，都称医源性盆腔炎性疾病，如放置宫内避孕器、人工流产、输卵管通液、造影等。其他妇科手术如宫颈糜烂电熨术、腹腔镜绝育术、人工流产子宫穿孔，盆腔手术误伤肠管等均可导致急性炎症。

4.邻近器官炎症的蔓延

邻近器官的炎症最常见者为急性阑尾炎、憩室炎、腹膜炎等。

5.盆腔炎性疾病

再次急性发作盆腔炎性疾病所造成的盆腔粘连、输卵管积水、扭曲等后遗症，易造成盆腔炎性疾病的再次急性发作，尤其是在患者免疫力低下、有不洁性交史等情况下。

6.全身性疾病

如败血症、菌血症等，细菌也可波及输卵管及卵巢发生急性盆腔炎性疾病。

7.淋球菌及沙眼衣原体

多为上行性急性感染，病原体多来自尿道炎、前庭大腺炎、宫颈炎等。

(二)病理表现

1.附件炎

当多重微生物造成产后、剖宫产后、流产后的急性输卵管炎、卵巢炎、输卵管卵巢脓肿时，病变可通过子宫颈的淋巴播散至子宫颈旁的结缔组织，首先侵及输卵管浆膜层再达肌层，输卵管内膜受侵较轻，或可不受累。病变是以输卵管间质炎为主，由于输卵管管壁增粗，可压迫管腔变窄，轻者管壁充血、肿胀，重者输卵管肿胀明显，且弯曲，并有纤维素性渗出物，引起周围组织粘连。炎症如经子宫内膜向上蔓延，首先引起输卵管内膜炎，使输卵管内膜肿胀、间质充血、肿胀及大量中性多核白细胞浸润，重者输卵管内膜上皮可有退行性变或成片脱落，引起输卵管管腔粘连闭塞或伞端闭锁，如有渗出物或脓液积聚，可形成输卵管积脓，与卵巢粘连形成炎性包块。卵巢表面有一层白膜包被，很少单独发炎，卵巢多与输卵管伞端粘连，发生卵巢周围炎，进一步形成卵巢脓肿，如脓肿壁与输卵管粘连贯通则形成输卵管卵巢脓肿。脓肿可发生于初次感染之后，但往往是在反复发作之后形成。脓肿多位于子宫后方、阔韧带后叶及肠管间，可向阴道、直肠间贯通，也可破入腹腔，发生急性弥漫性腹膜炎。

2.盆腔腹膜炎

病变腹膜充血、肿胀，伴有含纤维素的渗出液，可形成盆腔脏器粘连，渗出物聚集在粘连的间隙内，形成多个小脓肿，或聚集在子宫直肠窝形成盆腔脓肿，脓肿破入直肠，症状可减轻；如破入腹腔则可引起弥漫性腹膜炎，使病情加重。

(三)临床表现

视病情及病变范围大小，表现的症状不同，轻者可以症状轻微或无症状。重者可有发热及下腹痛，发热前可先有寒战、头痛，体温可高达 39～40 ℃，下腹痛多为双侧下腹部剧痛或病变部剧痛，可与发热同时发生。如疼痛发生在月经期则可有月经的变化，如经量增多、月经期延长；在非月经期发作则可有不规则阴道出血，白带增多，性交痛等。由于炎症的刺激，少数患者也可有膀胱及直肠刺激症状如尿频、尿急、腹胀、腹泻等。体格检查患者呈急性病容，脉速，唇干。妇科检查见阴道充血，宫颈充血有分泌物，呈黄白色或黏液脓性，有时带恶臭，阴道穹隆有触痛，宫颈有举痛，子宫增大，压痛，活动受限，双侧附件有增厚，或触及包块，压痛明显。下腹部剧痛常拒按，或一侧压痛，摆动宫颈时更明显，炎症波及腹膜时呈现腹膜刺激症状。如已发展为盆腔腹膜炎，则整个下腹部有压痛及反跳痛。

(四)诊断要点

重症及典型的盆腔炎性疾病病例根据病史、临床及实验室检查所见,诊断不难,但此部分患者只占盆腔炎性疾病的 4%左右。临床上绝大多数盆腔炎性疾病为轻到中度及亚临床感染者。这部分患者可无明确病史,临床症状轻微,或仅表现有下腹部轻微疼痛,白带稍多,给临床诊断带来困难。有研究显示因感染造成的输卵管性不孕患者中,30%~75%无盆腔炎性疾病病史,急性盆腔炎性疾病有发热者仅占 30%,有下腹痛、白带多、宫颈举痛者仅占 20%。有鉴于此,美国疾病控制与预防中心提出了新的盆腔炎性疾病诊断标准:①至少必须具备下列 3 项主要标准,下腹痛、宫颈举痛、附件区压痛。②此外,下列标准中具备 1 项或 1 项以上时,增加诊断的特异性。体温>38 ℃、异常的宫颈或阴道排液、沙眼衣原体或淋病双球菌的实验室证据、血沉加快或 C 反应蛋白升高。③对一些有选择的病例必须有下列的确定标准。阴道超声或其他影像诊断技术的阳性发现如输卵管增粗、伴或不伴管腔积液、输卵管卵巢脓肿或腹腔游离液体、子宫内膜活检阳性、腹腔镜下有与盆腔炎性疾病一致的阳性所见。

盆腔炎性疾病中有 10%~20%伴有肝周围炎或局部腹膜炎,多在腹腔镜检查时发现,被认为是感染性腹腔液体直接或经淋巴引流到膈下区域造成,以沙眼衣原体引起者最多见,偶见有淋球菌及厌氧菌引起者。腹腔镜下见肝周充血、炎性渗出,以及肝膈面与上腹、横膈形成束状、膜状粘连带。此种肝周炎很少侵犯肝实质,肝功能多正常。

1.阴道分泌物涂片检查

此方法简便、经济、实用。阴道分泌物涂片检查中每个阴道上皮细胞中多于 1 个以上的多形核白细胞就会出现白带增多,每高倍视野有 3 个以上白细胞诊断盆腔炎性疾病的敏感性达 87%,其敏感性高于血沉、C 反应蛋白,以及经过内膜活检或腹腔镜证实的有症状的盆腔炎性疾病所呈现出来的外周血的白细胞计数值。

2.子宫内膜活检

可得到子宫内膜炎的组织病理学诊断,被认为是一种比腹腔镜创伤小而又能证实盆腔炎性疾病的方法,因子宫内膜炎常合并有急性输卵管炎。子宫内膜活检与腹腔镜检查在诊断盆腔炎性疾病上有 90%的相关性。子宫内膜活检的诊断敏感性达 92%,特异性为 87%,并可同时取材做细菌培养,但有被阴道细菌污染的机会。

3.超声等影像学检查

在各类影像学检查方法中,B 超是最简便、实用和经济的方法,且与腹腔镜检查有很好的相关性。在急性、严重的盆腔炎性疾病时,经阴道超声可见输卵管增粗、管腔积液或盆腔有游离液体。B 超还可用于监测临床病情的发展,出现盆腔脓肿时,B 超可显示附件区肿块,伴不均匀回声。CT、MRI 有时也可显示出较清晰的盆腔器官影像,但由于其价值昂贵而不能普遍用于临床。对于早期、轻度的盆腔炎性疾病,B 超敏感性差。

4.腹腔镜检查

目前被认为是诊断盆腔炎性疾病的金标准,因可在直视下观察盆腔器官的病变情况,并可同时取材行细菌鉴定及培养而无阴道污染之虑。腹腔镜下诊断盆腔炎性疾病的最低标准为输卵管表面可见充血、输卵管壁肿胀及输卵管表面与伞端有渗出物,也可显示肝包膜渗出、粘连。

5.其他实验室检查

其他实验室检查包括白细胞计数增多、血沉增快、C 反应蛋白升高、血清 CA125 升高等,虽对临床诊断有所帮助,但均缺乏敏感性与特异性。

(五)治疗方案

盆腔炎性疾病治疗目的是缓解症状、消除当前感染及降低远期后遗症的危险。

1.全身治疗

重症者应卧床休息,给予高蛋白流食或半流食,体位以头高脚低位为宜,以利于宫腔内及宫颈分泌物排出体外,盆腔内的渗出物聚集在子宫直肠窝内而使炎症局限。补充液体,纠正电解质紊乱及酸碱平衡,高热时给予物理降温,并应适当给予止痛药,避免无保护性交。

2.抗生素治疗

近年来由于新的抗生素不断问世,细菌培养技术的提高,以及药物敏感试验的配合,使临床上得以合理使用抗生素,对急性炎症可达到微生物学的治愈(治愈率为84%~98%),一般在药物敏感试验做出以前,先使用需氧菌、厌氧菌,以及淋球菌、沙眼衣原体兼顾的广谱抗生素,待药敏试验做出后再更换,一般是根据病因及发病后已用过何种抗生素作为参考来选择用药。急性附件炎、盆腔腹膜炎常用的抗生素如下。

(1)青霉素或红霉素与氨基糖苷类药物及甲硝唑联合:青霉素G每天240万~1 000万单位,静脉滴注,病情好转后改为每天120万~240万单位,每4~6小时1次,分次给药或连续静脉滴注。红霉素每天0.9~1.25 g静脉滴注,链霉素0.75 g肌内注射,每天1次。庆大霉素每天16万~32万单位,分2~3次静脉滴注或肌内注射,一般疗程<10天。甲硝唑500 mg静脉滴注,每8小时1次,病情好转后改口服400 mg,每8小时1次。

(2)第1代头孢菌素与甲硝唑合用:对第1代头孢菌素敏感的细菌有β溶血性链球菌、葡萄球菌、大肠埃希菌等。头孢噻吩每天2 g,分4次肌内注射;头孢唑林钠每次0.5~1 g,每天2~4次,静脉滴注;头孢拉定,静脉滴注每天量为100~150 mg/kg,分次给予,口服每天2~4 g,分4次空腹服用。

(3)克林霉素与氨基糖苷类药物联合:克林霉素每次600 mg,每6小时1次,静脉滴注,体温降至正常后24~48小时改口服,每次300 mg,每6小时1次。克林霉素对多数革兰氏阳性和厌氧菌(如类杆菌,消化链球菌等)及沙眼衣原体有效。与氨基糖苷类药物合用有良好的效果。但此类药物与红霉素有拮抗作用,不可与其联合。

(4)林可霉素:其作用与克林霉素相同,用量每次300~600 mg,每天3次,肌内注射或静脉滴注。

(5)第2代头孢菌素:对革兰氏阴性菌的作用较为优越,抗酶性能强,抗菌谱广。临床用于革兰氏阴性菌。如头孢呋辛,每次0.75~0.5 g,每天3次肌内注射或静脉滴注;头孢孟多轻度感染每次0.5~1 g,每天4次静脉滴注,较重的感染每天6次,每次1 g;头孢西丁对革兰氏阳性及阴性需氧菌与厌氧菌包括脆弱类杆菌均有效,每次1~2 g,每6~8小时1次静脉注射或静脉滴注,可单独使用。

(6)第3代头孢菌素:对革兰氏阴性菌的作用较第2代头孢菌素更强,抗菌谱广,耐酶性能强,对第1、2代头孢菌素耐药的一些革兰氏阴性菌株常可有效。头孢噻肟对革兰氏阴性菌有较强的抗菌效能,但对脆弱杆菌较不敏感。一般感染每天2 g,分2次肌内注射或静脉注射,中度或重度感染每天3~6 g,分3次肌内注射或静脉注射。头孢曲松钠1~2 g,每天2次静脉注射。

(7)哌拉西林:对多数需氧菌及厌氧菌均有效,每天4~12 g,分3~4次静脉注射或静脉滴注,严重感染每天可用16~24 g。

(8)喹诺酮类药物:如诺氟沙星、氧氟沙星、环丙沙星等,其抗菌谱广,对革兰氏阳性、阴性菌均有抗菌作用，且具有较好的组织渗透性，口服量每天 0.2～0.6 g，分 2～3 次服用。其中氟罗沙星由于其半衰期长，每天 1 次服 0.2～0.4 g 即可。

3.中药治疗

主要为活血化瘀、清热解毒，如用银翘解毒汤、清营汤、安宫牛黄丸、紫雪丹等。

4.手术治疗

(1)经药物治疗 48～72 小时，体温持续不降，肿块增大，出现肠梗阻、脓肿破裂或中毒症状时，应及时行手术处理。年轻妇女要考虑保留卵巢功能，对体质衰弱的患者，手术范围需根据具体情况决定。如为盆腔脓肿，可在 B 超、CT 等影像检查引导下经腹部或阴道切开排脓，也可在腹腔镜下行盆腔脓肿切开引流，同时注入抗生素。

(2)输卵管脓肿、卵巢脓肿，经保守治疗病情好转，肿物局限，也可行手术切除肿物。

(3)脓肿破裂，患者出现腹部剧痛，伴高热、寒战，恶心、呕吐，腹胀、拒按等情况时应立即剖腹探查。

四、盆腔结缔组织炎

(一)急性盆腔结缔组织炎

1.概述

盆腔结缔组织是腹膜外的组织，位于盆腔腹膜的后方，子宫两侧及膀胱前间隙处，这些部位的结缔组织间并无明显的界限。急性盆腔结缔组织炎是指盆腔结缔组织初发的炎症，不是继发于输卵管、卵巢的炎症，是初发于子宫旁的结缔组织，然后再扩展至其他部位。

本病多由于分娩或剖宫产时宫颈或阴道上端的撕裂，困难的宫颈扩张术时宫颈裂伤，经阴道的子宫全切除术时阴道残端周围的血肿及人工流产术中误伤子宫及宫颈侧壁等情况时细菌侵入发生感染。

本病的常见病原体多为链球菌、葡萄球菌、大肠埃希菌、厌氧菌、淋球菌、衣原体、支原体等。

2.病理表现

发生急性盆腔结缔组织炎后，局部组织出现肿胀、充血，并有多量白细胞及浆细胞浸润。炎症初起时多位于生殖器官受到损伤的部位，如自子宫颈部的损伤浸润至子宫颈一侧盆腔结缔组织，逐渐可蔓延至盆腔对侧的结缔组织及盆腔的前半部分。病变部分易化脓，形成大小不等的脓肿，如未能及时控制，炎症可通过淋巴向输卵管、卵巢或髂窝处扩散，由于盆腔结缔组织与盆腔内血管接近，可引起盆腔血栓性静脉炎。如阔韧带内已形成脓肿未及时切开引流，脓肿可向阴道、膀胱、直肠破溃，高位的脓肿也可向腹腔破溃引起弥漫性腹膜炎，脓毒血症使病情急剧恶化，但引流通畅后，炎症可逐渐消失。如排脓不畅，也可引起发生长期不愈的窦道。

3.临床表现

炎症初期患者可有高热，下腹痛，体温可达 39～40 ℃，下腹痛多与急性输卵管卵巢炎相似。如病史中在发病前曾有全子宫切除术、剖宫产术时有单侧壁或双侧壁损伤，诊断更易。如已形成脓肿，除发热、下腹痛外，常见有直肠、膀胱压迫症状如便意频数、排便痛、恶心、呕吐、尿频、尿痛等症状。

妇科检查在发病初期，子宫一侧或双侧有明显的压痛与边界不明显的增厚感，增厚可达盆壁，子宫略大，活动差，压痛，一侧阴道或双侧阴道穹隆可触及包块，包块上界常与子宫底平行，触痛明显。如已形成脓肿则因脓液向下流入子宫后方，阴道后穹隆常可触及较软的包块，且触痛明显。

4.诊断要点

根据病史、临床症状及妇科检查所见诊断不难，但需做好鉴别诊断。

(1)输卵管妊娠破裂：有停经史、下腹痛突然发生，面色苍白，急性病容，腹部有腹膜刺激症状，阴道出血少量、尿 HCG(＋)、后穹隆穿刺为血液。

(2)卵巢囊肿蒂扭转：有突发的一侧性下腹痛，有或无肿瘤史，有单侧腹膜刺激症状，触痛明显，妇科检查子宫一侧触及肿物及触痛，无停经史。

(3)急性阑尾炎：疼痛缓慢发生，麦氏点有触痛，妇科检查无阳性所见。

5.治疗方案

与急性输卵管卵巢炎同。

(1)抗生素治疗：可用广谱抗生素如青霉素、头孢菌素、氨基糖苷类抗生素、林可霉素、克林霉素、多西环素及甲硝唑等。待细菌药物敏感试验出结果后，改用敏感的抗生素。

(2)手术治疗：急性盆腔结缔组织炎，轻症者一般不做手术治疗，以免炎症扩散或出血，但有些情况需手术处理。①宫腔内残留组织伴阴道出血：首先应积极抗感染，如无效或出血较多时，在用药物控制感染的同时，用卵圆钳清除宫腔内容物，而避免做刮宫术。②子宫穿孔：如无肠管损伤及内出血，可不必剖腹修补。③宫腔积脓：应扩张宫口使脓液引流通畅。④已形成脓肿者：根据脓肿的部位采取切开排脓手术，如为接近腹股沟韧带的脓肿，应等待脓肿扩大后再做切开；如脓肿位于阴道一侧则应自阴道做切开，尽量靠近中线，以免损伤输尿管或子宫动脉。

(二)慢性盆腔结缔组织炎

1.概述

慢性盆腔结缔组织炎多由于急性盆腔结缔组织炎治疗不彻底，或患者体质较差，炎症迁延而成慢性。由于宫颈的淋巴管直接与盆腔结缔组织相通，故也可因慢性宫颈炎发展至盆腔结缔组织炎。

2.病理表现

本病的病理变化多为盆腔结缔组织由充血、肿胀，转为纤维组织，增厚、变硬的瘢痕组织，与盆壁相连，子宫被固定不能活动，或活动受限，子宫常偏于患侧的盆腔结缔组织。

3.临床表现

轻度慢性盆腔结缔组织炎，一般多无症状，偶尔于身体劳累时有腰痛，下腹坠痛，重度者可有较严重的下腹坠痛，腰酸痛及性交痛。妇科检查，子宫多呈后倾后屈位，三合诊时触及宫骶韧带增粗呈索条状，有触痛，双侧宫旁组织肥厚，有触痛，如为一侧性者可触及子宫变位，屈向于患侧，如已形成冰冻骨盆，则子宫的活动完全受到限制。

4.诊断要点

根据有急性盆腔结缔组织炎史、临床症状与妇科检查，诊断不难，但需与子宫内膜异位症、结核性盆腔炎、卵巢癌及陈旧性异位妊娠等鉴别。

(1)子宫内膜异位症：多有痛经史，且进行性加重。妇科检查可能触及子宫骶韧带处有触痛结节，或子宫两侧有包块，B 超及腹腔镜检查有助于诊断。

(2)结核性盆腔炎：多有其他脏器结核史，腹痛常为持续性，腹胀，偶有腹部包块，有时有闭经史，可同时伴子宫内膜结核，X 线检查下腹部可见钙化灶，包块位置较慢性盆腔结缔组织炎高。

(3)卵巢癌：包块多为实质性，较硬，表面不规则，常有腹水，患者一般情况差，晚期患者有下腹痛，诊断时有困难，B 超、腹腔镜检查、肿瘤标志物及病理活组织检查有助于诊断。

(4)陈旧性异位妊娠：多有闭经史及阴道出血，下腹痛偏于患侧，妇科检查子宫旁有境界不清的包块，触痛，B 超及腹腔镜检查有助于诊断。

5.治疗方案

需积极治疗慢性宫颈炎及急性盆腔结缔组织炎。慢性宫颈炎的治疗包括物理治疗如超短波、激光、微波，中波直流电离子透入紫外线等。对慢性盆腔结缔组织炎可用物理治疗，以减轻疼痛。对急性盆腔结缔组织炎需积极彻底治疗，不使病原体潜伏于体内。应用抗生素治疗可取得一定的疗效，与物理治疗合用效果较好。慢性盆腔结缔组织炎经治疗后症状可减轻，但易复发，如月经期后、性交后及过度体力劳动后。

五、女性生殖器结核

(一)概述

由人型结核杆菌侵入机体后在女性生殖器引起的炎症性疾病称为女性生殖器结核，常继发于肺、肠、肠系膜淋巴结、腹膜等器官的结核，也有少数患者继发于骨、关节结核，多数患者在发现生殖器结核时原发病灶已愈。结核杆菌首先侵犯输卵管，然后下行传播至子宫内膜和卵巢，很少侵犯子宫颈，阴道及外阴结核更属罕见。由于本病病程缓慢，症状不典型，易被忽视。

(二)传播途径

生殖器结核是全身结核的一种表现，一般认为是继发性感染，主要来源于肺或腹膜结核。传播途径可有以下几种。

1.血行传播

最为多见。结核杆菌一般首先感染肺部，短时间即进入血液循环，传播至体内其他器官，包括生殖器官。有研究发现，肺部原发感染发生在月经初期时结核菌通过血行播散可被单核-吞噬细胞系统清除，但在输卵管内可形成隐性传播灶，处于静止状态可达 1～10 年，直至机体免疫功能低下时细菌重新激活发生感染。青春期时生殖器官发育，血供较为丰富，结核菌易借血行传播。

2.淋巴传播

较少见。多为逆行传播，如肠结核通过淋巴管逆行传播至生殖器官。

3.直接蔓延

结核性腹膜炎和肠系膜淋巴结核可直接蔓延到输卵管。腹膜结核与输卵管结核常并存，平均占生殖器结核的 50%，两处结核病灶可通过直接接触相互传染。

4.原发性感染

极为少见。一般多为男性附睾结核的结核菌通过性交传染给女性。

(三)病理表现

女性生殖器结核绝大多数首先感染输卵管，其次为子宫内膜、卵巢、宫颈、阴道及外阴。

1.输卵管结核

多为双侧性。典型病变输卵管黏膜皱襞可有广泛的肉芽肿反应及干酪样坏死，镜下可见结核结节。由于感染途径不同，结核性输卵管炎初期大致有 3 种类型。

(1)结核性输卵管周围炎：输卵管浆膜面充血、肿胀，见散在黄白色粟米状小结节，可与周围器官广泛粘连，常为盆腔腹膜炎或弥漫性腹膜炎的一部分。可能出现少量腹水。

(2)结核性输卵管间质炎:由血行播散而来。输卵管黏膜下层或肌层最先出现散在小结节,后波及黏膜和浆膜。

(3)结核性输卵管内膜炎:多由血行播散所致,继发于结核性腹膜炎者较少见,结核杆菌可由输卵管伞端侵入。输卵管黏膜首先受累,发生溃疡和干酪样坏死,病变以输卵管远端为主,伞端黏膜肿胀,黏膜皱襞相互粘连,伞端可外翻呈烟斗状但并不一定闭锁。

输卵管结核随病情发展可有两种类型:①增生粘连型。较多见,此型病程进展缓慢,临床表现多不明显。输卵管增粗僵直,伞端肿大开放呈烟斗状,但管腔可发生狭窄或阻塞。切面可在黏膜及肌壁找到干酪样结节,慢性病例可见钙化灶。当病变扩展到浆膜层或整个输卵管被破坏后,可有干酪样物质渗出,随后肉芽组织侵入,使输卵管与邻近器官如卵巢、肠管、肠系膜、膀胱和直肠等广泛紧密粘连,形成难以分离的实性肿块,如有积液则形成包裹性积液。②渗出型:此型病程急性或亚急性。渗出液呈草黄色,澄清,为浆液性,偶可见血性液体,量多少不等。输卵管管壁有干酪样坏死,黏膜有粘连,管腔内有干酪样物质潴留而形成输卵管积脓。与周围器官可无粘连而活动,易误诊为卵巢囊肿。较大的输卵管积脓可波及卵巢而形成结核型输卵管卵巢脓肿。

2.子宫内膜结核

多由输卵管结核扩散而来。由于子宫内膜有周期性脱落而使内膜结核病灶随之排出,病变多局限于子宫内膜,早期呈散在粟粒样结节,极少数严重者病变侵入肌层。宫体大小正常或略小,外观无异常。刮取的子宫内膜镜下可见结核结节,严重者出现干酪样坏死。典型的结核结节中央为1～2个巨细胞,细胞呈马蹄状排列,周围有类上皮细胞环绕,外侧有大量淋巴细胞和浆细胞浸润。子宫内膜结核结节的特点是结核结节周围的腺体对卵巢激素反应不敏感,表现为持续性增生或分泌不足。严重的内膜结核可出现干酪样坏死而呈表浅的溃疡,致使内膜大部分或全部被破坏,以后还可形成瘢痕,内膜的功能全部丧失而发生闭经。子宫内膜为干酪样组织或形成溃疡时可形成宫腔积脓;全部为干酪样肉芽肿样组织时可出现恶臭的浆液性白带,需排除子宫内膜癌。

3.卵巢结核

病变多由输卵管结核蔓延而来,多为双侧性,卵巢表面可见结核结节或干酪样坏死或肉芽肿。卵巢虽与输卵管相邻较近,但因有白膜包裹而较少受累,常仅有卵巢周围炎。若由血行传播引起的感染可在卵巢深层间质中形成结节,或发生干酪样坏死性脓肿。

4.子宫颈结核

常由子宫内膜结核下行蔓延形成,或经血行淋巴播散而来。肉眼观病变呈乳头状增生或溃疡型而不易与宫颈癌鉴别,确诊需经病理组织学检查。宫颈结核一般有四种类型:溃疡型、乳头型、间质型和子宫颈黏膜型。

5.外阴、阴道结核

多自子宫和子宫颈向下蔓延而来或血行传播。病灶表现为外阴和阴道局部单个或数个表浅溃疡,久治不愈可形成窦道。

(四)临床表现

1.病史

病史对本病的诊断极为重要。需详细询问家族结核史、本人结核接触史及本人生殖器以外脏器结核史,生殖器结核患者中约有1/5的患者有结核家族史。

2.症状

患者的临床症状多为非特异性的。不少患者无不适主诉，而有的则症状严重。

(1)月经失调：为女性生殖器结核较常见的症状，与病情有关。早期患者因子宫内膜充血或形成溃疡而表现为月经量过多、经期延长或不规则阴道出血，易被误诊为功能失调性子宫出血。多数患者就诊时发病已久，此时子宫内膜已遭受不同程度的破坏，表现为月经量过少，甚至闭经。

(2)下腹坠痛：盆腔炎症和粘连，结核性输卵管卵巢脓肿等均可引起不同程度的下腹坠痛，经期尤甚。

(3)不孕：输卵管结核患者输卵管管腔可狭窄、阻塞，黏膜纤毛丧失或粘连，输卵管间质发生炎症者输卵管蠕动异常，输卵管失去正常功能而导致不孕。子宫内膜结核是引起不孕的另一主要原因。在原发性不孕患者中，生殖器结核常为主要原因之一。

(4)白带增多：多见于合并子宫颈结核者，尤其当合并子宫颈炎时，分泌物可呈脓性或脓血性，组织脆，有接触性出血，易误诊为癌性溃疡。

(5)全身症状：可有疲劳、消瘦、低热、盗汗、食欲下降或体重减轻等结核的一般症状。无自觉症状的患者临床亦不少见。有的患者可仅有低热，尤其在月经期比较明显，每次经期低热是生殖器结核的典型临床表现之一。生殖器结核常继发于肺、脑膜、肠和泌尿系统等脏器的结核，因而可有原发脏器结核的症状，如咯血、胸痛、血尿等。

3.体征

因病变部位、程度和范围不同而有较大差异。部分病例妇科检查子宫因粘连而活动受限，双侧输卵管增粗，变硬，如索条状。严重病例妇科检查可扪及盆腔包块，质硬，不规则，与周围组织广泛粘连，活动差，无明显触痛。包裹性积液患者可扪及囊性肿物，颇似卵巢囊肿。生殖器结核与腹膜结核并存患者腹部可有压痛，腹部触诊腹壁揉面感，腹水积液征阳性。个别患者于子宫旁或子宫直肠窝处扪及小结节，易误诊为盆腔子宫内膜异位症或卵巢恶性肿瘤。生殖器结核患者常有子宫发育不良，子宫颈结核患者窥阴器检查时可见宫颈局部乳头状增生或小溃疡形成。

(五)诊断要点

症状、体征典型的患者诊断多无困难，多数因无明显症状和体征极易造成漏诊或误诊。有些患者仅因不孕行诊断性刮宫，经病理组织学检查才证实为子宫内膜结核。如有以下情况应首先考虑生殖器结核可能：①有家族性结核史，既往有结核接触史，或本人曾患肺结核、胸膜炎和肠结核者。②不孕伴月经过少或闭经，有下腹痛等症状，或盆腔有包块者。③未婚妇女，无性接触史，主诉低热、盗汗、下腹痛和月经失调，肛门指诊盆腔附件区增厚有包块者。④慢性盆腔炎久治不愈者。

由于本病患者常无典型临床表现，需依靠辅助诊断方法确诊。常用的辅助诊断方法有以下几种。

1.病理组织学检查

盆腔内见粟粒样结节或干酪样物质者一般必须做诊断性刮宫。对不孕及可疑患者也应取子宫内膜做病理组织学检查。诊刮应在月经来潮后12小时之内进行，因此时病变表现较为明显。刮宫时应注意刮取两侧子宫角内膜，因子宫内膜结核多来自输卵管，使病灶多首先出现在宫腔两侧角。刮出的组织应全部送病理检查，最好将标本做系统连续切片，以免漏诊。如在切片中找到典型的结核结节即可确诊。子宫内膜有炎性肉芽肿者应高度怀疑内膜结核。无结核性病变但有巨细胞体系存在也不能否认结核的存在。可疑患者需每隔2～3个月复查,如3次内膜检查均阴性者可认为无子宫内膜结核存在。因诊刮术有引起结核扩散的危险性,术前、术后应使用抗结核药物预防性治疗。其他如宫颈、阴道、外阴等病灶也须经病理组织学检查才能明确诊断。

2.结核杆菌培养、动物接种

取经血、刮取的子宫内膜、宫颈分泌物、宫腔分泌物、盆腔包块穿刺液或盆腔包裹性积液等作培养,到2个月时检查有无阳性结果。或将这些物质接种于豚鼠腹壁皮下,6～8周后解剖检查,如在接种部位周围的淋巴结中找到结核杆菌即可确诊。如果结果为阳性,可进一步做药敏试验以指导临床治疗。经血培养(取月经第1天的经血6～8 mL)可避免刮宫术引起的结核扩散,但阳性率较子宫内膜细菌学检查为低。一般主张同时进行组织学检查、细菌培养和动物接种,可提高阳性确诊率。本法有一定技术条件要求,而且需时较长,尚难推广使用。

3.X线检查

(1)胸部X线摄片:必要时还可做胃肠系统和泌尿系统X线检查,以便发现其原发病灶。但许多患者在发现生殖器结核时其原发病灶往往已经愈合,而且不留痕迹,故X线片阴性并不能排除盆腔结核。

(2)腹部X线摄片:如显示孤立的钙化灶,提示曾有盆腔淋巴结结核。

(3)子宫输卵管碘油造影:子宫输卵管碘油造影对生殖器结核的诊断有一定的价值。其显影特征:①子宫腔形态各不相同,可有不同程度的狭窄或变形,无刮宫或流产病史者边缘亦可呈锯齿状。②输卵管管腔有多发性狭窄,呈典型的串珠状或细小僵直状。③造影剂进入子宫壁间质、宫旁淋巴管或血管时应考虑有子宫内膜结核。④输卵管壶腹部与峡部间有梗阻,并伴有碘油进入物卵管间质中的灌注缺损。⑤相当于输卵管、卵巢和盆腔淋巴结部位有多数散在粟粒状透亮斑点阴影,似钙化灶。子宫输卵管碘油造影有可能将结核菌或干酪样物质带入盆腹腔,甚至造成疾病扩散而危及生命,因此应严格掌握适应证。输卵管有积脓或其他疾病时不宜行造影术。造影前后应给予抗结核药物,以防病情加重。造影适宜时间在经净后2～3天内。

4.腹腔镜检查

腹腔镜检查在诊断妇女早期盆腔结核上较其他方法更有价值。对于宫内膜组织病理学和细菌学检查阴性的患者可行腹腔镜检查。镜下观察子宫和输卵管的浆膜面有无粟粒状结节,输卵管周围有无膜状粘连,以及输卵管卵巢有无肿块等,同时可取可疑病变组织做活检,并取后穹隆液体做结核菌培养等。

5.聚合酶链反应检测

经血或组织中结核杆菌特异的荧光聚合酶链反应定量测定可对疾病作出迅速诊断,但判断结果时要考虑病程。

6.血清CA125值测定

晚期腹腔结核患者血清CA125水平明显升高。伴或不伴腹水的腹部肿块患者血清CA125值异常升高也应考虑结核的可能,腹腔镜检查结合组织活检可明确诊断,以避免不必要的剖腹手术。血清CA125值的检测还可用于监测抗结核治疗的疗效。

7.宫腔镜检查

宫腔镜检查可直接发现子宫内膜结核病灶,并可在直视下取活组织做病理检查。但有可能使结核扩散,且因结核破坏所致的宫腔严重粘连变形可妨碍观察效果,难以与外伤性宫腔粘连鉴别,故不宜作为首选。如必须借助宫腔镜诊断,镜检前应排除有无活动性结核,并应进行抗结核治疗。宫腔镜下可见子宫内膜因炎症反应而充血发红，病灶呈黄白色或灰黄色。轻度病变子宫内膜高低不平，表面可附着粟粒样白色小结节；重度病变子宫内膜为结核破坏，致宫腔粘连，形态不规则，腔内可充满杂乱、质脆的息肉状突起，瘢痕组织质硬，甚至形成石样钙化灶，难以扩张和分离。

8.其他检查

如结核菌素试验、血常规、血沉和血中结核抗体检测等，但这些检查对病变部位无特异性，仅可作为诊断的参考。

(六)治疗方案

1.一般治疗

增强机体抵抗力及免疫力对治疗有一定的帮助。活动性结核患者，应卧床休息，至少休息3个月。当病情得到控制后，可从事部分较轻工作，但需注意劳逸结合，加强营养，适当参加体育活动，增强体质。

2.抗结核药物治疗

(1)常用的抗结核药物：理想的抗结核药物具有杀菌、灭菌或较强的抑菌作用，毒性低，不良反应小，不易产生耐药菌株，价格低廉，使用方便，药源充足；经口服或注射后药物能在血液中达到有效浓度，并能渗入吞噬细胞、腹膜腔或脑脊液内，疗效迅速而持久。

目前常用的抗结核药物分为4类：①对细胞内外菌体效力相仿者，如利福平、异烟肼、乙硫异烟胺和环丝氨酸等。②细胞外作用占优势者，如链霉素、卡那霉素、卷曲霉素和紫霉素等。③细胞内作用占优势者，如吡嗪酰胺。④抑菌药物，如对氨基水杨酸钠、乙胺丁醇和氨硫脲等。

链霉素、异烟肼和对氨基水杨酸钠称为第一线药物；其他各药称为第二线药物。临床上一般首先选用第一线药物，在第一线药物产生耐药菌株或因毒性反应患者不能耐受时则可换用1～2种第二线药物。

常用的抗结核药物如下：①异烟肼具有杀菌力强、可以口服、不良反应小、价格低廉等优点。结核杆菌对本药的敏感性很易消失，故多与其他抗结核药物联合使用。其作用机制主要是抑制结核菌脱氧核糖核酸(DNA)的合成，并阻碍细菌细胞壁的合成。口服后吸收快，渗入组织杀灭细胞内外代谢活跃或静止的结核菌，局部病灶药物浓度亦相当高。剂量：成人口服1次0.1～0.3 g，1天0.2～0.6 g；静脉用药1次0.3～0.6 g，加5%葡萄糖注射液或等渗氯化钠注射液20～40 mL缓慢静脉注射，或加入250～500 mL液体中静脉滴注；局部(子宫腔内、子宫直肠窝或炎性包块内)用药1次50～200 mg；也可1天1次0.3 g顿服或1周2次，1次0.6～0.8 g口服，以提高疗效并减少不良反应。本药常规剂量很少发生不良反应，大剂量或长期使用时可见周围神经炎、中枢神经系统中毒(兴奋或抑制)、肝脏损害(血清丙氨酸氨基转移酶升高)等。异烟肼急性中毒时可用大剂量维生素B_6对抗。用药期间注意定期检查肝功能。肝功能不良、有精神病和癫痫史者慎用。本品可加强香豆素类抗凝药、某些抗癫痫药、降压药、抗胆碱药、三环抗抑郁药等的作用，合用时需注意。抗酸药尤其是氢氧化铝可抑制本品吸收，不宜同时服用。②利福平是广谱抗生素。其杀灭结核菌的机制在于抑制菌体的RNA聚合酶，阻碍mRNA合成。对细胞内、外代谢旺盛及偶尔繁殖的结核菌均有作用，常与异烟肼联合应用。剂量：成人每天1次，空腹口服0.45～0.6 g。本药不良反应轻微，除消化道不适、流感综合征外，偶有短暂性肝功能损害。与INH、PAS联合使用可加强肝毒性。用药期间检查肝功能，肝功能不良者慎用。长期服用本品可降低口服避孕药的作用而导致避孕失败。服药后尿、唾液、汗液等排泄物可呈橘红色。③链霉素为广谱氨基糖苷类抗生素,对结核菌有杀菌作用。其作用机制在于干扰结核菌的酶活性,阻碍蛋白合成。对细胞内的结核菌作用较小。剂量:成人每天 0.75～1.0 g,1 次或分 2 次肌内注射,50 岁以上或肾功能减退者用 0.5～0.75 g。间歇疗法每周 2 次,每次肌内注射 1 g。本药毒副作用较大,主要为第 8 对脑神经损害,表现为眩晕、耳鸣、耳聋等,严重者应及时停药;对肾脏有轻度损害,可引起蛋白尿和管型尿,一般停药后可恢复,肾功能严重减损者不宜使用;其他变态反应有皮疹、剥脱性皮炎和药物热等,过敏性休克较少见。单独用药易产生耐药性。④吡嗪酰胺能杀灭吞噬细胞内酸性环境中的结核菌。剂量:35 mg/(kg · d),分 3～4 次日服。不良反应偶见高尿酸血症、关节痛、胃肠不适和肝损害等。⑤乙胺丁醇对结核菌有抑菌作用,与其他抗结核药物联用时可延缓细菌对其他药物产生耐药性。剂量:1 次 0.25 g,1 天 0.5～0.75 g,也可开始 25 mg/(kg · d),分 2～3 次口服,8 周后减量为 15 mg/(kg · d),分2 次给予;长期联合用药方案中,可1 周2 次,每次50 mg/kg。不良反应甚少为其优点,偶有胃肠不适。剂量过大或长期服用时可引起球后神经炎、视力减退、视野缩小和中心盲点等,一旦停药多能缓慢恢复。与 RFP 合用有加强视力损害的可能。糖尿病患者须在血糖控制基础上方可使用,已发生糖尿病性眼底病变者慎用本品。⑥对氨基水杨酸钠为抑菌药物。其作用机制可能在结核菌叶酸的合成过程中与对氨苯甲酸竞争,影响结核菌的代谢。与链霉素、异烟肼或其他抗结核药联用可延缓对其他药物发生耐药性。剂量:成人每天8～12 g,每次 2～3 g 口服;静脉用药每天 4～12 g(从小剂量开始),以等渗氯化钠或5%葡萄糖液溶解后避光静脉滴注,5 小时内滴完,1 个月后仍改为口服。不良反应有食欲减退、恶心、呕吐和腹泻等,饭后服用或与碳酸氢钠同服可减轻症状。忌与水杨酸类同服,以免胃肠道反应加重和导致胃溃疡。肝肾功能减退者慎用。能干扰 RFP 的吸收,两者同用时给药时间最好间隔 6～8 小时。

(2)用药方案:了解抗结核药物的作用机制并结合药物的不良反应是选择联合用药方案的重要依据。

长程标准方案:采用 SM、INH 和 PAS 三联治疗,疗程 1.5～2 年。治愈标准为病变吸收,处于稳定而不再复发。但因疗程长,部分患者由于症状消失而不再坚持正规用药导致治疗不彻底,常是诱发耐药变异菌株的原因。治疗方案为开始 2 个月每天用 SM、INH 和 PAS,以后 10 个月用 INH 和 PAS;或 2 个月用 SM、INH 和 PAS,3 个月每周用 SM2 次,每天用 INH 和 PAS,7 个月用 INH 和 PAS。

短程方案:与长程标准方案对照,减少用药时间和药量同样可达到治愈效果。近年来倾向于短程方案,以达到疗效高、毒性低和价格低廉的目的。短程治疗要求:①必须含两种或两种以上杀菌剂。②INH 和 RFP 为基础,并贯穿疗程始末。③不加抑菌剂,但 EMB 例外,有 EMB 时疗程应为 9 个月。治疗方案有:前 2 个月每天口服 SM、INH、RFP 和 PZA,然后每天用 INH、RFP 和 EMB 4 个月;每天用 SM、INH、RFP 和 PZA 2 个月,然后 6 个月每周 3 次口服 INH、RFP 和 EMB;每天给予 SM、INH 和 RFP 2 个月,然后每周 2 次给予 SM、INH 和 RFP 2 个月,再每周 2 次给予 SM、INH5 个月,每天给予 SM、INH、RFP 和 PZA 治疗 2 个月,以后 4～6 个月用氨硫脲(T)和 INH。

(3)抗结核药物用药原则:①早期用药。早期结核病灶中结核杆菌代谢旺盛,局部血供丰富,药物易杀灭细菌。②联合用药。除预防性用药外,最好联合用药,其目的是取得各种药物的协同作用,并降低耐药性。③不宜同时给予作用机制相同的药物。④选择对细胞内和细胞外均起作用的药物,如 INH、RFP、EMB。⑤使用不受结核菌所处环境影响的药物,如 SM 在碱性环境中起作用，在酸性环境中不起作用；PZA 则在酸性环境中起作用。⑥须考虑抗结核药物对同一脏器的不良影响，如 RFP、INH、乙硫异烟胺等对肝功能均有影响，联合使用时应注意检测血清谷丙转氨酶。⑦规则用药。中断用药是治疗失败的主要原因，可使细菌不能被彻底消灭，反复发作，出现耐药。⑧适量用药。剂量过大会增加不良反应；剂量过小则达不到治疗效果。⑨全程用药。疗程的长短与复发率密切相关，坚持合理全程用药，可降低复发率。⑩宜选用杀菌力强、安全性高的药物，如 INH、RFP 的杀菌作用不受各种条件影响，疗效高；SM、PZA 的杀菌作用受结核菌所在环境影响，疗效较差。

3.免疫治疗

结核病病程中可引起 T 细胞介导的免疫应答，也有 I 型超敏反应。结核患者处于免疫紊乱状态，细胞免疫功能低下，而体液免疫功能增强，出现免疫功能严重失调，对抗结核药物的治疗反应迟钝，往往单纯抗结核药物治疗疗效不佳。辅助免疫调节剂可及时调整机体的细胞免疫功能，提高治愈率，减少复发率。常用的结核免疫调节剂有以下几种。

(1)卡提素(PNS)：PNS 是卡介苗的菌体热酚乙醇提取物，含 BCG 多糖核酸等 10 种免疫活性成分，具有提高细胞免疫功能及巨噬核酸功能，使 T 细胞功能恢复，提高 H_2O_2的释放及自杀伤细胞的杀菌功能。常用 PNS 1 mg 肌内注射，每周 2 次。与 INH、SM、RFP 并用作为短程化疗初活动性肺结核。

(2)母牛分枝杆菌菌苗：其作用机制一是提高巨噬细胞产生 NO 和 H_2O_2的水平杀灭结核菌，二是抑制变态反应。每 3～4 周深部肌内注射 1 次，0.1～0.5 mg，共用 6 次，并联合抗结核药物治疗初始和难治性肺结核，可缩短初治肺结核的疗程，提高难治性结核病的治疗效果。

(3)左旋咪唑：主要通过激活免疫活性细胞，促进淋巴细胞转化产生更多的活性物质，增强单核-吞噬细胞系统的吞噬能力，故对结核患者治疗有利，但对正常机体影响并不显著。LMS 作为免疫调节剂治疗某些难治性疾病已被临床日益重视。LMS 一般联合抗结核药物辅助治疗初始肺结核。用法：150 mg/d，每周连服 3 天，同时每天抗结核治疗，疗程 3 个月。

(4)γ-干扰素：可使巨噬细胞活化产生 NO，从而抑制或杀灭分枝杆菌。常规抗结核药物无效的结核患者在加用 γ-IFN 后可以缓解临床症状。25～50 $\mu g/m^2$，皮下注射，每周 2 次或 3 次。作为辅助药物治疗难治性播散性分枝杆菌感染的用量为 50～100 $\mu g/m^2$，每周至少 3 次。不良反应有发热、寒战、疲劳、头痛，但反应温和而少见。

4.耐药性结核病的治疗

耐药发生的结果必然是近期治疗失败或远期复发。一般结核杆菌对 SM、卡那霉素、紫霉素有单相交叉耐药性，即 SM 耐药的结核杆菌对卡那霉素和紫霉素敏感，对卡那霉素耐药者对 SM 也耐药，但对紫霉素敏感，对紫霉素耐药者则对 SM、卡那霉素均耐药。临床上应按 SM、卡那霉素、紫霉素的顺序给药。

初治患者原始耐药不常见，一般低于 2%，主要是对 INH 和(或)SM 耐药，而对 RFP、PZA 或 EMB 耐药者很少见。用药前最好做培养和药敏，以便根据结果调整治疗方案，要保证至少 2 种药敏感。如果患者为原发耐药，必须延长治疗时间，才能达到治疗目的。怀疑对 INH 和(或)SM 有原发耐药时，强化阶段应选择 INH、RFP、PZA 和 EMB，巩固阶段则用 RFP 和 EMB 治疗。继发耐药是最大也是最难处理的耐药形式，一般是由于药物联合不当、药物剂量不足、用药不规则、中断治疗或过早停药等原因引起。疑有继发耐药时，选用化疗方案前一定要做培养和药敏。如果对 INH、RFP、PZA 和 EMB 等多药耐药，强化阶段应选用 4～5 种对细菌敏感的药物，巩固阶段至少用3种药物，总疗程24个月。为防止出现进一步耐药，必须执行短程化疗法。

5.手术治疗

(1)手术适应证：①输卵管卵巢脓肿经药物治疗后症状减退，但肿块未消失，患者自觉症状反复发作。②药物治疗无效，形成结核性脓肿者。③已形成较大的包裹性积液。④子宫内膜广泛破坏，抗结核药物治疗无效。⑤结核性腹膜炎合并腹水者，手术治疗联合药物治疗有利于腹膜结核的痊愈。

(2)手术方法：手术范围应根据年龄和病灶范围决定。由于患者多系生育年龄妇女，必须手术治疗时也应考虑保留患者的卵巢功能。如患者要求保留月经来潮，可根据子宫内膜结核病灶已愈的情况予以保留子宫。对于输卵管和卵巢已形成较大的包块并无法分离者可行子宫附件切除术。盆腔结核导致的粘连多，极为广泛和致密，以致手术分离困难，若勉强进行可造成不必要的损伤，手术者应及时停止手术，术后抗结核治疗3～6个月，必要时进行二次手术。

(3)手术前后和手术时用药：一般患者在术前已用过1个疗程的化疗。手术如行子宫双侧附件切除者，除有其他脏器结核尚需继续正规药物治疗外，一般术后只需再予以药物治疗一个月左右即可。如果术前诊断未明确，术中发现结核病变，清除病灶引流通畅，术中可予4～5 g SM腹腔灌注，术后正规抗结核治疗。

6.预防生殖器结核

原发病灶以肺最常见，预防措施与肺结核相同。加强防痨的宣传教育，增加营养，增强体质。加强儿童保健，防痨组织规定：体重在2 200 g以上的新生儿出生24小时后即可接种卡介苗；体重不足2 200 g或出生后未接种卡介苗者，3个月内可补种；出生3个月后的婴儿需先作结核菌素试验，阴性者可给予接种。青春期少女结核菌素试验阴性者应行卡介苗接种。

生殖器结核患者的阴道分泌物和月经血内可有结核菌存在，应加强隔离，避免传染给接触者。

（杨　静）

第四节　子宫颈炎

子宫颈炎(简称宫颈炎)是妇科常见疾病之一。正常情况下，宫颈具有多种防御功能，包括黏膜免疫、体液免疫及细胞免疫，是阻止病原菌进入上生殖道的重要防线，但宫颈也容易受分娩、性交及宫腔操作的损伤，且宫颈管柱状上皮抗感染能力较差，易发生感染。临床上一般将宫颈炎分为急性和慢性两种类型。

一、急性宫颈炎

(一)病因

急性宫颈炎常发生于不洁性交后，分娩、流产、宫颈手术等亦可导致宫颈损伤而继发感染。此外，接触高浓度刺激性液体、药物，阴道内异物如遗留的纱布、棉球也是引起急性宫颈炎的原因。最常见病原体为淋病奈瑟菌和沙眼衣原体，淋病奈瑟菌感染时45%～60%常合并沙眼衣原体感染，其次为一般化脓菌如链球菌、葡萄球菌、肠球菌、大肠埃希菌、假丝酵母菌、滴虫、阿米巴原虫等。淋病奈瑟菌及沙眼衣原体主要侵犯宫颈管柱状上皮，如直接向上蔓延可导致上生殖道黏膜感染，亦常侵袭尿道移行上皮、尿道旁腺和前庭大腺。一般化脓菌则侵入宫颈组织较深，并可沿两侧宫颈淋巴管向上蔓延导致盆腔结缔组织炎。

（二）临床表现

主要表现为白带增多，呈脓性或脓血性，常伴有下腹坠痛、腰背痛、性交疼痛和尿路刺激症状，体温可轻微升高。妇科检查见宫颈充血、红肿，宫颈管黏膜水肿，宫颈黏膜外翻，宫颈触痛，脓性分泌物从宫颈管内流出，若尿道、尿道旁腺、前庭大腺感染，则可见尿道口、阴道口黏膜充血、水肿及大量脓性分泌物。沙眼衣原体性宫颈炎则症状不典型或无症状，有症状者表现为宫颈分泌物增多，点滴状出血或尿路刺激症状，妇科检查宫颈口可见黏液脓性分泌物。

（三）诊断

根据病史、症状及妇科检查，诊断急性宫颈炎并不困难，关键是确定病原体。疑为淋病奈瑟菌感染时，应取宫颈管内分泌物做涂片检查（敏感性 50%～70%）或细菌培养（敏感性 80%～90%），对培养可疑的菌落，可采用单克隆抗体免疫荧光法检测。检测沙眼衣原体感染时，可取宫颈管分泌物涂片染色找细胞质内包涵体，但敏感性不高，培养法技术要求高，费时长，难以推广，目前推荐的方法是直接免疫荧光法或酶免疫法，敏感性为 89%～98%。注意诊断时要考虑是否合并上生殖道感染。

（四）治疗

采用抗生素全身治疗。抗生素选择、给药途径、剂量和疗程则根据病原体和病情严重程度决定。目前，淋菌性宫颈炎推荐的首选药物为头孢曲松钠，备用药物有大观霉素、青霉素、氧氟沙星、左旋氧氟沙星、依诺沙星等，治疗时需同时加服多西环素。沙眼衣原体性宫颈炎推荐的首选药物为阿奇霉素或多西环素，备用药物有米诺环素、氧氟沙星等。一般化脓菌感染最好根据药敏试验进行治疗。急性宫颈炎的治疗应力求彻底，以免形成慢性宫颈炎。

二、慢性宫颈炎

（一）病因

慢性宫颈炎常由于急性宫颈炎未予治疗或治疗不彻底转变而来。急性宫颈炎容易转为慢性的原因主要是宫颈黏膜皱褶较多，腺体呈葡萄状，病原体侵入腺体深处后极难根除，导致病程反复、迁延不愈所致。阴道分娩、流产或手术损伤宫颈后继发感染亦可表现为慢性过程，此外，不洁性生活、雌激素水平下降、阴道异物均可引起慢性宫颈炎。病原体一般为葡萄球菌、链球菌、沙眼衣原体、淋病奈瑟菌、厌氧菌等。

（二）病理

1.宫颈糜烂

宫颈外口处的宫颈阴道部外观呈细颗粒状的红色区，称为宫颈糜烂。目前，已废弃宫颈糜烂这一术语，而改称为宫颈柱状上皮异位，并认为其不是病理改变，而是宫颈生理变化。在此沿用宫颈糜烂一词，专指病理炎性糜烂。宫颈糜烂是慢性宫颈炎最常见的一种表现，糜烂面呈局部细小颗粒状红色区域，其边界与正常宫颈上皮的界限清楚，甚至可看到交界线呈现一道凹入的线沟，有的糜烂可见到毛细血管浮现在表面上，表现为局部慢性充血。镜下见黏膜下有白细胞及淋巴细胞浸润，间质有小圆形细胞和浆细胞浸润。

根据糜烂面外观和深浅常分为3种类型:①单纯型糜烂,糜烂面仅为单层柱状上皮覆盖,浅而平坦,外表光滑。②颗粒型糜烂,由于腺体和间质增生,糜烂表面凹凸不平,呈颗粒状。③乳突型糜烂,糜烂表面组织增生更明显,呈乳突状。

根据糜烂区所占宫颈的比例可分为3度:①轻度糜烂。糜烂面积占整个宫颈面积的1/3以内。②中度糜烂:糜烂面积占宫颈的1/3～2/3。③重度糜烂:糜烂面积占宫颈的2/3以上。

宫颈糜烂愈合过程中,柱状上皮下的基底细胞增生,最后分化为鳞状上皮。邻近的鳞状上皮也可向糜烂面的柱状上皮生长,逐渐将腺上皮推移,最后完全由鳞状上皮覆盖而痊愈。糜烂的愈合呈片状分布,新生的鳞状上皮生长于炎性糜烂组织的基础上,故表层细胞极易脱落而变薄,稍受刺激又可恢复糜烂,因此愈合和炎症的扩展交替发生,不容易彻底治愈。

2.宫颈肥大

由于慢性炎症的长期刺激,宫颈组织充血、水肿,腺体和间质增生,纤维结缔组织增厚,导致宫颈肥大,但表面仍光滑,严重者较正常宫颈增大1倍以上。

3.宫颈息肉

慢性炎症长期刺激,使宫颈管局部黏膜增生并向宫颈外口突出而形成一个或多个息肉,直径在1 cm左右,色红,舌形,质软而脆,血管丰富易出血,蒂长短不一,蒂根附着于宫颈外口或颈管壁内。镜检特点为息肉表面被柱状上皮覆盖,中心为充血、水肿及炎性细胞浸润的结缔组织。息肉的恶变率不到1%,但极易复发。

4.宫颈腺囊肿

宫颈糜烂愈合过程中,宫颈腺管口被新生的鳞状上皮覆盖,腺管口堵塞,导致腺体分泌物排出受阻,液体潴留而形成囊肿。检查时见宫颈表面突出数毫米大小青白色囊泡,内含无色黏液。

5.宫颈管内膜炎

炎症局限于宫颈管黏膜及黏膜下组织,宫颈口充血,有脓性分泌物,而宫颈阴道部外观光滑。

(三)临床表现

主要症状为白带增多,常刺激外阴引起外阴不适和瘙痒。由于病原体种类、炎症的范围、程度和病程不同,白带的量、颜色、性状、气味也不同,可为乳白色黏液状至黄色脓性,可有血性白带或宫颈接触性出血。若白带增多,似白色干酪样,应考虑可能合并假丝酵母菌感染;若白带呈稀薄泡沫状,有臭味,则应考虑滴虫性阴道炎。严重感染时可有腰骶部疼痛、下腹坠胀,由于慢性宫颈炎可直接向前蔓延或通过淋巴管扩散,当波及膀胱三角区及膀胱周围结缔组织时,可出现尿路刺激症状。较多的黏稠脓性白带有碍精子上行,可导致不孕。妇科检查可见宫颈不同程度的糜烂、肥大,有时可见宫颈息肉、宫颈腺囊肿等,宫颈口多有分泌物,亦可有宫颈触痛和宫颈触血。

(四)诊断

宫颈糜烂诊断并不困难,但必须除外宫颈上皮内瘤样病变、早期宫颈癌、宫颈结核、宫颈尖锐湿疣等,因此应常规进行宫颈细胞学检查。目前已有电脑超薄细胞检测系统,准确率显著提高。必要时须作病理活检以明确诊断,电子阴道镜辅助活检对提高诊断准确率很有帮助。宫颈息肉、宫颈腺囊肿可根据病理活检确诊。

(五)治疗

局部治疗为主,方法有物理治疗、药物治疗及手术治疗。

1.物理治疗

目的在于使糜烂面坏死、脱落,原有柱状上皮为新生鳞状上皮覆盖。

(1)电灼(熨)治疗:采用电灼器或电熨器对整个病变区电灼或电熨,直至组织呈乳白色或微黄色为止。一般近宫口处稍深,越近边缘越浅,深度为 2 mm 并超出病变区 3 mm,深入宫颈管内 0.5～1.0 cm,治愈率为 50%～90%。术后涂抹磺胺粉或呋喃西林粉,用醋酸冲洗阴道,每天 1 次,有助于创面愈合。

(2)冷冻治疗:利用液氮快速达到超低温(－196 ℃),使糜烂组织冻结、坏死、变性、脱落,创面修复而达到治疗目的。一般采用接触冷冻法,选择相应的冷冻头,覆盖全部病变区并略超过其范围 2～3 mm,根据快速冷冻、缓慢复温的原则,冷冻 1 分钟、复温 3 分钟、再冷冻 1 分钟。进行单次或重复冷冻,治愈率 80%左右。

(3)激光治疗:采用 CO_2 激光器使糜烂部分组织炭化、结痂,痂皮脱落后,创面修复而达到治疗目的。激光头距离糜烂面 3～5 cm,照射范围应超出糜烂面2 mm,轻症的烧灼深度为 2～3 mm,重症可达 4～5 mm,治愈率为 70%～90%。

(4)微波治疗:微波电极接触局部病变组织时,瞬间产生高热效应(44～61 ℃)而达到组织凝固的目的,并可出现凝固性血栓形成而止血,治愈率 90%左右。

(5)波姆光治疗:采用波姆光照射糜烂面,直至变为均匀灰白色为止,照射深度为 2～3 mm,治愈率可达 80%。

(6)红外线凝结法:红外线照射糜烂面,局部组织凝固、坏死,形成非炎性表浅溃疡,新生鳞状上皮覆盖溃疡面而达到治愈,治愈率 90%以上。

(7)高强度聚焦超声治疗:高强度聚焦超声是治疗宫颈糜烂的一种新方法,通过超声波在焦点处产生的热效应、空化效应和机械效应,破坏病变组织。与传统物理治疗方法有所不同的是,利用聚焦超声良好的组织穿透性和定位性,将声波聚焦在宫颈病变深部,对宫颈组织的损伤部位是在表皮下的一定深度,而不是直接破坏表面黏膜层,深部病变组织被破坏后,由深及浅,促进健康组织的再生和表皮的重建。

物理治疗的注意事项:①治疗时间应在月经干净后 3～7 天进行。②排除宫颈上皮内瘤样病变、早期宫颈癌、宫颈结核和急性感染期后方可进行。③术后阴道分泌物增多,甚至有大量水样排液,有时呈血性,脱痂时可引起活动性出血,如量较多先用过氧化氢清洗伤口,用消毒棉球局部压迫止血,24 小时后取出。④物理治疗的次数、持续时间、强度、范围应严格掌握。⑤创面愈合需要一段时间(2～8 周),在此期间禁止盆浴和性生活。⑥定期复查,随访有无宫颈管狭窄。

2.药物治疗

药物治疗适用于糜烂面积小和炎症浸润较浅的病例。

(1)硝酸银或重铬酸钾液:为强腐蚀剂,局部涂擦进行治疗,方法简单,但因疗效不佳,现基本已弃用。

(2)聚甲酚磺醛浓缩液或栓剂:目前临床上应用较多,聚甲酚磺醛是一种高酸物质,可使病变组织的蛋白质凝固脱落,对健康组织无损害且可增加阴道酸度,有利于乳酸杆菌生长。用法:将浸有聚甲酚磺醛浓缩液的棉签插入宫颈管,转动数次取出,然后将浸有浓缩液的纱布块轻轻敷贴于病变组织,纱布块应稍大于糜烂面,浸蘸的药液以不滴下为度,持续 1～3 分钟,每周 2 次,1 个月经周期为 1 个疗程;聚甲酚磺醛栓剂为每隔天晚阴道放置 1 枚,12 次为 1 个疗程。

(3)免疫治疗:采用重组人 α 干扰素栓,每晚 1 枚,6 天为 1 个疗程。近年报道用红色奴卡放线菌细胞壁骨架 N-CWs 菌苗治疗宫颈糜烂，该菌苗具有非特异性免疫增强及消炎作用，能促进鳞状上皮化生，修复宫颈糜烂病变达到治疗效果。

(4)宫颈管内膜炎时，根据细菌培养和药敏试验结果，采用抗生素全身治疗。

3.手术治疗

对于糜烂面积广而深，或用上述方法久治不愈的患者可考虑行宫颈锥形切除术，多采取宫颈环形电切除术。锥形切除范围从病灶外缘 0.3～0.5 cm 开始，深入宫颈管 1～2 cm，锥形切除，术后压迫止血。宫颈息肉可行息肉摘除术或电切术。

(张　瑞)

第六章

女性生殖内分泌疾病

第一节 痛　　经

痛经是指伴随着月经的疼痛。疼痛可以出现在行经前后或经期，主要集中在下腹部，常呈痉挛性，通常还伴有其他症状，包括腰腿疼、头痛、头晕、乏力、恶心、呕吐、腹泻、腹胀等。痛经是育龄期妇女常见的疾病，发生率很高，文献报道为30%～80%，每个人的疼痛阈值差异及临床上缺乏客观的评价指标使得人们对确切的发病率难以评估。不同年龄段痛经发生率不同，初潮时发生率较低，随后逐渐升高，16～18岁达顶峰，30～35岁时下降，生育期稳定在40%左右，以后更低，50岁时为20%左右。

痛经分为原发性和继发性两种。原发性痛经是指不伴有其他明显盆腔疾病的单纯性功能性痛经；继发性痛经是指因盆腔器质性疾病导致的痛经。

一、原发性痛经

青春期和年轻的成年女性的痛经大多数是原发性痛经，是功能性的，与正常排卵有关，没有盆腔疾病；但有大约10%的严重痛经患者可能会查出有盆腔疾病，如子宫内膜异位症或先天性生殖道发育异常。原发性痛经的发病原因和机制尚不完全清楚，研究发现原发性痛经发作时有子宫收缩的异常，而造成收缩异常的原因有局部前列腺素、白三烯类物质、血管升压素、催产素的增高等。

（一）病因和病理生理

1.子宫收缩异常

正常月经期子宫的基础张力<1.33 kPa，宫缩时可达16 kPa，收缩频率为3～4次/分。痛经时宫腔的基础压力提高，收缩频率增高且不协调。因此原发性痛经可能是子宫肌肉活动增强、过渡收缩所致。

2.前列腺素（PG）的合成和释放过多

子宫内膜是合成前列腺素的主要场所，子宫合成和释放前列腺素过多可能是导致痛经的主要原因。PG的增多不仅可以刺激子宫肌肉过度收缩，导致子宫缺血，并且使神经末梢对痛觉刺激敏感化，使痛觉阈值降低。

3.血管紧张素和催产素过高

原发性痛经患者体内的血管紧张素增高,血管紧张素可以引起子宫肌层和血管的平滑肌收缩加强,因此,被认为是引起痛经的另一重要因素。催产素是引起痛经的另一原因,临床上应用催产素拮抗剂可以缓解痛经。

4.其他因素

主要是精神因素,紧张、压抑、焦虑、抑郁等都会影响对疼痛的反应和主观感受。

(二)临床表现

原发性痛经主要发生在年轻女性身上,初潮或初潮后数月开始,疼痛发生在月经来潮前或来潮后,在月经期的 48～72 小时持续存在,疼痛呈痉挛性,集中在下腹部,有时伴有腰痛,严重时伴有恶心、呕吐、面色苍白、出冷汗等,影响日常生活和工作。

(三)诊断与鉴别诊断

诊断原发性痛经,首先要排除器质性盆腔疾病的存在。全面采集病史,进行全面的体格检查,必要时结合辅助检查,如 B 超、腹腔镜、宫腔镜、子宫输卵管碘油造影等,排除子宫器质性疾病。鉴别诊断主要排除子宫内膜异位症、子宫腺肌症、盆腔炎性疾病等疾病引起的于继发性痛经,还要与慢性盆腔痛相区别。

(四)治疗

1.一般治疗

对痛经患者,尤其是青春期少女,必须进行有关月经的生理知识教育,消除其对月经的心理恐惧。痛经时可卧床休息,热敷下腹部,还可服用非特异性的止痛药。研究表明,对痛经患者施行精神心理干预可以有效减轻症状。

2.药物治疗

(1)前列腺素合成酶抑制剂:非甾体抗炎药是前列腺素合成酶抑制剂,通过阻断环氧化酶通路,抑制前列腺素合成,使子宫张力和收缩力下降,达到止痛的效果。有效率 60%～90%,服用简单,不良反应小,还可以缓解其他相关症状,如恶心、呕吐、头痛、腹泻等。用法:一般于月经来潮、痛经出现前开始服用,连续服用 2～3 天,因为前列腺素在月经来潮的最初 48 小时释放最多,连续服药的目的是减少前列腺素的合成和释放。因此疼痛时临时间断给药效果不佳,难以控制疼痛。

常用于治疗痛经的非甾体类药物及剂量见表 6-1。

表 6-1 常用治疗痛经的非甾体类止痛药

药物	剂量
甲芬那酸	首次 500 mg,250 mg/6 h
氟芬那酸	100～200 mg/6～8 h
吲哚美辛(消炎痛)	25～50 mg/6～8 h
布洛芬	200～400 mg/6 h
酮洛芬	50 mg/8 h
芬必得	300 mg/12 h

布洛芬和酮洛芬的血药浓度 30～60 分钟达到峰值,起效很快。吲哚美辛等对胃肠道刺激较大,容易引起消化道大出血,不建议作为治疗痛经的一线药物。

(2)避孕药具:短效口服避孕药和含左炔诺孕酮的宫内节育器(曼月乐)适用于需要采用避孕措施的痛经患者,可以有效地治疗原发性痛经。口服避孕药可以使50%的患者疼痛完全缓解,40%明显减轻。曼月乐对痛经的缓解的有效率也高达90%左右。避孕药的主要作用是抑制子宫内膜生长、抑制排卵、降低前列腺素和血管升压素的水平。各类雌、孕激素的复合避孕药均可以减少痛经的发生,它们减轻痛经的程度无显著差异。

(3)中药治疗:中医认为痛经是由于气血运行不畅引起,因此一般以通调气血为主,治疗原发性痛经一般用当归、川芎、茯苓、白术、泽泻等组成的当归芍药散,效果明显。

3.手术治疗

以往对原发性痛经药物治疗无效者的顽固性病例,可以采用骶前神经节切除术,效果良好,但有一定的并发症。近年来,主要用子宫神经部分切除术。无生育要求者,可进行子宫切除术。

二、继发性痛经

继发性痛经是指与盆腔器官的器质性病变有关的周期性疼痛。常在初潮后数年发生。

(一)病因

有许多妇科疾病可能引起继发性痛经,具体如下。

1.典型周期性痛经的原因

处女膜闭锁、阴道横隔、宫颈狭窄、子宫异常(先天畸形、双角子宫)、子宫腔粘连(Asherman综合征)、子宫内膜息肉、子宫平滑肌瘤、子宫腺肌病、盆腔瘀血综合征、子宫内膜异位症、IUD等。

2.不典型的周期性痛经的原因

子宫内膜异位症、子宫腺肌病、残留卵巢综合征、慢性功能性囊肿形成、慢性盆腔炎等。

(二)病理生理

研究表明,子宫内膜异位症和子宫腺肌症患者体内产生过多的前列腺素,可能是痛经的主要原因之一。前列腺素合成抑制制剂可以缓解该类疾病的痛经症状。环氧化酶(COX)是前列腺素合成的限速酶,在子宫内膜异位症和子宫腺肌症患者体内表达量过度增高。这些均说明前列腺素合成代谢异常与继发性痛经的疼痛有关。

宫内节育器(IUD)的不良反应主要是月经过多和继发痛经,其痛经的主要原因可能是子宫的局部损伤和IUD局部的白细胞浸润导致的前列腺素合成增加。

(三)临床表现

痛经一般发生在初潮后数年,生育年龄妇女较多见。疼痛多发生在月经来潮之前,月经前半期达到高峰,此后逐渐减轻,直到结束。继发性痛经症状常有不同,伴有腹胀、下腹坠痛、肛门坠痛等。但子宫内膜异位症的痛经也有可能发生在初潮后不久。

(四)诊断和鉴别诊断

诊断继发性痛经,除了详细询问病史外,主要通过盆腔检查,相关的辅助检查,如B超、腹腔镜、宫腔镜及生化指标的化验等,找出相应的病因。

(五)治疗

继发性痛经的治疗主要是针对病因进行治疗。

(蔡雪梅)

第二节　闭　　经

闭经在临床生殖内分泌领域是一个最复杂而治疗困难的症状，可由多种原因造成。对临床医师来说，妇科内分泌学中很少有问题像闭经那样烦琐而又具有挑战性，诊断时必须考虑到一系列可能潜在的疾病和功能紊乱，其中一些可能给患者带来致病甚至致命的影响。传统上将闭经分成原发性和继发性。但因为闭经的病因和病理生理机制十分复杂，加上环境和时间的变迁，以及科技的发展，人们对闭经的认识、定义、诊断标准和治疗方案都有了较大的改变和进步。

闭经有生理性和病理性之分。青春期前、妊娠期、哺乳期、绝经后月经的停止，均属于生理性闭经。本文讨论的只是病理性闭经的问题。

一、闭经的定义和分类

(一)闭经的定义

(1)已达 14 岁尚无月经来潮，第二性征不发育者。

(2)已达 16 岁尚无月经来潮，不论其第二性征发育是否正常者。

(3)已经有月经来潮，但月经停止 3 个周期(按自身原有的周期计算)或超过 6 个月不来潮者。

(二)闭经的分类

根据月经生理的不同层面和功能，为便于对导致闭经的原因的识别和诊断，将闭经归纳为以下几类。①Ⅰ度闭经：子宫和生殖道的异常。②Ⅱ度闭经：卵巢异常。③Ⅲ度闭经：垂体前叶的异常。④Ⅳ度闭经：中枢神经系统(下丘脑)的异常。

先天性性腺发育不良在闭经中占有重要的比例。既往对于性腺衰竭导致的闭经的病因和病理生理是根据染色体和月经情况划分的，概念比较混乱且各型疾病之间有交叉和重复的内容。一般认为，原发性闭经伴 45，XO 或 45，XO/46，XX 嵌合型染色体核型异常且身材矮小者定义为 Turner 综合征，但此类核型患者中有一小部分为继发性闭经；患者如果染色体核型大致正常，身高正常但卵巢先天性未发育引起的原发性闭经，我们把其定义为先天性性腺发育不良。但该类患者可能伴有染色体的异位或微缺失；另一些患者为继发性闭经，染色体核型大致正常，卵巢曾有排卵但提前衰竭，被临床定义为卵巢早衰。实际上，这一类疾病在本质上是相同的，即性腺(卵巢)发育不良，但临床表现和闭经时间则有不同程度的差别。

二、闭经的诊断程序

(一)病史和临床表现

对闭经的诊断首先应开始于一个细致和完整的病史采集程序：神经精神方面的状况；家族遗传史；营养情况；发育成长史；生殖道的完整性；中枢神经系统体征；还要仔细鉴别半乳糖血症的存在。

(二)经典的闭经诊断程序

多年来，对闭经的诊断有一个经典的程序。

(1)第一步：孕激素试验+血清促甲状腺激素测定+血清催乳素测定。

孕激素试验的方法为：①黄体酮 20 mg，每天 1 次肌内注射，共 3 天；②微粒化黄体酮，每次 100～200 mg，每天 3 次，共 7～10 天；③地屈孕酮每次 10 mg，每天 2 次，共 7～10 天；④甲羟孕酮 8～10 mg/d，共 5～7 天。为避免不良反应最好在睡前服用。观察停药后 1 周内是否发生子宫内膜脱落造成的撤药性出血。

此步骤可以大致诊断：①孕激素试验有撤药性出血可确定卵巢、垂体、下丘脑有最低限度的功能，说明体内有一定水平的雌激素但缺少孕激素的分泌，提示卵巢内有可能有窦卵泡分泌雌激素但没有发生排卵。②PRL 水平正常说明可以基本排除由高催乳素血症引起的闭经；PRL 水平异常升高伴溢乳则提示可能存在高催乳素血症或垂体分泌 PRL 的肿瘤；如果 PRL 水平持续较高，建议行垂体影像学检查。③促甲状腺激素的异常可能反映甲状腺功能亢进或低下对月经的影响，虽然发病率较低，但是因为治疗较简单且有效，因此仍然建议作为第四步筛查。④孕激素试验有撤药性出血说明生殖道解剖正常，且子宫内膜存在一定程度的功能，女性生殖道是完整的。⑤即使内源性 E_2 足够，仍有两种情况导致孕激素撤药试验阴性，即子宫内膜蜕膜化，停用外源性孕激素后子宫内膜不会剥脱。第一种情况是子宫内膜应对高孕酮水平而蜕膜化，见于黄体期或妊娠；第二种情况即子宫内膜由于高浓度的孕激素或睾酮伴随一种特殊的肾上腺酶的不足而蜕膜化，见于雄激素过多症伴无排卵及多囊卵巢的患者，但这种临床现象并不常见。

(2)第二步：雌孕激素试验。

雌孕激素试验的方法为：雌孕激素序贯用药一个周期(结合雌激素、天然雌激素或其他类型的雌激素，每天 1～2 mg 口服，共 20～28 天，最后 7～10 天加口服或肌内注射黄体酮(见第 1 步)，与雌激素共用并同时停药。观察 1 周内是否有撤药性出血。

此步骤可以大致诊断：①雌孕激素试验有撤药性出血说明体内缺少雌激素分泌，雌激素分泌低下可能是卵巢功能低下所致；②雌孕激素试验无撤药性出血说明子宫或生殖道异常，有子宫内膜病变或生殖道畸形可能。

(3)第三步：血清 FSH、LH、E_2、T、DHEA-S 水平测定。

仅对第 2 步试验有撤药性出血的闭经患者进行，用来确定内源性雌激素低下是否由于卵泡(Ⅱ度闭经)的缺陷，抑或中枢神经系统-垂体轴的(Ⅲ或Ⅳ度闭经)功能缺陷。孕激素试验阴性的闭经妇女，其 Gn 水平可能异常地偏高、偏低或正常水平。

此步骤可以大致诊断：①FSH，LH 水平升高(FSH>20 U/L)和 E_2 水平降低，提示卵巢功能衰竭，低雌激素导致的反馈性高促性腺激素分泌；②LH/FSH 和 T 水平升高提示高雄激素血症及多囊卵巢综合征可能；③DHEA-S 明显升高提示有肾上腺来源的高雄激素血症；④FSH、LH 和 E_2 水平正常或降低(FSH 和 LH 均<5 U/L)，提示下丘脑性或垂体性闭经。

(4)第四步：垂体兴奋试验。

如果血清 FSH 和 LH 水平测得正常或偏低，则需要通过垂体兴奋试验来鉴别垂体或下丘脑所导致的闭经原因。方法为：LHRH 25～50 μg，静脉推注，于注射前、注射后 30 分钟、60 分钟、90 分钟、120 分钟分别测血清 LH 和 FSH。因为 LHRH 主要刺激 LH 的分泌，也可以只测血清 LH。

此步骤可以大致诊断：鉴别下丘脑或垂体的功能异常；正常情况下 LH 和 FSH 的升高峰值在 LHRH 注射后 30 分钟左右，数值升高基础值的 3 倍以上。如果 LH 和 FSH 水平没有反应、反应低下或反应延迟，均提示闭经的原因可能在垂体而非下丘脑。如果反应正常，则提示为下丘脑性的闭经。对垂体的LH反应延迟者,也可能因为正常垂体长期"失用"而对LHRH的刺激不敏感,可以反复试验几次,以激活垂体。

(三)闭经的其他诊断方法

1.B超检查

盆腔的B超扫描提示子宫和内生殖器是否发育正常;子宫的大小、内膜的厚度和形态与月经的关系密切,长期雌激素低下的患者,子宫可能发育不良,也可能发生萎缩。两侧卵巢的体积和形态学是否正常,是否有优势卵泡生长,卵巢内窦卵泡数目等反映了卵巢的排卵功能和储备状况,卵巢的形态学异常与闭经的病因有关,卵巢体积增大,多个窦卵泡发育,提示高雄激素血症和多囊卵巢可能;卵巢体积小于10 mm^3,且两侧卵巢窦卵泡总数小于6枚,提示卵巢发育不良或提早衰竭。超声应作为常规检查。

2.内镜检查

宫腔镜可以直接观察到宫腔和子宫内膜的形态,鉴别子宫内膜的厚度、色泽、子宫腔发育畸形、宫腔粘连等造成闭经的病因。腹腔镜可在直视下观察卵巢的形态、大小、排卵的痕迹等,鉴别闭经的原因。如果卵巢呈条索状形态,无卵泡和排卵证据,可提示卵巢发育不全,可伴或不伴子宫的发育不良。

3.染色体检查

所有30岁以下因高Gn水平诊断为卵巢早衰的患者,必须检查染色体核型。一些患者存在Y染色体嵌合现象,因为性腺(卵巢)内存在任何睾丸成分,都有形成恶性肿瘤风险,必须手术切除性腺。因为嵌合体核型(比如46,XX/45,XO)的妇女在过早绝经之前可以有正常的青春期发育、正常月经甚至正常妊娠。有10%~20%的卵巢早衰或先天性性腺发育不良者伴有染色体畸变,10%的Turner综合征女孩有自发性的青春期发育,2%有月经初潮。虽然染色体核型检查对治疗不产生影响,但对于诊断还是有一定意义。况且对其家人的生育功能咨询亦有一定价值。

三、闭经的分类诊断

(一)Ⅰ度闭经[生殖道和(或)子宫性闭经]

为子宫和生殖道畸形,造成的先天性缺如或梗阻,以及反复子宫手术、子宫内膜结核或炎症造成的不可逆的损伤。

1.诊断依据

(1)雌孕激素试验无撤药性出血。

(2)B超检查子宫发育不良或缺如,或子宫内膜极薄和回声异常。

(3)子宫造影和(或)宫腔镜提示子宫腔粘连、畸形或子宫内膜病变。

(4)对周期性腹痛的青春期患者注意下生殖道的发育畸形。

2.Asherman综合征

子宫内膜的破坏(Asherman综合征)可导致继发性闭经,这种情况通常是由产后过度刮宫致子宫内膜损伤的结果。子宫造影可以看到宫腔不规则粘连的典型影像;阴道B超可见子宫内膜线不连续和间断征象;宫腔镜检查诊断更精确,可以检出X线片无法显现的极微小的粘连。患者卵巢功能正常时,基础体温是双相的,提示闭经的原因与排卵无关。

Asherman综合征还可发生于剖宫产术、子宫肌瘤切除术、子宫成形术后。产后刮宫术后伴发产后性腺功能减退(如席汉综合征)者因内膜缺少雌激素支持,严重营养不良和菲薄,也可发生严重的宫腔粘连。据报道，选择性子宫动脉栓塞治疗子宫平滑肌瘤术后可能导致局部缺血性反应，造成子宫内膜的损伤而发生 Asherman 综合征。粘连可导致子宫腔、子宫颈外口、宫颈管或这些区域部分或完全闭塞，但不一定发生宫腔积血。如果影像学检查提示宫腔内积血，用宫颈扩张术就可以解决积血的引流问题。

Asherman 综合征患者除了闭经还可能有其他问题，如流产、痛经、月经过少，也可有正常的月经周期。轻度粘连也可导致不孕、反复性流产或胎儿丢失。此类患者需通过子宫造影或宫腔镜检查确诊子宫内膜腔的情况。

子宫内膜损伤导致闭经也可由结核病引起。将经血或子宫内膜活检组织进行培养找到结核杆菌方可确诊。子宫血吸虫病是导致终末器官功能障碍的另一个罕见原因，可在尿、粪、直肠排出物、经血以及子宫内膜内找到寄生虫虫卵。还有因子宫内感染发生严重而广泛的盆腔炎性疾病导致的 Asherman 综合征的病例报道。

过去，Asherman 综合征的治疗是通过扩张宫颈及刮宫术来解除粘连。宫腔镜下通过电切、电凝、激光等技术直接松解粘连，效果优于扩张宫颈及刮宫术。手术后为了防止宫腔壁的粘连，过去会放置一枚宫内节育器（IUD），然而儿科的气囊导尿管也是很好的选择。囊内充有 3 mL 液体，7 天后将导管取出。术前即开始用广谱抗生素持续 10 天。前列腺素合成抑制剂可解除子宫痉挛。患者连续两个月用高刺激剂量的雌激素治疗，如每月前 3 周每天口服结合雌激素 2.5 mg，第 3 周开始每天加用醋酸甲羟孕酮 10 mg。如果初次手术未能重建月经流出道，为了恢复生育能力，还需要重复数次持续治疗。此类患者有 70%能成功妊娠，然而妊娠经常合并早产、胎盘植入、前置胎盘和（或）产后出血。

3.米勒管异常

米勒管发育不全是指无明显阴道的原发性闭经患者，这是原发性闭经相对常见病因，发生率仅次于性腺发育不全。在芬兰，其发生率大约为 1/5 000 新生女婴。原发性闭经者需先排除米勒管终端导致的生殖道不连续，对青春期女孩，必须先排除处女膜闭锁、阴道口闭锁以及阴道腔不连续、子宫颈甚至子宫缺失。这类患者阴道发育不全或缺失，且通常伴子宫及输卵管缺失。有正常子宫者却缺乏对外的通道，或者有始基子宫或双角子宫存在。如果有部分子宫内膜腔存在，患者可能主诉有周期性下腹痛。由于与男性假两性畸形的某些征象相似，所以应证明是否为正常女性核型。由于卵巢不属于米勒结构，故卵巢功能正常而且可以通过双相基础体温及外周血孕酮水平来证实。卵巢的生长及发育都无异常。生殖道闭锁导致的闭经伴随有阴道积血、子宫腔积血或腹腔积血所致的扩张性疼痛。

米勒管发育不全的确切原因至今未明。可能是抗米勒管激素（AMH）基因或 AMH 受体基因突变。尽管通常为散发，偶尔也有家族性发病。米勒管发育不全的女儿和她们的母亲可存在半乳糖-1-磷酸尿苷酰基转移酶的基因突变。这与经典的半乳糖血症不同，推断由于半乳糖的代谢失调致使子宫内暴露有过高浓度的半乳糖，这可能就是米勒管发育不全的生物学基础。给孕期小鼠高半乳糖喂食，会延迟雌性子代的阴道开放。在这群米勒管发育不全的患者中，卵巢衰竭亦较常见。

进一步评估和诊断需包括放射学检查，大约 1/3 患者伴有泌尿道畸形，12%以上的患者有骨骼异常，其中多数涉及脊柱畸形，也可能发生缺指或并指。肾畸形包括异位肾、肾发育不全、马蹄肾、集合管异常。B 超检查子宫的大小和匀称性，若 B 超的解剖图像不确定，可选择 MRI 扫描。通常没必要用腹腔镜直视检查，MRI 比 B 超准确得多，而且费用及创伤性都低于腹腔镜检查。

然而存在不同程度的MRI描述与腹腔镜检查所见不符。术前准确诊断有助于手术规划及手术的顺利实施。

手术之前必须明确拟解决的问题，切除米勒管残留肯定是没有必要的，除非导致子宫纤维增生，子宫积血、子宫内膜异位症或有症状的腹股沟疝。宫、腹腔镜手术可以解决上述病症。顾虑到手术困难及并发症高，更倾向于用替代材料方法构造人工阴道。推荐用渐进式扩张术，如Frank及后来的Wabrek等人描述的方法。首先向后，2周后改为向上沿着通常的阴道轴线方向，用阴道扩条每天扩张20分钟直至达到明显的不适。每次使用的扩条逐渐增粗，几个月后即可产生一条功能性阴道。塑料的注射器可用于代替昂贵的玻璃扩条，将扩条放在阴道的部位，维持类似于坐在赛车车座上的压力。Vecchietti在经腹或腹腔镜手术中采用一种牵引装置。术后再牵引7天就可形成一个功能性阴道。

对于不愿意或不能进行扩张术的患者，采用Williams阴道成形术的Creatsas矫形可迅速并简便地构建新阴道。该手术适用于那些不能接受Frank扩张术或Frank扩张术失败的妇女，或有完好的子宫并保留生育能力的患者。一种推荐方式为先做开腹手术来评估宫颈管情况，如果子宫颈闭锁就切除子宫，如果是相对简单的处女膜闭锁或阴道横隔问题，就联合阴道手术。多数人建议不必试图保留完全性阴道发育不全患者的生育力，建议在构建新阴道的同时切除米勒管组织。

阴道横隔患者(远端1/3阴道未能成腔)通常有梗阻及尿频症状，阴道横隔可利用声门关闭强行呼气法与处女膜闭锁相鉴别，前者阴道外口处无膨胀。阴道横隔可合并有上生殖道畸形，如输卵管的节段性缺失或单侧输卵管、卵巢的缺失。

生殖道远端闭锁可视为急症，延误手术治疗可能会因炎症性改变或子宫内膜异位症导致不孕，必须尽快完成矫形引流手术。应尽量避免进行诊断性穿刺，因为一旦感染阴道积血则会转变为阴道积脓。

在引导患者进行一系列治疗的程序中，需进行心理咨询和安抚，帮助患者处理好失去生殖道以后的心理障碍。

(二)Ⅱ度闭经(卵巢性闭经)

1.Turner综合征和先天性性腺发育不良

无论是原发性闭经或继发性闭经都可以有性腺发育的问题，30%～40%的原发性闭经为性腺条索化的性腺发育不全者。核型的分布为50%的45,X;25%的嵌合体;25%的46,XX。继发性闭经的妇女也可存在性腺发育不全，有关的核型按出现频率依次排列为46,XX(最常见);嵌合体(如45,X/46,XX);X长臂或短臂缺失,47,XXX;45,X。染色体核型正常的性腺发育不全者也与感音神经性聋症(Perrault综合征)有关联。所以核型为46,XX的性腺发育不全者都必须进行听力评估。

单纯性腺发育不全是指双侧性腺条索状，无论其核型如何。混合型性腺发育不全是指一侧性腺内含有睾丸组织，而另一侧性腺条索状。常染色体异常也可与高促性腺激素性卵巢衰竭相关，如一个28岁的18染色体三体的嵌合体的高促性腺激素的继发性闭经患者，所有卵巢功能丧失。性染色体量变的患者都可列入性腺发育不全的范畴。

(1)Turner综合征。临床诊断依据为：①16岁后仍无月经来潮(原发性闭经)；②身材矮小、第二性征发育不良、蹼状颈、盾胸、肘外翻；③高促性腺激素，低性腺激素；④染色体核型为45,XO；或46,XX/45,XO；或45,XO/47,XXX；⑤体检发现内外生殖器发育均幼稚，卵巢常呈条索状。

Turner综合征为一条X染色体缺失或存在异常导致的性腺发育不良。由于卵泡的损失，青春期时无性激素产生，故此类患者多表现为原发性闭经。然而须特别关注此症较少见的变异类型，如自身免疫性疾病、心血管畸形以及各种肾脏异常。Turner综合征的患者40%为嵌合体或在X、Y染色体上有结构改变。

嵌合体即不同的性染色体成分形成的多核型细胞系。若核型中存在Y染色体，说明性腺内存在的睾丸组织，容易形成肿瘤及存在向男性发育的因素，需切除性腺区域。大约30%的Y染色体携带者不会出现男性第二性征，故即使正常外观女性，高促性腺激素性闭经患者都必须检查核型，以发现功能静止的Y染色体，以便在癌变之前对性腺进行预防性切除术。

大约5%诊断为Turner综合征的患者核型上有Y染色体成分。进一步用Y染色体特异性DNA探针发现另有5%的核型中有Y染色体成分。然而Turner综合征的患者的性腺肿瘤发生率较低(约5%)，似乎局限于那些常规核型检查有Y染色体成分的患者。即使常规核型未发现有Y染色体成分，一旦出现男性第二性征或当发现一个未知来源的染色体片段时，都需用探针来特异性检测Y染色体成分。

嵌合体的意义重大，当有XX细胞系嵌合时，性腺内可找到功能性卵巢组织，有时可有正常的月经甚至可生育。嵌合体者也可表现正常月经初潮，达到正常的身高，但出现过早绝经。大多数这类患者身材矮小、身高低于160 cm，由于功能性卵泡加速闭锁导致早年绝经。

(2)先天性性腺发育不良：染色体核型和身高正常，第二性征发育大致正常，性腺呈条索状。余同Turner综合征。该类患者的染色体可能存在嵌合型、小的微缺失、平衡易位或基因的缺陷。

2.卵巢早衰和卵巢抵抗综合征

两组均属于高Gn性的闭经患者，去势或绝经后的Gn高水平与卵泡加速闭锁所致的卵泡缺乏之间存在联系，但并不是绝对的，因为在某些少见的情况下，Gn高水平时仍有卵泡存在。发生单纯FSH或LH分泌异常的罕见病例可能由于某种Gn基因的纯合子突变所致。曾报道过由于LH亚基的基因突变造成性腺功能低下，和由于FSH的亚基突变造成原发性闭经。基因的突变导致生成蛋白的亚基改变，使之失去了应有的免疫活性及生物活性。所以这种性腺功能低下者表现为一种Gn升高而另一种Gn降低。基因突变杂合子携带者常有相对不孕的问题，利用外源性Gn促排卵可以让这些患者成功妊娠。当出现FSH高水平，而LH低或正常水平时，伴有垂体占位则提示存在分泌FSH的腺瘤。表现为持续性无排卵、自发性的卵巢过度刺激，卵巢上有多发的大卵泡囊肿，而且影像学证据提示有垂体腺瘤。因此强调两种Gn同时测定，如果一种异常单独升高，需要考虑上述情况。一般卵巢功能衰退的顺序首先是FSH的升高，逐渐伴随LH升高。

(1)卵巢早衰。卵巢早衰的诊断依据：①40岁前绝经；②高促性腺激素和低性腺激素，FSH＞20 U/L，雌激素水平低值；③约20%有染色体核型异常，常为易位、微缺失、45XO/46,XX嵌合型等；④约20%伴有其他自身免疫性疾病，如弥漫性甲状腺肿，肾上腺功能减退等；⑤病理检查提示卵巢中无卵泡或仅有极少原始卵泡，部分患者的卵巢呈浆细胞浸润性的“卵巢炎”现象；⑥腹腔镜检查见卵巢萎缩，体积变小，有的呈条索状；⑦有的患者有医源性损坏卵巢的病史，如卵巢肿瘤手术史、卵巢巧克力囊肿剥除术史、盆腔严重粘连史以及盆腔放疗和化疗史等；⑧对内源性和外源性促性腺激素刺激无反应，用氯米芬无法诱导出反馈的GnRH升高，用外源性GnRH刺激卵巢呈不反应或低反应，无卵泡生长。

大约 1%的妇女在 40 岁之前会发生卵巢衰竭，而在原发性闭经患者中，发生率为 10%～28%，多数病例的卵巢早衰机制不明。各个不同年龄都可以发生卵巢早衰，取决于卵巢所剩的卵泡数目。无论患者年龄多少，如果卵泡的丢失速度较快，则将表现为原发性闭经及性腺发育低下。假如卵泡耗损发生在青春期或青春期之后，则继发性闭经发生的时间将相应地推迟。

脆性 X 染色体综合征携带者中卵巢早衰的发生率为 10%，已经鉴定出至少有 8 个基因与卵巢早衰有关，5 个在 X 染色体上，3 个在常染色体上。此类患者可考虑供卵妊娠。对于卵巢早衰妇女，推荐进行脆性 X 染色体综合征的筛查，尤其是当有 40 岁之前绝经的家族史的情况下。一种由 3 号染色体上转录因子基因（FOXL2）突变引起的常染色体显性疾病也已证实与眼睑畸形及卵巢早衰有关。另外，卵巢早衰也有可能是自身免疫性疾病、感染流行性腮腺炎性卵巢炎，或化疗及放疗造成的卵泡破坏所致。这些因素导致卵泡消失加速所致。

卵巢早衰存在一定比例的特异性性染色体异常，最常见的异常是 45，X 及 47，XXX，其次是嵌合体、X 染色体结构异常。用荧光原位杂交法寻找 45，X/46，XX 嵌合体，卵巢早衰患者体内发现较高比例的单 X 性染色体细胞，也曾发现 X 染色体长臂上关键区域的易位。

放疗对卵巢功能的影响取决于患者年龄及 X 线的剂量，卵巢内照射 2 周后可出现类固醇激素水平下降，Gn 水平升高。年轻妇女体内有较多的卵母细胞可以抵抗内照射的完全去势作用，闭经多年后仍可恢复卵巢功能。如放疗时正常怀孕，子代的先天异常率并不高于普通人群。若放射区域为骨盆以外，则无卵巢早衰的风险。对盆腔肿瘤患者腹腔镜手术中将卵巢选择性的移出骨盆再作放疗，可有望今后妊娠。

烷化剂（抗肿瘤药）对性腺有剧毒，与放疗一样，导致卵巢衰竭的剂量与开始治疗时患者年龄存在负相关。其他化疗药物也有潜在的卵巢损害性，但研究较少，联合化疗对卵巢的影响与烷化剂相似。约 2/3 的绝经前乳腺癌患者使用环磷酰胺、甲氨蝶呤、氟尿嘧啶（5-Fu）治疗者丧失卵巢功能。虽然月经及生育力的确有可能恢复，但无法预测未来的卵巢功能以及生育力。在猴模型模拟放疗过程中，用 GnRHα 抑制 Gn 并不能抵抗卵泡的丢失但确实可保护卵泡免受环磷酰胺的损害。化疗或放疗前将卵母细胞或卵巢组织深低温保存将是保存此类患者生育力的最佳选择。

对自身免疫性“卵巢炎”的卵巢早衰患者，应进行自身免疫性疾病的血液检查，而且需要每几年一次周期性进行，作为对自身免疫性相关疾病的长期监测。检查内容包括血钙、血磷、空腹葡萄糖、21-羟化酶的肾上腺抗体、游离 T_4、TSH、甲状腺抗体。

曾有人建议，有时需要每周测 Gn 及 E_2 水平，如 FSH 低于 LH（FSH/LH<1），或如果 E_2 高于50 pg/mL时，应考虑诱导排卵。由于很多案例报道证实了核型正常患者可恢复正常的卵巢功能（10%的患者），由于有偶发性排卵，对无生育要求者雌孕激素联合性避孕药是较好的选择。如有生育要求者，最好选择供卵。不推荐用治疗剂量的糖皮质激素治疗特发性卵巢早衰，因为并未证明能使卵泡恢复对 Gn 的反应性。

（2）卵巢抵抗综合征。卵巢抵抗综合征的临床特征：①原发或继发性闭经；②高促性腺激素和低性腺激素；③病理检查提示卵巢中有多量始基卵泡和原始卵泡；④腹腔镜检查见卵巢大小正常，但无生长卵泡和排卵痕迹；⑤对内源性和外源性促性腺激素刺激无反应。也称卵巢不敏感综合征，这是一组少见但颇有争议的病征。其临床表现与卵巢早衰极其相似，但如果行卵巢组织学检查，可以发现卵巢皮质中多个小的原始卵泡结构。有人推测这是 Gn 受体不敏感或缺陷，或受体前信号缺陷的原因。在雌激素和孕激素序贯治疗数月后，卵巢可能自然恢复排卵和妊娠。也有人认为这是 POF 的先兆征象和过渡阶段。

3.多囊卵巢综合征(见无排卵和多囊卵巢综合征节)

(1)临床表现:①月经稀发、闭经、不孕的持续性无排卵现象;②多毛、痤疮和黑棘皮病等高雄激素血症现象;③肥胖。

(2)超声检查诊断标准:①双侧卵巢各探及12个以上的小卵泡排列在卵巢表面,形成“项链征”;②卵巢偏大,卵巢髓质部分增多,反光增强。

(3)实验室检查:①血清LH/FSH增高2倍以上;②雄激素T、A、DHEA-S升高,SHBG降低;③胰岛素水平升高,糖耐量试验(OGTT)和餐后胰岛素水平升高;④PRL可轻度升高。

(4)经腹或腹腔镜:卵巢体积增大,表面光滑,白色,无排卵痕迹,见表面多枚小卵泡。

(三)Ⅲ度闭经(垂体性闭经)

1.垂体肿瘤和高催乳素血症

(1)概况:由于颅底狭窄的垂体窝空间,垂体良性肿瘤的生长也会造成问题。肿瘤向上生长压迫视神经交叉,产生典型的双颞侧偏盲。如果肿瘤很小则很少出现视野受损。而此区域的其他肿瘤(如颅咽管瘤,影像学上通常以钙化为标志),由于更邻近视神经交叉,会较早导致视力模糊和视野缺损。除了颅咽管瘤,还有其他更少见的肿瘤,包括脑膜瘤、神经胶质瘤、转移性肿瘤、脊索瘤。曾报道,可能由于松果体的囊性病变导致褪黑激素分泌增加,引起青春期延迟。性腺发育不全及青春发育延迟者应检查头颅MRI。

当GH过度分泌导致肢端肥大症,或ACTH的过量分泌引起库欣综合征时,会更加怀疑垂体肿瘤的存在。TSH分泌性肿瘤(不到垂体肿瘤的1%)引起继发性甲状腺功能亢进,或ACTH或GH分泌的肿瘤则非常罕见。如果临床表现提示库欣综合征,则须检测ACTH水平及24小时尿中游离皮质醇水平,以及地塞米松快速抑制试验;如怀疑为肢端肥大症,则应做GH的检测。循环中IGF-1水平较稳定,随机测定血样中IGF-1高水平即可诊断GH过度分泌;ACTH或GH分泌性肿瘤都很少见,最常见的两种垂体肿瘤是PRL分泌性肿瘤及无临床功能性肿瘤。PRL分泌性肿瘤也可在青春期前或青春期出现,故可能影响生长发育,并导致原发性闭经。

大多数无临床功能性肿瘤(约占垂体肿瘤的30%)起源于Gn细胞,活跃分泌FSH及其游离亚基,但很少分泌LH,故此类患者仅表现肿瘤占位性症状。所分泌的FSH游离亚基可作为一项肿瘤指标。然而由于游离FSH亚基增加合并本身Gn的升高,在绝经后妇女情况就变得复杂。但并不是所有Gn腺瘤都合并有游离FSH亚基增加。对于FSH升高而LH低水平者高度提示为Gn分泌性腺瘤。绝经前出现Gn分泌性腺瘤的妇女,其特征是卵巢内多发囊性改变(卵巢过度刺激)、E_2高水平以及子宫内膜超常增生。用GnRHa治疗通常不能降低Gn的分泌,反而可导致FSH及其游离亚基的持续升高。然而大多数此类肿瘤患者由于肿瘤对垂体柄的压迫影响了下丘脑GnRH向垂体的运输,导致Gn分泌下降和闭经,并常因肿瘤的占位阻碍了多巴胺向垂体前叶的运输,PRL水平的轻度升高。

并非所有蝶鞍内占位都是肿瘤,据报道囊肿、结核病、肉瘤样病及脂肪沉着体也可成为垂体压迫的原因,导致低促性腺素性闭经。淋巴细胞性垂体炎是垂体内少见的自身免疫性浸润,酷似垂体肿瘤,常发生于妊娠期或绝经后的前6个月。初期出现高PRL血症,接着可发生垂体功能减退症。经蝶骨手术可诊断并治疗这类有潜在致命危险的垂体疾病。在一项大型经蝶骨手术调查中发现,91%的蝶鞍内及蝶鞍周围占位是腺瘤,与尿崩症无关,但常常伴随着非垂体来源性肿瘤。

垂体周围的病变，如颈内动脉瘤、脑室导水管梗阻也可导致闭经。垂体局部缺血即梗死可导致功能不全，即为产科著名的席汉综合征。

(2)临床表现：①闭经或月经不调；②泌乳；③如较大的垂体肿瘤可引起头痛和视力障碍；④如为空蝶鞍综合征可有搏动性头痛；⑤需排除服药引起的高催乳素血症。

(3)辅助检查：①血清 PRL 升高；②如果为垂体肿瘤或空蝶鞍综合征可经蝶鞍 X 线摄片、CT 或 MRI 检查垂体确诊，应强调增强扫描，以增加检出率。

2.垂体功能衰竭

(1)临床表现：①有产后大出血或垂体手术的病史；②消瘦、乏力、畏寒、苍白，毛发稀疏，产后无乳汁分泌，无性欲，无卵泡发育和月经，生殖道萎缩；③检查为性腺激素低下、甲状腺功能低下和肾上腺功能低下的症状和体征，根据病情程度，功能低下的程度不同，但常见以性腺激素低下为主，其次为甲状腺功能低下，最后为肾上腺功能低下。

(2)辅助检查(根据病情依次有)：①血 FSH、LH、E_2、PRL、T 值均低下，血甲状腺激素(FT_3、FT_4)下降促甲状腺素(TSH)升高；②血肾上腺皮质激素(皮质醇，17-羟孕酮)水平低下；③垂体兴奋试验显示垂体反应低下；④空腹血糖和糖耐量试验提示血糖值偏低，反应低下。

(四)Ⅳ度闭经(中枢和下丘脑性闭经)

下丘脑性闭经(促性腺激素不足性性腺功能减退)的患者具有 GnRH 脉冲式分泌的缺陷。在排除了下丘脑器质性病变后，可诊断为功能性抑制，常常是由生活事件所致的心理生理反应，也可与工作或学校中面对的应激状况有关，常见于低体质量及先前月经紊乱的妇女。很多垂体性闭经的妇女也表现为由亚临床饮食障碍引起相似的内分泌、代谢和心理特征。

GnRH 的抑制程度决定了临床表现。轻度抑制可对生育力有微小影响，如黄体期不足；中度抑制可致无排卵性月经失调；重度即表现为下丘脑性闭经。

下丘脑性闭经患者可表现为低或正常水平促性腺激素，正常催乳素水平，正常蝶鞍的影像学表现，雌孕激素撤退性出血试验多为阴性。对这样的患者应每年评估一次，监测指标包括催乳素及蝶鞍的影像学检查。如果几年监测指标均无变化，影像学检查可不必要。与心理应激或体重减轻有关的闭经，大多在6～8年内都自然恢复。83%的妇女在病因(应激、体重减少或饮食障碍)纠正后恢复月经。但仍有一部分患者需持续监测。在饮食障碍的妇女当中，月经往往与体重增加有关。

无明显诱因的下丘脑性闭经的妇女，其下丘脑-垂体-肾上腺轴的活性是存在的，可能是应激反应干扰了生育功能的过程。自发性下丘脑性闭经的妇女其 FSH、LH、催乳素的分泌降低，促肾上腺皮质激素释放激素所致皮质醇的分泌增加。有些患者有多巴胺能抑制的 GnRH 脉冲频率，GnRH 脉冲性分泌的抑制可能与内源性阿片肽及多巴胺的增加有关。功能恢复过程中高皮质醇血症先于卵巢功能恢复正常。

需要告知患者促排卵的有效性及生育的可能性，促排卵仅用于有怀孕需求的妇女。没有证据表明周期性激素补充或是促排卵可以诱导下丘脑恢复正常生理功能。

下丘脑性闭经的诊断依据：①原发性闭经；卵泡存在但不发育；②有的患者有不同程度的第二性征发育障碍；③Kallmann 患者伴嗅觉丧失；④FSH、LH、E_2 均低下；⑤对 GnRH 治疗有反应；⑥可有 X 染色体(Xp22.3)的 KAL 基因缺陷。

功能性下丘脑性闭经的临床表现：①闭经或不规则月经；②常见于青春期或年轻女性，多有节食、精神紧张、剧烈运动及不规律生活史；③体型多瘦弱。

主要的辅助检查：①TSH 水平正常，T_3 和 T_4 较低；②FSH 和 LH 偏低或接近正常，E_2 水平偏低；③超声检查提示卵巢正常大小，多个小卵泡散在分布，髓质反光不增强。

1.体重下降，食欲缺乏和暴食综合征

肥胖可以与闭经有关，但肥胖者闭经时促性腺激素分泌不足的状态不常见，除非这个患者同时有情绪障碍。相反，急剧的体质量降低，可致促性腺激素分泌不足。对下丘脑性闭经的诊断必须先排除垂体瘤。

临床表现从与饮食匮乏所致的间歇性闭经到神经性厌食所致的危及生命的极度衰弱。因为这种综合征的死亡率大概为 6%，因此受到高度重视。也有些研究认为大多数患者都能够复原，而病死率并没有增加。这些结果的差异可能因为被评估的人群不一致。临床医师应该警惕有些患者可能会死于神经性厌食。

(1)神经性厌食的诊断。

主要临床特点：①发病于 10～30 岁；②体质量下降 25%或是体重低于正常同年龄和同身高女性的 15%；③特殊的态度，包括对自己身体状况的异常认知，对食物奇怪的存积或拒绝；④毳毛的生长；⑤心动过缓；⑥过度活动；⑦偶发的过度进食(食欲过盛)；⑧呕吐，可为自己所诱发。

临床表现：①闭经；②无已知医学疾病；③无其他精神疾病。

其他特征：①便秘；②低血压；③高胡萝卜素血症；④糖尿病、尿崩症。

(2)神经性厌食的临床表现：神经性厌食曾被认为多见于中高阶层的低于 25 岁的年轻白人妇女，但现在看来这个问题可出现在社会各阶层，占年轻妇女的 0.5%。厌食一族均期望成功改变形象，其实家庭往往存在严重的问题，父母却努力维持和谐家庭的表象，掩饰或者否认矛盾冲突。根据心理学家的理解，父母一方，私下里对另一方不满，希望获得他们孩子的感情。当一个完美的孩子的角色变得极其困难时，厌食便开始了。病程往往起源于为控制体质量而自行节食，这种感觉带来一种力量和成就感，随即有一种若自我约束松懈则体质量不能控制的恐惧感产生。有观点认为厌食症可以作为一项辨别内在混乱家庭的指标。

青少年时期正常的体质量增加可能被认为过度增加，这可以使青少年患上真性神经性厌食症。过度的体力活动是神经性厌食症的最早信号。这些孩子是典型的过分强求者，他们很少惹麻烦，但很挑剔，要求其他人达到他们苛刻的价值标准，常常导致自己在社会上的孤立。

有饮食问题的患者常常表现出滞后的性心理发展，其性行为出现得很晚。由身材苗条判断社会地位的价值观，影响她们的进食。依赖身体苗条的职业及娱乐环境容易使得妇女暴露于神经性厌食及神经性贪食的风险之中。所以通常饮食问题反映的是心理上的困境。

除了痛经，便秘也是其常见的临床表现，常常较为严重并合并腹痛。大量进食低热量食物。低血压、低体温、皮肤粗糙、背部及臀部出现松软汗毛、心动过速及水肿是最常见的并发症。长期利尿剂及泻药的滥用可致明显的低钾。低钾性酸中毒可导致致死性的心律失常。血清胡萝卜素的升高表示机体存在维生素 A 的利用障碍，见于手脚掌的皮肤黄染。

贪食症典型表现在阶段性偷偷地疯狂进食，紧接着便是自己诱发呕吐、禁食，或是服用缓泻药和利尿剂，甚至灌肠剂。尽管贪食行为相对较常见，但临床上真正的贪食症并不常见(在一个大学学生样本中，占女性学生的 1%，男性学生的 0.1%)。贪食症行为常见于神经性厌食症患者(约占一半)。有贪食症行为的患者其抑郁症状或焦虑障碍的发生率较高，而且还会有入店行窃的问题(通常是偷食物)。约 50%的病例神经性厌食和贪食症行为长期持续。神经性厌食症患者可分为贪食性厌食症和禁食伴过度锻炼者。贪食性厌食症者比较年长，相对更加抑郁、在社交上不太孤立,但家庭问题的发生率较高。单纯贪食症者体重波动较大,但不会减少到厌食症者那么低水平。克服了贪食症的患者可有正常的生育力。

严重的神经性厌食病例经常被内科医师碰到,而临界性神经性厌食病例通常来看妇科医师、儿科医师或家庭医师。厌食症相关的各种问题都代表下丘脑调控的身体功能的障碍:食欲、渴感、水分保持、体温、睡眠、自主平衡以及内分泌。FSH、LH水平下降,皮质激素水平升高,PRL、TSH、T_4水平正常,但T_3水平较低,反式T_3水平升高。许多症状可用甲状腺功能减退来解释(如便秘、寒冷耐受不良、心动过缓、低血压、皮肤干燥、基础代谢率低、高胡萝卜素血症)。随着体重的增长,所有的代谢性改变恢复到正常,Gn的分泌也可恢复到正常水平。有30%的患者持续闭经,这是持续性心理冲突的指标。

当体重恢复到正常体重15%以下时,即可恢复机体对GnRH的反应,方可恢复正常月经。神经性厌食患者的Gn持续低水平,与青春期前孩子的水平相似;随着体重的增长,出现LH夜间分泌,类似于青春早期的水平;而当完全恢复正常体重时,24小时LH分泌形式就与正常成年人一样,只是峰值有所差异。如果患者Gn的浓度低到无法检测的水平时,可检测血中的皮质醇含量。没必要做其他太多的实验室检测。

需要告知患者闭经与低体重之间的紧密联系,以刺激患者恢复正常体重,进而恢复正常月经。有时有必要参与指导患者的每天能量计算方案[每天至少进食10 920 kJ(2 600 kcal能量)],以打破患者养成的饮食习惯。如果进展很慢,则可用激素治疗。对于体重低于45.36 kg(100磅)的患者,如体重持续下降,需进行心理咨询,进行心理干预。

关于厌食症目前尚无特殊的或新的治疗方法,只能强调在疾病发展到最严重的阶段之前,及早发现并进行心理干预。需要初诊医师、心理医师、营养学医师进行临床会诊帮助患者处理自己情绪的认知行为,必要时也可以加用抗抑郁药治疗。

2.过度运动与闭经

从事女性竞赛运动员、芭蕾、现代舞的专业人员中,月经失调或下丘脑抑制性闭经的发生率较高。多达2/3有月经的跑步运动员黄体期较短,甚至无排卵,即使月经正常,周期与周期之间的差异也很大,常常合并有激素功能的下降。如在月经初潮之前就开始过度运动,则月经初潮会延迟长达3年,随后月经紊乱的发生率较高。对于体重低于115 kg的年轻妇女,如在训练中体重下降大于10 kg就很可能出现闭经,也支持Frisch关于临界体重观念。

临界体重理论描述为:月经正常需要维持在临界水平之上的体重,需达到临界的躯体脂肪含量。可利用Frisch的临界体重计算。基于身体总水量占总体重的百分比,计算出躯体脂肪的百分比,为脂肪指数。16岁时身体总水量占总体重10%时相当于脂肪含量为22%,这是维持月经所需的最低标准,13岁时身体总水量占总体重10%时相当于脂肪含量为17%,这是发生月经初潮所需的最低标准,减少标准体重的10%~15%时就可使躯体脂肪含量下降到22%以下,造成月经紊乱。

这种闭经类似于下丘脑功能障碍,剧烈运动减少Gn分泌,但促进PRL、GH、睾酮、ACTH以及肾上腺激素的分泌,同时减低它们的清除率从而增加了这些激素的血浓度。低营养状态妇女的PRL一般无改变,相反过度运动者的PRL是增加的,但幅度较小,持续时间极短,所以不能用PRL的增加来解释月经异常。当闭经运动员与非闭经运动员或非运动员相比较时,她们的PRL含量并没有明显差异。另外,月经正常的女性运动员褪黑素水平在白天升高,而闭经运动员褪黑素有夜间分泌。这也可见于下丘脑性闭经的妇女,反映对GnRH脉冲分泌的抑制。与低营养状态妇女相反的另一个现象出现在甲状腺轴。运动员的 T_4 水平相对较低，过度锻炼的闭经患者的甲状腺激素都完全受抑制，包括反式 T_3。

运动员经常会有竞赛后或训练后的欣快愉悦感。尚不清楚这究竟是一种心理反应还是由于内源性阿片的增加。大量证据显示，内源性阿片通过抑制下丘脑 GnRH 的分泌来抑制 Gn 的分泌。纳曲酮(一种长效的阿片受体阻滞剂)用于体重下降导致的闭经患者可促使恢复月经，提示内啡肽在应激相关的下丘脑性闭经中的关键作用。运动员不管是否闭经都会出现运动诱导的血内啡肽水平的升高。

下丘脑性闭经(包括运动相关性或饮食失调)妇女由于 CRH 及 ACTH 增加，伴有皮质醇增多症，表明这是应激状态干扰生殖功能。皮质醇水平恢复正常的闭经运动员 6 个月内可恢复正常的月经。

闭经运动员处于能量负平衡的状态，IGFBP-1 水平升高，胰岛素敏感性增强，胰岛素水平下降，IGF-1 不足以及 GH 水平升高。IGFBP-1 的增加会抑制下丘脑 IGF 的活性，继而抑制 GnRH 的分泌。

瘦素(leptin)对生殖的影响也被视为维持应激反应，月经周期正常的运动员 leptin 水平可显示出正常的昼夜节律，然而闭经患者则不具有昼夜节律。运动员 leptin 水平普遍较低(不到 30%)，这与身体脂肪含量的减少有关，但在血胰岛素不足及皮质醇增多症者其水平进一步降低。当身体脂肪减少到体重的 15%以下，以及 leptin 低于 3 ng/mL 的水平时会发生月经紊乱及闭经。

Fries 描绘了饮食障碍连续的 4 个阶段：以美容为目的的忌口；因对饮食及体重神经过敏而忌口；厌食反应；神经性厌食。

厌食反应与真正的神经性厌食之间有几点重要差异，从心理上来说，神经性厌食患者对疾病以及她自身的问题缺乏认识，她并不认为自己体重过低，毫不担心自己可怕的身体现状及外表，医患之间很难沟通，患者对医师极其不信任。而厌食反应的患者有自我批评的能力，他们知道问题所在，而且能描述出来运动员、过度锻炼的妇女或舞蹈演员都可能发生厌食反应。厌食反应的发生是自觉地有意识的故意努力减少体重。及早发现，给予忠告以及自信心的支持可以制止问题的进展。由病理性饮食失调进展到完全综合征仅需 1 年时间。

尽早发现的预后较好，简单地增加体重就可以扭转闭经状态。然而这些患者通常不愿意放弃他们的运动规律。所以应鼓励激素治疗来阻止骨质流失及心血管系统的改变。如正常激素水平仍不足以使骨质密度恢复到正常水平，必须恢复足量的饮食和体重。当患者有生育要求时，推荐其减少运动量并增加一定的体重，有时必须考虑诱导排卵。

3.遗传基因缺陷

导致低促性腺素功能减退症特异性遗传缺陷尚不清楚。然而，随着分子生物学研究的深入，发现 FSH 亚基突变和 Kallmann 综合征的基因缺陷。

(1)闭经、嗅觉丧失、Kallmann 综合征：有一种少见的因 GnRH 分泌不足导致低促性腺素功能减退症，联合嗅觉丧失或嗅觉减退的综合征，亦即 Kallmann 综合征。在女性，这种综合征的特征是原发性闭经、性发育幼稚、低促性腺素，正常女性核型以及无法感知嗅觉，比如咖啡、香水。她们的性腺对 Gn 有反应。所以可用外源性 Gn 成功地诱导排卵，而氯米芬无效。

Kallmann 综合征与特殊的解剖缺陷有关，MRI 和尸体剖检证实了嗅脑内嗅沟的发育不全或缺失。这一缺陷是嗅觉神经轴突及 GnRH 神经元未能从嗅板中迁移出来的结果。目前已证实有3种遗传方式:X染色体连锁遗传、常染色体显性遗传、常染色体隐性遗传。男性的发病率高出5倍,表明X染色体连锁遗传是其主要的遗传方式,但在女性患者中,遗传模式为常染色体隐性或常染色体显性遗传。X染色体连锁遗传的Kallmann综合征可联合有其他因X染色体短臂远端的邻近基因缺失或易位所致的疾病(如X染色体连锁的矮小症或鱼鳞病及硫酸酯酶缺乏症)。

导致这一综合征的X染色体连锁基因的突变或缺失包括X染色体短臂上(Xp22.3)的一个独立基因(KAL),它编码一种负责神经元迁移的必需蛋白anosmin-1。这种嗅觉丧失闭经综合征是由于嗅觉神经及GnRH神经元未能穿透前脑,组织了成功迁移。同时还可能有其他神经异常,如镜像运动、听觉缺失、小脑性共济失调等,提示泛发的神经缺陷。肾和骨异常、听力缺陷、色盲、唇裂、腭裂(最常见的异常)也可以出现在这些患者中。表明除了下丘脑这一基因突变还可以在其他组织内表达。这一综合征的发生具有家族遗传性及散发性。尚未证实有常染色体的突变。

(2)单纯促性腺激素低下性闭经:单独的GnRH分泌不足导致的下丘脑性闭经患者可能有类似于Kallmann综合征患者的缺陷,但由于外显率较低,只有GnRH神经元的迁移缺陷表达出来。在一些嗅觉正常的闭经患者中,其家族成员有嗅觉丧失的患者。一些GnRH分泌不足但嗅觉正常的患者有常染色体遗传形式。然而尚未发现GnRH基因缺陷,X染色体连锁基因的突变也并不常见。

报道一个家族遗传性GnRH受体基因突变所致的低促性腺素功能减退症,患者的父母和一个姐妹是正常的杂合子,所以突变是常染色体隐性遗传的。筛选46个低促性腺素功能减退症男女,发现有女性患者的家族中,1/14存在常染色体遗传性GnRH受体基因突变,在另一项研究中,证实常染色体隐性遗传嗅觉正常的患者中有40%存在GnRH受体基因突变。GnRH受体基因突变会干扰信号传导,导致对GnRH刺激抵抗,各种不同的表型反映了特殊突变后基因表达的质与量的差异。GnRH受体基因突变可能在20%的自发性下丘脑性闭经患者中发生。GnRH受体基因突变导致的低促性腺素功能减退症不容易用GnRH治疗,但外源性的Gn的反应未受损。由于大多数低促性腺素功能减退症患者对GnRH治疗起反应,因此GnRH受体基因突变并不常见。只有家族成员有类似表现的患者才值得继续追踪。

四、闭经的治疗

闭经的治疗应根据患者的病因、年龄、对生育的要求,采用个体化的方案进行。

(一)雌孕激素疗法

1.雌孕激素序贯疗法

适用于因卵巢早衰、卵巢抵抗综合征、垂体或下丘脑性闭经等情况。对要求生育的患者,雌激素种类的选择应为天然制剂。

2.雌孕激素联合疗法

适用于显著高雄激素血症和没有生育要求的情况。一般可选用避孕药半量或全量。对暂时不需要生育的患者,可长期服用数年。

(二)促排卵治疗

对要求生育的患者,针对不同的闭经原因,个体化地选择适当的促排卵药物和方案。

(三)手术治疗

针对患者病因,采用适当的手术诊断和治疗。对先天性下生殖道畸形的闭经,多有周期性腹痛的急诊情况,需要紧急进行矫形手术,以开放生殖道引流月经血;对多囊卵巢综合征的患者经第一线的促排卵治疗卵巢抵抗者,可通过经腹或腹腔镜进行卵巢打孔术,促进卵巢排卵;对垂体肿瘤的患者,可行肿瘤切除手术。垂体分泌催乳素的腺瘤的患者,在有视神经压迫症状时,可选择手术治疗。

(四)其他治疗

根据患者的具体情况,可针对性地采用适当的治疗方法。

(1)对高催乳素血症的患者用溴隐亭治疗。

(2)对高雄激素血症的患者可应用螺内酯、环丙孕酮等抗雄激素制剂治疗。

(3)对胰岛素抵抗的高胰岛素血症,可用胰岛素增敏剂及减轻体重的综合治疗。

(4)对甲状腺功能减低的患者应补充甲状腺素。

(5)对肾上腺来源的高雄激素血症可用地塞米松口服。

(6)对卵巢早衰、先天性性腺发育不良或 Turner 综合征可采用激素替代,并运用赠卵的辅助生殖技术帮助妊娠。

(五)治愈标准

(1)恢复自发的有排卵的规则月经。

(2)自然的月经周期长于 21 天,经量少于 80 mL,经期短于 7 天。

(3)对于不可能恢复自发排卵的患者,如卵巢早衰等,建立规律的人工周期的阴道出血即可。

闭经是一组原因复杂的临床症状,有一百余种病因,有功能性的,也有器质性的。对闭经的诊断是在病史、体格检查和妇科检查的基础上,根据一套经典的诊断程序逐步作出的。这一诊断程序可以将闭经的原因定位在下丘脑、垂体、卵巢、子宫和生殖道以及其他内分泌腺的部位,以便准确诊断和合理治疗。

因为闭经是由多种不同的原因造成的,所以对闭经的治疗方案也要根据其基础疾病而制订。有的疾病因原因不明,治疗的原则就是调整和维护机体的正常内分泌状态,帮助因闭经而不孕的夫妇怀孕,防止因闭经导致的近期和远期并发症。

(蔡雪梅)

第三节 高催乳素血症

机体受到内外环境因素(生理性或病理性)的影响,血中催乳素(PRL)水平升高,其升高值达到或超过 30 ng/mL 时,称高催乳素血症(HPRL)。发生高催乳素血症时,除有泌乳外常伴性功能低下,女性则有闭经不孕等表现。若临床上妇女停止授乳半年到 1 年仍有持续性溢乳,或非妊娠妇女有溢乳伴有闭经者,称闭经-溢乳综合征(AGS)。HPRL 在妇科内分泌疾病中较常见,其发病率约为 29.8%(12.9%~75%)。引起催乳激素增高的原因十分复杂。

一、催乳激素的来源和内分泌调节

PRL来源于垂体前叶分泌细胞，妊娠和产褥期此种分泌细胞占垂体的20%～40%，其余时间占10%。下丘脑分泌多巴胺，经门脉系统进入垂体抑制PRL的分泌。也有人认为下丘脑分泌PRL抑制因子(PIF)抑制PRL分泌。下丘脑的促甲状腺释放激素(TRH)在促使垂体释放促甲状腺激素(TSH)的同时又能促使PRL的释放。5-羟色胺亦可促使PRL的分泌。通常PRL的分泌是受下丘脑的控制和调节。正常情况下，PRL主要受下丘脑的持续性抑制控制。

二、病因

正常情况，PRL的分泌呈脉冲式释放，其昼夜节律对乳腺的发育、泌乳和卵巢功能起重要调节作用，一旦此调节作用失衡即可引起HPRL。

(一)生理性高催乳素血症

日常的生理活动可使PRL暂时性升高，如夜间睡眠(2～6 Am)，妊娠期、产褥期3～4周，乳头受吸吮性刺激、性交、运动和应激性刺激，低血糖等均可使PRL有所升高，但升高幅度不会太大，持续时间不会太长，否则可能为病理状态。

(二)病理性高催乳素血症

1.下丘脑-垂体病变

垂体PRL腺瘤是造成高催乳素血症主要原因，一般认为大于10 mm为大PRL腺瘤，小于10 mm称PRL微腺瘤，一般说来血中PRL大于250 ng/mL者多为大腺瘤，100～250 ng/mL多为微腺瘤。随着CT、MRI、放免测定使PRL腺瘤的检出率逐年提高。微小腺瘤有时临床长期治疗观察中才能确诊。

颅底炎症、损伤、手术，空泡蝶鞍综合征，垂体柄病变、压迫等亦可引起发病。

2.原发性和(或)继发性甲状腺功能低下

由于甲状腺素分泌减少，解除了下丘脑-垂体的抑制作用，使TRH分泌增加，从而使TSH分泌增加，也刺激PRL分泌增加并影响卵巢与生殖功能。

(三)医源性高催乳素血症

药物治疗其他疾病时往往造成PRL的增高。

1.抗精神失常药物

氯丙嗪、阿米替林、丙咪嗪、舒必利、苯海索(安坦)、索拉西泮(罗拉)、奋乃静、甲丙氨酯(眠尔通)、甲氧氯普胺(灭吐灵)等，以上药物可影响多巴胺的产生，影响PIF的作用而导致PRL分泌增多。

2.甾体激素

雌激素和口服避孕药可通过对丘脑抑制PIF的作用或直接刺激PRL细胞分泌，使PRL升高。

3.其他药物

α-甲基多巴、利血平、苯丙胺、异烟肼、吗啡等也可使PRL升高。

(四)其他疾病

其他疾病亦可同时引起PRL的升高，例如，未分化支气管肺癌、肾上腺瘤、胚胎癌、艾迪生病、慢性肾衰竭、肝硬化、妇科手术、乳头炎、胸壁外伤、带状疱疹等。

(五)特发性闭经-溢乳综合征

此类患者与妊娠无关,临床亦查不到垂体肿瘤或其他器质性病变,许多学者认为可能系下丘脑-垂体功能紊乱,促性腺激素分泌受到抑制,而 PRL 分泌增加。其中部分病例经数年临床观察,最后发现垂体 PRL 腺瘤,故此类患者可能有无症状性潜在垂体瘤。所以对所有 HPRL 患者应定期随诊,早期发现肿瘤。

三、临床表现

(一)月经失调-闭经

当 PRL 升高超过生理水平时,则对性功能有影响,可表现为功能性出血、月经稀发以至闭经。有学者报道 PRL<60 ng/mL 仅表现月经稀发,PRL>60 ng/mL 易产生闭经。月经的改变可能是渐进而非急剧的变化,病早期时可能有正常排卵性月经,然后发展到虽有排卵而黄体功能不全、无排卵月经、月经稀发以至闭经。

(二)溢乳

溢乳的程度可表现不同,从挤压出一些清水或乳汁到自然分泌出不等量的乳汁。多数患者在检查乳房时挤压乳房才发现溢乳。有人报道,当 PRL 很高时则雌激素很低,而泌乳反停止,故溢乳与 PRL 水平不呈正相关。

(三)不孕/习惯性早期流产史

(1)高 PRL 血症伴无排卵,即使少数患者不闭经,但从基础体温(BBT)、宫内膜活检及孕酮测定均证实无排卵,所以常有原发不孕。

(2)高 PRL 血症伴黄体功能不全,主要表现为:①BBT 示黄体期<12 天,黄体期温度上升不到 0.3 ℃;②宫内膜活检显示发育迟缓;③黄体中期孕酮值<5 ng/mL。故高 PRL 血症患者易不孕,有习惯性早期流产史。

(四)其他表现

若发病在青春期前,第二性征不发育。成年妇女可有子宫萎缩,性功能减退,部分患者由于雌激素水平低落而出现围绝经期症状。微小腺瘤(直径<1 cm)时,很少有自觉症状,肿瘤长大向上压迫视交叉时,则有头痛、视力障碍、复视、偏盲、甚至失明等。

四、诊断

(一)病史及体格检查

重点了解月经史、婚育史、闭经和溢乳出现的始因、诱因、全身疾病史和引起 HPRL 相关的药物治疗史。查体时应注意有无肢端肥大和黏液性水肿。妇科检查了解性器官和性征有无萎缩或器质性病变。乳房检查注意乳房发育、形态、有无肿块、炎症、观察溢乳(多用双手轻挤压乳房)溢出物性状和数量。

(二)内分泌检查

1.PRL 的测定

取血前患者至少 1 个月未服用激素类药物或多巴胺拮抗剂,当天未做乳房检查,一般在晨 8～10点空腹取血,取血前静坐 0.5 小时,两次测定值均不低于 30 ng/mL 为异常。药物引起的 HPRL 很少超过80 ng/mL,停药后则 PRL 恢复正常。当 PRL>100 ng/mL 时应首先除外垂体瘤可能性。一般认为 PRL 值的升高与垂体瘤体积呈正相关。巨大腺瘤出血坏死时 PRL 值可不升高。需指出的是目前所用 PRL 放免药盒仅测定小分子 PRL(相对分子质量 25 000),而不能测定大/大大分子(相对分子质量5 万～10 万)PRL,故某些临床症状明显而 PRL 正常者,不能排除所谓隐匿型高催乳素血症。

2.其他相关内分泌测定

各种原发的或继发的内分泌疾病均可能与高催乳素血症有关。除测定 PRL 外应测 FSH、LH、E_2、P,了解卵巢及垂体功能。TRH 测定除外原发性甲状腺功能低下,肾上腺功能检查和生长激素测定等。

(三)催乳素功能试验

1.催乳素兴奋试验

(1)促甲状腺激素释放激素试验(TRH Test):正常妇女 1 次静脉注射 TRH 100～400 μg 后,25～30 分钟 PRL 较注药前升高 5～10 倍,TSH 升高 2 倍,垂体瘤不升高。

(2)氯丙嗪试验:氯丙嗪促进 PRL 分泌。正常妇女肌内注射 25～50 mg 后 60～90 分钟血 PRL 较用药前升高 1～2 倍。持续 3 小时,垂体瘤时不升高。

(3)甲氧氯普胺兴奋试验:该药为多巴胺受体拮抗剂,促进 PRL 合成和释放。正常妇女静脉注射10 mg后 30～60 分钟,PRL 较注药前升高 3 倍以上。垂体瘤时不升高。

2.催乳素抑制试验

(1)左旋多巴试验:该药为多巴胺前体物,经脱羧酶作用生成多巴胺,抑制 PRL 分泌。正常妇女口服 500 mg 后 2～3 小时 PRL 明显降低。垂体瘤时不降低。

(2)溴隐亭试验:该药为多巴胺受体激动剂,强力抑制 PRL 合成和释放。正常妇女口服 2.5～5.0 mg后2～4 小时 PRL下降达到 50%,持续 20～30 小时,特发性 HPRL 和 PRL 腺瘤时下降明显。

(四)医学影像学检查

1.蝶鞍断层扫描

正常妇女蝶鞍前后径<17 mm、深度<13 mm、面积<130 mm^2,若出现以下现象应做 CT 或 MRI 检查:①蝶鞍风船状扩大;②双蝶底或重像;③鞍内高/低密度区或不均质;④平面变形;⑤鞍上钙化灶;⑥前后床突骨质疏松或鞍内空泡样变;⑦骨质破坏。

2.CT 和 MRI 扫描

可进一步确定颅内病灶定位和放射测量。

3.各种颅内造影

各种颅内造影包括海绵窦造影,气脑造影和脑血管造影。

(五)眼科检查

明确颅内病变压迫现象,包括视力、眼压、眼底检查等。

五、治疗

针对病因不同,治疗目的不同,合理选择药物和手术方式等。

(一)病因治疗

若病因是由原发性甲状腺功能低下引起的 HPRL,可用甲状腺素替代疗法。由药物引起者,停药后一般短期 PRL 可自然恢复正常,如停药后半年 PRL 仍未恢复,再采用药物治疗。

(二)药物治疗

1.溴隐亭

溴隐亭为治疗高 PRL 血症的首选药物,它是麦角生物碱的衍生物,多巴胺受体激动剂,直接作用于下丘脑和垂体,抑制 PRL 合成与分泌,且抑制垂体瘤的生长使肿瘤缩小或消失。用药方法较多,一般先每天2.5 mg,5～7 天,若无不良反应可增加到 5.0～7.5 mg/d(分 2～3 次服),根据 PRL 水平增加剂量,连续治疗3～6 个月或更长时间。一般治疗 4 周左右,血 PRL 降到正常。2～14周溢乳停止,月经恢复。治疗期间一旦妊娠即应停药。

不良反应:治疗初期有恶心、头痛、眩晕、腹痛、便秘、腹泻,有时尚可出现直立性低血压等。不良反应一般症状不重,在 1～2 周自行消失。

2.溢乳停(甲磺酸硫丙麦角林)

20 世纪 80 年代新开发的拟多巴胺药物,其药理作用和临床疗效与溴隐亭相似,但剂量小,毒副作用少,作用时间长。目前已由天津药物研究院 1995 年完成Ⅱ期临床研究,并开始临床试用,剂量每片 50 μg。用法每天 25～50 μg,1 周后无不良反应加量,根据 PRL 水平增加剂量,直至 PRL 水平降至正常。

3.左旋多巴

左旋多巴在体内转化为多巴胺作用于下丘脑,抑制 PRL 分泌,但作用时间短,需长期服药。剂量每天0.5 mg,3 次/天,连续半年。大部分患者用药后 1 个月恢复月经,1.5～2.0 个月溢乳消失。此药对垂体瘤无效。

4.维生素 B_6 可抑制泌乳

其作用机制可能是作为多巴脱羧酶的辅酶,增加下丘脑内多巴向多巴胺转化,刺激 PIF 作用,而抑制 PRL 分泌。用法为每天 200～600 mg,可长期应用。

5.其他药物

长效溴隐亭(LA)注射剂每次 50 mg,每天肌内注射 1 次,最大剂量可达 100 mg。

CV205-502(苯并喹啉衍生物)是一种新的长效非麦角类多巴胺激动剂,作用时间长达 24 小时。剂量每天 0.06～0.075 mg。

(三)促排卵治疗

对 HPRL 患者中无排卵和不孕者,单纯用以上药物不能恢复排卵和妊娠。因此,除用溴隐亭治疗外,应配伍促排卵药物治疗,具体方法有以下 3 种方式:①溴隐亭-CC-HCG。②溴隐亭-HMG-HCG。③GnRH 脉冲疗法-溴隐亭。

综合治疗,除缩短治疗的周期并可提高排卵率和妊娠率。

(四)手术治疗

对垂体瘤患者手术切除效果良好,对微腺瘤治疗率可达 85%。目前经蝶鞍显微手术切除垂体瘤安全、方便、易行,损伤正常组织少,多恢复排卵性月经。但对较大垂体瘤,因垂体肿瘤没有包膜,与正常组织界限不清,不易切除彻底,故遗留 HPRL 血症,多伴有垂体功能不全症状。因此有人建议对较大肿瘤术前选用溴隐亭治疗,待肿瘤缩小再手术,可提高手术疗效。如术后肿瘤切除不完全,症状未完全消除,服用溴隐亭等药物仍可获得疗效,术后出现部分垂体功能不全,PRL 仍高可用 HMG/HCG 联合治疗,加用溴隐亭等药物,若有其他内分泌腺功能不全现象,可根据检查结果补充甲状腺素、泼尼松等。

(五)放射治疗

放射治疗适用肿瘤已扩展到蝶鞍外或手术未能切除干净术后持续 PRL 高水平者。方法可行深部X线、^{60}Co、α-粒子和质子射线治疗,同位素^{198}Au 种植照射。

(六)综合疗法

综合疗法对那些 HPRL 合并有垂体瘤患者单纯手术或单纯放疗疗效均不满意。1988 年 Chun 报道垂体瘤单纯手术、放疗、手术后加放疗,肿瘤的控制率分别为 85%、50%、93%,而平均复发时间为 3、4、4.5 年。因此,有人主张对有浸润性 PRL 大腺瘤先用溴隐亭治疗使肿瘤缩小再手术,术后加放疗,可提高肿瘤的治愈率。对溢乳闭经综合征患者,不论采用何种疗法均应定期随访检查,包括 PRL 测定和蝶鞍 X 线复查。

(杨　静)

第四节　经前期综合征

经前期综合征又称经前紧张症或经前紧张综合征,是育龄妇女常见的问题。PMS 是指月经来潮前 7～14 天(即在月经周期的黄体期),周期性出现的躯体症状(如乳房胀痛、头痛、小腹胀痛、水肿等)和心理症状(如烦躁、紧张、焦虑、嗜睡、失眠等)的总称。PMS 症状多样,除上述典型症状外,自杀倾向、行为退化、嗜酒、工作状态差甚至无法工作等也常出现于 PMS。由于 PMS 临床表现复杂且个体差异巨大,因此,诊断的关键是症状出现的时间及严重程度。PMS 发生于黄体期,随月经的结束而完全消失,具有明显的周期性,这是区分 PMS 和心理性疾病的重要依据;上述心理及躯体症状只有达到影响女性正常的工作、生活、人际交往的程度才称为 PMS。

一、历史、概念及在疾病分类学中的位置

有关 PMS 的定义、概念以及其在疾病分类学中的位置在相当一段时间并无定论。Dalton (1984)的定义为"经前再发症状,月经后期则缺乏症状"。美国精神病协会(APA)出版的《诊断统计手册》第三修订版(DSM-Ⅲ-R)用"黄体后期心境恶劣障碍(late-luteal phasedysphoric disorder,LLPDD)"来概括经前出现的一组症状,后来在《诊断统计手册第四版》(DSM-Ⅳ)更名为"经前心境恶劣障碍(premenstrual dysphoric disorder,PMDD)"。国际疾病分类系统(ICD-9;ICD-10)将大多数疾病实体按他们的主要表现分类,PMS 被包括在"泌尿生殖疾病"类目之下,犹如伴发于女性生殖器官和月经周期的疼痛或其他状态一样。因此,国际上两大分类系统对 PMS 作了不同的处理,DSM 认为它可能是一种心境障碍,ICD 则视为妇科疾病。《中国精神疾病分类方案与诊断标准第二版》修订(CCMD-2-R)将 PMS 列入"内分泌障碍所致精神障碍"类目中,认为 PMS"能明确内分泌疾病性质",但命名为经期精神障碍(经前期综合征)。

PMS 的临床特点必须考虑:①在大多数月经周期的黄体期,再发性或循环性出现症状;②症状于经至不久缓解,在卵泡期持续不会超过 1 周;③招致情绪或躯体苦恼或日常功能受累或受损;④症状的再发、循环性和定时性,症状的严重性和无症状期均可通过前瞻性逐日评定得到证实。

二、流行病学研究

PMS的患病率各地报道不一，这与评定方法(回顾性或前瞻性)、调查者的专业、调查样本人群、症状严重水平不一，以及一些尚未确定的因素有关。在妇女生殖阶段可发生，初潮后未婚少女的患病率低，产后倾向出现PMS。

美国妇产科学院委员会声明66号指出，一般认为20%～40%妇女在经前体验到一些症状，只有5%对工作或生活方式带来一定程度的显著影响。

对生活方式不同(包括尼姑、监狱犯人、女同性恋者)的384名妇女进行147项问卷研究，结果发现家庭主妇和教育水平低者有较多的水潴留，自主神经症状和负性情感，但年龄、种族、性偏向、显著的体育活动、婚姻状态或收入与PMS的发生率不相关(Friedman和Jaffe)。双生儿研究显示单卵双生儿发生PMS的同病率为94%，双卵双生儿为44%，对照组为31%(Dalton等)。另一项来自伯明翰的462对妇女双生儿的研究亦支持Dalton等的结果，并认为PMS是具遗传性的(Vanden Akker等)。口服避孕药(OC)似可降低PMS的发生率。爱丁堡大学曾调查3 298名妇女，其中756人服用OC，2542人未服，结果发现口服OC者较少发生PMS(Sheldrake和Cormack)。月经长周期(>40天)和周期不规律者PMS发生率低，而且主要表现为躯体症状如胃痛、背痛和嗜睡。月经周期长度在31～40天者体验到较多的经前症状，而且躯体症状和情绪症状均明显。短而不规律的月经周期妇女则经前症状主要表现为情绪症状，如抑郁、紧张和激惹(Sheldrake和Cormack)。

PMS与产后抑郁症呈正相关，已得到证实。Dalton报道610例PMS妇女中，56%在产后出现抑郁症。一些妇女回忆PMS是继产后抑郁症之后发生的，另一些则报道受孕前出现PMS，但PMS的严重程度却在产后抑郁症减轻后加重。

PMS与围绝经期综合征的相关性也为多数学者研究证实。PMS与围绝经期综合征均有心理症状及躯体症状，均可表现为与卵巢激素水平波动相关的烦躁、抑郁、疲惫、失眠及乳房胀痛、水肿等，在激素水平稳定后(月经结束及绝经后数年)原有症状及体征消失。在经前期和围绝经期原有的抑郁等心理疾病可表现增强，因此PMS和围绝经期抑郁均需和原发心理疾病相鉴别。除了临床表现的相关性，围绝经期综合征和PMS在流行病学上也密切相关。Harlow等的研究发现，围绝经期综合征的女性在抑郁流行病学评分(CES-D)中表现为明显抑郁者，多数患有PMS。同样Becker等用视觉模拟评分(VAS)评价女性的心情状态，也发现女性围绝经期的情绪感受与既往经前期的心境变化明显相关。Freeman等的研究认为患有PMS的女性在围绝经期出现抑郁、失眠、性欲低下的可能性大。因此，PMS在一定程度上可以预测围绝经期抑郁的出现。在易感人群中，PMS和围绝经期抑郁不但易相继出现，还常常同时发生。围绝经期女性，患有围绝经期抑郁的较未患者出现月经周期相关症状及PMDD的明显增多。在Richards等的研究中有21%的围绝经期抑郁患者同时伴有中度以上的PMDD，而仅有3%的围绝经期非抑郁女性出现这一疾病。此外，患有PMS及围绝经期抑郁的女性也常伴有其他激素相关的情绪异常如产褥抑郁及其他激素非相关的心理疾病如抑郁症。

经前期综合征与精神疾病关系受到妇科学家、心理学家、精神病学家较多的重视与研究。妇女复发性精神病状态，不论是认知、情感或混合功能障碍均易于在经前复发。Schukit和Wetzel报道类似结果，情感性疾病患者不仅PMS发生率高(72%)，症状严重，出现经前不适症状亦较正常人多(Coppen)，并且现存的情感症状在经前趋向恶化。精神分裂症患者往往在经前恶化，急性精神病症状掩盖了经前不适，导致对检出 PMS 发生率带来困难。多数研究指出，经前期和月经期妇女自杀较之其他阶段多，但这些资料的取得多系回顾性。Mackinnon 的研究并非回顾性，而系死后病理检查子宫内膜改变以确定月经周期。他们指出，黄体期自杀者增多，其高峰在黄体期的早、中期，死于黄体中期者约占 60%；与其他死亡者比较，自然死亡发生于黄体期者占 84%，意外事故为 90%，自杀为 89%，提示在月经周期后半期内妇女容易死于自杀、外伤、中毒和疾病。

三、病因与发病机制

近年研究表明，PMS 病因涉及诸多因素的联合，如社会心理因素、内分泌因素及神经递质的调节等。但 PMS 的准确机制仍不明，一些研究结果尚有矛盾之处，进一步的深入研究是必要的。

（一）社会心理因素

情绪不稳定及神经质、特质焦虑者容易体验到严重的 PMS 症状。应激或负性生活事件可加重经前症状，而休息或放松可减轻之，均说明社会心理因素在 PMS 的发生或延续上发挥作用。

（二）内分泌因素

1.孕激素

英国妇产科学家 Dalton 推断 PMS 是由于经前孕酮不足或缺陷，而且应用黄体酮治疗可以获得明显效果。然而相反的报道则发现 PMS 妇女孕酮水平升高。Hammarback 等对 18 例 PMS 妇女连续 2 月逐日测定血清雌二醇和孕酮，发现严重 PMS 症状与黄体期血清这两种激素水平高相关。孕酮常见的不良反应如心境恶劣和焦虑，类似普通的经前症状。

这一疾病仅出现于育龄女性，青春期前、妊娠期、绝经后期均不会出现，且仅发生于排卵周期的黄体期。给予外源性孕激素可诱发此病，在激素替代治疗(hormone replace therapy，HRT)中使用孕激素建立周期引发的抑郁情绪和生理症状同 PMS 相似；曾患有严重 PMS 的女性，行子宫加双附件切除术后给予 HRT，单独使用雌激素不会诱发 PMS，而在联合使用雌孕激素时 PMS 复发。相反，卵巢内分泌激素周期消失，如双卵巢切除或给予促性腺激素释放激素激动剂(GnRHa)均可抑制原有的 PMS 症状。因此，卵巢激素尤其是孕激素可能与 PMS 的病理机制有关，孕激素可增加女性对甾体类激素的敏感性，使中枢神经系统受激素波动的影响增加。

2.雌激素

(1)雌激素降低学说：正常情况下雌激素有抗抑郁效果，经前雌激素水平下降可能与 PMS，特别是经前心境恶劣的发生有关。Janowsky 强调雌激素波动(中期雌激素明显上升，继之降低)的作用。

(2)雌激素过多学说：持此说者认为雌激素水平绝对或相对高，或者对雌激素的特异敏感性可招致 PMS。Morton 报道给妇女注入雌激素可产生 PMS 样症状。Backstrom 和 Cartenson 指出，具有经前焦虑的妇女，雌激素/黄体酮比值较高。雌孕激素比例异常可能与 PMS 发生有关。

3.雄激素

Lahmeyer 指出，妇女雄激素来自卵巢和肾上腺。在排卵前后，血中睾酮水平随雌激素水平的增高而上升，且由于大部分来自肾上腺，故于围月经期并不下降，其时睾酮/雌激素及睾酮/孕激素之比处于高值。睾酮作用于脑可增强两性的性驱力和攻击行为，而雌激素和孕酮可对抗之。经前期雌激素和孕酮水平下降，脑中睾酮失去对抗物，这至少与一些人PMS的发生有关，特别是心境改变和其他精神病理表现。

（三）神经递质

研究表明在PMS女性中血清性激素的浓度表现为正常，这表明除性激素外还可能有其他因素作用。PMS患者常伴有中枢神经系统某些神经递质及其受体活性的改变，这种改变可能与中枢对激素的敏感性有关。一些神经递质可受卵巢甾体激素调节，如5-羟色胺(5-HT)、乙酰胆碱、去甲肾上腺素、多巴胺等。

1.乙酰胆碱(Ach)

Janowsky推测Ach单独作用或与其他机制联合作用与PMS的发生有关。在人类Ach是抑郁和应激的主要调节物，引起脉搏加快和血压上升，负性情绪，肾上腺交感胺释放和止痛效应。Rausch发现经前胆碱能占优势。

2.5-HT与γ-氨基丁酸

经前5-HT缺乏或胆碱能占优势可能在PMS的形成上发挥作用。选择性5-HT再摄取阻断剂(SSRIs)，如氟西汀、舍曲林问世后证明它对PMS有效，而那些主要作用于去甲肾上腺素能的三环类抗抑郁药的效果较差，进一步支持5-HT在PMS病理生物学中的重要作用。PMDD患者与患PMS但无情绪障碍者及正常对照组相比，5-HT在卵泡期增高，黄体期下降，波动明显增大，因此Inoue等认为，5-HT与PMS、PMDD出现的心理症状密切相关。5-羟色胺能系统对情绪、睡眠、性欲、食欲和认知具有调节功能，在抑郁的发生发展中起到重要作用。雌激素可增加5-HT受体的数量及突触后膜对5-HT的敏感性，并增加5-HT的合成及其代谢产物5-羟吲哚乙酸的水平。有临床研究显示选择性5-HT再摄取抑制剂(SSRIs)可增加血液中5-HT的浓度，对治疗PMS/PMDD有较好的疗效。

另外，有研究认为在抑郁、PMS、PMDD的患者中γ-氨基丁酸(GABA)活性下降，Epperson等用磁共振质谱分析法测定PMDD及正常女性枕叶皮质部的GABA、雌激素、孕激素等水平发现，PMDD者卵泡期GABA水平明显低于对照组；同时Epperson等认为PMDD患者可能存在GABA受体功能的异常。PMS女性黄体期异孕烷醇酮水平较低，而异孕烷醇酮有GABA激活作用，因此低水平的异孕烷醇酮使PMS女性GABA活性降低，产生抑郁。此外，雌激素兼具增加GABA的功能及GABA受体拮抗剂的双重功能。

3.类阿片物质与单胺氧化酶

Halbreich和Endicott认为内啡肽水平变化与PMS的发生有关。他们推测PMS的许多症状类似类阿片物质撤出。目前认为在性腺类固醇激素影响下，过多暴露于内源性阿片肽并继之脱离接触可能参与PMS的发生(Reiser等)。持单胺氧化酶(MAO)学说则认为PMS的发生与血小板MAO活性改变有关，而这一改变是受孕酮影响的(Klaiber等)。正常情况下，雌激素对MAO活性有抑制效应，而黄体酮对组织中MAO活性有促进作用。MAO活性增强被认为是经前抑郁和雌激素/孕激素不平衡发生的中介。MAO活性增加可以减少有效的去甲肾上腺素，导致中枢神经元活动降低和减慢。MAO学说可解释经前抑郁和嗜睡，但无法说明其他众多的症状。

4.其他

前列腺素可影响钠潴留，以及精神、行为、体温调节及许多PMS症状，前列腺素合成抑制剂能改善PMS躯体症状。一般认为此类非甾体抗炎药可降低引起PMS症状的中介物质的组织浓度起到治疗作用。维生素B_6是合成多巴胺与五羟色胺的辅酶，维生素B_6缺乏与PMS可能有关，一些研究发现维生素B_6治疗似乎比安慰剂效果好，但结果并非一致。

四、临床表现

历来提出的症状甚为分散，可达200项之多，近年研究提出大约20类症状是常见的，包括躯体、心理和行为3个方面。其中恒定出现的是头痛、疼痛、肿胀、嗜睡、易激惹和抑郁，行为笨拙，渴望食物。但表现有较大的个体差异，取决于躯体健康状态、人格特征和环境影响。

(一)躯体症状

1.水潴留

经前水潴留一般多见于踝、小腿、手指、腹部和乳房，可导致乳房胀痛、体重增加、面部虚肿或水肿，腹部不适或胀满或疼痛，排尿量减少。这些症状往往在清晨起床时明显。

2.疼痛

头痛较为常见，背痛、关节痛、肌肉痛、乳房痛发生率亦较高。

3.自主神经功能障碍

常见恶心、呕吐、头晕、潮热、出汗等。可出现低血糖，许多妇女渴望摄入甜食。

(二)心理症状

主要为负性情绪或心境恶劣。

1.抑郁

心境低落、郁郁不乐、消极悲观、空虚孤独，甚至有自杀意念。

2.焦虑、激动

烦躁不安，似感到处于应激状态。

3.运动共济和认知功能改变

可出现行动笨拙、运动共济不良、记忆力差、自感思路混乱。

(三)行为改变

可表现为社会退缩，回避社交活动；社会功能减低，判断力下降，工作时失误；性功能减退或亢进等改变。

五、诊断与鉴别诊断

(一)诊断标准

PMS具有三项属性（经前期出现；在此以前无同类表现；经至消失），诊断一般不难。

美国国立精神卫生研究院的工作定义如下：一种周期性的障碍，其严重程度是以影响一个妇女生活的一些方面（如为负性心境，经前一周心境障碍的平均严重程度较之经后一周加重30%），而症状的出现与月经有一致的和可以预期的关系。这一定义规定了PMS的症状出现与月经有关，对症状的严重程度做出定量化标准。美国精神学会对经前有精神症状（premenstrual dysphoric disorder，PMDD）的PMS测定的诊断标准见表6-2。

表 6-2　PMS 的诊断标准

对患者 2～3 个月经周期所记录的症状前瞻性评估。在黄体期的最后一个星期存在 5 个(或更多个)下述症状，并且在经后消失，其中至少有 1 种症状必须是 1、2、3 或 4。
1.明显的抑郁情绪，自我否定意识，感到失望。
2.明显焦虑、紧张、感到“激动”或“不安”。
3.情绪不稳定，比如突然伤感、哭泣或对拒绝增加敏感性。
4.持续和明显易怒或发怒或与他人的争吵增加。
5.对平时活动(如工作、学习、友谊、嗜好)的兴趣降低。
6.主观感觉注意力集中困难。
7.嗜睡、易疲劳或能量明显缺乏。
8.食欲明显改变，有过度摄食或产生特殊的嗜食渴望。
9.失眠。
10.主观感觉不安或失控。
11.其他身体症状，如乳房触痛或肿胀、头痛、关节或肌肉痛、肿胀感、体重增加。
这些失调必是明显干扰工作、学习或日常的社会活动及与他人的关系(如逃避社会活动，生产力和工作学习效率降低)。
这些失调务必不是另一种疾病加重的表现(如重症抑郁症、恐慌症、恶劣心境或人格障碍)

(二)诊断方法

前瞻性每天评定计分法目前获得广泛应用，它在确定 PMS 症状的周期性方面是最为可信的，评定周期需患者每天记录症状，至少记录 2～3 个周期，见表 6-3。

表 6-3　经前症状日记

姓名		日期		末次月经		
	周一	周二	周三	周四	周五	周六	周日
月经(以×表示)							
体重增加							
臂/腿肿胀							
乳房肿胀							
腹部肿胀							
痛性痉挛							
背痛							
身体痛							
神经紧张							
情绪波动							
易怒							
不安							
失去耐心							
焦虑							
紧张							

续表

姓名		日期		末次月经		
	周一	周二	周三	周四	周五	周六	周日
头晕							
抑郁							
健忘							
哭闹							
精神错乱							
失眠							
嗜甜食							
食欲增加							
头痛							
疲劳							
兴奋							
松弛							
友好							
活力							
每天体重							
每天基础体温							

注：①每晚记下你注意到的上述症状：无，空格；轻，记 1；中，记 2(干扰每天生活)；重，记 3(不能耐受)。②记录每天清晨的体重(排空膀胱)。③起床前测基础体温。

(三)鉴别诊断

1.月经周期性精神病

PMS 可能是在内分泌改变和心理社会因素作用下起病的，而月经周期性精神病则有着更为深刻的原因和发病机制。PMS 的临床表现是以心境不良和众多躯体不适组成，不致发展为重型精神病形式，可与月经周期性精神病区别。

2.抑郁症

PMS 妇女有较高的抑郁症发生风险以及抑郁症患者较之非情感性障碍患者有较高的 PMS 发生率已如上述。根据 PMS 和抑郁症的诊断标准，可做出鉴别。

3.其他精神疾病经前恶化

根据 PMS 的诊断标准与其他精神疾病经前恶化进行区别。

需注意疑难病例诊断过程中妇科、心理、精神病专家协作的重要性。

六、治疗

PMS 的治疗应针对躯体、心理症状、内在病理机制和改变正常排卵性月经周期等方面。此外，心理治疗和家庭治疗亦受到较多的重视。轻症 PMS 病例采取环境调整、适当膳食、身体锻炼、改善生活方式、应激处理和社会支持等措施即可，重症患者则需实施以下治疗。

(一)调整生活方式

包括合理的饮食与营养、适当的身体锻炼、戒烟、限制盐和咖啡的摄入。可改变饮食习惯，增加钙、镁、维生素 B_6、维生素 E 的摄入等，但尚没有确切、一致的研究表明以上维生素和微量元素治疗的有效性。体育锻炼可改善血液循环，但其对 PMS 的预防作用尚不明确，多数临床专家认为每天锻炼 20～30 分钟有助于加强药物治疗和心理治疗。

（二）心理治疗

心理因素在 PMS 发生中所起的作用是不容忽视的。精神刺激可诱发和加重 PMS。要求患者日常保持乐观情绪，生活有规律，参加运动锻炼，增强体质，行为疗法曾用以治疗 PMS，放松技术有助于改善疼痛症状。生活在经前综合征妇女身边的人，如父母、丈夫、子女等，要多关心患者，对她们在经前出现的心境烦躁、易激惹等给以容忍和同情。工作周围的人也应体谅她们经前发生的情绪症状，在各方面予以照顾，避免在此期间从事驾驶或其他具有危险性的作业。

（三）药物治疗

1.精神药物

(1)抗抑郁药：5-羟色胺再摄取抑制剂(selective serotonergic reuptake inhibitors，SSRIs)对 PMS 有明显疗效，达 60%～70%且耐受性较好，目前认为是一线药物。如氟西汀（百忧解）20 mg每天 1 次，经前口服至月经第 3 天。减轻情感症状优于躯体症状。舍曲林(Sertraline)剂量为每天 50～150 mg。三环类抗抑郁药氯丙咪嗪(Clomipramine)是一种三环类抑制 5 羟色胺和去甲肾上腺素再摄取的药物，每天 25～75 mg 对控制 PMS 有效，黄体期服药即可。SSRIs 与三环类抗抑郁药物相比，无抗胆碱能、低血压及镇静等不良反应，并具有无依赖性和无特殊的心血管及其他严重毒性作用的优点。SSRIs 除抗抑郁外也有改善焦虑的效应，目前应用明显多于三环类。

(2)抗焦虑药：苯二氮䓬类用于治疗 PMS 已有很长时间，如阿普唑仑为抗焦虑药，也有抗抑郁性质，用于 PMS 获得成功，起始剂量为 0.25 mg，1 天 2～3 次，逐渐递增，每天剂量可达 2.4 mg 或 4 mg，在黄体期用药，经至即停药，停药后一般不出现戒断症状。

2.抑制排卵周期

(1)口服避孕药：作用于 H-P-O 轴可导致不排卵，常用以治疗周期性精神病和各种躯体症状。口服避孕药对 PMS 的效果不是绝对的，因为一些亚型用本剂后症状不仅未见好转反而恶化。就一般病例而论复方短效单相口服避孕药均有效。国内多选用复方炔诺酮或复方甲地孕酮。

(2)达那唑：一种人工合成的 17α-乙炔睾酮的衍生物，对下丘脑-垂体促性腺激素有抑制作用。100～400 mg/d 对消极情绪、疼痛及行为改变有效，200 mg/d 能有效减轻乳房疼痛。但其雄激素活性及致肝功能损害作用，限制了其在 PMS 治疗中的临床应用。

(3)促性腺激素释放激素激动剂(GnRHa)：GnRHa 在垂体水平通过降调节抑制垂体促性腺激素分泌，造成低促性腺激素水平及低雌激素水平，达到药物切除卵巢的疗效。有随机双盲安慰剂对照研究证明 GnRHa 治疗 PMS 有效。单独应用 GnRHa 应注意低雌激素血症及骨量丢失，故治疗第 3 个月应采用反加疗法(add-back therapy)克服其不良反应。

(4)手术切除卵巢或放射破坏卵巢功能：虽然此方法对重症 PMS 治疗有效，但卵巢功能破坏导致绝经综合征及骨质疏松性骨折、心血管疾病等风险增加，应在其他治疗均无效时酌情考虑。对中、青年女性患者不宜采用。

3.其他

(1)利尿剂：PMS 的主要症状与组织和器官水肿有关。醛固酮受体拮抗剂螺内酯不仅有利尿作用,对血管紧张素功能亦有抑制作用。剂量为 25 mg,每天 2～3 次,可减轻水潴留,并对精神症状亦有效。

(2)抗前列腺素制剂:经前子宫内膜释放前列腺素,改变平滑肌张力、免疫功能及神经递质代谢。抗前列腺素如甲芬那酸 250 mg 每天 3 次,于经前 12 天起服用。餐中服可减少胃刺激。如果疼痛是 PMS 的标志,抗前列腺素有效。除对痛经、乳胀、头痛、痉挛痛、腰骶痛有效,对紧张易怒症状也有报道有效。

(3)多巴胺拮抗剂:高催乳素血症与 PMS 关系已有研究报道。溴隐亭为多巴胺拮抗剂,可降低 PRL 水平并改善经前乳房胀痛。剂量为 2.5 mg,每天 2 次,餐中服药可减轻不良反应。

(杨　静)

第五节　围绝经期综合征

围绝经期综合征是指妇女在自然绝经前后或因其他原因丧失卵巢功能,而出现一系列性激素减少所致的症状,包括自主神经功能失调的表现。

一、病因及病理生理

围绝经期的变化包括两个方面:一方面是卵巢功能衰退,此时期卵巢逐渐趋于排卵停止,雌激素分泌减少,体内雌激素水平低落;另一方面是机体老化,两者常交织在一起。神经血管功能不稳定的综合征主要与性激素水平下降有关,但发病机制尚未完全阐明。

二、诊断

(一)临床表现

临床表现主要根据患者的自觉症状,而无其他器质性疾病。

(1)血管舒缩综合征:潮热、面部发红、出汗,瞬息即过,反复发作。

(2)精神神经症状:情绪不稳定、易激动,自己不能控制,忧郁失眠,精力不集中等。

(3)生殖道变化:外阴与阴道萎缩,阴道干燥疼痛,外阴瘙痒。子宫萎缩、盆底肌松弛导致子宫脱垂及阴道膨出。

(4)尿频急或尿失禁;皮肤干燥、弹性消失;乳房萎缩、下垂。

(5)心血管系统:胆固醇、甘油三酯和致动脉粥样硬化脂蛋白增高,抗动脉粥样硬化脂蛋白降低,可能与冠心病的发生有关。

(6)全身骨骼发生骨质疏松。

(二)鉴别诊断

必须排除心血管、神经精神和泌尿生殖器各处的病变;潮热、出汗、精神症状、高血压等需与甲状腺功能亢进症和嗜铬细胞瘤相鉴别。

(三)辅助检查

(1)血激素测定:FSH 及 LH 增高、雌二醇下降。

(2)X 线检查:脊椎、股骨及掌骨可发现骨质疏松。

三、治疗

(一)一般治疗

加强卫生宣教,解除不必要的顾虑,保证劳逸结合与充分的睡眠。轻症者不必服药治疗,必要时可选用适量镇静药,如地西泮2.5～5.0 mg/d或氯氮䓬 10～20 mg/d 睡前服,谷维素 20 mg,每天 3 次。

(二)性激素治疗

绝经前主要用孕激素或雌孕激素联合调节月经异常;绝经后用替代治疗。

1.雌激素

对于子宫已切除的妇女,可单纯用妊马雌酮 0.625 mg 或 17β-雌二醇 1 mg,连续治疗 3 个月。对于存在子宫的妇女,可用尼尔雌醇片每次 5 mg,每月 1 次,症状改善后维持量 1～2 mg,每月 2 次,对稳定神经血管舒缩活动有明显的疗效,而对子宫内膜的影响少。

2.雌激素、孕激素序贯疗法

雌激素用法同上,后半期加用 7～10 天炔诺酮,每天 2.5～5.0 mg;或黄体酮 6～10 mg,每天 1 次;或甲羟孕酮 4～8 mg,每天 1 次,可减少子宫内膜癌的发生率。但周期性子宫出血的发生率高。

3.雌激素、雄激素联合疗法

妊马雌酮 0.625 mg 或 17β-雌二醇 1 mg,每天 1 次,加甲睾酮 5～10 mg,每天 1 次,连用 20 天,对有抑郁型精神状态患者较好,且能减少对子宫内膜的增殖作用,但有男性化作用,而且常用雄激素有成瘾可能。

4.雌激素替代治疗应注意的几点

(1)激素替代治疗(HRT)应该是维持围绝经期和绝经后妇女健康的全部策略(包括关于饮食、运动、戒烟和限酒)中的一部分。在没有明确应用适应证时,比如雌激素不足导致的明显症状和身体反应,不建议使用 HRT。

(2)绝经后 HRT 不是一个给予女性的标准单一的疗法,HRT 必须根据临床症状,预防疾病的需要,个人及家族史,相关试验室检查,女性的偏好和期望做到个体化治疗。

(3)没有理由强制性限制 HRT 使用时限。她们也可以有几年时间中断 HRT,但绝经症状可能会持续许多年,应该给予她们最低有效的治疗剂量。是否继续 HRT 治疗取决于具有充分知情权的医患双方的审慎决定,并视患者特殊的目的或对后续的风险与收益的客观评估而定。只要女性能够获得症状的改善,并且了解自身情况及治疗可能带来的风险,就可以选择 HRT。

(4)使用 HRT 的女性应该至少 1 年进行 1 次临床随访,包括体格检查,更新病史和家族史,相关试验室和影像学检查,与患者进行生活方式和预防及减轻慢性病策略的讨论。

(5)总体来说,在有子宫的所有妇女中,全身系统雌激素治疗中应该加入孕激素,以防止子宫内膜增生或是内膜癌。无子宫者,无须加用孕激素。用于缓解泌尿生殖道萎缩的低剂量阴道雌激素治疗,可被全身吸收,但雌激素还达不到刺激内膜的水平,无须同时给予孕激素。

(6)乳腺癌与绝经后 HRT 的相关性程度还存在很大争议。但与 HRT 有关的可能增加的乳腺癌风险是很小的(少于每年 0.1%),并小于由生活方式因素如肥胖、酗酒所带来的风险。

(7)禁忌证,如血栓栓塞性疾病、镰状细胞贫血、严重肝病、脑血管疾病、严重高血压等。

(杨 静)

第六节 功能失调性子宫出血

功能失调性子宫出血(简称功血)是因下丘脑-垂体-卵巢轴内分泌功能调节失衡所导致的大量的子宫出血,而没有器质性原因。功血可发生在青春期至绝经期之间的任何年龄,表现为周期的缩短、经期的延长和(或)月经量的增多,是妇产科的常见病和多发病之一。临床上一般分为无排卵型和有排卵型两大类,85%的患者为无排卵型,其中绝大部分发生在绝经前期。

功血出血所涉及的机制各不相同,但每个机制均与类固醇激素的刺激相关。临床治疗的关键是要识别或确定发病机制。各式各样的内外生殖道病理都可以表现为无排卵性出血。仔细询问月经史和体格检查,通常可提供区别于其他异常出血的原因的大部分信息。当强烈怀疑有器质性改变或经验治疗失败时,需重新评估。

一、病理生理机制

(一)正常月经出血的生理

月经期的阴道流血是子宫内膜在卵巢周期的调控下发生的规律性剥脱的结果。它的正常周期的范围应是25～35天,一般大多数为28～30天。月经期的时间范围应是2～7天,一般大多数为3～5天。月经量平均是每周期80 mL左右。子宫内膜在卵巢周期的卵泡期中受雌激素的影响,发生增生期改变;排卵后,黄体形成分泌大量的孕激素和雌激素,子宫内膜发生分泌期改变。如果排出的卵母细胞没有发生受精,黄体的寿命为10～12天,当黄体自然萎缩造成雌孕激素的水平骤然下降到一定的水平,子宫内膜的血管破裂出血,形成黏膜下血肿和出血,内膜组织崩解,月经来潮。

1.月经的出血机制

经典的关于月经期出血的机制认为,一个月经周期的子宫内膜变化,是由于雌孕激素的撤退诱导子宫内膜基底层中的螺旋小动脉血管痉挛,引起内膜缺氧的凝固性坏死,导致月经的开始。而持续更强烈的血管收缩导致子宫内膜萎缩坏死脱落,月经血止。在下一个周期中产生的雌激素作用下子宫内膜上皮再生。

但是较近期的调查结果不支持经典的月经缺氧学说。在月经前,经过灌注研究未能证明子宫内膜血流减少,人类在处于月经前期子宫内膜并未测到经典的缺氧诱导因子。组织学证明,月经早期的子宫内膜是呈灶性坏死、炎症和凝血改变,而不是血管收缩和缺氧引起的弥漫性透明变性或凝固性坏死。过去十年中,月经发病机制的理论已经有所改变。可能不能完全用"血管事件"来解释,推测是延伸到子宫内膜基底层螺旋动脉系统上的子宫内膜功能层的毛细血管丛的酶的自身消化引发月经。月经止血的经典机制没有发生变化,包括了凝血机制、局部的血管收缩和上皮细胞再形成。血管事件在月经止血中发挥重要的作用。

2.月经出血机制相关的酶活性

由雌孕激素的撤退引起的子宫内膜酶降解机制,包括细胞内溶酶体酶的释放数量,炎性细胞的浸润蛋白酶和基质金属蛋白酶。在分泌早期,酸性磷酸酶和其他溶解酶只限于细胞内溶酶体内,孕激素抑制溶酶体膜的稳定,抑制酶的释放。由于雌激素和孕激素水平在经前下降,溶酶体膜破坏，酶释放到上皮细胞和间质细胞的胞质中，最终进入细胞间隙。完好的子宫内膜表层和桥粒可以阻碍这些蛋白酶对自身的消化降解，桥粒的溶解也就破坏了这个防御功能，造成内膜细胞连接的崩解导致血管内皮细胞中血小板沉积，前列腺素释放，血管栓塞，红细胞渗出和组织坏死。

3.月经出血时内膜的炎性反应

孕激素撤退也会刺激子宫内膜的炎性反应。在月经前期，子宫内膜白细胞总数显著增加，较血浆增加高达40%，子宫内膜中炎性细胞浸润(包括中性粒细胞、嗜酸性粒细胞、巨噬细胞和单核细胞)，趋化因子合成的白细胞介素-8(IL-8)等细胞因子增加。月经时，白细胞产生一系列细胞分子活化，包括细胞因子、趋化因子以及一系列的酶，有助于降解细胞外基质，直接或间接地激活其他蛋白酶。

基质金属蛋白酶是蛋白水解酶家族的一种，可降解细胞外基质和基膜。基质金属蛋白酶包括了可降解细胞间质和基膜的胶原酶，进一步消化胶原的胶原酶，可连接纤维蛋白、层粘连蛋白和糖蛋白的纤维连接蛋白。每个家族成员都需要酶作用底物和以酶原形式存在，能被纤维蛋白酶、白细胞蛋白酶或其他金属蛋白酶激活。在月经前期子宫内膜酶原被广泛激活并显著增加。总之，孕激素抑制子宫内膜金属蛋白酶的表达，孕激素的撤退促进了细胞外基质的金属蛋白的酶的分泌，局部子宫内膜上皮细胞、基质和血管内皮细胞和局部组织的基质金属蛋白酶抑制了酶的活化。在正常月经后因为增加的雌激素水平，金属蛋白酶的表达也是被抑制的。

4.月经的内膜毛细血管出血机制

由于子宫内膜内逐渐增加的酶的降解，最终扰乱了内膜下毛细血管和静脉血管系统，导致间质出血；内膜的表面破溃，血液流入子宫内膜腔。最终内膜的改变延伸到功能层，基底动脉破裂导致增厚、水肿和松懈的内膜间质出血。子宫内膜脱落开始并逐步延伸至宫底。

月经血是包括子宫内膜碎片、大量的炎症细胞、红细胞和蛋白水解酶。由于纤溶酶对纤维蛋白的溶解作用，使月经血呈不凝固，并促进蜕变组织排出。纤维蛋白酶原(纤维蛋白溶酶原激活剂)常出现在分泌晚期和月经期内膜中，激活了蛋白激酶导致出血。在一定程度上，月经出血量是由纤维蛋白溶解和凝固之间的平衡所决定的。子宫内膜间质细胞组织因子和纤溶酶原激活物抑制物(PAI)-1促进凝血纤维溶解之间的平衡。月经早期，血管内血小板以及血栓形成自限性地减少出血量。血小板减少症及血友病的妇女月经量多，可以推断在月经止血中血小板和凝血因子的重要作用。然而，最终的月经出血停止依赖于血管收缩反应，有可能是子宫内膜基底层螺旋动脉，或子宫肌层的动脉的收缩。内皮素是强有力的长效血管收缩剂，月经期子宫内膜含有高浓度的内皮素和前列腺素，两者共同作用导致螺旋动脉收缩。

5.子宫内膜月经期出血还受到内分泌和免疫系统各种因子的调节

(1)前列腺素(prostaglandins,PGs)：PGs在全身分布广泛。子宫内膜不仅是PGs的合成场所，也是作用部位。主要的种类是$PGF_{2\alpha}$和$PGE_{2\alpha}$。PGs在月经周期各个阶段都有分泌，但在月经期含量最高。PGs对血管平滑肌有强收缩作用，在雌孕激素的调控下，使月经期子宫内膜血管发生痉挛，出血。

(2)血管内皮素(endothelin,ET)：内皮素-1是一种强血管收缩剂，在子宫内膜中合成和释放。它能够促使$PGF_{2\alpha}$的合成，对月经后内膜修复起重要的作用。

(3)雌激素受体和孕激素受体：雌激素受体有ERα和ERβ两个亚型，在内膜中以ERα为主。孕激素受体亦有PRA和PRB两个亚型，位于子宫内膜的受体以PRA为主。雌孕激素通过其受体分别作用在子宫内膜上，使子宫内膜产生周期性改变。雌激素促使子宫内膜腺体和腺上皮增生，而孕激素则促使子宫内膜间质水肿，使间质中的酸性黏多糖结构崩解，便于内膜的剥脱。

(4)溶酶体酶：在月经周期中的子宫内膜，受雌孕激素调节，合成许多溶酶体，包含很多种水解酶。当雌孕激素水平下降或撤退时，溶酶体膜释放大量水解酶和胶质酶，使子宫内膜崩解，刺激PGs的大量合成，使螺旋小动脉痉挛性收缩，继而破裂出血。

(5)基质金属蛋白酶(matrix metalloproteinase，MMPs)：MMPs包括胶原酶、明胶酶、间质溶解素等，月经期子宫内膜中分泌增多，这些酶对细胞外基质有强的降解作用，可能参与月经内膜的溶解和破坏的机制。

6.正常月经出血的自限性模式

(1)在雌孕激素同时撤退时，子宫内膜脱落产生月经。由于月经周期中的雌孕激素均匀作用于整个子宫内膜，导致内膜功能层脱落和基底上皮层血管收缩、血液凝固、上皮重建等机制有效地限制出血的量和时间。

(2)随着雌孕激素序贯刺激子宫内膜，使上皮细胞增殖、间质细胞和微血管的结构稳定，避免了内膜的突破性出血。

7.子宫内膜对类固醇激素的生理和药理反应

正常月经出血是由一个排卵周期结束后雌孕激素同时撤退引起的。同样的出血机制也出现在黄体酮撤退时或激素剂量不足时，包括绝经后雌孕激素替代治疗后和规律口服避孕药后的阴道出血。在这种情况下，出血一般是可预测的，量和时间都是可控的。

(1)雌激素撤退性出血：卵巢去势，即双侧卵巢切除术后的妇女或绝经后妇女接受单一的雌激素替代治疗时或停药时可发生出血，或某些患者排卵前雌激素短暂下降时可引起月经间期出血。

(2)雌激素突破性出血：发生在各种原因的长期持续性无排卵的妇女。雌激素突破性出血的量和持续时间取决于子宫内膜雌激素作用的剂量和持续时间。相对较低的长时间的雌激素刺激通常出血量少或点滴出血，但持续时间较长。而持续的高水平雌激素刺激常在时间不等的闭经后，发生急剧的大量出血。

(3)孕激素撤退性出血：发生在外源性孕激素治疗停止后。孕激素撤退性出血通常只发生在已经有一定外源性或内源性雌激素的子宫内膜中。出血量和持续时间差别很大，一般与既往雌激素刺激子宫内膜的时间和量有关。雌激素水平作用或闭经时间很短时，出血程度轻，量很少，甚至可能不会发生出血。雌激素高水平持续作用或闭经很长时间时，出血可能量大，持续时间长，但仍然是自限性的。在接受外源性雌激素和孕激素治疗的妇女，即使雌激素持续应用，孕激素撤退仍然可以发生出血；当雌激素水平提高10倍时，孕激素撤退性出血可能会延长。

(4)孕激素突破性出血：孕激素突破性出血发生在孕激素和雌激素的比值较高时，特别是单独使用孕激素避孕药或其他长效孕激素(孕激素植入物，甲羟孕酮)时，除非有足够的雌激素水平与孕激素对抗才能止血。非常类似于雌激素水平低时的突破性出血。使用结合雌孕激素口服避孕药的妇女有时也会有突破性出血。尽管所有的口服避孕药含有标准药理学上雌激素和孕激素的剂量，但孕激素始终是主导成分。

(二)功血的出血机制

1.无排卵性功血

因排卵障碍，下丘脑-垂体-卵巢轴的功能紊乱，卵巢自然周期丧失，子宫内膜没有周期性的雌孕激素的作用，而为单一的雌激素刺激，不规则地发生雌激素突破性出血。因为雌激素对内膜的增生作用，间质缺少孕激素所诱导的溶解酶的生成和基质的降解，子宫内膜常常剥脱不完全，修复不同步，使阴道出血淋漓不尽。内膜组织反复剥脱，组织破损使纤维溶解酶活化，子宫内膜纤溶亢进，局部凝血功能缺陷，出血不止；但如果雌激素水平较高，对内膜的作用较强，子宫内膜持续增厚而不发生突破性出血，临床上出现闭经。一旦发生突破性出血，血量将会很大，甚至出现失血性贫血和休克。最严重的无排卵性出血往往发生在雌激素水平持续刺激，而无孕激素作用的妇女。临床上多见的是多囊卵巢综合征、肥胖女性、青春期和绝经期妇女。青少年可出现贫血，老年妇女则担心的是患癌症的风险。

无排卵性妇女的卵巢类固醇激素对子宫内膜刺激的模式是混乱和不可预测的。根据定义，无排卵女性总是处于卵巢周期的卵泡期和子宫内膜增生期。子宫内膜唯一接受的卵巢激素是雌激素，子宫内膜受雌激素持续刺激，异常增生但高度脆弱。持续性增生和局灶增殖的子宫内膜近基质层表面的细胞小血管多灶破裂，基质细胞内毛细血管的血小板/纤维蛋白血栓形成脱落。因此，功血的发生不仅与异常增生的上皮和基质细胞组成的子宫内膜密切相关，还与内膜表面的微循环有关。

在持续增生和增殖的子宫内膜中毛细血管非正常增加、扩张，超微结构的研究揭示了这种非正常的结构使得组织变脆弱。微血管异常也可能是导致不正常出血的直接原因。从组织学和分子生物学研究表明，增生的异常血管结构脆弱、易破裂，引起溶酶体蛋白水解酶的释放，周围上皮细胞、基质细胞、迁徙白细胞和巨噬细胞聚集，导致了无排卵性出血。一旦启动，这个过程进一步加剧了局部前列腺素的释放尤其是前列腺素 E_2（PGE_2），其他分子抑制毛细血管血栓和降低毛细血管静脉丛的形成。因为局部浅表组织破损，子宫内膜基底层和肌层血管不发生收缩。正常月经的止血机制是子宫上皮细胞修复重建和内膜增生。然而，在异常月经出血中多个局灶上皮细胞修复和脱落出血与局灶性脱落。

2.有排卵性功血

有排卵性功血的子宫内膜虽然有周期性的雌孕激素刺激，但其规律和调节机制的缺陷，使子宫内膜不能正常剥脱。①黄体萎缩不全是由于溶黄体因子功能不良或缺陷，使黄体萎缩的时间过长，孕激素持续分泌，子宫内膜呈不规则剥脱，出现阴道持续流血不止。②黄体功能不足也是一种常见的内分泌紊乱，卵泡缺乏足够的 FSH 的刺激，卵泡颗粒细胞增生不良，不能分泌足够的雌激素，并且卵泡不能成熟，因而无法具备正常的颗粒黄体细胞来提供孕酮的分泌。还可以因为下丘脑-垂体分泌促性腺激素 LH 的频率和幅度的异常，使得卵泡黄体细胞不能产生足够的孕酮，子宫内膜的分泌相对滞后和缩短，月经周期变短和频繁，出血量增多。

二、诊断

一般视月经周期短于 21 天，月经期长于 7 天或经量多于 80 毫升/周期，为异常子宫出血，经临床检查排除器质性的病变，如子宫肌瘤、凝血机制障碍等，方能作出功血的诊断。如果出血量较多，可能伴随失血性贫血的临床症状和体征。

（一）病史

月经史是区别无排卵性子宫出血和其他异常出血最简单而重要的方法。详细记录月经周期时间（天数，规律性）、月经量（多，少，或变化）、持续时间（正常或延长，一致的或变化的）、月经异常的发病特点（初潮前，突然的，渐进的）、发生时间（性交后，产后，体重增加或减少）、伴随症状（经前期不适，痛经，性交困难，溢乳，多毛）、全身性疾病（肾，肝，造血系统，甲状腺）和药物（激素，抗凝血剂)等均可以快速帮助评估出血原因,是否需要治疗。

(二)体检

体格检查应发现贫血的全身表现,应排除明显的阴道或宫颈病变,确定子宫的大小(正常或增大)、轮廓(光滑、对称或不规则)、质地(硬或软)和触痛。

(三)辅助检查

对大多无排卵性子宫出血的妇女,根据月经史便可以制订治疗方案,不需要额外的实验室或影像学检查。

1.妊娠试验

可以迅速排除任何与妊娠相关或妊娠并发症导致的异常子宫出血。

2.血常规

对于经期延长或经量增多的妇女,血常规可排除贫血和血小板减少症。

3.内分泌激素

(1)在黄体期血清孕酮测定可鉴别有无排卵,当数值大于 3 ng/mL 均提示有排卵可能。但出血频繁时很难确定检查孕激素的适当时机。

(2)血清促甲状腺激素(TSH)水平可迅速排除甲状腺疾病。

4.凝血机制检测

对那些有可疑的个人史或家族史的青少年,出现不明原因月经过多,凝血筛选实验可排除出血性疾病。对于血友病患者凝血因子的检测是最好的筛查指标,同时需咨询血液病学家。

5.子宫内膜活组织检查

可以排除子宫内膜增生过长或癌症。年龄 40 岁以上是子宫内膜疾病的危险因素,所以需进行子宫内膜活检。在绝经前妇女的子宫内膜组织学异常的比例相对较高(14%),而月经规则者则较低(小于 1%)。目前广泛应用的宫腔吸引管较传统的方法可减少患者痛苦。除了可以发现任何子宫内膜疾病,活检有助于对子宫异常出血进一步诊断或直接止血。在异常出血,近期没有服用外源性孕激素的妇女,“分泌期子宫内膜”给排卵提供可靠的证据,就需进一步检查其他器质性病变。

6.子宫影像学检查

可以帮助区分无排卵性和器质性病变所致子宫出血,最常见的是子宫肌瘤、子宫内膜息肉。标准的经阴道超声检查可以检测子宫平滑肌瘤大小、位置,可以解释因肌瘤所致的异常出血或月经量过多。还可发现宫腔损伤,或薄或厚的子宫内膜。子宫内膜很薄(小于 5 mm)时,内膜活检可能根本取不到组织。在围绝经期和绝经后妇女子宫异常出血时,如果子宫内膜厚度小于4 mm 或 5 mm,则认为没有必要进行子宫内膜活检,因为此时子宫内膜发生增生或癌症的风险很小。同样适用于绝经前期异常出血的妇女。但是否活检取决于临床证据和危险因素,而不是超声检测子宫内膜的厚度,一旦子宫内膜厚度增厚(大于 12 mm),就增加了疾病的危险。抽样研究表明,即使在临床病理诊断疾病风险低时也需行内膜活检;特别是当临床病史提示有长期雌激素作用史时,即使子宫内膜厚度正常,都应进行活检;当子宫内膜厚度大于 12 mm,即使临床没有发现病变时都应该行活检。

宫腔声学造影经阴道超声下,导管灌注无菌生理盐水充盈宫腔显示宫腔轮廓,显现子宫内小占位,敏感性和特异性均高于经阴道超声和宫腔镜检查。宫腔镜检查同时能诊断和治疗宫腔内病变。磁共振(MRI)方法可以诊断子宫内膜病变的性质,是否向基底层浸入。

7.宫腔镜检查

在治疗疾病中较其他方法侵入最小,现代宫腔镜直径仅有 2 mm 或 3 mm,对可疑诊断进行直观的诊断和精细手术操作。目前在各级医院已经相当普及。

三、分类诊断标准

(一)无排卵性功血

1.诊断的依据

各项排卵功能的检查结果为无排卵发生:①基础体温测定为单相;②闭经时、不规则出血时、经期 6 小时内或经前诊断性刮宫提示子宫内膜组织学检查无分泌期改变;③B 超动态监测卵巢无优势卵泡可见;④激素测定提示孕激素分泌始终处于基础低值水平;⑤宫颈黏液始终呈单一雌激素刺激征象。

2.病理诊断分类

(1)子宫内膜增生过长(国际妇科病理协会 ISGP)。①简单型增生过长:即囊腺型增生过长,腺体增生有轻至中度的结构异常,子宫内膜局部或全部增厚,或呈息肉样增生;镜下为腺体数目增多,腺腔囊性扩大,犹如瑞士干酪样外观,腺上皮细胞高柱状,可形成假复层排列,无分泌表现。②复杂型增生过长:即腺瘤型增生过长,腺体增生拥挤且结构复杂,子宫内膜腺体高度增生,形成子腺体或突向腺腔,腺体数目明显增多,出现背靠背现象;腺上皮细胞呈复层或假复层排列,细胞核大、深染,有核分裂,但无不典型病变。③不典型增生过长:即癌前病变,10%~15%可转化为子宫内膜癌,腺上皮出现异型改变,增生层次增多,排列紊乱,细胞核大,深染有异型性。

(2)增生期子宫内膜:与正常月经周期的增生期子宫内膜完全一样,但不发生分泌期改变。

(3)萎缩型子宫内膜:子宫内膜萎缩,菲薄,腺体少而小,腺管狭而直,腺上皮为单层立方形或低柱状细胞。

3.常见的临床分类

(1)青春期功血:是指初潮后 1~2 年,一般不大于 18 岁,由于下丘脑-垂体-卵巢轴发育不完善,雌激素对下丘脑和垂体的反馈机制不健全,不能形成血 LH 的峰值诱发排卵,使子宫内膜缺乏孕激素作用而长期处于雌激素的刺激之下,继而出现子宫内膜不能同步脱落引发的子宫多量的不规则出血。

(2)围绝经期功血:该类患者由于卵巢功能衰退,雌激素分泌显著减少,不能诱导垂体的 LH 峰值发生排卵,出现周期、经期和经量不规则的子宫出血。

(3)育龄期的无排卵性功血:该组患者常常由于下丘脑-垂体-卵巢轴以及肾上腺或甲状腺等内分泌系统功能紊乱造成。例如,多囊卵巢综合征造成的慢性无排卵现象,在临床上除了闭经、月经稀发外,也常常表现为功血。

(二)有排卵型功血

1.诊断依据

卵巢功能检测表明有排卵发生而出现的子宫异常出血:①基础体温(BBT)测定为双相;②经期前诊断性刮宫提示子宫内膜组织学检查呈分泌期改变;③B 超动态监测卵巢可见优势卵泡生长;④黄体中期孕酮测定≥10 ng/mL;⑤宫颈黏液呈周期性改变。

2.常见的临床分类

(1)黄体功能不足:因不良的卵泡发育和排卵以及垂体 FSH、LH 分泌,导致的黄体期孕激素分泌不足造成的子宫异常出血。表现为:①经期缩短和经期延长;②基础体温高温相持续短于12天;③黄体期子宫内膜病理提示分泌相有2天以上的延迟,或分泌反应不良;④黄体中期的孕酮值持续5～15 nmol/L。

(2)子宫内膜不规则脱落:发育良好的黄体萎缩时间过长,雌、孕激素下降缓慢,使子宫内膜不能同步剥脱,出现异常子宫出血。表现为:①经期延长,子宫出血淋漓不净;②基础体温高温下降缓慢,伴有子宫不规则出血;③月经期第5天子宫内膜病理,提示仍可见到分泌期子宫内膜,并呈残留的分泌期子宫内膜和新增生的子宫内膜混合现象。

(三)子宫异常出血的其他类型鉴别

并非所有的不规则或月经过多或经期延长都是因为不排卵。妊娠并发症可通过一个简单的怀孕测试排除。任何可疑的子宫内膜癌和生殖道肿瘤都需要宫颈和子宫内膜活检。

1.慢性子宫内膜炎

慢性子宫内膜炎很少单独引起出血,但往往可能是一个间接的或促使异常出血的原因。炎症细胞释放蛋白水解酶,破坏上皮的毛细血管丛和表面上皮细胞,组织变脆弱。蛋白酶阻止内膜修复和血管的再生。此外,白细胞和巨噬细胞释放血小板活化因子和前列腺素这些强血管扩张剂使血管扩张,出血增加。

慢性炎症相关的异物反应,几乎可以肯定是导致月经增多的原因,这与带铜宫内节育器(IUD)导致异常子宫出血的机制相同。组织学研究提示慢性子宫内膜炎也与黏膜下肌瘤或肌壁间肌瘤、子宫内膜息肉引起的异常出血有关。

2.子宫肌瘤

子宫异常出血最常见的临床原因是子宫肌瘤,特别是导致排卵女性持续大量出血的主要病因,大多数患子宫肌瘤的妇女有正常月经。子宫肌瘤发病率高,首先需鉴别异常出血的原因是否为排卵异常或有其他原因。因此,肌瘤在不能排除其他明显因素导致异常出血,特别是当肌瘤不凸出在宫体外或脱出在子宫腔内的时候。经阴道超声通常提供关于肌瘤大小、数量和位置。

宫腔声学造影更清楚地显示肌瘤与子宫腔的关系,因此可帮助诊断无症状的肌瘤。肌瘤导致子宫异常出血的机制不是很清楚,可能主要取决于肌瘤的位置。组织学研究表明,黏膜下肌瘤和大而深的壁间肌瘤导致子宫内膜拉长和受压。受压迫的上皮细胞可能会导致慢性炎症,甚至溃烂、出血。在压迫或损坏的子宫内膜,血小板等其他止血机制也可能受到损害,进一步导致经期延长和大量出血。远离子宫内膜的多发的大肌瘤使患者宫腔表面积严重扩大,导致月经过多。

对有些妇女,内科治疗可以降低由子宫肌瘤导致的异常出血。黏膜下肌瘤的妇女使用口服避孕药可减少月经量和持续时间。非甾体抗炎药和促性腺激素释放激素激动剂对控制出血也有益处。

对造成异常出血的子宫肌瘤的手术治疗必须考虑到个性化,肌瘤大小、数量以及位置、相对风险、手术利益和不同手术方案,以及年龄和生育要求。一般来说,对于单个黏膜下小肌瘤,不论年龄和生育要求宫腔镜下肌瘤切除术是合适的选择。对于多个黏膜下大肌瘤,宫腔镜下黏膜下肌瘤手术需要更多的技术和更大的风险,这些更适于有生育要求的妇女。位置较深的黏膜下子宫肌瘤根据手术技巧和生育要求选择宫腔镜下子宫肌瘤切除术、腹式子宫肌瘤切除术或子宫切除术。对于经验丰富的医师,腹腔镜子宫肌瘤切除术为未生育妇女提供了更多选择。对于多个子宫大肌瘤,没有生育要求的妇女首选的治疗是子宫切除术。

3.子宫内膜息肉

子宫内膜息肉是因慢性炎症和表面侵蚀等造成血管脆性增加的异常出血,较大的有蒂息肉在其顶部毛细血管易缺血坏死,阻止血栓形成。阴道超声或子宫声学造影可发现息肉,宫腔镜手术是一种简单高效治疗方法。

4.子宫内膜异位症

子宫内膜异位症是非子宫肌瘤而因月经过多行子宫切除最常见的病因。超声见到子宫肌层出现特异性回声可帮助诊断。磁共振成像也可用于鉴别子宫腺肌病和子宫肌瘤,主要表现局部厚度增加大于12 mm或与肌层厚度比小于 40%,为最有价值的诊断标准,但是性能价格比是否合适还是需要考虑。带孕酮宫内避孕器是一种有效的治疗方法。在 80%的患者子宫腺肌病和子宫肌瘤是同时发生的,增生的肌层多在子宫内膜异位灶附近,发生的机制可能类似于肌瘤。

5.出血性疾病

许多研究已提示月经过多与遗传的凝血功能障碍有关。当出现不能解释的月经过多时需要查凝血功能。血管性血友病是最常见的女性遗传性出血的疾病。血管性血友病在血液循环中缺少凝血因子Ⅷ,以致在血管损伤部位的血小板黏附蛋白和血栓形成减少。这种疾病有几个亚型,出血倾向在个人和家庭之间有很大的差异。

四、治疗原则

(一)无排卵性功血

1.支持治疗

对长期出血造成贫血的患者,要适当补充铁剂和其他造血营养成分;对急性大出血的患者,要及时扩容,补充血液成分,防止休克发生;对已经发生休克的患者,在争分夺秒止血的同时,应积极抗休克治疗,防止重要器官的衰竭;对长期出血的患者,要适当给予预防感染的治疗。去氨加压素是一种精氨酸加压素合成类似物,可用于治疗子宫异常出血的凝血功能障碍,特别是血管性血友病患者。该药物可静脉注射和可作为高度集中的鼻腔喷雾剂(1.5 mg/mL)使用。鼻腔喷雾制剂一般建议血友病的预防性治疗。

2.止血

(1)刮宫:适用于绝经前和育龄期出血的患者,可以同时进行子宫内膜的病理诊断;如果青春期功血在充分的药物治疗无效和生命体征受到威胁时,也可在麻醉下进行刮宫;雌激素低下的患者在刮宫后可能出现淋漓不净的子宫出血,需补充雌激素治疗。

(2)甾体激素。

雌激素:适用于内源性雌激素不足的患者,过去常用于青春期功血,现已较少用。①苯甲酸雌二醇 2 mg,每 6 小时 1 次,肌内注射,共 3～4 天血止;之后每 3 天减量 1/3,直至维持量 2 mg,每天 1 次,总时间 22～28 天。②结合雌激素 1.25～2.5 mg,每 6 小时 1 次,血止后每 3 天减量 1/3,直至维持量每天 1.25 mg,共 22～28 天。③雌二醇 1～2 mg,每 6 小时 1 次,血止后每 3 天减量1/3,直至维持量每天 1 mg,共 22～28 天。

孕激素:适用于有一定内源性雌激素水平的无排卵性功血患者。炔诺酮 2.5 mg,每 6 小时 1 次,3～4 天血止后;以后每 3 天减量 1/3,直至维持量 2.5 mg,每天 2 次,总时间 22～28 天。含左炔诺孕酮(LNG)释放性宫内节育器(曼月乐)是 2000 年批准在美国使用的唯一的孕激素释放性宫内节育器,使用年限是 10 年。近年来,在国际上因为性能价格比优越被广泛使用。由于孕酮可使子宫内膜转化，可使月经量减少75%。与非甾体抗炎药或抗纤溶药物相比，宫内节育器更有效。手术可以更显著地减少出血量，但闭经发生率高，这两种治疗方案在临床的满意度最高。

雌孕激素联合止血：是最常用和推荐的方法。①在孕激素止血的基础上，加用结合雌激素0.625～1.25 mg，每天1次，共22～28天。②在雌激素止血的基础上，于治疗第2天起每天加用甲羟孕酮10 mg左右，共22～28天。③短效避孕药2～4片，每天1次，共22～28天。无论有无器质性病变，口服避孕药明显减少月经量。在不明原因的月经过多者，预计将减少约40%的出血量。

雄激素：适用于绝经前功血。甲睾酮25 mg，每天3次。每月总量不超过300 mg。

其他药物：①非甾体抗炎药，抗前列腺素制剂氟芬那酸200 mg，每天3次；在月经周期的人类子宫内膜中PGE_2和$PGF_{2\alpha}$逐渐增加，月经期含量最高；非甾体抗炎药可以抑制PG的形成，减少月经失血量；非甾体抗炎药也可改变血栓素A_2（血管收缩剂和血小板聚集促进剂）和前列环素（PGI_2）（血管扩张剂和血小板聚集抑制剂）的水平。一般情况下，非甾体抗炎药可减少约20%的失血量。非甾体抗炎药可被视为无排卵性和功能失调性子宫大量出血的一线治疗方案。不良反应很少，通常开始出血时使用并持续3天。在正常月经中，非甾体抗炎药可改善痛经症状。②一般止血药，如纤溶药物氨甲苯酸、卡巴克洛等。③促性腺激素释放激素激动剂（GnRHα）可以短期止血，经常作为异常出血术前辅助治疗。月经过多伴严重贫血者术前使用GnRHα暂时控制出血，可使血红蛋白恢复正常，减少手术输血的可能性。GnRHα治疗也往往减少子宫肌瘤和子宫的体积。在因为大肌瘤的子宫切除术前使用可以缩小子宫便于经阴道手术，并减少手术难度。GnRHα可以减少在器官移植后免疫抑制药物降低性激素造成的毒性作用。然而，由于价格昂贵和低雌激素不良反应，使其不能作为长期治疗方案。

3.调整周期

止血治疗后调整周期的治疗是提高治愈效果的关键。止血周期撤药性出血后即开始周期治疗，共连续4～6个周期。对无生育要求的患者，可以长期周期性用药。

(1)对子宫内膜增生过长的患者，可给甲羟孕酮10 mg，每天1次，共22～28天。

(2)对高雄激素血症，长期无排卵的患者，可给半量或全量短效避孕药周期用药。

(3)对雌激素水平较低的患者，可给雌孕激素序贯治疗调整周期，结合雌激素0.625 mg，或雌二醇2 mg于周期第5天起，每天1次，共22～28天，于用药第12～15天起，加用甲羟孕酮8～10 mg，每天1次共10天，两药同时停药。

4.诱导排卵

对要求生育的患者，在调整周期后，进行诱导排卵治疗。

(1)氯米芬：50～100 mg，于周期第3～5天起，每天1次共5天。B超监测卵泡生长。

(2)促性腺激素（HMG或FSH）：于周期第3天起，每天0.5～2支（每支75 U），直至卵泡生长成熟；也可和氯米芬合用，于周期第5～10天，氯米芬50 mg，每天1次，于周期第2～3天开始，每天或隔天1次肌内注射HMG或FSH 75 U，直至卵泡成熟。

(3)人绒毛膜促性腺激素（HCG）：于卵泡生长成熟后，肌内注射HCG 5 000 U，模拟内源性LH峰值促进卵母细胞的成熟分裂，发生排卵。

(4)促性腺激素释放激素（LHRH）：对下丘脑性功能失调的患者，可给LHRH泵式脉冲样静脉注射25～50 μg，每90～120分钟的频率，促使垂体分泌FSH和LH刺激卵巢排卵。

5.手术治疗

对药物治疗无效，并且已经没有生育要求的患者，可以行手术治疗。

(1)子宫内膜去除术：现有的子宫内膜去除术包括热球法、微波法、电切法、热疗法、滚球法等。可以有效地破坏子宫内膜的基底层结构，起到止血的目的。这些操作大多在宫腔镜下进行，需要有经验的医师进行很细致的手术，防止子宫穿孔。热球法较为方便安全，但是内膜有可能残留，造成出血淋漓不净，也有个别手术后怀孕的病例。

(2)子宫血管选择性栓塞术：在大出血的急诊情况下，或黏膜下和肌壁间肌瘤，或子宫腺肌病患者，可以在X线下进行放射介入的选择性子宫血管栓塞术。能够紧急止血，并减少日后的出血量。有报道术后的患者似乎仍然可能妊娠。

(3)子宫切除术：对合并子宫器质性病变、不能或不愿行子宫内膜去除术的患者，可行子宫次全或全切术。

(4)子宫内膜消融术：是另一种日益流行的治疗月经过多的方法，尤其是药物治疗失败、效果不佳或耐受性的。有多种子宫内膜射频消融的方法，宫腔镜下Nd：YAG（钕：Yttrium-铝-Garnet）激光气液化治疗现已超过20年的历史；虽然许多患者消融治疗后还需要后续治疗，使治疗费用升高，但获得的满意率高。近期有一些新的不需要宫腔镜的子宫内膜消融技术，与传统的宫腔镜相比，在技术上更容易掌握，需要更短的时间。新设备和新技术仍在发展和完善中。

接受子宫内膜消融术后，80%的患者减少了出血量，闭经占25%，痛经减少了70%，75%对手术满意，80%的不需要在5年内行后续治疗。有证据显示，子宫内膜消融术后可能发生子宫内膜癌，往往能在宫腔残余部分的孤立的子宫内膜发展成腺癌，因为没有出血不易被发现。因此应充分强调术前评估的重要性，其中包括子宫内膜活检，消融的规范和患者的选择。不建议在子宫内膜癌高风险的患者使用子宫内膜消融术。

(二)有排卵型功血

针对患者的不同病因，采用个体化的治疗方案。

1.黄体功能不足

主要是促排卵治疗以促进黄体功能，通常采用氯米芬方案刺激卵泡生长，并辅以黄体酮20 mg或口服孕激素，或3天1次肌内注射HCG 2 000 U，每3天1次肌内注射的健黄体治疗。

2.子宫内膜不规则脱落

于排卵后开始，黄体酮20 mg每天肌内注射，或甲羟孕酮10 mg每天1次口服，共10～14天，促使黄体及时萎缩。

3.排卵期出血

雌孕激素序贯疗法可以改善症状，一般需要连续治疗4～6个月。

4.月经过多

在不需要生育的情况下可以使用口服短效避孕药，或进行子宫内膜去除术，减少月经量。

(三)疗效评估

治愈标准：①恢复自发的有排卵的规则月经者。②月经周期长于21天，经量少于80 mL，经期短于7天者。

(四)治疗原则

考虑到异常月经出血是最常见的就诊原因，所有医师都必须在治疗前有能力给出充分的合乎逻辑的评估和处理问题的方法。

(1)某一个月经周期突然的异常出血,最常见的原因是偶然的妊娠及其并发症。

(2)无排卵性子宫出血通常是不规则的,不可预测的,月经量不定,时间长短和性质不定,最常见于青少年和老年妇女、肥胖妇女,有多囊卵巢综合征的妇女。

(3)规则的、逐渐加重的或长时间的出血往往是子宫结构异常的原因,而不是因为无排卵。

(4)从月经初潮开始就出现、创伤或手术时失血过多,月经过多未见其他原因,往往警惕出血性疾病的可能性。一般常发生在自月经初潮以来月经过多的青少年和不明原因重度或长期月经过多的妇女,检查凝血试验即可明确诊断。

(5)当临床病史和检查显示无排卵性出血时,可行经验性治疗,不需要额外的实验室或影像学检查。但怀孕测试和全血细胞计数是合理的和必需的。

(6)当不确定是否为无排卵性出血时,测定血清孕酮的水平帮助诊断。TSH 检查可以排除无排卵患者的甲状腺疾病。

(7)无论年龄如何,长期暴露于雌激素的患者在治疗前需行子宫内膜活检,除非子宫内膜很薄(<5 mm)时。子宫内膜异常增厚(>12 mm),无论如何都应该行子宫内膜活检。

(8)当病史(出血周期、持续时间,新发的月经间期出血)、实验室检查(血清孕酮大于 3 ng/mL),或子宫内膜活检(分泌期)均显示有排卵时,经验性治疗失败,需行子宫声学造影与超声显像检查,以发现子宫异常大小或轮廓。

(9)宫腔声学造影及子宫内膜活检组合是一个高灵敏度的、预测子宫内膜癌和子宫结构异常的检查。

(10)孕激素治疗对于异常出血的无排卵妇女是合适的,但没有避孕目的,此时雌孕激素避孕药是更好的选择。

(11)对长期大量无排卵性出血的患者,通常最佳治疗是口服避孕药,必要时增加起始剂量(1 次1 片,2 次/天,持续 5~7 天),然后逐渐变成标准避孕药的剂量。治疗失败时需进一步的评估。

(12)当子宫内膜脱落不全或萎缩不全时雌激素是最好的治疗药物。临床上雌激素治疗对象包括组织活检数量极少、长期接受孕激素治疗和子宫内膜较薄的妇女。治疗失败时需进一步的评估。

(13)当需立即止血的或来不及使用止血药物的患者需要行诊刮术时,宫腔镜检查下诊刮更有助于协助诊断。

(14)长期无排卵妇女,因为无孕激素作用会导致子宫内膜增生,往往没有细胞学异型性改变。除少数例外,可使用周期孕激素疗法或雌孕激素避孕药。

(15)有细胞学异型性的子宫内膜增生是一种癌前病变,除了有生育要求的妇女,最佳治疗方案是手术。非典型子宫内膜增生需要高剂量孕激素治疗,需定期行子宫内膜活检和长期的密切随访。

(16)子宫肌瘤是常见病,如没有排除其他明显原因的阴道异常出血,特别当肌瘤不凸进子宫腔时,宫腔声学造影明确界定肌瘤的位置,帮助区分无症状的肌瘤。

(17)非甾体抗炎药、雌激素、孕激素避孕药,以及宫内节育器,可有效地治疗子宫腺肌症、宫腔扩张与多个肌壁间肌瘤和其他不明原因的月经过多。

(18)宫腔镜下子宫内膜消融,在异常子宫出血患者中替代治疗时,尤其是药物治疗被拒绝、失败或效果不佳,不能耐受药物时采用。

功血，特别是长期的无排卵性功血，不仅有出血、不孕的近期问题，长期单一的内源性雌激素的刺激会带来子宫内膜癌、冠心病、糖尿病、高脂血症等一系列远期并发症，造成致命的健康损害。适当合理的药物治疗可以改善和治愈部分患者的功血，但对有些患者的治疗周期可能会较长。一般坚持周期性的治疗可以较好地改善出血，保护子宫内膜，甚至妊娠，但药物治疗也有一定的不良反应；对顽固不愈的患者，或合并有其他疾病的患者，可以选择手术治疗。

功能失调性子宫出血是妇科一种常见的疾病，是一种内分泌系统的功能紊乱。它的临床类型和发病原因非常复杂，在诊断和治疗功血的问题时，一定要非常清楚地理解月经生理和雌孕激素的治疗原理和机制，治疗一定要针对病因，并且采用个体化的方案，才能得到较为有效和合理的治疗。

（杨　静）

第七节　卵巢早衰

一、病因和发病机制

卵巢早衰是指妇女在40岁以前因某种原因出现持续性闭经，伴有低雌激素、高促性腺激素水平的一种疾病。

1967年De Moraes-Ruehsen与Jones首次提出卵巢早衰的定义：在青春期之后，40岁之前发生的持续性继发性闭经，高促性腺激素性性腺功能减退。从名词意义上来看，卵巢早衰意味着卵巢永久性地衰退。国外学者提出卵巢早衰的概念存在局限性，无法体现卵巢衰退的过程，仅代表卵巢功能的终末阶段，名词不够人性化。本病曾经被认为是不可逆的疾病，但随后证实卵巢早衰不像绝经，虽然存在高促性腺激素，但有短暂或间断的卵巢功能恢复，事实上，约50%的卵巢早衰患者出现间歇性排卵现象，其中5%～10%的患者在确诊多年后自然受孕。

美国国家卫生组织与美国生殖医学学会以FSH水平、生育能力和月经情况为参数，提倡用原发性卵巢功能不全的概念来诠释卵巢衰退的临床问题，将卵巢衰退的进程分为正常、隐匿性、生化异常和临床异常4个阶段。隐匿性阶段：FSH水平正常、月经规律，但生育力降低；生化异常阶段：尽管月经规律，但FSH水平开始升高，伴生育能力下降；临床异常阶段：是在生化异常的基础上，出现月经紊乱甚至闭经。卵巢早衰是指卵巢衰竭的最终状态。本病名对这一疾病给予了更加科学、准确的诠释，进一步揭示了疾病的本质特征。

原发性卵巢功能不全和卵巢早衰两个概念在卵巢衰老领域中相辅相成、相互补充。原发性卵巢功能不全强调的是“原发性”卵巢功能低下，包含了一个连续性的病程；卵巢早衰除了原发性卵巢功能低下，还包括外源性因素导致的卵巢功能“继发性”衰竭，但仅代表卵巢功能的完全丧失，未能兼顾疾病发展的不同阶段。

据有关报道，卵巢早衰占妇女总人群的1%～3.8%，原发性闭经占10%～28%，继发性闭经占4%～18%。卵巢早衰在40岁之前的发病率为1/100，30岁之前为1/1 000，20岁之前为1/10 000，且发病率呈逐年上升的趋势。卵巢早衰病因复杂，治疗上相当棘手，严重影响了患者的身心健康。

人类在20周胎儿期的生殖细胞数量可达600万～700万个，出生时生殖细胞仅有300万～400万个，到月经初潮时，卵巢中仅剩余30万～40万个卵泡，在绝经期时卵巢中残留的卵泡数不足1 000个，其中超过99%的卵泡最终不可避免的经历闭锁而凋亡，一生仅有少数原始卵泡开始发育启动，进入发育池，不到1%的卵泡发育成熟。卵巢早衰发病取决于卵巢中原始卵泡的储备及卵泡闭锁的速度。

卵巢早衰的病因机制尚未完全明确，与遗传、免疫、环境、医源性和不良生活习惯等因素有关。从病理生理角度考虑，卵巢早衰病因可分为两大类：卵泡衰竭和卵泡功能失调。原始卵泡池不足和卵泡闭锁加速是导致卵泡衰竭的原因。

(一)遗传因素

5%～30%的卵巢早衰患者有家族史，呈家庭聚集发生，姐妹数人或祖孙三代共同发病，既可表现为原发性闭经，也可表现为继发性闭经。遗传因素主要是染色体数目(X单体、三体、嵌合体)或结构异常；其次是候选基因的识别，如*FMR1*、*BMP15*、*GDP9*、*FOXL2*、*NOBOX*、*FIGLA*等。目前已发现数十种基因通过不同的作用机制和致病途径影响卵巢功能，分为X染色体候选基因、常染色体候选基因、多效遗传性疾病相关基因和线粒体基因四类。

(二)免疫因素

自1968年提出卵巢早衰与自身免疫疾病相关以来，很多研究证实10%～30%的卵巢早衰患者合并其他内分泌腺体或系统的自身免疫性疾病，以桥本氏甲状腺炎最常见，其次为艾迪生病、类风湿关节炎、系统性红斑狼疮、突发性血小板减少性紫癜等。

(三)酶缺乏

半乳糖-1-磷酸酶尿苷转移酶缺乏所致的半乳糖代谢障碍可引起卵巢早衰。有研究表明，半乳糖对卵巢的影响主要和循环血中异常的FSH有关，而不是半乳糖对卵巢的直接毒性作用，半乳糖分子的渗入可改变促性腺激素的活性，从而引起卵巢卵泡的过早耗竭。另外，17-羟化酶、17,20-碳链裂解酶的缺乏导致性激素水平低下，促性腺激素反馈性增高，使卵巢内卵泡闭锁速度快，出现卵巢早衰。

(四)医源性

1.手术

各种卵巢周围组织手术可能损伤卵巢血液供应，过去认为切除一侧卵巢，对侧卵巢可以维持正常的内分泌功能。近年来的研究提示，一侧卵巢切除后，卵巢分泌的激素下降，使垂体分泌的FSH升高，另一侧卵巢发生卵巢早衰或较早衰退的机会增加。传统的卵巢囊肿剔除术在剔除囊肿的同时，造成了正常卵巢组织的丧失，也丧失了储备的卵泡。术中的结扎、止血、缝合也会对卵巢组织造成一定程度的损伤。

2.放疗

接受大剂量或长时期的放射线，可破坏卵巢功能引起卵巢早衰。目前已明确放疗对卵巢有严重的损害作用。放射线损害卵巢的主要变化是卵泡丧失、间质纤维化和玻璃样变、血管硬化等。

3.生殖毒性药物

化疗药物尤其是烷化剂对卵巢功能有损害作用，化疗药物对卵巢功能的影响与患者年龄、用药方法、药物种类及用药时间等密切相关，烷化剂较易引起卵巢早衰。化疗可致卵巢包膜增厚、间质纤维化。阿霉素、长春新碱等及长时间服用抗类风湿药物如雷公藤，对卵巢也存在一定程度的损害。

（五）感染因素

2%～8%的卵巢早衰患者患有流行性腮腺炎性卵巢炎。此外结核、疟疾、水痘、痢疾杆菌、巨细胞病毒和单纯疱疹病毒等也可导致卵巢功能受损，引起卵巢早衰。

（六）特发性因素

无任何明显原因的卵巢早衰称为特发性卵巢早衰，这是一种染色体正常、无腮腺炎病史、缺少抗卵巢抗体、无物理化学损害病史及其他代谢病过程的卵巢早衰。特发性的卵巢早衰60%～70%的比例，可能是由于原始生殖细胞缺乏或由于正常卵巢生殖细胞的耗损加速而致。

有许多研究者从流行病学角度研究影响卵巢衰退的相关因素。目前比较公认的是生活不良习惯、环境因素和心理因素。

1.生活环境因素

生活中的不良习惯及环境中的毒素均可影响卵巢储备功能。如烟草燃烧过程中释放出来的多环芳香族烃（PAHs）能激活芳香族烃受体（Ahr），而由 Ahr 驱动的 Bax 转录是环境毒素导致卵巢功能衰竭的一个异常而有进行性细胞死亡的重要途径。吸烟是影响卵巢功能的危险因素，乙醇同样对女性的卵巢功能具有损害作用，染发剂是女理发师卵巢衰退的因素之一，多次人流与卵巢衰退有相关性，环境污染如使用大量的杀虫剂及氟、砷、汞等均可损伤卵巢组织，引起卵巢早衰。

2.社会-心理因素

各种不良情绪因素，如长期焦虑、忧郁、悲伤、愤怒、恐惧等，可引起下丘脑-垂体-卵巢轴功能失调，导致 FSH、LH 分泌异常，排卵功能障碍、闭经，严重者发生卵巢早衰。有研究者以束缚为应激源建立心理应激动物模型，血清皮质醇的变化水平与血清 AMH 的变化水平呈明显的负相关，试验证实了心理应激可以导致卵巢储备功能下降，其机制可能与应激导致卵泡细胞的氧化损伤有关。

二、临床表现

（一）症状

1.月经改变

闭经是卵巢早衰的主要临床表现，有染色体缺陷的卵巢早衰患者多有先天性卵巢发育不全，可表现为原发性闭经、无第二性征发育。发生在青春期后表现为继发闭经，患者可有正常生育史，然后无诱因而突然出现闭经，或在月经周期改变后一段时间后出现长期闭经。少数病例在月经初潮后有 1～2 次月经即出现闭经。

2.雌激素缺乏的表现

由于卵巢功能衰退，卵巢早衰患者常出现雌激素低落的症状：潮热、出汗、抑郁、焦虑、情绪低落、失眠、记忆力减退以及阴道干涩、外阴瘙痒、性交痛、排尿困难、骨质疏松等绝经相关症状。

3.不孕

有部分患者因要求生育而就诊。

4.伴发自身免疫性疾病的表现

一些卵巢早衰患者可同时存在自身免疫性、内分泌疾病，如艾迪生病、桥本氏甲状腺炎、甲状腺功能亢进或减退、红斑狼疮、类风湿关节炎、重症肌无力等，会伴随这些疾病的临床表现。

(二)体征

卵巢早衰患者多数智力正常,全身发育正常。Turner 综合征患者可有身材矮小、智力低下表现,此外还有颈蹼、桶状胸、肘外翻、贯通手、乳头间距宽、内眦赘皮、眼裂下斜、耳壳大而低、后发际低和第四、五掌骨及跖骨短、条索状卵巢。

染色体异常引起原发性闭经的卵巢早衰患者可有第二性征发育不全,如乳房发育不全,内生殖器未发育,阴毛、腋毛稀少甚至缺如等表现。

盆腔检查可发现外阴萎缩、阴道萎缩、阴道黏膜变薄、点状充血出血等萎缩性阴道炎、子宫萎缩,卵巢萎缩,极少数有淋巴细胞性甲状腺炎患者可触及增大的卵巢。

此外,还应注意有无各种病因病变的体征。如艾迪生病患者有疲乏、无力、手皮肤皱褶及牙龈色素沉着、体重减轻、血压下降等。甲状腺功能亢进患者可有突眼、甲状腺肿大、心率加快。甲状腺功能减退患者可有眼睑水肿、舌大、毛发稀疏干燥、眉毛外 1/3 脱落等特殊面容,以及声音嘶哑,皮肤干燥,心率缓慢等。类风湿关节炎患者可有指关节肿胀如梭形,甚至畸形。红斑狼疮患者具有特殊面容,出现面颊和鼻梁处的蝶形红斑等。

三、实验室和其他辅助检查

(一)妇科特殊检查

1.妇科检查

外阴、阴道、子宫可有不同程度的萎缩,阴道分泌物减少。

2.B 超检查

有阴道不规则出血的妇女,应进行 B 超检查,以排除生殖系统器质性病变。卵巢早衰患者超声可见子宫和双侧卵巢萎缩,卵巢皮质减少,基质增加,缺乏卵泡声像,1/3 以上染色体核型正常的患者提示尚有卵泡存在。

3.阴道细胞学涂片

了解体内雌激素水平,阴道脱落细胞以底、中层细胞为主。

(二)实验室和其他辅助检查

1.基础性激素水平测定

间隔一个月持续两次月经第 2～5 天的血清 FSH≥40 U/L,且 E_2≤73.2 pmol/L。

2.抑制素 B(inhibin B)水平测定

抑制素 B 水平多次测量≤20 ng/mL。

3.抗苗勒氏管激素(anti-Mullerian hormone,AMH)的测定

AMH＜1.26 ng/mL,提示卵巢功能的下降。

4.自身免疫指标和内分泌功能测定

对可疑自身免疫性疾病患者应检查包括血钙、磷、空腹血糖、清晨皮质醇、游离 T_4、TSH、甲状腺抗体、全血计数、血沉、总蛋白、清蛋白/球蛋白比例、风湿因子等。

5.遗传学检查

检测染色体数目和结构异常。对于有不良孕产史的妇女应进行 X 染色体的脆性基因检查。

6.卵巢活检

仅用于组织学和病因学的研究,卵巢活检术可在腹腔镜下或剖腹手术时进行。

7.骨密度测定

卵巢早衰患者可有低骨量和骨质疏松症表现，其原因是低峰值骨量和骨丢失率增加。年轻妇女如果在骨峰值形成以前出现卵巢早衰，其雌激素缺乏状态要比正常绝经妇女长得多，且雌激素过早缺乏引起骨吸收速度加快，骨丢失增加，因此更容易引起骨质疏松症。

四、诊断要点

(一)病史

多数患者无明确诱因。少数可有家族遗传史；自身免疫性疾病引起的免疫性卵巢炎病史；幼时腮腺炎及结核、脑炎、盆腔器官感染史；盆腔放射、全身化疗、服用免疫抑制剂及生殖器官手术等医源性损伤史；吸烟饮酒、有毒有害物质接触史；或在发病前有突发的惊恐或持续不良的精神刺激史。

(二)症状

月经不规则是首要线索，患者一般是先出现月经周期延后、经期缩短、经量减少、不规则子宫出血，而后逐渐发展为闭经；少部分患者月经周期可正常，突然出现闭经；部分患者或可出现潮热等绝经过渡期症状。如由自身免疫性疾病引起的 POF 可出现相关疾病的表现。

(三)体格检查

妇科检查：生殖器官萎缩，阴道黏膜充血、皱襞消失。

(四)实验室检查

1.辅助检查

(1)生殖内分泌激素测定：间隔一个月持续两次以上 FSH≥40 IU/L，E_2≤73.2 pmoL/L。

(2)染色体检查：对于 25 岁以下闭经或第二性征发育不良者，可行染色体核型分析。25 岁以上继发闭经者，很少有染色体核型异常。

(3)B 超检查：子宫内膜菲薄或子宫及卵巢萎缩，卵巢中无卵泡。

2.诊断标准

具有以下 3 条则可以诊断：①40 岁前闭经。②两次以上血清 FSH≥40 U/L。③E_2≤73.2 pmoL/L。

五、鉴别诊断

(一)高催乳素血症

临床表现是月经稀发、闭经及非哺乳期乳汁自溢。PRL≥25 μg/L。B 超可见卵巢内有发育的卵泡。血清 LH、FSH 及 TSH 的水平均正常。

(二)多囊卵巢综合征

可出现月经稀发或闭经、不孕，临床以高雄激素血症、高胰岛素血症及代谢综合征表现为主，血清 FSH 水平在正常范围。常伴有肥胖、多毛、痤疮及黑棘皮病等。

(三)希恩综合征

产后大出血和休克持续时间过长导致垂体梗死和坏死，引起低促性腺激素性闭经，同时伴有肾上腺皮质、甲状腺功能减退。临床表现为脱发、闭经、阴毛和腋毛脱落、低血压、畏寒、嗜睡、贫血、消瘦等症状。

(四)中枢神经-下丘脑性闭经

中枢神经-下丘脑性闭经包括精神应激性、神经性厌食、体重下降、剧烈体育运动、药物等引起的下丘脑分泌促性腺激素释放激素功能失调或抑制引发闭经。

(五)抵抗性卵巢综合征

抵抗性卵巢综合征又称卵巢不敏感综合征，亦属FSH升高之高促性腺闭经。镜下卵巢形态饱满，具有多数始基卵泡及初级卵泡，很易与POF相鉴别。

六、治疗

卵巢早衰临床表现复杂多样，身体及心理可同时出现多种变化。西医目前主要是采用激素替代疗法(HRT)治疗，可缓解症状。中医药治疗卵巢早衰对缓解临床症状、防治远期并发症方面确有疗效，并具有调整神经、内分泌、循环系统的综合作用。

卵巢早衰的治疗非常困难，到目前为止，除了有明确自身免疫性疾病引起的卵巢抵抗综合征可以通过免疫抑制治疗获得较肯定效果外，对大部分不明原因的特发性卵巢早衰来说，尚没有被证明确实有效的治疗措施来恢复或保护卵巢功能。

(一)替代治疗

激素替代疗法适合所有类型的卵巢早衰。激素替代治疗是目前临床上应用最多的治疗。作用机制是模拟正常月经周期中，人体内女性性激素(雌激素和孕激素)的产生情况，通过人为给予外源性性激素，使患者体内的雌、孕激素符合正常月经周期的规律，从而达到调节月经周期的目的。其优势如下：①周期性性激素补充可以预防生殖器官萎缩，缓解绝经相关症状。②预防绝经后的退行性病变。③负反馈机制抑制FSH释放，HRT有利于恢复卵巢内残留卵泡的功能。雌激素对下丘脑的负反馈作用可逆转去势FSH升高，调整高促性腺激素水平状态，减少卵巢抗原的合成，使卵泡恢复对促性腺激素的敏感性，促进卵泡发育。个别病例在停用人工周期治疗后甚至可以出现偶然排卵现象。

对于卵巢早衰患者，HRT雌激素用量应比绝经妇女多，因为年轻的卵巢早衰患者需要更多的雌激素来缓解血管舒张症状和维持正常的阴道黏膜。以天然成分的雌、孕激素为首选。但长期应用雌、孕激素有一些潜在风险，如可能增加乳腺疾病的危险性，增加血栓、胆囊炎等疾病的发生率，所以需要定期的健康评估。

另外除激素治疗外，每天保证1 200 mg的钙的摄入及维生素D 400～800 U/d，进行必要的有氧运动来防治绝经后骨质疏松。

(二)针对不同病因卵巢早衰的治疗

1.基因因素

明确致病基因是防治疾病的基础，但目前对这些基因的认识十分不足，许多通过动物模型发现的候选基因在人体中的作用还不清楚，卵子发生调控仍存在大量未知领域。所以基因检测家族高发人群，建议尚未发生早衰而发现相关基因缺陷者可以采取尽快妊娠或者收集卵子并低温保存的方法。

2.免疫性因素

(1)免疫抑制或针对原发疾病的免疫治疗：伴有自身免疫系统疾病，或者伴有卵巢自身抗体阳性，应用糖皮质激素泼尼松或地塞米松进行治疗；抗心磷脂抗体阳性者，阿司匹林进行治疗。在临床治疗中对卵巢早衰伴TG-Ab阳性者给予低剂量的甲状腺素片，已取得了一定临床效果。但目前缺乏设计良好的临床研究，缺乏高级别循证医学的证据，所以尚无规范的临床诊治方案。但部分研究提示免疫因素的卵巢早衰可能是可逆的，残存的卵泡功能在免疫功能紊乱得以改善后可能再复活。

(2)雄激素治疗:低剂量雄激素可以促进卵泡的启动募集使得更多卵泡从储备池进入生长发育池,并作用于窦前卵泡和小窦卵泡上的雄激素受体,促进卵泡膜间质细胞和颗粒细胞增生,减少卵泡的凋亡和闭锁。低剂量的雄激素促进卵泡的生长和发育,具体机制还不甚清楚,可能是雄激素促进了胰岛素样生长因子-1(IGF-1)的分泌,后者通过放大促性腺激素的作用从而提高了卵巢的反应性。临床研究报道对于卵巢功能低下的患者使用雄激素能够改善卵巢的反应性。脱氢表雄酮(dehydroepiandrosterone,DHEA)对男性、女性抗衰老作用的研究方兴未艾。自2000年DHEA可改善卵巢反应低下患者临床结局的研究首次被报道以来,许多研究者开展了DHEA在卵巢衰老领域的研究,针对卵巢反应低下、卵巢储备功能下降、卵巢早老化或者卵巢早衰的患者应用DHEA可增加获卵数,提高IUI和IVF妊娠率已获得公认。目前关于服用DHEA改善卵巢功能的观察性研究,也有临床无效的报道,结果仍有待于更大样本的随机化前瞻性对照研究证实。

3.医源性因素

保护卵巢避免盆腔感染,避免医源性手术或治疗造成卵巢损伤。

卵巢组织的移植:对于需要放化疗的肿瘤患者,可采用卵巢冷冻保存后移植技术。保存卵巢功能包括冷冻胚胎、冷冻卵母细胞及冷冻卵巢皮质3种方法。目前卵子冷冻成功有效率和稳定性不如胚胎冷冻。人卵巢组织冷冻的研究从20世纪90年代开始,有研究将卵巢带蒂冷冻,有卵巢早衰危险的患者在发生卵巢早衰之前通过开腹或腹腔镜技术在卵巢不同位置取几块标本用于冻存。另外卵巢移植可恢复受者的卵巢功能。卵巢移植研究可分为三个部分:卵巢异种移植、卵巢异体移植和卵巢自体移植。

促性腺激素释放激素(GnRH)类似物的使用:临床观察发现,化疗药物对有丝分裂活跃的卵泡损害大,对于静止的原始卵泡作用较小,有研究人员期望利用药物阻止原始卵泡成熟,从而达到最大限度的保存卵泡的目的。目前有不少临床和实验研究验证了在化疗前使用GnRH类似物可能有保护卵巢功能的作用。但此类治疗存在一些问题,这样的治疗是否影响了肿瘤的治疗,或是否影响化疗药物的疗效尚有待于观察。

(三)卵巢功能恢复的治疗

使已经衰退的卵巢功能进行恢复性的治疗是卵巢早衰的终极目标,目前的研究热点是希望干细胞治疗技术能成为有效的治疗手段,但这些研究尚处于动物试验阶段,研究结论也未能统一。

(四)有关卵巢早衰生育的治疗

1.促排卵治疗

一般使用激素替代或GnRH-a抑制内源性促性腺激素(主要是FSH)至较低水平(<20 IU/L),降调节能促排卵成功的理论依据是降调节后内源性FSH水平降低,颗粒细胞表面FSH受体增多,增加了卵巢的敏感性,然后予足量HMG/HCG促排卵同时B超监测,要求HMG用量大、持续时间长,但这样的治疗并未提高IVF的取卵率和胚胎成活率,所以目前多采用指导患者增加对偶发排卵的捕获,根据患者病情可积极采取措施指导同房或行IUI或自然周期/改良自然周期的IVF,增加受孕机会。

2.赠卵胚胎移植术

赠卵胚胎移植对卵巢早衰患者来说仍是获得妊娠的最有效的治疗。但目前世界上各个治疗中心普遍存在卵母细胞来源困难的问题,我国卫健委规定今后赠卵的来源仅限于辅助生育技术获得的剩余卵母细胞,所以赠卵来源就更为局限了。

七、预后与转归

卵巢早衰最大的影响是引起育龄期妇女不孕及提早出现更年(绝经)期症状,症状明显者通过积极治疗,控制症状,延缓身体各器官的退行性改变,同时通过心理疏导、生活调摄可提高患者的生存质量,预后尚好。长期失治可引起高血压、冠心病、骨质疏松、老年痴呆等疾病,不仅严重影响妇女老年期的生活质量,而且多数疾病预后不良。

(一)不孕

卵巢功能衰退引起生育能力的急剧下降,而不孕严重地影响女性的心身健康,甚至会影响到家庭生活的稳定和幸福。

(二)高血压、冠心病

由于雌激素减退及垂体分泌促性腺激素增多,且若不注意饮食结构,到老年期后就可导致冠状动脉粥样硬化及心肌梗死、高血压的发病率增高。绝经后妇女冠心病和心肌梗死率明显增加,是老年妇女死亡的主要原因之一。

(三)骨质疏松

骨质疏松症是指单位体积内骨量减少,致使皮质骨变薄,骨小梁变稀疏,空隙增大,造成严重的骨质疏松,从而产生腰背酸痛,脊柱变形,骨脆性增加、骨折危险性增加,可持续到70岁,尤其以腕骨、脊椎体、股骨颈骨折等较常见。

(四)阿尔茨海默病(老年性痴呆)

早老性痴呆的发生时间提前。临床表现主要是进行性记忆丧失,定向、理解和判断能力障碍,智力下降以及性格和行为情绪改变等。近年来的研究提示雌激素可能具有延缓阿尔茨海默病发生,改善皮肤弹性及关节功能等作用,由于卵巢早衰患者雌激素水平的下降可能会使其更早出现阿尔茨海默病。因此,卵巢早衰患者的早期诊断和治疗对于降低和延缓阿尔茨海默病的发生具有重要的意义。

总之,要想找到治疗卵巢早衰的新的有效的方法,最根本的是要透彻了解引起卵巢早衰的病理生理机制。目前这方面的研究很多,主要是关于候选基因、免疫因素和卵泡凋亡等。目前卵母细胞的冻存技术已日趋成熟,并逐步应用于临床,为处于卵巢早衰高危的人群建立了生育力保存的平台。另外卵巢组织的冻存和移植、卵泡的体外成熟等的研究也有了丰硕的成果,但估计这个成果真正广泛应用于临床还需要一定的时间,我们还要寻找更多的途径来研究卵巢早衰的病因和治疗措施。将来研究如果能让我们能准确估计卵细胞池的大小,预测并调节卵细胞丢失的速率,通过无创性的诊断方法能正确分清卵泡型和无卵泡型卵巢早衰,通过灵敏的卵巢储备功能的预测方法能判断卵巢早衰的早期阶段,将对卵巢早衰患者的治疗带来福音。

八、预防与调护

(一)预防

1.正确地认识和对待卵巢早衰

近年来,患卵巢早衰的女性人数呈上升趋势,除了遗传因素、酶缺乏等因素外,其他因素所致的卵巢早衰均可通过平素的保健或治疗措施的改善得到相应的预防,所以做好健康宣教,进行卵巢早衰知识的普及,并采用多层次和综合性防治保健措施,维持自身生殖生理和生殖内分泌功能,积极防治卵巢早衰相关的疾病,可避免卵巢早衰的发生。

2.定期做健康以及卵巢功能检查

月经规律的女性一旦发生月经周期改变时，需要积极进行生殖内分泌的检查，有条件者定期检查卵巢抗苗勒氏管激素的水平，可以及时发现隐匿性的卵巢衰退，再积极查询与卵巢早衰相关的病因，进行防治。如果已经确诊了卵巢衰退，则需要进行定期评估和防治。本病最常见的临床表现是绝经相关症状，远期的退行性病变是代谢综合征、心血管疾病、骨质疏松症和老年痴呆等。在全面体检的基础上，遵照个体化原则制定合理的治疗方案以保证治疗的有效性和安全性。

3.制订科学的个体化保健计划

卵巢早衰仍是妇女健康最大的挑战之一。女性科学的个体化保健计划应在医师指导下制定，其内容包括良好的生活方式和饮食习惯、健康的精神心理、正确的激素替代、科学的营养补充、恰当的运动量、避免环境激素和有害物质的摄入、坚持定期体检和抗衰老的康复性治疗等。

(二)调护

1.生活调护

(1)睡眠：尽量晚上 11 点之前睡觉，中午 11 点至下午 1 点适当午睡，大约 30 分钟，每天保持 6.5～7.5 小时睡眠时间，睡觉时下腹部要盖上被子保暖。

(2)戒烟少酒，可以适量饮用红酒。

(3)运动：运动宜有氧运动，从低强度、小运动量开始，循序渐进，逐渐增加到设定的运动强度。①运动强度：确定运动强度的最简单方法是应用靶心率(THR)表示：靶心率(次/分)=170－年龄(岁)，运动时的心率控制在 102～125 次/分或运动后心率增加不超过运动前的 50%为宜。②运动频度：运动频度应该每周至少 3 次，经常运动者可以坚持每周锻炼 5～6 次。③运动时间：一般要求每次运动持续 45～60 分钟，其中包括 10～15 分钟热身活动，真正的锻炼时间至少20 分钟，但应结合实际灵活掌握。④推荐运动：快走或慢跑、登山、游泳。

2.饮食调养

饮食平和，饥饱适宜，戒辛辣、甜腻及过于咸腥之品，不喝冰冷的水、啤酒或饮料及吃冰激凌，尤其在经期前后。可以经常食用富含植物性雌激素的食物及抗氧化的食物，如豆类、黑米、怀山药、樱桃、葡萄等。多摄入含维生素 C、维生素 E 的食品，如红椒、黄椒、草莓、番石榴、猕猴桃、坚果、瘦肉、蛋类、玉米等。平衡摄入高钙食品，注意补充含钙质丰富的食物，如牛奶、鱼、虾等。

3.精神调理

要善于调节自己的情感，去忧悲、防惊恐、和喜怒。消除不良情绪的影响，多参与一些文化娱乐活动，每星期至少 1 次户外活动如登山、唱歌、旅游等。

(杨　静)

第八节　多囊卵巢综合征

多囊卵巢综合征(PCOS)是青春期少女和育龄期妇女最常见的妇科内分泌疾病之一，据估计其在育龄期妇女中的发生率为 5%～10%。1935 年，Stein 和 Leventhal 首次描述了多囊卵巢综合征，因此它又被称为 Stein-Leventhal 综合征。PCOS 在临床上主要表现为功能性高雄激素血症和不排卵，近年来发现继发于胰岛素抵抗的高胰岛素血症也是它的特征性表现之一。

1970年以来,已对PCOS做了大量的研究工作,可是其发病机制迄今仍不清楚。20世纪70年代发现许多PCOS患者的血清LH/FSH比值偏高,因此当时认为促性腺激素分泌紊乱是PCOS发病的主要原因。从20世纪80～90年代迄今对PCOS发病机制的研究主要集中在雄激素分泌过多和胰岛素抵抗方面。目前认为PCOS的发病机制非常复杂,H-P-O轴紊乱、胰岛素抵抗、肾上腺皮质功能异常,一些生长因子和遗传因素都牵涉其中。

PCOS不但影响生殖健康,而且还引起糖尿病、高血压、子宫内膜癌等远期并发症,对健康的危害很大。但是由于PCOS的发病机制尚不清楚,因此现在的治疗往往都达不到根治的目的。

一、病理生理机制

关于PCOS发病的病理生理机制,人们做了许多研究,提出了一些假说,如促性腺激素分泌失调、性激素分泌失调、胰岛素抵抗和遗传因素等。近年又发现,脂肪细胞分泌的一些激素也可能与PCOS的发生有关。

(一)促性腺激素分泌失调和性激素分泌失调

卵巢合成雄激素受促性腺激素调节,LH刺激卵泡膜细胞分泌雄激素。20世纪70年代发现PCOS患者体内的LH水平异常升高,FSH水平相对偏低,当时认为PCOS患者体内过多的雄激素是促性腺激素分泌紊乱的结果。

PCOS患者体内过多的雄激素在周围组织的芳香化酶作用下转化成雌酮。与排卵正常的妇女相比,PCOS患者体内的雌酮/雌二醇比值偏高。雌激素对促性腺激素的分泌有反馈调节作用,过去认为雌酮/雌二醇的比值不同,反馈作用也有差异。当雌酮/雌二醇比值偏高时可引起LH分泌增加,从而加重PCOS的促性腺激素分泌紊乱。

过去认为在PCOS患者体内,促性腺激素分泌失调和性激素分泌失调相互影响形成恶性循环是PCOS发病的关键,因此当时把LH/FSH比值作为PCOS的诊断标准之一。目前认为,促性腺激素分泌失调和性激素分泌失调很可能只是PCOS的临床表现,因此新的PCOS诊断标准没有考虑LH/FSH比值。

(二)胰岛素抵抗

胰岛素抵抗指机体对胰岛素不敏感,在正常人群中的发生率为10%～25%,在PCOS妇女中的发生率为50%以上。在胰岛素抵抗时,机体为代偿糖代谢紊乱会分泌大量的胰岛素,从而导致高胰岛素血症。PCOS患者往往同时存在高胰岛素血症和高雄激素血症,目前认为高胰岛素血症与高雄激素血症之间存在因果关系。

1.在PCOS中高胰岛素血症引起高雄激素血症

由于人们观察到有胰岛素抵抗和高胰岛素血症的妇女常常有男性化表现,因此考虑胰岛素可能影响雄激素代谢。Taylor第1次提出有胰岛素抵抗的PCOS患者体内过多的睾酮是高胰岛素血症直接作用于卵巢的结果。以后又有许多临床观察结果支持这一假说,部分或全部切除卵巢或用长效GnRHa抑制卵巢雄激素合成后,胰岛素抵抗依然存在,高胰岛素血症没有得到改善。黑棘皮病患者在青春期就存在胰岛素抵抗和高胰岛素血症,可是在若干年后才能观察到血雄激素水平升高。因此,如果说高胰岛素血症与高雄激素血症之间存在因果关系,很可能是高胰岛素血症引起高雄激素血症。

近年来,许多试验证实胰岛素对血雄激素水平具有一定的调节作用。这些实验一般采用高胰岛素——正常血糖钳夹技术或口服葡萄糖方法,使胰岛素水平在短期内迅速提高,结果发现无论是胰岛素水平正常的妇女还是高胰岛素血症患者的血雄激素水平都有不同程度的升高。有学者也发现高胰岛素血症患者体内的雄激素水平明显高于胰岛素水平正常的妇女，尽管她们体内的 LH 水平及 LH/FSH 差别无统计学意义，这提示胰岛素能刺激卵巢合成更多的睾酮，胰岛素水平升高可能会引起高雄激素血症。为研究慢性高胰岛素血症对雄激素合成的影响，一些实验用二甲双胍改善胰岛素抵抗降低胰岛素水平，结果发现睾酮水平也相应降低。口服二甲双胍并不影响血 LH 的脉冲频率和振幅、LH/FSH 值、LH 对 LHRH 的反应和体内性激素合成。这些研究的结果从反面进一步证实，胰岛素能增加卵巢雄激素的合成。

2.高胰岛素血症引起高雄激素血症的机制

胰岛素增强细胞色素 $P_{450c}17\alpha$ 的活性，从而刺激卵巢雄激素的合成。细胞色素 $P_{450c}17\alpha$ 是一种双功能酶，同时有 17α-羟化酶和 17,20-裂解酶活性，是性类固醇激素合成的关键酶。在许多 PCOS 患者的卵巢内，细胞色素 $P_{450c}17\alpha$ 的活性显著增强。二甲双胍能抑制肝糖原的合成，提高周围组织对胰岛素的敏感性，从而减少胰岛素的分泌，降低胰岛素水平。伴有高胰岛素血症的 PCOS 患者口服二甲双胍 4～8 周后，血胰岛素水平降低，细胞色素 $P_{450c}17\alpha$ 的活性也显著降低，睾酮的合成也受到抑制。用控制饮食的方法改善肥胖型 PCOS 患者的胰岛素抵抗做类似实验得到同样的结果。这表明 PCOS 患者卵巢中细胞色素 $P_{450c}17\alpha$ 活性增强可能是高胰岛素直接刺激的结果。

高胰岛素增强胰岛素样生长因子-1(IGF-1)的生物活性。IGF-1 是一种能促进合成代谢的多肽，其结构类似于胰岛素。IGF-1 的作用是由 IGF-1 受体介导的，该受体在结构和功能上类似于胰岛素受体，与胰岛素也有一定的亲和力。另外，体内还存在胰岛素和 IGF-1 的杂交受体，其两条链中一条来自胰岛素受体，另一条来自 IGF-1 受体，同胰岛素和 IGF-1 均有较高的亲和力。体内大多数 IGF-1 与 IGF 结合球蛋白(IGFBP)结合，只有少部分是游离的，具有生物活性。体内共有 6 种 IGFBP，其中 IGFBP-1 是由肝脏合成的，在调节 IGF-1 活性方面最重要。

IGF-1 能直接刺激卵泡膜细胞合成雄激素，也能协同 LH 的促雄激素合成作用。许多研究证明胰岛素能通过影响 IGF-1 系统促进卵巢雄激素的生物合成，这可能是高胰岛素诱发高雄激素的机制之一。体内升高的胰岛素则竞争性地结合于 IGF-1 受体或杂交受体，发挥类似 IGF-1 的生物学效应，从而促进卵巢雄激素的合成。

更多的研究表明胰岛素主要通过影响 IGFBP-1 的合成来促进卵巢雄激素的合成，胰岛素能抑制肝脏 IGFBP-1 的合成，提高卵巢组织 IGF-1 的生物活性，促进雄激素的合成。PCOS 患者血胰岛素水平升高时，血 IGFBP-1 浓度明显降低。PCOS 患者胰岛素抵抗得到改善，胰岛素水平降低后，血 IGFBP-1 会相应升高。

LH 主要作用于已分化的卵泡膜细胞，促进其合成雄激素。LH 是促进雄激素合成的最重要的因子，它能增强细胞色素 $P_{450c}17\alpha$ 的活性，促进雄激素的生物合成。体外实验发现胰岛素能协同 LH 促进卵巢雄激素的合成，这可能是高胰岛素血症引起高雄激素血症的又一机制。另外，有学者认为胰岛素可能在垂体水平调节 LH 的分泌，从而增强卵巢雄激素的合成。

近年来的研究还表明，高胰岛素对雄激素代谢的调控不仅与直接参与卵巢雄激素的合成有关，而且还可能与影响性激素结合球蛋白(SHBG)合成有关。SHBG 是由肝脏合成的，与睾酮有很高的亲和力，而与其他性类固醇激素的亲和力则较低。体内大多数睾酮都与 SHBG 结合，只有小部分是游离的。被组织直接利用的只是游离的睾酮，而不是与 SHBG 结合的部分。因此，SHBG 能调节雄激素的生物利用度。

胰岛素能抑制肝细胞 SHBG 的生物合成，SHBG 降低能增加游离睾酮浓度，诱发高雄激素血症。青春期性成熟过程中常伴有胰岛素抵抗和高胰岛素血症，此时女孩体内SHBG水平偏低。生育年龄妇女中也发现血胰岛素水平与SHBG水平呈负相关，高胰岛素血症患者的血SHBG水平显著低于胰岛素正常的正常妇女。当高胰岛素血症患者的胰岛素抵抗改善后，胰岛素水平下降，SHBG水平也明显升高。在离体培养的肝细胞中发现，胰岛素能直接抑制SHBG的生物合成。

高胰岛素血症引起高雄激素血症的机制非常复杂，一些脂肪细胞分泌的激素或因子也可能参与其中，如瘦素、脂联素和抵抗素等。

(三)肾上腺皮质与PCOS

肾上腺皮质是雄激素的又一重要来源，由于95%以上的硫酸脱氢表雄酮(DHEAS)来自肾上腺皮质，因此临床上把DHEAS水平作为衡量肾上腺皮质雄激素分泌的指标。研究发现一半以上的PCOS患者伴有DHEAS的分泌增加，这提示肾上腺皮质可能在PCOS的发病机制中发挥一定的作用。

有学者认为肾上腺皮质功能早现与PCOS的发生有关。作为第二性征的阴毛和腋毛是肾上腺皮质分泌的雄激素作用的结果，正常女孩在8岁以后，肾上腺皮质分泌的雄激素开始增加，临床上主要表现为血脱氢表雄酮和硫酸脱氢表雄酮水平升高及阴毛出现，这被称为肾上腺皮质功能初现。另外，青春期阴毛的出现称为阴毛初现。8岁以前发生肾上腺皮质功能启动称为肾上腺皮质功能早现，许多研究发现肾上腺功能早现在PCOS的发病机制中可能扮演一定的角色。

(四)遗传因素

PCOS具有家族集聚性。与普通人群相比，多囊卵巢(PCO)患者的姐妹更容易发生月经紊乱、高雄激素血症和多囊卵巢；PCOS患者的姐妹发生PCOS的概率是普通人群的4倍左右；早秃是男性雄激素过多的临床表现，PCOS患者的一级男性亲属有较高的早秃发病风险。目前许多学者认为遗传因素在PCOS的发病机制中起重要作用，但是PCOS的高度异质性却提示PCOS的遗传模式可能非常复杂。

目前，国内外学者对PCOS的相关基因做了大量研究，其中包括类固醇激素代谢相关基因、糖代谢和能量平衡基因、与下丘脑和垂体激素活动有关的基因等。目前，对调节类固醇激素合成和代谢的酶的基因研究较多。文献表明PCOS患者的CYP11A、CYP17、CYP11B2、SHBG、雄激素受体、GnRH、LH、ISNR、IGF和瘦素的基因都可以发生表达水平或单核苷酸多态性变化。虽然已对P-COS的遗传学做了很多研究，可是迄今仍未发现能导致PCOS的特异基因。目前发现的与PCOS有关的基因，只是对PCOS临床表现的严重程度有所修饰，而对PCOS的发生没有决定作用。疾病基因连锁分析和关联分析均不能证明这些基因与PCOS存在特异的遗传学关系。

随着遗传学的发展，人们发现人类疾病有半数原因与基因遗传有关，另一半则取决于基因组外遗传变化，这种基因组外遗传变化不改变遗传信息，但可导致细胞遗传性质发生变化，这就是表观遗传学。表观遗传调控可以影响基因转录活性而不涉及DNA序列改变，其分子基础是DNA甲基化及染色质的化学修饰和物理重塑。大量的临床和基础研究结果表明环境因素在疾病发生、发展中有巨大的影响，而表观遗传调控在遗传因素和环境因素的互动关系中起着桥梁的作用。

PCOS除了有高雄激素血症、排卵障碍和多囊卵巢以外，还常伴有胰岛素、血糖和血脂的变化，因此近年来人们认为PCOS也是一种代谢性疾病。饮食结构、生活方式可以影响PCOS的发生，控制饮食、增加锻炼、降低体重等措施能明显改善PCOS的症状，这提示PCOS的发生、发展与环境因素有密切关系。由于一直没找到导致PCOS的特异基因，因此有学者推测，PCOS的发生可能是PCOS易感基因与环境因素共同作用的结果。也就是说，在环境因素的影响下，人体启动了表观遗传调控，PCOS易感患者的相关基因表达发生了变化，从而导致了PCOS的发生。虽然目前关于其他代谢性疾病与表观遗传学关系的研究已经有了大量的报道，可是关于PCOS与表观遗传学变化关系的研究国内外却鲜有报道。

二、临床表现

PCOS临床表现呈高度异质性，有月经稀发或闭经、多毛、痤疮、肥胖、黑棘皮病、多囊卵巢、不孕、LH/FSH升高、血睾酮水平升高、血清性激素结合球蛋白(SHBG)降低和空腹胰岛素水平升高等。

(一)症状

1.月经失调

月经失调是由排卵障碍引起的，多表现为月经稀发或闭经，少数可表现为月经频发或月经规则。

2.不孕

PCOS是排卵障碍性不孕的主要病因，许多患者正是由于不孕才来就诊的。有统计表明，约75%的PCOS患者有不孕。

(二)体征

1.肥胖

一半以上的PCOS患者有肥胖表现。体质量指数[BMI，体质量(kg)/身高^2(m^2)]是常用的衡量肥胖的指标。肥胖的标准为BMI≥25。

腰臀围比(WHR)=腰围/臀围，WHR的大小与腹部脂肪的量呈正相关。根据WHR可以把肥胖分为两类：WHR≥0.85时称为男性肥胖、腹部型肥胖、上身肥胖或中心型肥胖；WHR<0.85时称为女性肥胖、臀股肥胖、下身肥胖或外周型肥胖。PCOS多与男性肥胖有关。

2.多毛、雄激素性脱发和痤疮

多毛、雄激素性脱发和痤疮是由高雄激素血症引起的。多毛是指性毛过多，妇女的性毛主要分布于上唇、下唇、腋下、胸中线、腹中线和外阴，雄激素水平过高时这些部位的毫毛就会变成恒毛，临床上表现为多毛(图6-1)。四肢和躯干的毛发生长受雄激素的影响较少，它们主要与体质和遗传有关，这些部位的毛发增多不一定与高雄激素血症有关。约2/3的PCOS患者有多毛。

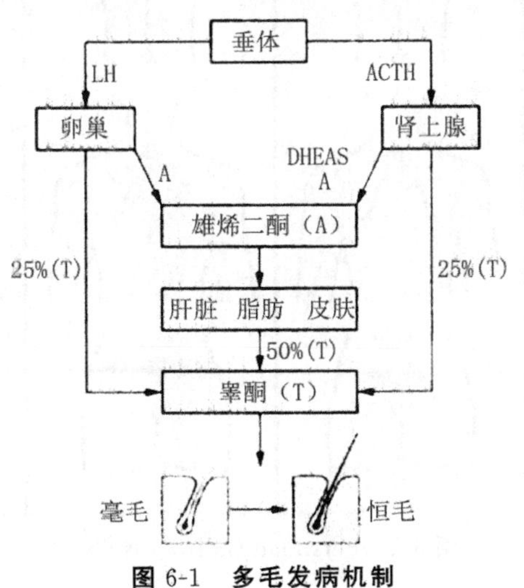

图6-1 多毛发病机制

临床上多用 Ferriman-Gallway 半定量评分法(FG 评分)来评判多毛的严重程度(图 6-2)。Ferriman 和 Gallway 把对雄激素敏感的毛发分为 9 个区,根据性毛生长情况,分别评 0～4 分。对每个区进行评分,最后把 9 个区的评分相加作为总评分。如果总评分＞7 分,则诊断为多毛。

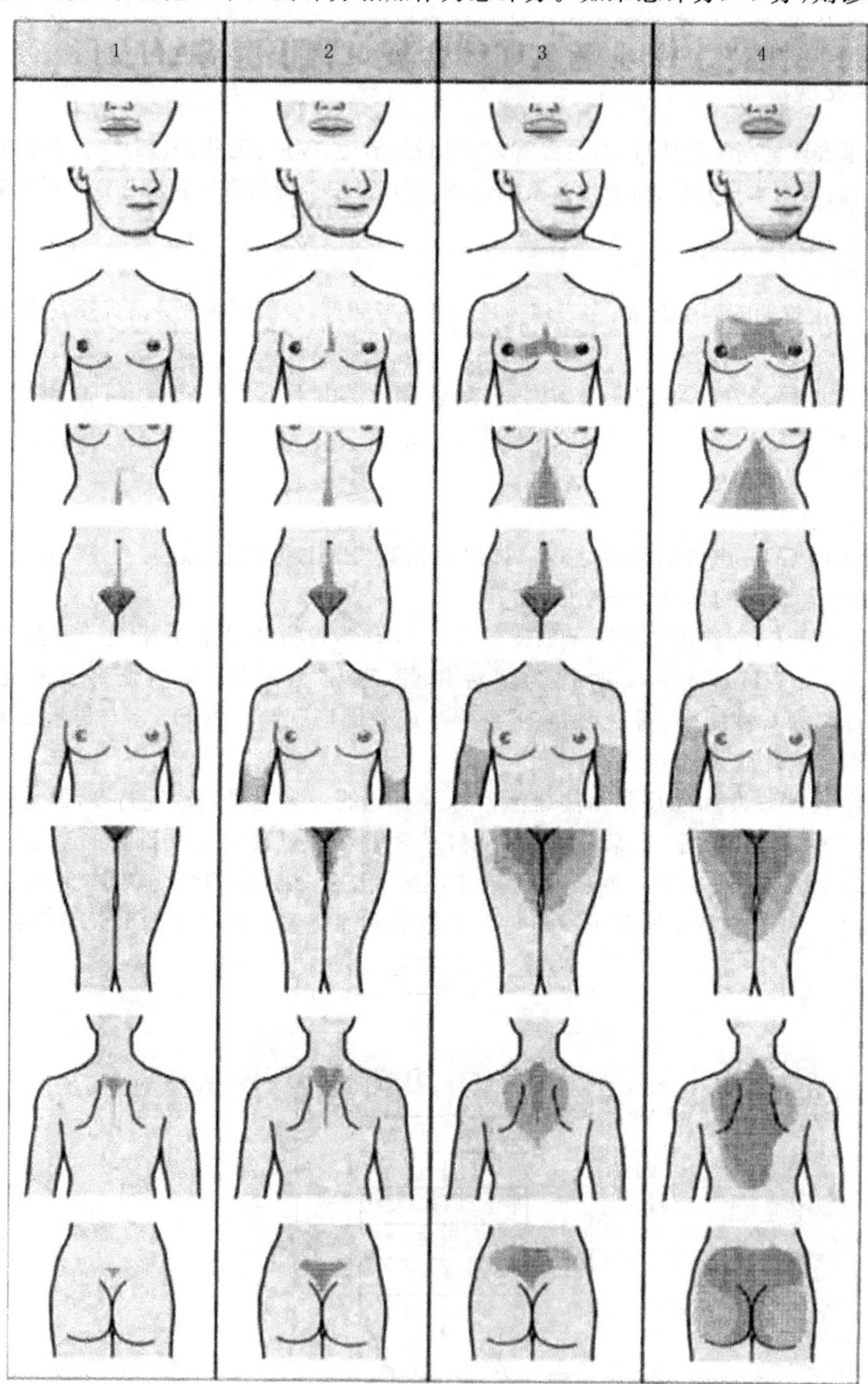

图 6-2　Ferriman-Gallway 评分

雄激素性脱发为进行性头发密度减少,男女均可发生,但女性症状较轻。临床上表现为头顶部毛发变得稀疏，其病理特点是生长期毛囊与休止期毛囊比例下降，毛囊逐渐缩小，毛囊密度减少。

痤疮主要分布于面部，部分患者的背部和胸部也可有较多的痤疮。痤疮是高雄激素血症的一个重要体征，不少患者因面部痤疮过多而就诊。

3.黑棘皮病

继发于胰岛素抵抗的高胰岛素血症患者常有黑棘皮病。黑棘皮病是一种较常见的皮肤病变，受累部位皮肤增厚成乳头瘤样斑块，外观像天鹅绒；病变皮肤常伴有色素沉着，呈灰褐色至黑色，故称为黑棘皮病。黑棘皮病多发生于皮肤皱褶处，如腋、颈部和项部、腹股沟、肛门生殖器等部位，且呈对称性分布。黑棘皮病评分标准如下。

0：无黑棘皮病。

1＋：颈部和腋窝有细小的疣状斑块，伴有或不伴有受累皮肤色素沉着。

2＋：颈部和腋窝有粗糙的疣状斑块，伴有或不伴有受累皮肤色素沉着。

3＋：颈部、腋窝及躯干有粗糙的疣状斑块，伴有或不伴有受累皮肤色素沉着。

4.妇科检查

可发现阴毛呈男性分布，有时阴毛可延伸至肛周和腹股沟外侧；阴道、子宫、卵巢和输卵管无异常。

（三）辅助检查

1.内分泌检查

测定血清促卵泡激素（FSH）、黄体生成素（LH）、催乳素（PRL）、睾酮、硫酸脱氢表雄酮（DHEAS）、性激素结合球蛋白（SHBG）、雌二醇、雌酮和空腹胰岛素。有月经者在月经周期的第3～5天抽血检测，闭经者随时抽血检测。

PCOS患者的FSH在正常卵泡早期水平范围，为3～10 U/L。约60%患者的LH水平较正常妇女高，LH/FSH＞2.5，如LH/FSH≥3，有助于诊断。多数患者的PRL水平在正常范围（＜25 ng/mL），少部分患者的PRL水平可轻度升高（40 ng/mL）。

妇女体内的睾酮水平往往升高，如伴有肾上腺皮质分泌雄激素过多时，DHEAS水平也可升高。一般来说，大多数PCOS患者体内的睾酮水平偏高（＞0.55 ng/mL），一半患者体内的DHEAS水平偏高。妇女体内的大多数睾酮是与SHBG结合的，只有少部分是游离的。当SHBG水平降低时，游离睾酮会增加，此时即使总睾酮在正常范围，也可有多毛和痤疮等表现。PCOS患者的SHBG水平往往较低。

PCOS患者的雌二醇水平往往低于雌酮水平，这是过多的雄激素在周围组织中转化成雌酮的缘故。

有胰岛素抵抗的患者空腹胰岛素水平升高，大于20 mU/L。

2.超声检查

已常规用于PCOS的诊断和随访，PCOS患者在做超声检查时常发现卵巢体积增大，皮质增厚，皮质内有多个直径为2～10 mm的小卵泡。

3.基础体温（BBT）

由于患者存在排卵障碍，因此BBT呈单相反应。

4.腹腔镜检查

腹腔镜下见卵巢体积增大，皮质增厚，皮质内有多个小卵泡。

(四)PCOS临床表现的异质性

不同的PCOS患者,临床表现不完全相同。前面介绍的各种表现可以有多种组合,这些不同的组合均可以诊断为PCOS(图6-3)。

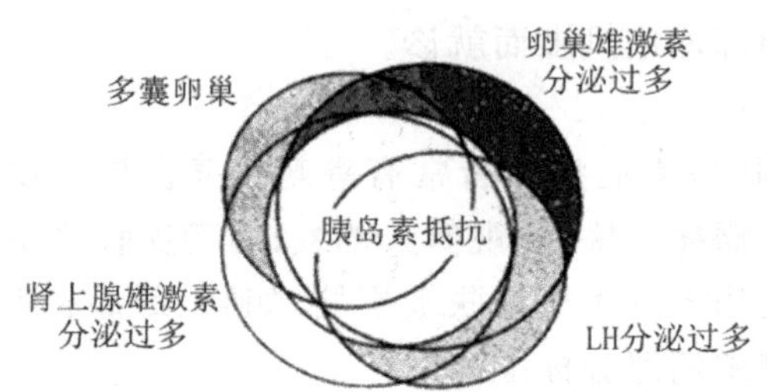

图6-3 PCOS临床表现的异质性过多

三、诊断标准

PCOS是一个综合征,因此严格来说没有一个诊断标准能完全满足临床诊断要求。目前,临床上最为广泛接受的诊断标准是2003年鹿特丹诊断标准。该标准是从1990年NIH诊断标准发展而来的,其依据的基础是10多年来的临床研究结果。鹿特丹诊断标准不可能是PCOS的最终诊断标准。随着对PCOS认识的深入,将来可能会在鹿特丹诊断标准的基础上修订出一个更好的诊断标准。由于国内缺乏大样本、多中心的PCOS临床流行病学资料,因此国内学者无法基于自己的资料建立一个适合中国人的诊断标准。目前国内多采用鹿特丹诊断标准(表6-4)。

表6-4 PCOS 2003年鹿特丹诊断标准

修正的2003年标准(3项中符合2项)
1.排卵稀发或无排卵
2.高雄激素血症的临床和(或)生化证据
3.多囊卵巢
以及排除其他病因(先天性肾上腺皮质增生、分泌雄激素的肿瘤和库欣综合征)

(一)排卵障碍的诊断

多数患者有月经稀发或继发性闭经,故排卵障碍不难诊断。如患者月经正常,则需要测定基础体温或做卵泡监测来了解有无排卵。

(二)高雄激素血症的诊断标准

高雄激素血症的诊断标准见表6-5。女性体内雄激素有3个来源:卵巢、肾上腺皮质和周围组织转化。人体内的雄激素有雄烯二酮、睾酮、双氢睾酮、DHEA和DHEAS等,任何一种雄激素水平的异常升高都可引起高雄激素血症的临床表现。目前,临床上能常规测定的雄激素是睾酮,由于游离睾酮测定的技术要求高,因此国内包括上海市各医院只测定总睾酮。多数PCOS有总睾酮的升高,但总睾酮不升高并不意味着可除外高雄激素血症。

表6-5 高雄激素血症的诊断标准

1.有高雄激素血症的生化证据:血睾酮升高或DHEAS升高或血SHBG下降
2.有高雄激素血症的临床证据:多毛或痤疮
只要满足上述两项中的一项即可诊断为高雄激素血症

多毛是指性毛异常增多，单纯的临床诊断不需要做 FG 评分。上唇、颏、胸部中线、乳头周围、下腹中线等部位出现毛发即可诊断，阴毛增多也可诊断。脱发也是高雄激素血症的临床表现，但临床上较少见。

痤疮出现也是高雄激素血症存在的标志，单纯的临床诊断不需要做 Rosenfield 评分。反复出现的痤疮是诊断高雄激素血症的有力证据。

(三)多囊卵巢的诊断

多囊卵巢的诊断标准见表 6-6。由于卵巢体积也是多囊卵巢的诊断标准之一，因此在做超声检查时应同时测定卵巢的 3 个径线。该诊断标准不适用于正在口服避孕药的妇女，因为使用口服避孕药能改变正常妇女和 PCOS 妇女的卵巢形态。如果存在优势卵泡(>10 mm)或黄体的证据，需在下个周期再做超声检查和测定基础体温。

表 6-6 多囊卵巢的诊断标准

1.每侧卵巢至少有 12 个直径为 2～9 mm 的卵泡
2.卵巢体积增大(>10 mL)，用简化的公式 0.5×长(cm)×宽(cm)×厚度(cm)来计算卵巢的体积只要一侧卵巢满足上述两项中的一项即可诊断为多囊卵巢

(四)排除相关疾病

排除先天性肾上腺皮质增生、库欣综合征和分泌雄激素的肿瘤等临床表现相似的疾病，对诊断 PCOS 非常重要。当血睾酮水平≥1.5 ng/mL时应除外分泌雄激素的肿瘤，患者有向心性肥胖、满月脸等体征时应除外库欣综合征。当环丙孕酮/炔雌醇对降低雄激素的疗效不明显时，应考虑排除 21-羟化酶缺陷引起的不典型肾上腺皮质增生症。

高雄激素血症患者常规除外甲状腺功能失调的意义有限，因为其在高雄激素血症患者中的发生率并不比正常生育年龄妇女中的发病率高。在评估高雄激素血症患者时应常规测定催乳素，目的是排除高催乳素血症。需要注意的是许多高雄激素血症患者的催乳素水平可处于正常范围的上限或稍微超过正常范围。严重的胰岛素抵抗综合征(如高雄激素血症-胰岛素抵抗-黑棘皮综合征或 Hairan 综合征)不难诊断，因为这些患者往往有典型的黑棘皮病。

(五)胰岛素抵抗

胰岛素抵抗在 PCOS 妇女中，无论是肥胖的还是不肥胖的，都很常见(高达 50%)。但基于以下理由鹿特丹标准并未把胰岛素抵抗列为 PCOS 的诊断标准。

(1)PCOS 妇女中所报道的胰岛素抵抗的发生率，因所使用试验的敏感性和特异性的不同以及 PCOS 的异质性而不同。

(2)缺乏标准的全球性的胰岛素分析。

(3)目前尚没有在普通人群中探查胰岛素抵抗的临床试验。公认的评估胰岛素抵抗的最佳方法是正常血糖钳夹试验，但该方法操作复杂，患者依从性差，因此只适于小样本的科学研究，不适于临床应用。

国内、外许多学者都通过计算 OGTT 试验的胰岛素水平曲线下面积与血糖水平曲线下面积比值，来评估胰岛素抵抗状况，可是该方法无法给出判断胰岛素抵抗的参考值，因此不能用于胰岛素抵抗的诊断。目前，临床上常用的诊断胰岛素抵抗的指标有胰岛素敏感指数(ISI)和胰岛素抵抗指数(HOMA-IR)，这两个指数都是根据空腹胰岛素水平和葡萄糖水平计算出来的。它们的优点是计算简便，患者依从性高；缺点是不能反映胰岛素水平的正常生理变化和 β 细胞的功能变化。目前使用的 ISI 和 HOMA-IR 的参考值不是来自大规模的多中心研究,因此其可靠程度令人质疑。

(4)目前缺少资料证明,胰岛素抵抗的指标可预测对治疗的反应,因此这些指标在诊断 PCOS 及筛选治疗方面的作用尚不明确。2003 年,鹿特丹共识关于代谢紊乱筛选的总结如下:①对诊断PCOS来说没有一项胰岛素抵抗试验是必需的,它们也不需要选择治疗;②应该对肥胖型 PCOS 妇女做代谢综合征的筛选,包括用口服糖耐量试验筛选葡萄糖不耐受;③对不肥胖的 PCOS 妇女有必要做进一步的研究以确定这些试验的使用,尽管在胰岛素抵抗额外危险因素如糖尿病家族史存在时需要对这些试验加以考虑。

(六)鉴别诊断

1.多囊卵巢

虽然患者的卵巢皮质内见多个小卵泡,呈多囊改变,但患者的月经周期规则、有排卵,内分泌激素测定无异常发现。

2.库欣综合征

由于肾上腺皮质增生,肾上腺皮质分泌大量的皮质醇和雄激素。临床上表现为月经失调、向心性肥胖、紫纹和多毛等症状。内分泌激素测定,LH 在正常范围、皮质醇水平升高,小剂量的地塞米松试验无抑制作用。

3.迟发性 21-羟化酶缺陷症

临床表现与 PCOS 非常相似,诊断的依据是 17-羟孕酮的升高和有昼夜规律的 ACTH-皮质醇分泌。

4.卵巢雄激素肿瘤

患者体内的雄激素水平更高,睾酮多数>3 ng/mL,男性化体征也更显著。超声检查可协助诊断。

5.高催乳素血症

患者虽有月经稀发或闭经,可是常伴有溢乳。内分泌激素测定除发现催乳素水平升高外,余无特殊。

四、治疗

由于 PCOS 的具体发病机制尚不清楚,因此现在的治疗都达不到治愈的目的。PCOS 治疗的目的是解决患者的需求,减少远期并发症。

(一)一般治疗

对于肥胖的 PCOS 患者来说,控制体重是最重要的治疗手段之一。控制体重的关键是减少饮食和适当增加体育锻炼。一般来说不主张使用药物控制体重,除非患者极度肥胖。

1.控制饮食

节食是治疗肥胖最常见的方法,优点是短时间内就可使体重下降。如果每天膳食能量减少 5 021 kJ(1 200 kcal),10~20 周后患者的体重就可以下降 15%。节食的缺点是不容易坚持,为了达到长期控制体重的目的,现在不主张过度节食。刚开始减肥时,每天膳食能量减少 2 092 kJ(500 kcal),坚持 6~12 个月体重可以下降 5~10 kg。每天膳食减少 418 kJ(100 kcal)时,可以保持体重不增加。

在节食的同时,还应注意食物结构。建议患者总的能量摄入不低于 5 021 kJ/d,其中 15%~

30%的能量来自脂肪,15%的能量来自蛋白质,55%～60%来自糖类。患者应不吃零食,少吃或不吃油炸食品和含油脂高的食品,多吃蔬菜和水果。喝牛奶时,应选择脱脂牛奶或脂肪含量少的牛奶。另外,每天的膳食还应保证提供足够的维生素和微量元素。

2.增加体力活动

体力活动可以消耗能量,因此对控制体重有帮助。为降低体重,患者每天应坚持中等强度的体育锻炼 60 分钟。如果做不到上述要求,那么适当增加体力活动也是有意义的。步行或骑自行车 1 小时,可以消耗能量 251～836 kJ(60～200 kcal)。

每天坚持体育锻炼对很多人来说不现实。但是,每天适当增加体力活动还是可行的。为此建议患者尽量避免长时间的久坐少动,每天坚持有目的的步行 30～60 分钟(有条件的可以做中等强度的体育锻炼),这对控制体重很有帮助。

体重减少 5%～10%后,患者有可能恢复自发排卵。体重减轻对改善胰岛素抵抗和高雄激素血症也有益,临床上表现为空腹胰岛素、睾酮水平降低,SHBG 水平升高,黑棘皮病、多毛和痤疮症状得到改善。另外,控制体重对减少远期并发症,如糖尿病、心血管疾病、子宫内膜癌等也有帮助。

(二)治疗高雄激素血症

高雄激素血症是 PCOS 的主要临床表现。当患者有高雄激素血症,但无生育要求时,采用抗高雄激素血症疗法。有生育要求的患者,也应在雄激素水平恢复正常或下降后,再治疗不孕症。

1.螺内酯

螺内酯又名安体舒通。该药原本用作利尿剂,后来发现它有抗雄激素的作用,所以又被用于治疗高雄激素血症。治疗方案:螺内酯20 mg,每天 3 次,口服,最大剂量每天可用至 200 mg,连续使用 3～6 个月。在治疗的早期患者可能有多尿表现,数天以后尿量会恢复正常。肾功能正常者一般不会发生水和电解质的代谢紊乱。如果患者有肾功能损害,应禁用或慎用该药。在使用螺内酯时,往往会出现少量、不规则出血。由于螺内酯没有调节月经的作用,因此如果患者仍然有月经稀发或闭经,须定期补充孕激素,以免发生子宫内膜增生症或子宫内膜癌。

2.复方口服避孕药

PCOS 的雄激素主要来自卵巢,卵巢分泌雄激素的细胞主要是卵泡膜细胞。LH 能刺激卵泡膜细胞分泌雄激素,当 LH 水平降低时,卵泡膜细胞分泌的雄激素减少。复方口服避孕药能负反馈地抑制垂体分泌 LH,减少卵巢雄激素的分泌,因此可用于治疗多毛和痤疮。另外,复方口服避孕药还有调整月经周期的作用。

(1)复方甲地孕酮片:又称避孕片 2 号,每片含甲地孕酮 1 mg、炔雌醇 35 μg。治疗方案:从月经周期的第 3～5 天开始每天服用 1 片,连服 21 天后等待月经来潮。

(2)复方去氧孕烯片:为短效复方口服避孕药,每片复方去氧孕烯片含去氧孕烯 150 μg、炔雌醇 30 μg。治疗方案:从月经周期的第 3～5 天开始每天服用 1 片,连服 21 天后等待月经来潮。

(3)环丙孕酮/炔雌醇:为短效复方口服避孕药,每片环丙孕酮/炔雌醇含环丙孕酮 2 mg、炔雌醇 35 μg。由于环丙孕酮具有很强的抗雄激素活性,因此环丙孕酮/炔雌醇除了能通过抑制 LH 的分泌来治疗高雄激素血症外,还能通过环丙孕酮直接对抗雄激素来治疗高雄激素血症。总的来讲,环丙孕酮/炔雌醇的疗效优于复方甲地孕酮片和复方去氧孕烯片。治疗方案:从月经周期的第 3～5 天开始每天服用 1 片,连服 21 天后等待月经来潮。

3.地塞米松

地塞米松为人工合成的长效糖皮质激素制剂，它对下丘脑-垂体-肾上腺皮质轴有负反馈抑制作用，对肾上腺皮质雄激素的分泌有抑制作用。如果患者体内的DHEAS水平升高，提示肾上腺皮质来源的雄激素增多，可给予地塞米松治疗。一般情况下较少使用地塞米松，往往在氯米芬疗效欠佳且DHEAS升高时才使用地塞米松。方法：地塞米松0.50～0.75 mg/d。一旦确诊怀孕，应立即停用地塞米松。为了避免肾上腺皮质功能受到抑制，地塞米松治疗时间一般不超过3个月。

4.非那雄胺

非那雄胺是20世纪90年代研制开发的新一类Ⅱ型5α-还原酶抑制剂，其结构与睾酮相似，临床上主要用于治疗前列腺疾病，近年也开始用于治疗女性高雄激素血症。非那雄胺每片5 mg，治疗前列腺增生时的剂量是5 mg/d，女性用药的剂量需要摸索。

5.氟他胺

氟他胺为非类固醇类雄激素受体拮抗剂。临床证据表明，其抗高雄激素血症的疗效不亚于螺内酯。用法：氟他胺每次250 mg，每天1～3次。抗雄激素治疗1～2个月后痤疮体征就会得到改善，6～12个月后多毛体征得到改善。在治疗高雄激素血症时，一般至少治疗6个月才停药。在高雄激素血症改善后，改用孕激素疗法。患者往往在停止抗高雄激素血症治疗一段时间后又复发，复发后可以再选用抗高雄激素疗法。有学者认为没有必要在高雄激素血症缓解后仍长期使用抗高雄激素疗法。

(三)治疗高胰岛素血症

1.控制体重

对肥胖患者来说，治疗高胰岛素血症首选控制体重。控制体重的关键是减少饮食和适当增加体育锻炼。

2.二甲双胍

二甲双胍能抑制肝糖原的合成，提高周围组织对胰岛素的敏感性，从而减少胰岛素的分泌。降低血胰岛素水平，是目前用于改善胰岛素抵抗最常见的药物。由于PCOS中胰岛素抵抗的发生率较高，因此二甲双胍越来越普遍地用于治疗PCOS。治疗方案：二甲双胍250～500 mg，每天3次，口服。部分患者服用后有恶心、呕吐、腹胀或腹泻不适，继续服药1～2周后症状会减轻或消失，少部分患者会因无法耐受该药而终止治疗。

许多研究均报道二甲双胍能通过改善胰岛素抵抗来降低雄激素水平，促进排卵。因此，许多学者在联合使用二甲双胍和氯米芬治疗耐氯米芬的PCOS患者时取得了很好的疗效。可是，在对1966－2002年发表的有关文献分析后却发现，根据当时的资料无法确定二甲双胍治疗PCOS不孕症的疗效。二甲双胍也可用于无生育要求的育龄期PCOS患者，研究报道胰岛素抵抗和高雄激素血症可因此得到改善。无胰岛素抵抗的育龄期PCOS患者可否使用二甲双胍，尚有待进一步的研究。

青春期PCOS患者可否使用二甲双胍治疗，目前还存在很大的争议。理论上讲，二甲双胍能改善胰岛素抵抗，减少糖尿病和心血管疾病的发生率。可是糖尿病和心血管疾病多发生在40岁以后，青春期PCOS患者使用二甲双胍治疗20年(或以上)是否安全，根据目前的文献无法回答该问题。间断或短期使用二甲双胍与不使用二甲双胍有何区别一，目前也不清楚。

3.罗格列酮

该药为噻唑烷二酮类药物，其主要功能是改善胰岛素抵抗，因此被称为胰岛素增敏剂。用法：罗格列酮 2～8 mg/d。其疗效优于二甲双胍。罗格列酮可能有肝毒性作用，因此在使用期间应严密随访肝功能。目前，在治疗胰岛素抵抗时往往首选二甲双胍，如果二甲双胍疗效欠佳，则加用罗格列酮。对重度胰岛素抵抗，开始时就可以联合使用二甲双胍和罗格列酮。

改善胰岛素抵抗时首选饮食控制和体育锻炼，当饮食控制和体育锻炼效果不佳时才加用二甲双胍和罗格列酮。在药物治疗时应继续坚持饮食控制和体育锻炼，一旦确诊患者怀孕应停用二甲双胍或罗格列酮。

一般来说，一旦选用二甲双胍治疗，至少使用 6 个月。一般在使用二甲双胍 6 个月后对患者进行评价，如果胰岛素抵抗得到改善，则停用二甲双胍。在停药随访期间，如果再次出现明显的胰岛素抵抗，则再选用二甲双胍治疗。

(四)建立规律的月经周期

如果多毛和痤疮不严重，且又无生育要求，可采用补充激素的方式让患者定期来月经，这样可以避免将来发生子宫内膜增生或子宫内膜癌。

1.孕激素疗法

每月使用孕激素 5～7 天，停药后 1～7 天可有月经来潮。例如，甲羟孕酮 8～12 mg，每天 1 次，连续服用 5～7 天；甲地孕酮 6～10 mg，每天 1 次，连续服用 5～7 天。该方案适用于体内有一定雌激素水平的患者(如子宫内膜厚度≥7 mm)，停药后 1 周左右会有月经来潮。如果撤药性出血较多，可适当延长孕激素的使用天数。

孕激素疗法的优点是使用方便，患者容易接受。如果没有特殊情况，该方案可以长期使用。在采用孕激素治疗时，如果患者出现明显的高雄激素血症的临床表现，需要改用降雄激素治疗。如果患者有生育要求，可改用促排卵治疗。

2.雌、孕激素序贯治疗

每月使用雌激素 20～22 天，在使用雌激素的最后 5～7 天加用孕激素。例如，戊酸雌二醇 1～2 mg，每天 1 次，连续服用 21 天；从使用戊酸雌二醇的第 15 天开始加用甲羟孕酮 10 mg，每天 1 次，连续服用7 天。停药后 1～7 天有月经来潮。使用 3～6 个周期后可停药，观察患者下一周期有无月经自发来潮，如果有月经自发来潮可继续观察下去；如无月经自发来潮，则继续使用激素治疗。

由于许多 PCOS 患者体内的雌激素水平并不低，所以大多数情况下不需要采用此方案。如果患者体内雌激素水平偏低，单用孕激素治疗。患者的月经量偏少或无“月经”，可以选择该方案。

3.雌、孕激素联合治疗

每月同时使用雌激素和孕激素 20～22 天。例如，戊酸雌二醇1～2 mg，每天 1 次，连续服用 21 天；在使用戊酸雌二醇的同时服用甲羟孕酮 4 mg。停药后 1～7 天就有月经来潮。长期使用雌、孕激素联合治疗，患者的月经会逐步减少，如果停药后无月经来潮，应首先排除妊娠可能，如果没有怀孕则说明子宫内膜生长受到抑制，此时可改用雌、孕激素序贯治疗。雌、孕激素连续治疗 3～6 个周期后可停药，观察下一周期有无月经自发来潮，如果有月经自发来潮则继续观察下去；如无月经自发来潮，可继续使用激素治疗。

复方口服避孕药属于雌、孕激素联合治疗。由于复方口服避孕药使用方便，治疗高雄激素血症和多囊卵巢综合征的疗效好，因此临床上在考虑雌、孕激素联合治疗时往往选择复方口服避孕药。

(五)促卵泡发育和诱发排卵

仅适用于有生育要求者。无生育要求者一般不采用此治疗方法。为提高受孕的成功率，在促排卵之前往往先治疗高雄激素血症和胰岛素抵抗，使血睾酮、LH 和胰岛素水平恢复至正常范围，增大的卵巢恢复正常，卵泡数减少。

1.氯米芬

氯米芬(克罗米酚，cc)为雌激素受体拮抗剂，它能竞争性地结合下丘脑、垂体上的雌激素受体，解除雌激素对下丘脑-垂体-卵巢轴的抑制，促进卵泡的发育。氯米芬为 PCOS 患者促卵泡发育的首选药。氯米芬治疗 PCOS 时，排卵成功率可高达 80%，但受孕率却只有 40%。目前认为受孕率低下与氯米芬拮抗雌激素对子宫内膜和宫颈的作用有关。

从月经周期的第 2～5 天开始服用氯米芬，开始剂量为 50 mg，每天 1 次，连续服用 5 天。停药 5 天开始进行卵泡监测。宫颈黏液评分，可了解氯米芬是否抑制宫颈黏液的分泌。超声检查，可了解卵泡发育情况和子宫内膜厚度。

一般停用氯米芬 5～10 天内会出现直径＞10 mm 的卵泡。如果停药 10 天还没有出现直径＞10 mm 的卵泡，则视为氯米芬无效。卵泡直径＞10 mm 时，应每 2～3 天做一次卵泡监测。当成熟卵泡直径＞16 mm 时，肌内注射 HCG 6 000～10 000 U 诱发排卵，一般在注射 HCG 36 小时后发生排卵。

如果低剂量的氯米芬无效，下个周期可以增加剂量。氯米芬的最大剂量可以用到 200 mg/d。不过，许多医师认为没必要使用大剂量的氯米芬(＞100 mg/d)，有研究表明使用大剂量的氯米芬并不增加诱发排卵的成功率。当氯米芬治疗无效时，应改用 HMG＋HCG。与 HMG 治疗相比，氯米芬治疗的受孕率较低，不易引起严重的卵巢过度刺激综合征(OHSS)。

如果氯米芬抑制宫颈黏液分泌，就表现为卵泡发育与宫颈黏液不同步。此时可加用戊酸雌二醇1～2 mg/d，以改善宫颈黏液。部分患者的宫颈黏液因此得到改善，但是也有许多患者无效。如果无效，则采用人工授精。肌内注射 HCG 前停用戊酸雌二醇。

如果氯米芬抑制子宫内膜的生长，就表现为卵泡发育与子宫内膜的厚度不一致。此时也可加用戊酸雌二醇 2 mg/d，以刺激内膜生长。但是该治疗方法往往无效。临床上如果出现氯米芬抑制内膜生长的情况，往往改用其他药物治疗，如 HMG 等。对诊断为氯米芬抵抗的患者来说，加用地塞米松或二甲双胍可能有效。许多报道发现地塞米松或二甲双胍，尤其是二甲双胍，能提高氯米芬治疗的成功率。

氯米芬的不良反应有多胎和卵巢过度刺激。一般来说，氯米芬很少引起严重的卵巢过度刺激综合征，所以还是很安全的。

2.他莫昔芬

他莫昔芬与氯米芬一样也是雌激素受体拮抗剂，其作用机制与氯米芬相似，也是通过解除雌激素对下丘脑-垂体-卵巢轴的抑制，促进卵泡的发育。临床上较少使用他莫昔芬。从月经周期的第2～5 天开始服用他莫昔芬 20～40 mg，每天 1 次，连续服用 5 天。用药过程中需监测卵泡的发育。当成熟卵泡的直径达到 18～20 mm 时，肌内注射 HCG 6 000～10 000 U，36 小时后发生排卵。

他莫昔芬也可以抑制宫颈黏液的分泌和子宫内膜的生长。如果出现这些情况，可以参考氯米芬的处理方法。

3.来曲唑

来曲唑是第3代非类固醇芳香化酶抑制剂,临床上主要用于治疗乳腺癌,近年来也开始用于诱发排卵的治疗。来曲唑能抑制雌激素的合成,减轻雌激素对下丘脑-垂体-卵巢轴的抑制作用,这是来曲唑诱发排卵的机制。用法:从月经周期的第2～4天开始服用来曲唑2.5～7.5 mg,每天1次,连续服用5天。用药过程中需监测卵泡的发育。当成熟卵泡的直径达到18～20 mm时,肌内注射HCG 6 000～10 000 U,36小时后发生排卵。

有研究表明来曲唑诱发排卵的成功率优于氯米芬。另外,来曲唑没有对抗宫颈和子宫内膜的缺点。由于来曲唑半衰期短,因此有学者推测它可能对胎儿无不利影响。来曲唑用于诱发排卵的时间还很短,远期不良反应还有待于进一步的观察。

由于来曲唑治疗的资料还很少,因此临床上应慎用。

4.人绝经期促性腺激素(HMG)

该药是从绝经妇女的尿液中提取的,每支含FSH和LH各75 U,适用于氯米芬治疗无效的患者。

从月经周期的第2～5天开始每天肌内注射HMG,起步剂量是1支/天,治疗期间必须监测卵泡发育的情况。一般在使用3～5天后做第一次超声监测,如果卵泡直径>10 mm,应缩短卵泡监测间隔时间。当B超提示优势卵泡直径达16～20 mm时,停用HMG,肌内注射HCG 5 000～10 000 U,48小时后复查B超了解是否排卵。

如果卵泡持续1周不增大,则增加剂量至2支/天。如果治疗2周还没有优势卵泡出现,应考虑该周期治疗失败。

HMG治疗的并发症有卵巢过度刺激综合征(OHSS)和多胎妊娠。严重的OHSS可危及患者的生命,因此在使用HMG时应严密监测卵泡的发育,一旦发现有OHSS的征象,应立即采取适当的措施。当超声检查发现一侧卵巢有3个以上直径>14 mm的优势卵泡或卵巢直径>5 cm时容易发生严重的OHSS,此时应建议患者放弃使用HCG。在采用雌激素测定监测卵泡发育时,雌二醇浓度>2 000 pg/mL提示有发生OHSS的可能。

HMG+FSH治疗可能对减少OHSS的发生有帮助。由于患者不同,具体用法也不相同。临床上应根据卵泡监测的结果调整剂量。

在使用HMG治疗前,如果发现卵巢体积大、卵泡数多,可以先用环丙孕酮/炔雌醇或GnRHa治疗,待卵巢体积缩小后,再给予促排卵治疗。

使用药物怀孕的患者常有黄体功能不全,因此一旦确诊怀孕,立即给予黄体酮或HCG肌内注射。用法:黄体酮20～40 mg/d或HCG 1 000～2 000 U/d。有卵巢过度刺激的患者,不宜采用HCG保胎。

5.体外受精-胚胎移植术(IVF-ET)

当患者经上述治疗仍达不到怀孕目的时,可以选择IVF-ET。

6.未成熟卵泡体外培养

近年来,未成熟卵泡体外培养也开始用于治疗PCOS引起的不孕,该方法的优点是可以避免OHSS。

(六)手术治疗

由于手术疗效有限,因此近年来不主张手术治疗。手术治疗仅限于迫切要求生育且要求手术治疗的患者。在手术治疗后的3～6个月，由于卵泡液的丢失，卵巢局部雄激素水平有所降低，所以患者可能有自发排卵。手术6个月后，卵巢局部雄激素水平又恢复至手术前水平，卵泡发育及排卵存在障碍，此时患者很难自然怀孕。

1.腹腔镜下行皮质内卵泡穿刺及多点活检

术中注意避免过多使用电凝，否则会灼伤周围组织，从而影响卵巢的功能，引起卵巢早衰。

2.经腹卵巢楔形切除术

此法是最早用于多囊卵巢的手术方法，由于术后输卵管、卵巢周围的粘连率高，近年来已被腹腔镜手术所替代。本手术楔形切除的卵巢组织不应大于原卵巢组织的1/3，以免引起卵巢早衰。

（周庆红）

第九节　卵巢过度刺激综合征

卵巢过度刺激综合征是一种以促排卵为目的而进行卵巢刺激时，特别在体外受精（IVF）辅助生育技术中，所发生的医源性疾病，是辅助生殖技术最常见且最具潜在危险的并发症，严重时可危及生命，偶有死亡病例报道。

OHSS为自限性疾病，多发生于超促排卵周期中的黄体期与早妊娠期，发病与HCG的应用密不可分。按发病时间分为早发型与晚发型两种；早发型多发生于HCG应用后的3～9天，其病情严重程度与卵泡数目、E_2水平有关。如无妊娠，10天后缓解，如妊娠则病情加重。晚发型多发生于HCG应用后10～17天，与妊娠尤其是多胎妊娠有关。

一、流行病学

大多数OHSS病例的发生与应用促性腺激素进行卵巢刺激有关，尤其发生在体外受精助孕技术应用促性腺激素进行卵巢刺激后；也有病例在应用氯米芬后被观察到；非常个别的病例报道发生在未行卵巢刺激而自然受孕的早孕期，称为自发性OHSS。

（一）OHSS的高危因素

OHSS的高危因素包括原发性高危因素和继发性高因素。

1.原发性高危因素

（1）年龄＜35岁。

（2）身体瘦弱。

（3）PCOS患者或B超下卵巢表现为“项链”征的患者。

（4）既往有OHSS病史。

2.继发性高危因素

（1）血E_2＞3 000 pg/mL。

（2）取卵日卵泡数＞20个。

（3）应用HCG诱导排卵与黄体支持。

（4）妊娠。

(二)发病率

OHSS发病率的不同依赖于患者因素、监测方法与治疗措施。轻度20%～33%；中度3%～6%；重度0.1%～2%。轻度病例的发生在用促性腺激素进行控制性卵巢刺激的IVF中将近30%或更多，但由于症状与体征的温和往往不被认识。通常IVF中少于5%的患者将可能发展为中度症状，1%患者将发展为重度症状。妊娠患者的发病率是非妊娠患者的4倍。

二、病理生理学

OHSS是在促排卵后卵泡过度反应的结果，但发生在黄体期LH峰后或外源性HCG应用后。其严重性与持续时间因为应用外源性HCG进行黄体支持及内源性HCG水平的升高而加重与延长。其病理生理机制于1983年由Haning等首次提出，现已认为促排卵后卵巢内生成一种或几种由黄体颗粒细胞分泌的血管活性因子，其释放入血，可以引起血管通透性升高、液体渗出，导致第三腔隙液体积聚，从而形成胸腔积液、腹水，继而导致血液浓缩与血容量减少，甚至血栓形成(图6-4)。

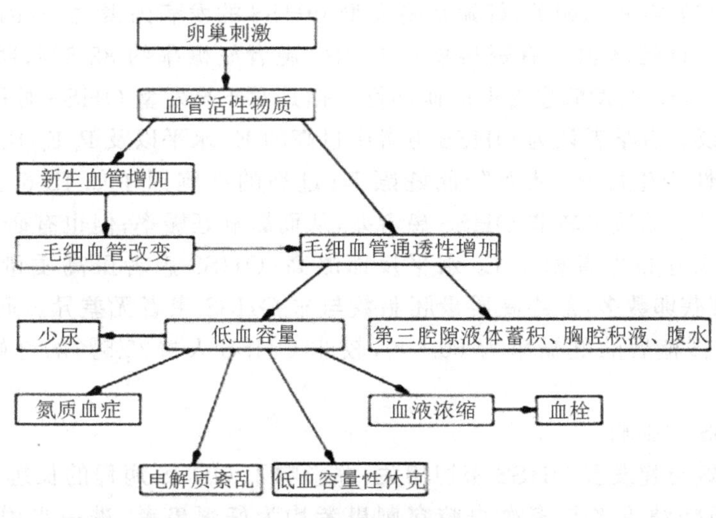

图6-4 OHSS的病理生理改变

可能参与OHSS病理生理的因子目前研究认为有肾素-血管紧张素系统(RAS)中的活性肾素与血管紧张素Ⅱ、血管内皮生长因子(VEGF)、其他细胞因子家族与内皮素等。这些因子较多文献报道参与了卵泡与黄体生成的正常生理过程。促排卵后过多卵泡被刺激生长，HCG应用后形成的黄体使这些血管活性因子生成量增加，它们直接或间接进入血循环甚至腹腔，引起广泛的血管内皮通透性增加从而形成胸腔积液与腹水，偶有严重者发生心包积液、全身水肿。胸腔、腹腔穿刺后这些物质的减少有助于毛细血管通透性的降低，临床上可改善病情。

文献报道表明血管紧张素Ⅱ在OHSS患者的血清、卵泡液中含量比促排卵未发生OHSS者显著升高，并且随着病情好转明显降低；免疫组化显示排卵前卵泡的颗粒细胞与黄体细胞内均存在血管紧张素Ⅱ与其两型受体AT_1、AT_2；动物实验中应用ACEI阻断血管紧张素Ⅱ生成，降低了OHSS的发生率。因此我们的研究提示卵巢内RAS以自分泌的形式引起或参与了OHSS的发病。

与OHSS发生的相关因子还包括VEGF。过多的VEGF引起的血管过度新生导致血管通透性增加。颗粒细胞生成的 VEGF 可被 HCG 升高调节，血与腹水中非结合性 VEGF 的水平随 OHSS 的发展而升高，因此有学者认为非结合性 VEGF 的水平与 OHSS 的严重性相关。VEGF 的作用是通过 VEGFR-2 完成的，动物实验中应用 VEGFR-2 的特异抗体(SU5416)可以阻断 VEGFR-2 的细胞内磷酸化而致血管通透性降低，从而抑制 OHSS 的发展。

家族自发性 OHSS 可能是由于 FSH 受体的变异，导致其对 HCG 的过度敏感所致，因此本病多在同一患者重复发生，或同一家族中多人发病。发病与妊娠相关，其中最多一例患者 6 次妊娠均发病。与医源性 OHSS 不同，其发病时间多在妊娠 8～14 周，亦即内源性 HCG 升高之后，作用于变异的 FSH 受体，引发卵巢内窦卵泡生长发育，之后 HCG 又作用于 LH 受体，而致卵泡黄素化，启动 OHSS 的病理生理过程。

三、对母儿的影响

(一)OHSS 与妊娠

1.OHSS 对妊娠率的影响

OHSS 的发生与妊娠密切相关，妊娠是晚发型 OHSS 的发病因素之一，因此在 OHSS 人群妊娠率往往高于非 OHSS 人群。有资料显示 OHSS 患者妊娠率约 82.8%，明显高于非 OHSS 人群 32.5%，符合 OHSS 的发病患者群的倾向性。但是对于早发型 OHSS 对移植后是否影响胚胎着床一直存在争议。有学者认为 OHSS 患者中过高的 E_2 水平以及 P/E_2 比例的改变，尤其是后者对内膜的容受性产生影响，从而降低妊娠率；过高的细胞因子如 IL-6 也将降低妊娠率；OHSS 患者的卵子与胚胎质量较非 OHSS 患者差，从而影响妊娠率；但也有研究发现相反结论：OHSS 妊娠患者与未妊娠患者相比 E_2 水平反而略高；OHSS 患者虽高质量卵子比例低于非 OHSS 患者，但因其获卵数多，最终高质量胚胎数与非 OHSS 患者无差异。而也有学者观察到早发型 OHSS 患者移植后的妊娠率为 60.5%，较非 OHSS 人群32.5%的妊娠率高，支持后者观点。

2.妊娠对 OHSS 的影响

有研究发现妊娠与晚发型 OHSS 密切相关，并影响了 OHSS 病程的长短；妊娠与病情轻重虽无显著性相关，但病情重者与多次腹腔穿刺患者均为妊娠患者，进一步说明了妊娠影响了 OHSS 病情的发展与转归。

(二)中重度 OHSS 对孕期流产的影响

中重度 OHSS 是否会增加妊娠流产率，文献报道较少。多数研究认为过高的 E_2 水平，血管活性因子包括肾素-血管紧张素、细胞因子、前列腺素水平改变，以及 OHSS 病程中的血流动力学变化、血液浓缩、低氧血症、肝肾功能异常等，都将增加早期妊娠流产率。有学者对同期 OHSS 与非 OHSS 患者进行了对比分析，两组总体流产率(早期流产＋晚期流产)相近，分别为 16.9% 与 18.7%，与 Mathur 的结果相同。我们同时观察到妊娠丢失与患者的继发妊娠所致病情加重、病程延长有一定的相关性，但并未改变总体流产率。这一点可能与我们在发病早期就积极进行扩容治疗有关，扩容后改变了原先的血液浓缩状态，甚至降低了妊娠期的血液浓缩状态，减轻了因高凝状态、低氧血症等对妊娠的不良影响，因此中度、病程短的患者妊娠丢失率降低，而病情越重、病程越长，引起的血液改变、肝功能转氨酶升高等持续时间延长，相应地增加了妊娠丢失。

(三)中重度 OHSS 对远期妊娠的影响

有文献报道 OHSS 患者因血液浓缩，血栓素与肾素-血管紧张素水平升高，孕期并发症如子痫前期与妊娠期糖尿病的发生率升高；但 Wiser 的研究显示 OHSS 患者中子痫前期与妊娠期糖尿病的发病率与对照组无差异。也有研究发现妊娠期并发症包括妊娠期高血压(PIH)、妊娠期糖尿病(GDM)与前置胎盘的发病率略高于对照组，但无统计学差异，支持后者观点；且与对照组相比正常分娩比例、出生缺陷率相同；早产与低体重儿比例略高于对照组，但无统计学差异，这点可能与 OHSS 组双胎率略高有关；发病早晚、病情轻重、病程长短也均未影响早产率与低体重儿比例，而双胎与早产、双胎与低体重儿均显著性相关，此结果与常规妊娠结局相同。因此，我们认为 OHSS 的发生并未影响远期的妊娠发展，未增加妊娠期并发症，对妊娠的分娩结局(包括早产率与低体重儿率)也未产生不良影响。

四、临床表现

(一)胃肠道症状

轻度患者可有恶心、呕吐、腹泻，因卵巢增大与腹水增多腹胀逐渐加重。

(二)腹水

腹胀加重，腹部膨隆，难以平卧；腹壁紧绷即称为张力性腹水，有腹痛感；膈肌被压迫上抬可出现呼吸困难。

(三)胸腔积液

多数单独发生，30%患者合并有腹水；胸腔积液可单侧或双侧发生；表现为咳嗽，胸腔积液加重致肺组织萎缩出现呼吸困难。

(四)呼吸系统症状

胸腔积液与大量腹水可致胸闷、憋气、呼吸困难；发生肺栓塞或成人呼吸窘迫综合征(ARDS)时出现呼吸困难，并有低氧血症。

(五)外阴水肿

张力性腹水致腹部压力增大，特别是久坐或久立后，压迫下腔血管使其回流受阻，甚至引起整个大阴唇水肿。

(六)肝功能异常

液体渗出可致肝水肿，约 25%患者出现肝酶升高，AST↑，ALT↑，ALP 往往处于正常值上限，肝酶升高水平与 OHSS 病情轻重相关，并随病情的好转恢复正常。

(七)肾功能异常

血容量减少或因大量腹水致腹腔压力增大，导致肾灌注减少，出现少尿、低钠血症、高钾血症与酸中毒，严重时出现 BUN↑，Cr↑，也随病情好转恢复正常。

(八)电解质紊乱

液体渗出同时入量不足，出现少尿甚至无尿；另外，可能出现低钠、高钾血症或酸中毒表现。

(九)低血容量性休克

液体渗出至第三腔隙，血容量减少可发生低血容量性休克。

(十)血栓

发病率在重度 OHSS 患者中约占 10%，多发生于下肢、脑、心脏与肺，出现相应部位症状，发病时间甚至出现在 OHSS 好转后的数周。血栓形成是 OHSS 没有得到及时正确的治疗而发生的极严重后果，危及患者生命，甚至可留下永久性后遗症，必须予以积极防治。

OHSS 具有自限性，如未妊娠它将在月经来潮时随着黄体溶解自然恢复。表现为腹水的进行性减少与尿量的迅速增多。如果妊娠，在排卵后的第 2 周，由于升高的内源性 HCG，症状与体征将进一步持续或加重，如果胚胎停育，OHSS 症状也可自行缓解。临床处理经常需要持续 2～4 周时间，一般在孕 6 周后逐渐改善。

五、诊断

依据促排卵史、症状与体征，结合 B 超下腹水深度与卵巢大小的测量，检测血细胞比容(Hct)、WBC、电解质、肝功能、肾功能等，以诊断 OHSS 及其分度，并确定病情严重程度。

六、临床分级

Golan 等根据临床症状、体征、B 超以及实验室检查将其分为轻、中、重三度及 5 个级别(表 6-7)。

表 6-7　OHSS 的 Golan 分级

	轻	中	重
Ⅰ	仅有腹胀及不适		
Ⅱ	Ⅰ＋恶心、呕吐，腹泻，卵巢增大(5～12 cm)		
Ⅲ		Ⅱ＋B 超下有腹水	
Ⅳ			Ⅲ＋临床诊断胸腔积液/腹水，呼吸困难
Ⅴ			Ⅳ＋低血容量改变，血液浓缩，血液黏度增加，凝血异常，肾血流减少，少尿、肾功能异常，低血容量休克

Navot 等又将重度 OHSS 分为严重与危重 2 组，其依据更为重视实验室检查(表 6-8)。

表 6-8　OHSS 的 Navot 分级

重度症状	严重	危重
卵巢增大	≥12 cm	≥12 cm
腹水、呼吸困难	大量腹水，伴或不伴呼吸困难	大量腹水致腹部胀痛，伴或不伴呼吸困难
血液浓缩	Hct＞45%，WBC＞15×10^9/L	Hct＞55%，WBC＞25×10^9/L
少尿	少尿	少尿
血肌酐	0～133 μmol/L	≥141.4 μmd/L
重度症状	严重	危重
肌酐清除率	≥50 mL/min	＜50 mL/min
低蛋白血症	重度	重度
	肝功能异常	肾衰竭
	全身水肿	血栓
		AIDS

Peter Humaidan 等根据 OHSS 各项客观与主观指标将其分为轻、中、重三度，这一分度临床应用似更简便、明晰(表 6-9)。

表 6-9 OHSS 的 Peter Humaidan 分级

	轻	中	重
客观指标			
直肠窝积液	√	√	√
子宫周围积液(盆腔)		√	√
肠间隙积液			√
Hct>45%		√[a]	√
WBC>15×10⁹/L		±[a]	√
低尿量<600 mL/d		±[a]	√
Cr>133 μmol/L		±[a]	±
肝酶升高		±[a]	±
凝血异常			±[c]
胸腔积液			±[c]
主观指标			
腹胀	√	√	√
盆腔不适	√	√	√
呼吸困难	±[b]	±[b]	√
急性疼痛	±[b]	±[b]	±[b]
恶心、呕吐	±	±	±
卵巢增大	√	√	√
妊娠	±	±	√

注:±可有可无;a≥2 次,住院;b≥1 次,住院;c≥1 次,加强监护。

七、治疗

(一)治疗原则

OHSS 为医源性自限性疾病,OHSS 的病情发展与体内 HCG 水平相关,未妊娠患者随着月经来潮病情好转;妊娠患者早孕期病情加重。

1.轻度 OHSS

被认为在超促排卵中几乎不可避免,患者无过多不适,可不予处理,但需避免剧烈活动以防止卵巢扭转,也应警惕长期卧床休息而致血栓。

2.中度 OHSS

可在门诊观察,记 24 小时尿量,称体质量,测腹围。鼓励患者进食,多饮水,尿量应不少于 1 000 mL/d,2 000 mL/d 以上最佳,必要时可于门诊静脉滴注扩容。

3.重度 OHSS

早期与中度 OHSS 相同,可在门诊观察与治疗,适时监测血常规、电解质与肝功能、肾功能,静脉滴注扩容液体,必要时行腹腔穿刺;病情加重后应住院治疗。

(1)住院指征:①严重的腹痛与腹膜刺激征;②严重的恶心呕吐,以致影响每天食水摄入;③严重少尿(<30 mL/h)甚至无尿;④张力性腹水;⑤呼吸困难或急促;⑥低血压、头昏眼花或昏

厥；⑦电解质紊乱（低钠，血钠<135 mmol/L；高钾，血钾>5.5 mmol/L）；⑧血液浓缩（Hct>45%，WBC>15×10^9/L）；⑨肝功能异常。

(2)病情监护：每天监测24小时出入量、腹围、体重，监测生命体征，检查腹部或肺部体征；每天或隔天检测血细胞比容（Hct）、WBC、尿渗透压；每3天或1周监测电解质、肝功能、肾功能，B超监测卵巢大小及胸腔积液及腹水变化，必要时监测 *D*-二聚体（D-Dimer）或血气分析，以了解治疗效果，病情危重时随时复查。

(二)治疗方法

1.扩容

OHSS因液体外渗第三腔隙致血液浓缩，扩容是最主要的治疗。扩容液体包括晶体液与胶体液。晶体液可选用5%葡萄糖、10%葡萄糖、5%葡萄糖盐水或乳酸林格液，但避免使用盐林格液；一般晶体液用量500～1 500 mL。只用晶体液不能维持体液平衡，因此需加用胶体液，如清蛋白、羟乙基淀粉注射液（贺斯）、右旋糖酐-40、冰冻血浆等胶体液扩容。

(1)清蛋白：为低分子量蛋白质，由肝产生，75%的胶体渗透压由其维持，50 g的清蛋白可以使大约800 mL液体15分钟内回流至血循环中；同时可以结合并运送大分子物质如一些激素、脂肪酸、药物等，以减少血中血管活性物质的生物浓度。OHSS患者因液体外渗，血中清蛋白浓度降低，因此最初选用清蛋白作为扩容药物，可用10～20 g/d静脉滴注，如病情加重，最大剂量可用至50 g/d。但因清蛋白为血液制品，有传播病毒等风险，现在临床应用已严格控制，因此仅用于低蛋白血症的患者。

(2)羟乙基淀粉：平均分子量为200 000，半衰期大于12小时，可有效降低血液黏度、血细胞比容，减少红细胞聚集；因其为糖原结构，在肝内分解，因此不影响肝、肾功能，并可显著改善肌酐清除率；因无抗原性，是血浆代用品中变态反应率最低的一种。静脉滴注剂量为500～1 000 mL/d，应缓慢静脉滴注以避免肺部充血。因其价格低于清蛋白，且为非血液制品，现已作为中重度OHSS时首选扩容药物。

(3)右旋糖酐-40：可以增加肾灌注量、尿量，降低血液黏滞度，改善微循环，防止血栓形成。但右旋糖酐-40有降低血小板黏附的作用，有出血倾向者禁用，个别患者存在变态反应，且有临床死亡病例报道，因此临床使用应慎重，一般应用剂量为500 mL/d。

2.保肝治疗

肝酶升高者需用保肝药物治疗，轻度升高者可用葡醛内酯400～600 mg/d、维生素C 2～3 g/d静脉滴注；肝酶升高，ALT>100 U/L时，可加用注射用还原型谷胱甘肽钠（古拉定）0.6～1.2 g/d静脉滴注。经治疗后肝功能一般不会进一步恶化，并随OHSS症状的好转而恢复。

3.胸腔、腹腔穿刺

适应证：①中等量以上胸腔积液伴明显呼吸困难。②重度腹水伴呼吸困难。③纠正血液浓缩后仍少尿（<30 mL/h）。④张力性腹水。但是在有腹腔内出血或血流动力学不稳定的情况下禁忌腹腔穿刺；腹腔穿刺放水可采用经腹与经阴道两途径，一般多采用经腹途径。穿刺应在扩容后进行，要在B超定位下施行，避免损伤增大的卵巢。穿刺不仅可以减少腹腔压力，增加肾血流灌注，从而增加尿量。同时减少了与发病相关的血管活性因子而缩短病程，腹水慢放至不能留出为止，有研究表明最多曾放至约6 000 mL；穿刺后症状明显缓解，且不增加流产率。有学者认为穿刺后临床治疗效果好于扩容效果，故建议适应证适宜时尽早穿刺。

4.多巴胺

肾衰竭或扩容并腹腔穿刺后仍少尿的患者可应用低剂量多巴胺静脉滴注，用法为多巴胺20 mg＋5%葡萄糖250 mL静脉滴注，速度为0.18 mg/(kg·h)(不影响血压和心率)，同时监测中心静脉压、肺动脉楔压。但应注意的是大剂量多巴胺静脉滴注作用于α受体，有收缩外周血管作用；而低剂量多巴胺作用于β_1受体与DA受体，具有扩血管作用，特别是直接扩张肾血管，增加肾血流，同时抑制醛固酮释放，减少肾小管上皮细胞对水钠的重吸收，从而起到排钠利尿的作用。

有文献报道口服多卡巴胺750 mg/8 h，临床症状与腹水逐渐好转。也有人曾于腹腔穿刺时于腹腔内应用多巴胺，同样起到增加尿量作用。

5.利尿剂

已达到血液稀释仍少尿(Hct＜38%)的患者可静脉应用呋塞米20 mg。血液浓缩、低血容量、低钠血症时禁用。过早、过多应用利尿剂，将加重血液浓缩与低血容量而致血栓，视为禁忌。

6.肝素

个人或家族血栓史或确诊血栓者可静脉应用肝素5 000 U/12 h，另外也有学者认为48小时扩容后仍不能纠正血液高凝状态，也应该静脉滴注肝素。如妊娠则肝素用至早孕末，或依赖于OHSS病程及高危因素的存在与否。为了防止血栓栓塞综合征，对于各种原因需制动的患者，可以应用低剂量阿司匹林，但是腹腔穿刺时有出血风险。

7.卵巢囊肿抽吸

B超下抽吸卵巢囊肿可以减少卵巢内血管活性物质的生成，但有引起囊肿破裂、出血可能，因此原则上不建议囊肿抽吸。促排卵后多个卵泡未破裂但妊娠的患者，如病情危重，卵巢＞12 cm，放腹水后病情无改善时，可行B超指引下卵巢囊肿抽吸，术后应严密观察有无腹腔内出血征象。

8.终止妊娠

合并严重并发症，如血栓、ARDS、肾衰竭或多脏器衰竭，在持续扩容并反复多次放腹水后仍不能缓解症状时，也可考虑终止妊娠。终止妊娠是OHSS不得已而行的有效治疗方法，随着HCG的下降，OHSS症状迅速好转。终止妊娠的方法首选人工流产术，同时应监测中心静脉压、肺动脉楔压、尿量、血肌酐，以及肌酐清除率、血气分析。

八、预防

(一)个体化刺激方案

首先确认OHSS高危人群。对于瘦小、年轻、有PCO卵巢表现的患者，以及既往发生过OHSS的高危人群，在刺激方案上应慎重。对于PCO患者多采用r-FSH 75～150 U起始，同时可用去氧孕烯炔雌醇片(妈富隆)等避孕药物抑制卵巢反应性。促排卵后一定要B超监测卵泡生长，并应根据个体对药物的敏感性不同及时调整药物剂量。需注意长方案、短方案与拮抗剂方案都可能发生OHSS，即使氯米芬促排卵也有可能。

(二)HCG的应用

因OHSS与HCG密切相关，故HCG的应用与否、应用剂量及使用时间与OHSS的发生密切相关。

1.不用HCG促卵子成熟

在高危人群中不用HCG，可抑制排卵与卵泡黄素化，避免OHSS的发生；但是未应用

GnRH 激动剂降调节的患者，停用 HCG 并不能避免自发性 LH 峰的出现，不能完全防止 OHSS 的发生。

2.减少 HCG 量

HCG 剂量减至 5 000 U 甚至 3 000 U，与 10 000 U 相同，均可达到促卵泡成熟效果，并可减少 OHSS 的发病率并减轻病情，但不能完全避免 OHSS 的发生。

3.GnRHa 替代 HCG 促排卵

对未用 GnRH 激动剂降调节患者，或应用 GnRH 拮抗剂的患者，可用短效 GnRHa 代替 HCG 激发内源性 LH 峰，促卵泡成熟。因其作用持续时间明显短于 HCG，从而减少 OHSS 的发生。但 GnRHa 有溶黄体作用，未避免临床妊娠率下降，应相应补充雌、孕激素，同时监测血中 E_2 与 P 水平，及时调整雌孕激素剂量，维持 E_2 >200 pg/mL，P>20 ng/mL，文献报道临床妊娠率较 HCG 组无显著性降低。也有文献报道在使用 GnRHa 同时加用小剂量 HCG 1 000～2 000 U，使得临床妊娠率可不受影响。GnRHa 可用 Triptorelin（商品名达菲林）0.2～0.4 mg，或 Buserelin 200 mg×3 次。

4.Coasting

对于 OHSS 高危人群，当有 30%卵泡直径超过 15 mm，血 E_2 >3 000 pg/mL，总卵泡数>20 个时，停止促性腺激素的使用，而继用 GnRHa，此后每天测定血中 E_2 浓度，当 E_2 再次降到 3 000 pg/mL 以下时，再应用 HCG，可明显降低 OHSS 的发生率。其理论是根据 FSH 阈值学说，停用促性腺激素后，部分小卵泡因为“饥饿”而闭锁，但大卵泡生长不受影响，从而使得活性卵泡数量减少，以及生成血管活性因子的颗粒细胞数量减少，因而 OHSS 发生率降低。Coasting 的时间如过长则会影响卵母细胞质量、受精率、胚胎质量及妊娠率，因此一般不超过 3 天。

（三）GnRH 拮抗剂方案

对易发生 OHSS 高危人群，促排卵可采用 GnRH 拮抗剂方案，因为此方案可用短效 GnRHa 代替 HCG 促卵泡成熟，以降低 OHSS 发生。

（四）黄体支持

HCG 的应用增加了 OHSS 的发病率，因而对于高危人群不用 HCG 支持黄体，仅用孕激素支持黄体，可降低 OHSS 发病率。

（五）静脉应用清蛋白

对于高危患者在取卵时静脉应用有渗透活性的胶体物质可以降低 OHSS 的危险与严重程度。对于雌激素峰值达到 3 000 pg/mL 的患者，或大量中小卵泡的患者，推荐在取卵时或取卵后即刻静脉应用清蛋白(25 g)。基于 meta 分析，估计每 18 例清蛋白治疗的患者，有 1 例患者将避免 OHSS。然而对高危患者预防性应用清蛋白仍存在争议，就像关于它的花费与安全性问题存在争议一样。

（六）静脉应用贺斯

取卵后应用贺斯 500～1 000 mL 替代清蛋白静脉滴注，同样可以减少 OHSS 的发生。在我们的随机对照研究中，取卵后静脉滴注贺斯 1 000 mL×3 天，与静脉滴注清蛋白 20 g×3 天，同样起到了减少 OHSS 发病的作用。因其为非生物制品，可避免应用清蛋白所致的感染问题。

（七）选择性一侧卵泡提前抽吸术(ETFA)

应用 HCG 后 10～12 小时行选择性一侧卵泡提前抽吸，可降低 OHSS 发生率，但因结果的不确定性并不过多推荐使用。

(八)多巴胺激动剂

文献报道血管内皮生长因子(VEGF)是参与 OHSS 病理生理机制的重要血管活性因子,内皮细胞上的 VEGFR-2 是其引起血管通透性增加的作用受体;经研究证实多巴胺激动剂可以减少 VEGFR-2 酪氨酸位点的磷酸化,而磷酸化对于 VEGFR-2 的下游信号传导至关重要。因此,多巴胺激动剂通过抑制了 VEGF 的生物学活性而起到减少 OHSS 发病的作用。因此文献报道高危患者自 HCG 应用日开始使用多巴胺激动剂卡麦角林0.5 mg/d×8 天,OHSS 的发病率、腹水与血液浓缩显著性降低,而着床率与妊娠率并未受影响。

(九)二甲双胍

对于有胰岛素抵抗的 PCOS 患者,口服二甲双胍 1 500 mg/d,可以降低胰岛素与雄激素水平,相应地降低了 OHSS 发病率。

(十)腹腔镜 PCOS 患者卵巢打孔

对于 OHSS 高危的 PCOS 患者可以采用腹腔镜进行双侧卵巢打孔的方法,术后血中雄激素与 LH 水平下降,从而在超促排卵后 OHSS 的发病率得以下降,且妊娠率增加,流产率降低,打孔时应注意控制打孔操作的时间与电功率,避免过度损伤卵巢组织。

(十一)单囊胚移植

对于已有中度 OHSS 的患者可以观察到取卵后 5～6 天,如症状未加重,可行单囊胚移植,以避免多胎妊娠对 OHSS 发病的影响。

(十二)未成熟卵体外成熟培养(IVM)

此技术最早于 1991 年由 Cha 等提出并报道了妊娠个案。其将卵巢中不成熟卵母细胞取出,使之脱离高雄激素环境于体外培养,成熟后应用卵胞浆内单精子注射(ICSI)技术使之受精,从而避免了超排卵所致 OHSS 的发生。

(十三)冷冻胚胎

OHSS 高危者可冷冻胚胎,从而避免因妊娠产生的内源性 HCG 的作用,避免了晚发型 OHSS 的发生。虽然不可以完全避免早发型 OHSS 的发生,但因其避免了妊娠致病情的进一步加重,从而缩短了病程。

(王 璐)

第七章

女性生殖系统肿瘤

第一节　子宫颈癌前病变与早期浸润癌

一、我国子宫颈癌的流行及防治状况

对大多数发展中国家和地区而言，子宫颈癌仍是威胁女性健康和生命的主要疾病之一，其中重要的原因是缺乏对子宫颈癌癌前病变和早期癌的筛查制度，或因财力不足难以使广大适龄妇女享有规范的筛查服务，且筛查质量欠佳。我国由于人口基数大，估计每年子宫颈癌新发病例数在 13 万以上，每年至少有 3 万妇女死于子宫颈癌，发病形势不容乐观。

子宫颈癌的发生发展是一个缓慢渐进的过程，其间有明确的癌前病变期，在此期间如能给予有效的干预，治愈率可达 100%。即使是早期浸润癌（Ⅱ$_A$期），其淋巴结转移及治疗后复发的风险也很低，5 年存活率在 95%以上。而Ⅰ$_{B2}$～Ⅱ期 5 年存活率则降至 60%～70%，Ⅲ期者不足 40%，如出现远处转移，即Ⅳ期患者的 5 年生存率则在 10%以下。在缺乏完善筛查体系的地区，有 1/5 以上的患者在诊断时已达Ⅲ期，给患者、家庭及社会都将带来极大的痛苦和沉重的经济负担。因此，应当重视对子宫颈癌前病变及早期癌的认识，规范诊治流程，早期发现、早期诊断及早期干预癌前病变及早期癌可以有效降低子宫颈癌的发病率和死亡率。

二、子宫颈病变和早期浸润癌的定义

子宫颈病变狭义上主要是指子宫颈的癌前病变，包括经组织学确诊的宫颈上皮内瘤变和宫颈腺上皮内瘤变，是浸润性子宫颈癌的前驱病变。

组织学上，CIN 的诊断标准较为统一，根据不典型细胞累及上皮的程度分为三级，CIN1 相当于轻度不典型增生，CIN2 相当于中度不典型增生，CIN3 相当于重度不典型增生和原位癌。随着现代医学对于 CIN 流行病学及生物学研究的深入，有学者提出了两级分类命名系统：即低级别鳞状上皮内病变，包括由人乳头瘤病毒引起的疣状病变及 CIN1；和高级别鳞状上皮内病变，包括 CIN2、CIN3。其中，低级别鳞状上皮内病变多与低危型 HPV 感染有关，多数可自行消退，或需较长的时间方发展为高级别的病变。高级别鳞状上皮内病变则多与高危型 HPV 感染相关，病变多持续存在，有进展为浸润癌的潜能。DNA 倍体分析发现低级别鳞状上皮内病变的 DNA 倍体多为二倍体或多倍体，而无或很少有非整倍体；高级别鳞状上皮内病变则以非整倍体

为主。因此，应用两级分类系统一方面有助于提高诊断的准确性及一致性，另一方面更能反映CIN病变的生物学转归，指导临床根据患癌风险的不同给予相应的处理。

对于子宫颈腺上皮癌前病变的认识和命名尚存在争议，有学者根据腺体的异常、腺上皮细胞核的大小、染色程度、有丝分裂象及黏蛋白的数量，将子宫颈腺上皮内瘤样病变分为3级，即CGIN1、CGIN2、CGIN3。亦有参照鳞状上皮的两级分类原则，分为低度宫颈腺上皮内瘤变和高度宫颈腺上皮内瘤变。原位癌对应于CGIN3或高度宫颈腺上皮内瘤变，是浸润性腺癌的癌前病变，临床上较原位鳞癌少见，可能与病变位置多位于子宫颈管内难以被细胞学或阴道镜检查发现有关。多数的子宫颈原位癌是在因良性病变切除的子宫或因CIN子宫颈活检及锥切标本中检查所得，50%以上的子宫颈原位癌与CIN并存。近年来，子宫颈腺癌的发病率有上升趋势，临床上应重视对原位癌的识别与管理。

子宫颈微小浸润癌(为FIGO I_A期)又称早期浸润癌，是指只能在显微镜下诊断而临床难以发现的浸润癌。FIGO关于微小浸润癌的定义：I_{A1}和I_{A2}期的诊断应基于取出组织的显微镜检查，最好是子宫颈锥切或全子宫切除的组织标本，切除的组织必须包含全部病变，不论原发病灶是鳞状上皮还是腺上皮，浸润深度不超过上皮基膜下5 mm，水平扩散≤7 mm。静脉和淋巴管等脉管区域受累不能改变分期，但必须特别注明，因为会影响治疗决策。超出上述范围的病变即归为I_B期。

三、HPV与子宫颈病变

(一)子宫颈癌的病因学研究

子宫颈癌的病因研究历经100多年，早在19世纪人们就发现子宫颈癌在修女中极少发生，研究认为子宫颈癌的发生与婚产因素和性行为紊乱等行为危险因素有关。20世纪60～70年代，人们将焦点转向某些微生物感染因素，如单纯疱疹病毒Ⅱ型和人类巨细胞病毒，但随后的流行病学调查及分子学研究并不支持单纯疱疹病毒Ⅱ型或巨细胞病毒在子宫颈癌发生过程中起主导作用。1974年德国杰出的病毒学家Zur Hausen首次提出HPV与子宫颈肿瘤有密切相关。至1983年，Durst和Zur Hausen发现了HPV16。同年，Cuzick、Campion及Singer一起对100名子宫颈涂片结果为低度病变的妇女进行了HPV检测，结果发现HPV16感染比HPV6具有更强的促使子宫颈病变进展的潜能。随后，George Terry等建立了聚合酶链反应方法，使HPV检测的临床意义逐渐被重视。目前，众多国内外学者及研究机构就HPV感染与子宫颈癌的关系进行了大量的研究，人们对HPV感染与子宫颈病变之间关系的认识日渐统一。近年来，IARC发布了一致性声明：HPV感染是宫颈上皮内瘤变及子宫颈癌发生的必要因素，可以认为，没有HPV持续性感染的妇女几乎没有患子宫颈癌的危险。流行病学资料结合实验室的证据都强有力地证实了这一观点。

HPV是一群微小的、无包膜的双链DNA病毒，目前发现的基因型别已经超过了200种。根据其致瘤能力的高低，可以分为高危型、潜在高危型和低危型3类。高危型HPV通过其癌蛋白E7降解抑癌基因pRB的产物，使细胞跨越细胞周期G1/S检查点，进入增殖周期；通过其E6癌蛋白降解抑癌基因p53的产物，使细胞抵抗凋亡，异常生长；E6癌蛋白还能激活人端粒酶催化亚单位hTERT，导致细胞永生化；此外，高危型HPV的癌蛋白还能引起细胞有丝分裂异常，造成染色体不稳定，促使受感染的细胞发生恶性转化。

(二)HPV感染的自然史

肛门、生殖器的HPV感染与年龄及性行为习惯相关。性活跃的年轻妇女感染率最高,感染的高峰年龄为15～25岁。文献报道生育年龄(包括子宫颈细胞学检查无异常发现)的正常妇女,其子宫颈HPV感染率在5%～50%。国外对女大学生的研究发现,约1/3有性行为的女大学生的正常子宫颈HPV DNA阳性。据报道在世界范围内,半数以上的性活跃的成年人在他们的一生中至少被一种生殖道HPV感染过。HPV感染的高危因素主要为性行为紊乱,如过早开始性生活、多个性伴侣、与高危人群的性接触等。女性性工作者及HIV患者中HPV感染率较高。男性的包皮环切术及正确使用避孕套在一定程度上可减少妇女感染HPV。

虽然年轻女性的HPV感染及其引起的子宫颈低度病变的频率很高,并可反复感染或同时感染多种型别的HPV,但绝大多数都会在短期内自动消失。＞30岁的妇女子宫颈HPV新发感染率明显下降,为5%～10%。但相对于年轻女性,大年龄段的妇女更容易发生HPV的持续感染,这可能与免疫功能随着年龄的增长而下降,从而降低了人体对病毒的新发和既往感染的清除能力有关。亦有研究报道妇女HPV感染的第二个高峰年龄段在女性的围绝经期(45～50岁),其原因多数学者认为是妇女或其配偶与新的性伴侣接触而发生的感染,也可能与病毒的潜伏感染再度激活有关。

大多数HPV感染是一过性的,免疫功能正常的妇女,90%的HPV DNA可在2年后转阴,这是HPV感染最常见的结局。即使在CIN的患者中,如果随诊足够长的时间,HPV感染也有较高的自然转归率。因此,HPV感染不能机械地等同于肿瘤进展。非致瘤性(低危型)HPV感染的自然消退率较高,平均感染时间是7～8个月,致瘤性(高危型)HPV的平均感染时间则长达10～13个月。HPV感染后,主要诱发机体的细胞免疫将病毒清除,一旦机体免疫力消除了某一型HPV,一般不易再感染同一型别的HPV,但并不意味着对其他型别的HPV也产生了交叉免疫。

不到10%的HPV感染会持续存在,但只有少部分高危型HPV持续感染可能引发子宫颈病变或子宫颈癌。而且研究显示,同一高危型HPV的持续感染,患CIN2、CIN3的风险比高达813,较不同高危型别的HPV反复感染者明显升高,后者患CIN2、CIN3的风险比为192。另一项研究也观察到,连续3次同型别的高危型HPV持续感染对于持续鳞状上皮内病变的风险远远大于持续的高危型HPV感染但型别不同的情况。相邻两次均检测到高危型HPV而型别不同时,持续鳞状上皮内病变的发生概率甚至低于相同型别的低危型HPV持续感染。

(三)子宫颈病变中的HPV检出率及型别分布

HPV DNA的检出率随子宫颈病变的进展而上升。在宫颈上皮内瘤变(CIN1～3)中,HPV阳性率为35%～100%,在子宫颈浸润癌中可达93%～100%。在型别分布上,世界各国的研究报道在子宫颈癌中均以HPV16和18型为主要类型。最新的Meta分析显示,在全球14 595例子宫颈癌中,HPV16和18型仍为最主要类型,存在于约70%的子宫颈癌中。其次,较常见的还有HPV45(4.6%)、31(3.8%)、33(3.7%)、52(2.9%)、58(2.8%)、35(1.5%)型。在高级别鳞状上皮内病变中感染率最高的仍是HPV16。亚洲子宫颈癌前十位HPV型别分别是HPV16、18、58、33、52、45、31、35、59和51。

国内也有学者进行了以人群为基础的HPV流行病学研究。一项关于中国妇女子宫颈人乳头瘤病毒型别分布的Meta分析结果显示,在子宫颈癌、高度上皮内病变、低度上皮内病变和正常子宫颈中,总HPV调整感染率分别为82.7%、88.5%、69.3%、13.1%;所有子宫颈状态中,

HPV16 型为最常见的 HPV 型别，在子宫颈癌中，占第 2、3 位的依次为 HPV18 和 58 型；HPV16/18 型在子宫颈癌、高级别鳞状上皮内病变、低级别鳞状上皮内病变和正常子宫颈中的感染率分别为 69.6%、59.1%、32.3%、4.4%，该结果与世界范围内 HPV16/18 型在子宫颈癌中 70%的感染率非常接近。

(四)HPV 型别与致癌风险

HPV16、18 是子宫颈癌及癌前病变中最常见的 HPV 型别。多项研究表明，相对于其他型别的高危型 HPV，HPV16 感染更容易持续存在，平均感染时间为 16～18 个月，并且进展为 CIN3 及浸润癌的风险明显高于其他高危型 HPV。子宫颈细胞学正常的妇女，如果 HPV18 阳性，其进展为 CIN3、特别是腺癌和相关癌前病变的风险也较高。1 项入组了 20 810 名妇女、随访长达 10 年的前瞻性研究发现，研究开始时 HPV16 阳性的妇女 10 年内进展为 CIN3 和浸润癌的比率为 17.2%，HPV18 阳性者为 13.6%，而其他高危型 HPV 阳性者进展为 CIN3 和浸润癌的比率仅为 3.0%。细胞学检查阴性而 HPV16 或 18 阳性的妇女进展为 CIN3 以上病变的风险比细胞学检查为低级别鳞状上皮内病变的患者还高。Molano 等对 227 例细胞学正常而 HPV 阳性的妇女进行了为期 5 年的随访，发现 HPV16 较低危型感染的清除率明显降低，HPV31、33、35、52 及 58 型的清除率居中，其他高危亚型与低危型相比未显示出清除率降低，单一感染与多型别感染的清除率相当。Insinga 等对 HPV16、18、6、11 型感染及相关子宫颈病变的自然史进行了回顾性分析，结果显示，随访 2 年或 3 年时，HPV16/18 型别相关的 CIN2/3 发生的累积风险为 11.5%、27.2%；HPV16/18 型别相关的 CIN1、CIN2、CIN3 在 12 个月内的阴转概率分别为 32.9%、21%、11%。由于 HPV 具体亚型致病力的不同，HPV 分型检测在子宫颈癌筛查及子宫颈病变治疗后随访中的作用日益凸显。

除了上述年龄、性行为习惯、HPV 型别与 HPV 持续感染相关外，可能还有其他内源性或外源性因素协同参与作用，影响了 HPV 的清除，并促进了子宫颈病变的进展。这些协同因素包括：①环境或外在因素。如吸烟、长期口服避孕药、多产、其他性传播疾病的协同感染等。②病毒因素：如高病毒载量、多种型别 HPV 联合感染、病毒基因整合入宿主染色体。③宿主因素：如遗传易感性、HIV 感染、免疫抑制治疗等。HPV 感染的自然史尚有很多方面还不甚明确，HPV 自我清除、持续感染、潜伏感染的状态如何准确界定及其转归或进展的规律，有待更深入的研究。另外，除高危型 HPV 持续感染这一重要的致病因素外，子宫颈癌的发生、发展是多因素、多步骤作用的结果，上述内源性及外源性危险因素在 HPV 致病过程中是如何发挥作用的，同样需要更多临床及实验室的研究来证实。

(五)HPV 预防性疫苗

目前，Merck 公司和 GlaxoSmith-Kline 公司已分别利用酵母和昆虫细胞表达体系开发出以病毒样颗粒为基础的 HPV 基因工程疫苗。前者是四价疫苗使用的是铝佐剂，后者是二价疫苗使用的是 ASO_4(一种包含铝和脱酰单磷酰脂)佐剂。两种疫苗都含有针对 HPV16 和 HPV18 的型别，这两个基因型导致全球大约 70%的子宫颈癌病例。包括美国在内的多项全球多中心随机对照研究评估了这两种疫苗对 9～45 岁妇女的安全性和有效性，结果显示，对于注射前从未感染过疫苗涵盖的 HPV 基因型的妇女，两种 HPV 预防性疫苗在预防 HPV 持续感染和相关子宫颈病变方面都显示出非常好的效果，同时具有良好的耐受性。常见的不良事件为注射部位的疼痛、红肿、瘙痒及发热、头晕等全身反应。在注射三剂疫苗后的 1 个月，血清抗 HPV 抗体阳转率可达 96.4%～99.9%；在接种后 5 年内，抗体滴度仍维持较高的水平，与自然感染相比有显著差异。目前,大规模 HPV 疫苗试验及 6～8 年的随访结果是,HPV 疫苗几乎可以 100%的预防由相关基因型导致的子宫颈癌前病变、阴道和外阴癌前病变及生殖器疣。尽管研究开展的时间长度不足以使病变发展为子宫颈癌,但世界卫生组织的专家组已认同对这些子宫颈癌前病变的预防最终能避免癌症的发生。

2006 年,美国食品和药品监督管理局批准了 Gardasil 四价疫苗上市。2007 年,澳大利亚也批准了 Cervarix 二价疫苗的上市。目前这两种疫苗已在全球 100 多个国家和地区上市,其中包括中国香港、澳门和台湾,主要用于青春期前和青少年女性的预防接种。中国内地正在进行上述两种疫苗上市前的多中心临床试验,以评估其在中国妇女中的安全性及有效性。研究结果将为 HPV 预防性疫苗在中国正式上市及推广应用提供理论依据,也将使中国的子宫颈癌防治工作迈入崭新的时代。

四、子宫颈筛查与“三阶梯”诊疗程序的规范应用

HPV 预防性疫苗研制成功,使子宫颈癌的一级预防成为可能。然而,在现阶段我国广大妇女还难以从 HPV 预防性疫苗中获益。因此,子宫颈癌前病变及早期癌的筛查及正确处理,即子宫颈癌的二级预防,仍是目前子宫颈癌预防工作的主要策略。“三阶梯”诊断步骤,即子宫颈筛查一阴道镜检一组织病理学检查,是广泛使用的诊断规范流程。子宫颈筛查结果异常,意味着从正常人群中筛出可能发生癌前病变或子宫颈癌的高危人群,但临床医师不能仅凭筛查结果就为患者制定治疗方案。须进一步经阴道镜检查评估和检出子宫颈病变是否存在,并在其指引下取子宫颈活检确诊。组织病理学结果(点活检或锥切活检)是确诊的金标准,也是临床治疗的依据。应当注意的是,当三阶梯诊断结果不一致时,需重新核对原始资料,包括重新检查原始细胞学涂片与病理切片是否符合诊断标准,重新评估阴道镜检查是否遗漏病变。及时修正诊断及密切随访是准确评估子宫颈病变的可靠途径。

(一)筛查方法

子宫颈癌前病变及早期癌通常无明显症状,临床上常规的妇科检查也难以发现病变,因此需要特定的检查或检测技术才能早期发现、及时诊断。目前常用的筛查方法主要有子宫颈细胞学检查、高危型 HPV 检测及肉眼观察法等。传统的巴氏涂片检查在过去的半个多世纪中,为全球的子宫颈癌发病率和死亡率的下降作出了突出贡献,新发展的液基细胞学方法减少了不满意涂片的数量,在一定程度上改善了传统巴氏涂片的敏感性。而子宫颈细胞学诊断标准近年来也在不断进展,美国国立癌症研究所提出 TBS 系统,在涂片质量评价、描述细胞形态和诊断建议 3 个方面做了较大的改良,方便了临床医师与细胞病理学家的交流,也有利于对细胞学结果异常的妇女进行规范的管理,目前已在世界范围内广泛应用。另外,众多分子标志物的研究是目前辅助细胞学或组织病理学进一步筛选高危病变的热点领域。研究结果显示,P16INK4A 及 Ki-67 的免疫化学染色有助于辨别不同级别的 CIN,减少假阴性和假阳性活检,从而有效的早期发现和诊断高级别鳞状上皮内病变及子宫颈癌,是预测子宫颈癌前病变及早期癌较有前景的筛查和诊断指标。

HPV 检测技术是筛查方法的又一次突破。与细胞学相比,HPV 检测提高了识别子宫颈高度病变的灵敏度,且结果客观,可重复性好,阴性预测值可达 99%。欧美等发达国家的子宫颈癌筛查指南推荐,对 30 岁以上妇女可联合应用 HPV 检测及细胞学检查。而对 HPV 检测单独用于子宫颈癌初筛的评价正在多个国家进行前瞻性的随机对照研究。杂交捕获二代法是目前应用

最广泛的临床 HPV 诊断方法，但因为价格极高，在发展中国家难以推广应用于子宫颈癌筛查。快速 HPV 检查方法的问世，有望成为发展中国家子宫颈癌筛查的有效手段。该技术识别子宫颈病变的敏感性和特异性接近杂交捕获二代法，但只需 2.5 小时就能得出结果，试验设施简单，可以在没有水电的情况下操作，费用也只有杂交捕获二代法的 1/10。

肉眼观察技术即醋白试验及碘试验是一种相对简单，较少依赖操作设施的方法，易于掌握与培训，无须特殊的仪器设备，价格低廉，可在欠发达地区作为初筛手段推广，使更多的贫困地区的妇女及时得到子宫颈癌的早诊早治。这种筛查方法已在非洲、印度、中国西部地区等发展中国家和地区进行了评价，醋白试验对子宫颈癌前病变和浸润癌的敏感性为 77%(56%～94%)，特异性为 86%(74%～94%)。但要认识到，该技术无法对子宫颈管内的病变进行评价，对绝经后的妇女很少有效，且因无资料保存，难以复查及质控。

(二)筛查策略

在发达国家，对适龄妇女进行有组织、系统性的筛查，随着筛查覆盖率的扩大及筛查质量的改善，子宫颈癌的发病率和死亡率得到了有效的控制。相比之下，在无法开展系统性筛查的发展中国家和地区，子宫颈癌的发病率仍居高不下。目前，我国子宫颈癌的防控工作也处于缺少有组织、以人口为基础的系统性筛查阶段，筛查覆盖率低，子宫颈癌及癌前病变的早期发现、早期诊断主要依靠妇女的机会性筛查。可喜的是，我国子宫颈癌的防治工作正逐渐受到政府和大众的重视，从 2005 年卫健委和癌症基金会建立子宫颈癌早诊早治示范基地，到 2006 年中央财政地方转移支付癌症早诊早治项目，再到 2009 年农村妇女的两癌检查，越来越多的机构和医务工作者参与到子宫颈癌的预防工作中，为我国子宫颈癌的预防提供了前所未有的契机。另一方面，研究显示，机会性筛查是目前发展中国家提高子宫颈癌筛查效率及覆盖率的一种切实可行的方法，可节约医疗资源，患者顺应性好，早期病变检出率可达 86%。因此，现阶段我国子宫颈筛查工作应当重视增强医护人员的子宫颈癌筛查意识，因地制宜选取筛查方法，将有组织筛查与机会性筛查相结合，努力提高我国子宫颈癌筛查及早诊早治的覆盖率，同时加强筛查质量的控制，规范诊治流程。

根据疾病的负担、卫生资源、经济发展水平的不同，各国的筛查方案亦有差异。在《中国癌症筛查及早诊早治指南(试行)》中，我国子宫颈癌防治协作组的专家结合我国国情，针对不同资源条件和人群风险度等因素，提出了 3 种筛查方案可供选择。①最佳方案：医师取材 HPV 检测和液基细胞学组合，适宜于经济发达地区或经济条件较好的妇女。②一般方案：医师取材 HPV 检测和传统巴氏涂片组合，适宜于中等发达地区的筛查。③基本方案：仅用肉眼观察法(醋白试验或碘试验)：适用于贫穷落后、卫生资源缺乏的地区。经济发达地区，筛查起始年龄可考虑为25～30 岁；经济欠发达地区，起始年龄为 35～40 岁。

2012 年初，美国癌症协会、美国临床病理协会及美国阴道镜和子宫颈病理协会共同推出了修订版的子宫颈癌筛查指南，值得我们借鉴。该指南综合评估了近年来对子宫颈癌和 HPV 感染相关性研究的证据，针对不同年龄段 HPV 感染流行病学特点和子宫颈癌发病风险的不同，并充分权衡了筛查可能带来的益处及潜在危害，对既往指南进行了更新。指南的主要内容包括下列以年龄分组的筛查建议。

(1)无论有无性行为，<21 岁的女性都不应该进行常规筛查。因为在青春期及年轻女性中 HPV 感染和低级别鳞状上皮内病变相对多见，大多数可自行逆转，而子宫颈癌的发病率很低。常规筛查对该年龄段女性子宫颈癌的检出和预防效果甚微，相反会导致不必要的创伤及过度治

疗。专家指出，HPV预防性疫苗的接种是该年龄段女性安全、有效的子宫颈癌预防策略。

(2)21～29岁的女性推荐每3年接受1次细胞学筛查，由于30岁以下的女性HPV感染率较高，故HPV检测不应常规用于该组人群。

(3)30～65岁的女性推荐每5年接受1次细胞学＋HPV检测的联合筛查，每3年1次的细胞学筛查是可替代的方案。若联合筛查结果显示HPV阳性而细胞学检查正常，可有两种选择：①12个月后复查细胞学及HPV检测；②立即进行HPV16或HPV16/18分型检测。当HPV持续阳性或分型检测阳性时，应立即转诊阴道镜。若联合筛查结果显示HPV阴性而细胞学检查为不能确定意义的非典型鳞状细胞(ASC-US)时，常规筛查即可。

(4)＞65岁的女性如既往20年内无CIN2以上病史，且既往10年内连续3次细胞学筛查结果阴性或连续2次联合筛查结果阴性(最近1次的阴性结果在过去5年内进行)，可退出常规筛查。

(5)因良性疾病行全子宫切除的女性，如无CIN2以上病史，无须常规筛查。

(6)曾接种HPV预防性疫苗的女性，筛查程序与未接种人群相同。

五、子宫颈病变和早期浸润癌的治疗策略

(一)子宫颈癌前病变的处理

近年来，估计CIN1的年发病率为1.2/1 000，CIN2、CIN3为1.5/1 000。对子宫颈癌前病变进行恰当的干预与随访，是子宫颈癌防治体系中关键的组成部分。不规范的诊治程序不仅会造成漏诊、漏治，增加了子宫颈癌发病的风险，而且还可能造成过度治疗，导致不必要的并发症和医疗资源的浪费。鉴于目前我国子宫颈病变诊治方面存在的诸多问题，中国子宫颈病变和阴道镜协作组参考美国阴道镜和子宫颈病理协会、欧洲及亚太地区生殖道感染和肿瘤研究组织的研究结果及诊治规范，并结合我国国情，制定了《中国子宫颈病变诊断和与治疗指南》，正在推行，以期规范临床操作。

治疗子宫颈癌前病变的方法主要有两大类：一是破坏子宫颈表面组织的物理治疗方法，包括冷冻治疗、激光消融、电灼和冷凝等；二是切除子宫颈组织的切除方法，包括冷刀锥切、LEEP、激光锥切和电针锥切等。切除的方法不但可以去除病变，而且可以提供组织标本用于病理检查。尽管比较不同治疗方法的随机试验数量有限，以上列出的物理和切除治疗在消除子宫颈癌前病变和减少子宫颈癌发病风险方面的有效性是相同的。过去认为，冷刀锥切会增加妇女将来早产、低出生体重儿和剖宫产的风险。但近来，一些大型的回顾性研究报道，进行LEEP或激光锥切的女性也会增加将来早产、低出生体重儿及胎膜早破的发生。尽管大多数物理治疗的研究没有显示出对妊娠结果相关的不利影响，但对于妊娠结果较小的影响很难测量，因此物理治疗也可能存在对未来妊娠的潜在不利影响。对于子宫颈癌前病变，目前还没有可接受的非外科治疗方法。治疗方法的选择应根据病变的分级、之前的细胞学结果、转化区类型、患者的年龄、生育需求、随诊条件和医疗资源而定，个体化及人性化是治疗的目标。

1.CIN1的处理方案

(1)细胞学报道为ASC-US、ASC-H或低级别鳞状上皮内病变的CIN1：推荐随诊观察，可12个月时检测HPV，或6个月、12个月时重复子宫颈细胞学检查。如HPV阳性或重复细胞学≥ASC-US，推荐阴道镜检查。如HPV阴性或连续两次的细胞学检查正常，可返回常规的子宫颈筛查。对于持续性CIN1(持续时间＞2年)，可以继续观察，也可给予治疗。如果给予治疗，应

参考阴道镜检查是否满意来选择治疗措施。对于阴道镜检查满意者，物理治疗或子宫颈锥切均可。对于阴道镜检查不满意、子宫颈活检提示 CIN、或因子宫颈病变接受过治疗的患者，推荐子宫颈锥切。

(2)细胞学报道为高级别鳞状上皮内病变或非典型腺细胞的 CIN1：对于阴道镜检查满意且子宫颈活检阴性者，有三种可接受的处理方案：①每 6 个月进行 1 次细胞学和阴道镜检查，随访 1 年。如果第 6 个月或第 12 个月随诊时仍为高级别鳞状上皮内病变或非典型腺细胞，推荐子宫颈诊断性锥切；如果连续两次的细胞学检查正常，可回归到常规筛查。②诊断性锥切。③复核细胞学、组织学和阴道镜检查的结果，如果复核的结果有更改，应根据更改后的结果按相应的指南进行处理。对于阴道镜检查不满意者，除特殊人群外，推荐子宫颈诊断性锥切。

(3)特殊人群的 CIN1：①对于青春期女性(＜21 岁)的 CIN1，推荐每年进行 1 次子宫颈细胞学随访。如果第 12 个月时细胞学≥高级别鳞状上皮内病变或第 24 个月时细胞学≥ASC-US，则需要行阴道镜检查。②妊娠期妇女的 CIN1 可暂不处理。

2.CIN2、CIN3 的处理方案

(1)普通人群的 CIN2、CIN3：对于组织学诊断的 CIN2、CIN3，推荐给予治疗，而不仅仅是随诊观察(特殊人群除外)。如果阴道镜检查满意，完全除外浸润癌者物理治疗和子宫颈锥切均可。如果阴道镜检查不满意，不能完全除外浸润癌者不可行物理治疗，应行子宫颈锥切。全子宫切除不可作为 CIN2、CIN3 患者的首选治疗方法。对于 CIN2、CIN3 治疗后的随诊，可以 6～12 个月间检测 1 次 HPV，也可每 6 个月进行 1 次细胞学或者细胞学联合阴道镜检查。如果随诊发现 HPV 阳性，或者细胞学≥ASC-US，推荐阴道镜检查加子宫颈管采样。对于 HPV 阴性，或者连续两次的细胞学检查正常的患者，进入常规筛查，持续至少 20 年。对于子宫颈锥切组织切缘阳性或术后立即进行的子宫颈活检发现有 CIN2、CIN3 的患者，可于术后 4～6 个月时行细胞学检查同时进行子宫颈活检，重复诊断性子宫颈切除也是可接受的程序。如果重复诊断性子宫颈切除不可行，子宫切除是可接受的。对于复发或持续的 CIN2、CIN3，可再次锥切，如果无法再次锥切，可行全子宫切除。仅根据 HPV 检测阳性，进行重复治疗或行子宫切除是不可接受的。

(2)特殊人群的 CIN2、CIN3：①对于青春期女性的 CIN2、CIN3 且未加特殊说明时，如果阴道镜检查满意，可以治疗，也可进行为期两年的密切观察，每 6 个月进行 1 次细胞学和阴道镜检查。如果随诊期间疾病进展(细胞学发现高级别鳞状上皮内病变或阴道镜提示高级别病变)，则需要重复活检。组织学明确诊断为 CIN2 时，首选随诊观察，但也可给予治疗。对于明确诊断为 CIN3 或阴道镜不满意时，应给予治疗。如果患者连续两次的细胞学和阴道镜检查正常，则可回归到常规的子宫颈细胞学筛查。如果在随诊中发现 CIN3 或 CIN2、CIN3 持续时间＞24 个月，则推荐给予治疗。②对于阴道镜活检组织学诊断为 CIN2、CIN3 的妊娠期妇女，除外浸润性病变，可采用≤12 周为间隔的细胞学和阴道镜检查。如果随诊中病变进展或细胞学提示浸润癌时，推荐重复活检。除非确诊为浸润癌，否则治疗是不可接受的。应在产后 6 周重新对子宫颈进行细胞学和阴道镜检查。

3.子宫颈原位癌的处理

对于完成生育，且经诊断性锥切的组织学确诊为原位癌的女性，可选择全子宫切除。如需保留生育功能，可行冷刀锥切。对锥切后边缘阳性或子宫颈管取样仍有 CIN 或原位癌的患者，有以下两种方案可选择：再次子宫颈锥切以增加病灶完全切除的可能性；6 个月时联合使用细胞学、HPV 检测、阴道镜及子宫颈活检重新评估。对未行子宫切除的患者，均应长期随访。

(二)子宫颈早期浸润癌的处理(参考 FIGO 指南)

1. Ⅰ$_{A1}$期(间质浸润深度≤3 mm,水平扩散≤7 mm)

推荐行经腹或经阴道全子宫切除术,如同时存在阴道上皮内瘤变,应切除相应的阴道段。有生育要求者,可行子宫颈冷刀锥切。

2. Ⅰ$_{A2}$期(间质浸润深度 3～5 mm,水平扩散≤7 mm)

推荐行Ⅱ型子宫切除术＋盆腔淋巴结清扫术。有生育要求者,可选择:①大范围的子宫颈锥切,加腹膜外或腹腔镜下淋巴结清扫术;②根治性子宫颈切除术,加盆腔淋巴结清扫术。

六、子宫颈微小型浸润癌

(一)定义

子宫颈微小型浸润癌是指临床上肉眼不能发现的、需要镜下才能发现的早期子宫颈癌。Mestwerdt 于 1947 年提出,诊断标准是浸润深度≤5 mm,因为当时发现浸润深度在 5 mm 以内的患者预后明显好于其他浸润癌患者。此后关于如何定义并处理一直存在争议。国际妇产科联盟于 1961 年开始定义子宫颈微小型浸润癌,但是如何区分Ⅰ$_{A1}$期和Ⅰ$_{A2}$期并没有明确的界限。其后 FIGO 数次修改定义,直到 1995 年重新修订分期才有了现在的分期标准,明确浸润深度≤3 mm为Ⅰ$_{A1}$期,浸润深度在 3～5 mm 时为Ⅰ$_{A2}$期,两者浸润宽度≤7 mm,淋巴脉管浸润需要标注但不影响分期。子宫颈微小型浸润癌中鳞癌占据了 80%以上,腺癌仅 15%左右,当初的定义也仅限于鳞癌,2009 年,FIGO 修订子宫颈癌分期时才将腺癌与鳞癌使用相同的病理标准定义。

(二)诊断

子宫颈微小型浸润癌的诊断需要明确浸润的深度和宽度,如何获取足够的标本并精确测量是诊断的关键。浸润深度测量方法是从基膜开始测量到癌浸润的最深处。这在鳞癌是可以测量的,但是在腺癌,因肿瘤的隐蔽性和宫颈管结构的影响,使得测量深度和宽度同样变得困难。有研究发现 4.8%的高级别鳞状上皮内病变有早期间质浸润,而另一项研究显示初次诊断 SIL 的病例有 4.7%证实有浸润。

间质浸润最多发生在转化区(90%)。也有 1 篇报道有 50%的浸润起源于表面上皮,还有 50%起源于 SIL 累及的宫颈管腺体。浸润的深度是从浸润起源的上皮间质连接处测量至浸润的最深处。如果肿瘤起源于表面,则从浸润灶上面的表层上皮基膜开始测量。如果浸润起源于宫颈管腺体,就从腺体的基膜测量至最深处。如果浸润灶与它起源的上皮或腺体不连续,因此起源点不明确,浸润深度就要从上皮基膜垂直测量到浸润的最深处。如果表面溃烂,就从浸润灶的表面上皮测量至浸润的最深处,这种情况下,浸润的深度就相当于肿瘤的厚度。

从浸润灶的一侧至另一侧的空间距离就是宽度。如果只有一个浸润灶,则直接测量就可以得到浸润宽度。但有 12%子宫颈微小型浸润癌的病灶是多中心性的,这就使得准确测量宽度变得复杂起来。因此,必须有足够超薄的连续切片(100 μm)及专业的病理科医师来诊断。Reich 和 Picke 建议如果每个浸润灶与它起源的上皮均连续,则测量每个浸润灶的宽度,然后相加得到总的浸润宽度。另一方面,如果某些浸润中心完全在基质中,不能确定每个浸润灶的起源位置,病理医师应该测量两个相互分开最远的浸润灶之间的宽度,尽管在整个宽度中并不全是浸润病灶。

美国妇科肿瘤协作组研究发现,Ⅰ$_{A}$期子宫颈浸润癌淋巴结转移和复发率均低,且与淋巴脉管浸润无关。因此，1994 年 FIGO 分期标准未将淋巴血管浸润引入分期，但要求记载。病理医师有时会用上皮标记的免疫组化方法来确定一个含有肿瘤细胞的管腔是否是淋巴管。免疫组化的方法并不值得提倡，因为通常会延迟诊断，费用较高，而且也经常会有失败。

尽管子宫颈活检标本可以观察间质浸润情况，阴道镜也可以指导活检，提高病变检出率，但是诊断微小浸润癌的敏感性并不高。Yara Furtado 等评价了阴道镜在检测子宫颈微小型浸润癌方面的作用，发现敏感性仅 23%。子宫颈微小型浸润癌的确诊需要完整的锥切或全子宫切除标本才能诊断。

锥切标本要求保证一定的深度和宽度，而且还要明确各个切缘的状态。如果切缘阳性，则需要再次锥切明确浸润的情况。只有当整个肿瘤可以估量时诊断微小浸润癌才是合适的。因此，微小浸润癌不能由一个活检标本或一个切缘阳性的 LEEP 或锥切标本来诊断。研究其后治疗切除的标本可能在其邻近组织中发现更深的浸润病灶。确切诊断一个微小浸润癌，确定标本的切缘状态对病理医师是非常重要的。需要测量肿瘤至锥切切缘的距离。这个信息有助于外科医师决定锥切是否足够、是否需要重复锥切或者子宫切除。如果切缘信息不明确，则增加复发或转移的危险。

(三)淋巴结转移和宫旁转移

淋巴结转移和宫旁浸润与浸润深度有关。Bellino 报道，如果浸润深度＜1 mm，淋巴结转移率基本为 0；浸润深度在 1～3 mm 时，淋巴结转移＜1%；浸润深度＞3 mm，则淋巴结转移在 7.8%左右。宫旁转移率低于淋巴结转移，如果淋巴结阴性，则很少发生宫旁转移。

Karin 荟萃分析了＞1 500 例的微小浸润性腺癌，814 例进行淋巴结切除的患者中有 12 例(1.5%)转移；记录浸润深度的文献中，浸润＜3 mm 的 261 例中有 3 例转移(1.1%)，浸润深度在 3～5 mm 的 264 例中，有 2 例淋巴结转移(0.8%)，与淋巴结转移相关的因素是浸润深度而不是脉管情况。未发现宫旁累及。

有对比微小浸润性腺癌和鳞癌淋巴结转移的差异，研究 1 448 例切除淋巴结的微小浸润癌，913 例鳞癌，535 例腺癌。发现 I_{A1} 期鳞癌淋巴结转移率是 3.8%，腺癌是 0.7%(0～2.6%)；I_{A2} 期微小浸润鳞癌淋巴结转移率 3.0%，腺癌是 0.8%。但是该项研究不能提供浸润深度的具体数据。另有 1 项综述回顾性分析了 800 多例子宫颈微小浸润性腺癌，I_{A1} 期淋巴结转移率在 1.3%，I_{A2} 期淋巴结转移率 3.5%，这些患者中仅 1 例发现有宫旁转移。Smith 等同样发现微小浸润性腺癌 I_{A1} 期和 I_{A2} 期在淋巴结转移和死亡率之间并没有差别。造成这样的结果可能是难以判断腺癌浸润深度，也有可能是把一些仅仅是腺体累及作为腺癌来统计。微小浸润性腺癌需要更准确地判断和测量。

Argenta 等报道了 1 例 22 岁的 HPV 阴性的 I_{A1} 期鳞癌患者，锥切标本显示中分化鳞癌，浸润深度仅 1 mm，内外切缘均阴性，应患者要求切除子宫，术后子宫标本仍有单一的浸润病灶，深度仍＜1 mm，同时病理证实广泛的双侧盆腔和腹主动脉旁淋巴结转移。有学者建议，鉴于仍然有一些早期患者出现淋巴结转移，给予患者治疗选择时应全面评估疾病情况并充分告知风险。但是 Arnim A.Bader 认为这位患者临床分期应该是 I_{A2} 期甚至 I_{B1} 期，因为 Argenta 报道的锥切标本是切取 12 点进行检测，而子宫颈锥切标本应该连续切片，厚度多为 200～300 μm，甚至可达 100 μm，才可以判断病灶是多中心病灶还是单中心起源。

(四)治疗

子宫颈微小型浸润癌的预后明显好于临床可见浸润癌，其治疗也倾向于保守性治疗方式，以减少治疗不良反应。尽管研究发现微小浸润性腺癌与鳞癌宫旁浸润和淋巴结转移率是相似的，人们治疗微小浸润性腺癌时还是倾向于使用根治性手术。近来越来越多的研究证实子宫颈微小浸润性腺癌同样可以行保守性手术保留患者生育功能。

传统的子宫颈微小型浸润癌治疗方式是手术切除子宫，鉴于手术的不良反应如膀胱功能等与根治的范围直接相关，关于宫旁切除的宽度颇有争论。即使是Ⅰ$_{B1}$期的患者，真正术后发现宫旁累及的也仅仅只有30%左右，而且，如果淋巴结阴性，则宫旁累及的可能性大大下降，可能仅2%左右。大量的前哨淋巴结研究表明，髂外、闭孔及髂内淋巴结是子宫颈癌淋巴结转移的最先部位，因此，有研究者认为可以术中行前哨淋巴结冷冻切片检查，如果阴性行次广泛子宫切除术，如果阳性则行广泛子宫切除手术。术中冷冻切片的特异性可以达到100%，但是敏感性则为90%左右，很大程度上取决于转移灶的大小，如果病灶<4 mm，则冷冻切片很容易漏诊。鉴于Ⅰ$_{A1}$期的患者淋巴结转移率很低，因此，可以采取次广泛子宫切除术甚至全子宫切除或者锥切，Ⅰ$_{A2}$期的患者可以采取广泛子宫切除术加淋巴结清扫或前哨淋巴结活检术。

自 Dargent 首次报道了保留子宫的广泛子宫颈切除术以来，很多学者报道了运用该术式对一些早期年轻患者手术。尽管复发率没有增加(2%～4%)，给大部分的患者在不影响根治的前提下保留了生育功能。手术方式有经腹或经阴道切除子宫颈加部分阴道及部分宫旁组织，淋巴结清扫可以腹腔镜辅助。但是这项手术同样因为切除宫旁组织引起的膀胱直肠功能障碍、子宫峡部与阴道缝合以后影响了子宫的整体性、早期或中期妊娠流产率高等，目前主要应用在Ⅰ$_{B1}$期局部肿瘤<2 cm 的患者。George Koliopoulos 分析了8篇报道阴式广泛子宫颈切除加腹腔镜辅助盆腔淋巴结清扫术的研究结果，发现术后复发率在0～8%，与传统的广泛子宫切除术差不多，但是确实有一些患者保留了生育功能且有足月分娩，主要的不足在于广泛子宫颈切除术以后带来的子宫颈功能不全和流产。为了降低子宫颈功能不全和流产的发生，一些妇科肿瘤医师趋向寻求更保守的手术治疗方式，力图既保留了患者的生育生理功能，又不影响生育率和治疗效果。

意大利学者 Anna Fagotti 等17例子宫颈微小型浸润癌Ⅰ$_{A2}$～Ⅰ$_{B1}$期的需要保留生育功能的患者，予以冷刀锥切加腹腔镜辅助盆腔淋巴结清扫术。其中有2例患者切缘阳性且有淋巴结转移行广泛子宫切除术，其他经锥切保留子宫的患者平均随访16个月无1例复发。有报道50例行锥切的Ⅰ$_{A1}$期微小浸润性腺癌患者，随访80个月无1例复发。

Kim 等报道了108例Ⅰ$_{A1}$期子宫颈癌先行冷刀锥切电凝止血或者锥切术后行子宫切除。40例锥切后行子宫切除，27例切缘阳性者中14例有残余肿瘤，无1例复发。另外68例仅行锥切，其中40例切缘阴性的患者没有复发;28例切缘阳性，外切缘阳性11例中1例复发，17例内切缘阳性患者中有6例复发。因此，Ⅰ$_{A1}$期行冷刀锥切，如果外切缘为CIN3可以密切随访，如果内切缘阳性，则建议再次锥切或行子宫切除。

Herman Haller 等研究276例 FIGO Ⅰ$_{A1}$期子宫颈鳞癌患者，其中152例行子宫颈锥切，72例行子宫切除，40例行子宫切除加淋巴结清扫，还有12例行广泛子宫切除加淋巴结清扫术。5年无复发率分别是98.7%，98.6%，100%，和100%;12例(4.3%)复发都与浸润深度有关。11例(4.0%)有脉管浸润，52例行淋巴结清扫的患者(包括有脉管浸润的患者)没有发现淋巴结转移，49例患者锥切术后补充行子宫切除，其中有18例仍然有残留CIN病变，尽管3例锥切术后病理显示切缘阴性。锥切组患者的复发与宫颈管内外切缘相关。

Lori Spoozak 等于2011年SGO会议报道了1项大样本研究，比较了2 999例微小浸润性鳞癌和988例微小浸润性腺癌，发现尽管微小浸润腺癌的患者普遍年轻，但是生存方面两者无明显差别；I_{A1}期鳞癌无论是锥切还是子宫切除，患者生存无明显差别，但是I_{A2}期鳞癌患者锥切术后5年生存率在90%左右，子宫切除的患者5年生存率可以达到96%以上。对于微小浸润性腺癌则不同，I_{A1}期和I_{A2}期基本有相同的生存，且无论是采用锥切术还是子宫切除术，患者的生存都没有差别，但是必须强调锥切切缘阴性和宫颈管搔刮阴性，并且有更严密的随访。

显然，对于有生育要求的患者，锥切作为一种保守性手术治疗是安全并且合理的选择方法。对于一些需要保留生育功能的患者，如果术前检查发现有高危因素，也有研究者给予新辅助化疗后再行子宫颈锥切加或不加淋巴结清扫术，术后再根据病理情况决定是否再补充化疗。Fabio Landoni 报道了1组11例患者，其中8例I_{B1}期，3例I_{A2}期，术后1例给予了辅助化疗，随访20个月，无复发，并有3人次妊娠。

关于切缘情况，也有不同看法。Mina Itsukaichi 等研究了27例I_{A1}期子宫颈鳞癌患者行激光汽化锥切后，7例内切缘有CIN3累及，无脉管浸润，所有患者随访4年无复发。因此，有学者认为只要脉管无浸润，即使内切缘有CIN3累及，单纯激光汽化锥切治疗I_{A1}期子宫颈鳞癌也是安全的。1项研究报道在有随访的1 223例患者中，29例复发(2.4%)，其中明确浸润深度＜3 mm的383例中有6例复发(1.6%)，明确浸润深度在3～5 mm的336例中有5例复发。其中，59例I_{A1}期仅行锥切的患者没有出现复发。

(五)预后

在微小浸润癌患者的生存明显好于浸润性癌，影响预后的主要因素是淋巴结转移和患者年龄。腺癌和鳞癌没有差别。I_{A1}期5年生存率均可以达到99%以上，I_{A2}期患者5年生存率也有可以达到98%。William 等分析了25篇早期子宫颈癌手术的研究，大部分文献发现淋巴结转移和肿瘤大小/浸润深度是显著影响预后的因素，仅3篇认为LVSI是独立的预后因子。浸润深度＜3 mm复发的可能性仅0.5%，既往的研究报道为1%～2%，主要与是否有脉管浸润和锥切切缘有关，特别是切缘的顶端；浸润深度在3～5 mm时，复发率在3.3%左右。还有研究利用锥切治疗520例I_{A1}、I_{A2}期的患者，452例I_{A1}期，58例I_{A2}期，随访了25年，疾病复发率0.35%，淋巴结转移率0.35%，因肿瘤死亡率0.17%。

June Hou 分析了子宫颈微小浸润性腺癌的复发危险因素，尽管I_{A1}期的生存率在99%，I_{A2}期的生存率在98%左右，子宫颈微小浸润性腺癌的主要与病理类型有关，内膜样腺癌复发率6/34，生存要明显低于腺癌和黏液性腺癌患者(复发率14/478)。

(六)随访

子宫颈微小型浸润癌治疗后同样需要定期随访，对于行保守性治疗方式保留患者生育功能时，更需要密切随访。随访内容包括阴道脱落细胞、HPV感染情况，根据液基薄层细胞学检查及HPV结果判断是否需要再次行阴道镜下活检，以免疾病持续存在或进一步发展。

(杨 婕)

第二节 子宫颈癌

子宫颈癌(简称宫颈癌)是最常见的妇科恶性肿瘤。我国每年新增宫颈癌病例约13.5万，占全球发病数量的1/3。宫颈癌以鳞状细胞癌为主，高发年龄为50～55岁。近40年由于宫颈细胞学筛查的普遍应用，使宫颈癌和癌前病变得以早期发现和治疗，宫颈癌的发病率和病死率已有明显下降。但是，近年来宫颈癌发病有年轻化的趋势。

一、组织发生和发展

宫颈转化区为宫颈癌好发部位。目前认为宫颈癌的发生、发展是由量变到质变，由渐变到突变的过程。在转化区形成过程中，宫颈上皮化生过度活跃，加上外来物质刺激(如人乳头瘤病毒感染、精液组蛋白及其他致癌物质)，未成熟的化生鳞状上皮或增生的鳞状上皮细胞可出现间变或不典型的表现，即不同程度的不成熟或分化不良，核异常有丝分裂象增加，形成宫颈上皮内病变。随着宫颈上皮内病变的继续发展，突破上皮下基膜，浸润间质，则形成宫颈浸润癌。一般从宫颈上皮内病变发展为浸润癌需 10～15 年，但约 25%在 5 年内发展为浸润癌。

二、病理

(一)宫颈鳞状细胞癌

宫颈鳞状细胞癌占宫颈癌 80%～85%，以具有鳞状上皮分化(即角化)、细胞间桥，而无腺体分化或黏液分泌为病理诊断要点。多数起源于鳞状上皮和柱状上皮交接处移行带区的非典型增生上皮或原位癌。老年妇女宫颈鳞癌可位于宫颈管内。

1.大体检查

镜下早期浸润癌及极早期宫颈浸润癌肉眼观察常类似宫颈糜烂，无明显异常。随病变发展，可有以下 4 种类型。

(1)外生型：最常见，癌灶向外生长呈乳头状或菜花样，组织脆，易出血。肿瘤体积较大，常累及阴道，较少浸润宫颈深层组织及宫旁组织。

(2)内生型：癌灶向宫颈深部组织浸润，宫颈表面光滑或仅有轻度糜烂，宫颈扩张、肥大变硬，呈桶状；常累及宫旁组织。

(3)溃疡型：上述两型癌组织继续发展合并感染坏死，脱落后形成溃疡或空洞，似火山口状。

(4)颈管型：指癌灶发生于宫颈管内，常侵入宫颈及子宫下段供血层或转移至盆腔淋巴结。

2.显微镜检

(1)镜下早期浸润癌：指在原位癌基础上镜检发现小滴状，锯齿状癌细胞团突破基膜，浸润间质。

(2)宫颈浸润癌：指癌灶浸润间质范围已超出镜下早期浸润癌，多呈网状或团块状浸润间质。根据癌细胞分化程度可分以下几级。Ⅰ级：高分化鳞癌(角化性大细胞型)，大细胞，有明显角化珠形成，可见细胞间桥，瘤细胞异型性较轻，少或无不正常核分裂(＜2/HPF)。Ⅱ级：中分化鳞癌(非角化性大细胞型)，大细胞，少或无角化珠，细胞间桥不明显，异型性明显，核分裂象较多(2～4/HPF)。Ⅲ级：低分化鳞癌即小细胞型，多为未分化小细胞，无角化珠及细胞间桥，细胞异型性明显，核分裂多见(＞4/HPF)，常需做免疫组织化学检查(如细胞角蛋白等)及电镜检查确诊。

(二)宫颈腺癌

占宫颈癌 15%～20%，近年来其发病率有上升趋势。

1.大体检查

大体形态与宫颈鳞癌相同。来自宫颈管内，浸润管壁；或自宫颈管内向宫颈外口突出生长；

常可侵犯宫旁组织；病灶向宫颈管内生长时，宫颈外观可正常但因宫颈管向宫体膨大，宫颈管形如桶状。

2.显微镜检

主要组织学类型有3种。

(1)黏液腺癌：最常见，来源于宫颈管柱状黏液细胞，镜下可见腺体结构，腺上皮细胞增生呈多层，异型性明显，可见核分裂象，腺癌细胞可呈乳突状突入腺腔。可分为高、中、低分化腺癌，随分化程度降低腺上皮细胞和腺管异型性增加，黏液分泌量减少，低分化腺癌中癌细胞呈实性巢、索状或片状，少或无腺管结构。

(3)宫颈恶性腺瘤：又称微偏腺癌(MDC)，属高分化宫颈内膜腺癌。腺上皮细胞无异型性，但癌性腺体多，大小不一形态多变，呈点状突起伸入宫颈间质深层，常伴有淋巴结转移。

(三)宫颈腺鳞癌

较少见，占宫颈癌3%～5%。是由储备细胞同时向腺癌和鳞状上皮非典型增生鳞癌发展而形成。癌组织中含有腺癌和鳞癌两种成分。两种癌成分的比例及分化程度均可不同，低分化者预后极差。

(四)其他病理类型

少见病理类型如神经内分泌癌、未分化癌、混合性上皮/间叶肿瘤、间叶肿瘤、黑色素瘤、淋巴瘤等。

三、转移途径

主要为直接蔓延及淋巴转移，血行转移少见。

(一)直接蔓延

直接蔓延最常见。癌组织局部浸润，向邻近器官及组织扩散。向下累及阴道壁，向上由宫颈管累及宫腔；癌灶向两侧扩散可累及主韧带及阴道旁组织直至骨盆壁；晚期可向前、后蔓延侵及膀胱或直肠，形成癌性膀胱阴道瘘或直肠阴道瘘。癌灶压迫或侵及输尿管时，可引起输尿管阻塞及肾积水。

(二)淋巴转移

癌灶局部浸润后累及淋巴管，形成瘤栓，并随淋巴液引流进入局部淋巴结经淋巴引流扩散。淋巴转移一级组包括宫旁、宫颈旁、闭孔、髂内、髂外、髂总、骶前淋巴结；二级组为腹股沟深浅、腹主动脉旁淋巴结。

(三)血行转移

极少见，晚期可转移至肺、肝或骨骼等。

四、分期

子宫颈癌的分期是临床分期，国际妇产科联盟(FIGO)的分期见表7-1。分期应在治疗前进行，治疗后分期不再更改。

五、临床表现

早期宫颈癌常无症状和明显体征，宫颈可光滑或与慢性宫颈炎无区别；宫颈管癌患者，宫颈外观正常亦易漏诊或误诊。病变发展后可出现以下症状和体征。

表 7-1 宫颈癌的临床分期

期别	肿瘤范围
Ⅰ期	癌灶局限在宫颈(包括累及宫体)
ⅠA	肉眼未见癌灶,仅在显微镜下可见浸润癌
ⅠB	肉眼可见癌灶局限于宫颈,或显微镜下可见病变大于ⅠA_2期
ⅠB_1	肉眼可见癌灶最大径线≤4 cm
ⅠB_2	肉眼可见癌灶最大径线>4 cm
Ⅱ期	病灶已超出子宫颈,但未达骨盆壁。癌累及阴道,但未达阴道下 1/3
ⅡA	无宫旁浸润
ⅡA_1	肉眼可见病灶最大径线≤4 cm
ⅡA_2	肉眼可见病灶最大径线>4 cm
ⅡB	有宫旁浸润,但未扩展至盆壁
Ⅲ期	癌扩展到骨盆壁和(或)累及阴道下 1/3,导致肾盂积水或无功能肾
ⅢA	癌累及阴道下 1/3,但未达骨盆壁
ⅢB	癌已达骨盆壁和(或)引起肾盂积水或无功能肾
Ⅳ期	癌播散超出真骨盆或癌浸润膀胱黏膜或直肠黏膜
ⅣA	癌扩散至邻近盆腔器官
ⅣB	远处转移

(一)症状

1.阴道流血

早期多为接触性出血,发生在性生活后或妇科检查后;后期则为不规则阴道流血。出血量多少根据病灶大小、侵及间质内血管情况而变化;晚期因侵蚀大血管可引起大出血。年轻患者也可表现为经期延长,经量增多;老年患者则常以绝经后出现不规则阴道流血就诊。一般外生型癌出血较早,量多;内生型癌则出血较晚。

2.阴道排液

多数有阴道排液增多,可为白色或血性,稀薄如水样或米泔状,有腥臭。晚期因癌组织坏死伴感染,可有大量泔水样或脓性恶臭白带。

3.晚期症状

根据癌灶累及范围,可出现不同的继发症状。邻近组织器官及神经受累时,可出现尿频尿急、便秘、下肢肿胀、疼痛等症状;肿瘤压迫或累及输尿管时可引起输尿管梗阻,肾积水及尿毒症;晚期患者可有贫血,恶病质等全身衰竭症状。

(二)体征

宫颈上皮内病变和镜下早期浸润癌肉眼观局部均无明显病灶,宫颈光滑或为轻度糜烂。随宫颈浸润癌生长发展可出现不同体征。外生型者宫颈可见息肉状、菜花状赘生物,常伴感染,质脆易出血;内生型表现为宫颈肥大,质硬,宫颈管膨大;晚期癌组织坏死脱落形成溃疡或空洞伴恶臭。阴道壁受累时可见阴道穹隆消失及赘生物生长;宫旁组织受累时,三合诊检查可扪及宫颈旁组织增厚、缩短、结节状、质硬或形成冷冻盆腔。

六、诊断

根据病史和临床表现，尤其有接触性阴道出血者，通过"三阶梯"诊断程序，或对宫颈肿物直接进行活体组织检查可以明确诊断。病理检查确诊为宫颈癌后，应由两名有经验的妇科肿瘤医师通过详细全身检查和妇科检查，确定临床分期。根据患者具体情况进行 X 线胸片检查，静脉肾盂造影，膀胱镜及直肠镜检查，超声检查和 CT，MRI，PET 等影像学检查评估病情。

（一）宫颈细胞学检查

宫颈细胞学检查是宫颈癌筛查的主要方法，应在宫颈转化区取材，行染色和镜检。临床宫颈细胞学诊断的报告方式主要为巴氏五级分类法和 The Bethesda System（TBS）系统分类。巴氏五级分类法是1943 年由 G.N.Papanicolaou 提出，曾作为宫颈细胞学的常规检查方在我国部分基层医院细胞室沿用至今，是一种分级诊断的报告方式。TBS 系统是近年来提出的描述性细胞病理学诊断的报告方式，也是世界卫生组织和美国细胞病理学家积极提倡的规范细胞学诊断方式。巴氏Ⅲ级及以上或 TBS 分类中有上皮细胞异常时，均应重复刮片检查并行阴道镜下宫颈活组织检查。

（二）人乳头瘤病毒（human papilloma virus，HPV）检测

因 HPV 感染是导致宫颈癌的主要病因，目前国内外已经将检测 HPV 感染作为宫颈癌的一种筛查手段。其作为初筛手段可浓缩高危人群，比通常采用的细胞学检测更有效。

（三）碘试验

正常宫颈阴道部鳞状上皮含丰富糖原，碘溶液涂染后呈棕色或深褐色，不能染色区说明该处上皮缺乏糖原，可为炎性或有其他病变区。在碘不染色区取材行活检，可提高诊断率。

（四）阴道镜检查

宫颈细胞学检查巴氏Ⅱ级以上、TBS 分类上皮细胞异常，均应在阴道镜下观察宫颈表面病变状况，选择可疑癌变区行活组织检查，提高诊断准确率。

（五）宫颈和宫颈管活组织检查

宫颈和宫颈管活组织检查为宫颈癌及其癌前病变确诊的依据。宫颈无明显癌变可疑区时，可在移行区 3、6、9、12 点 4 处取材或行碘试验、阴道镜观察可疑病变区取材作病理检查；所取组织应包括一定间质及邻近正常组织。若宫颈有明显病灶，可直接在癌变区取材。宫颈细胞学阳性但宫颈光滑或宫颈活检阴性，应用小刮匙搔刮宫颈管，刮出物送病理检查。

（六）宫颈锥切术

宫颈细胞学检查多次阳性，而宫颈活检阴性；或活检为高级别宫颈上皮内病变需确诊者，均应做宫颈锥切送病理组织学检查。宫颈锥切可采用冷刀切除、环状电凝切除（LEEP）或冷凝电刀切除术；宫颈组织应做连续病理切片（24～36 张）检查。

七、鉴别诊断

应与有临床类似症状或体征的各种宫颈病变鉴别，主要依据是活组织病理检查。①宫颈良性病变：宫颈柱状上皮异位、息肉、宫颈内膜异位、宫颈腺上皮外翻和宫颈结核性溃疡等；②宫颈良性肿瘤：宫颈黏膜下肌瘤、宫颈管肌瘤、宫颈乳头瘤；③宫颈转移性肿瘤：子宫内膜癌宫颈转移应与原发性宫颈癌相鉴别，同时应注意原发性宫颈癌可与子宫内膜癌并存。

八、处理

应根据临床分期、年龄、全身情况结合医院医疗技术水平及设备条件综合考虑，制定治疗方案，选用适宜措施，重视首次治疗及个体化治疗。主要治疗方法为手术、放疗及化疗，应根据具体情况配合应用。

(一)手术治疗

主要用于ⅠA～ⅡA的早期患者，其优点是年轻患者可保留卵巢及阴道功能。处理：①ⅠA_1期对于无淋巴管脉管浸润者无生育要求可选用筋膜外全子宫切除术，对要求保留生育功能者可行宫颈锥形切除术(术后病理应注意检查切缘)；有淋巴管脉管浸润者无生育要求建议行改良广泛性子宫切除术和盆腔淋巴结清扫术±腹主动脉旁淋巴结取样术，有生育要求者则建议行锥切术或广泛性宫颈切除术及盆腔淋巴结清扫术±腹主动脉旁淋巴结清扫术。②ⅠA_2～ⅡA期选用广泛性子宫切除术及盆腔淋巴结清扫术，必要时行腹主动脉旁淋巴清扫或取样，年轻患者卵巢正常者可予保留。近年来，对ⅠA_1～ⅠB_1期，肿瘤直径＜2 cm的未生育年轻患者可选用广泛子宫颈切除术及盆腔淋巴结清扫术，保留患者的生育功能。

(二)放疗

放疗适用于ⅡB晚期、Ⅲ、Ⅳ期患者，或无法手术患者。包括近距离放疗及体外照射。近距离放疗采用后装治疗机，放射源为^{137}Cs、^{192}Ir等；体外照射多用直线加速器、^{60}Co等。近距离放疗用以控制局部原发病灶；腔外照射则以治疗宫颈旁及盆腔淋巴结转移灶。早期病例以局部近距离放疗为主，体外照射为辅；晚期则体外照射为主，近距离放疗为辅。

(三)手术及放疗联合治疗

对于局部病灶较大，可先作放疗待癌灶缩小后再手术。手术治疗后有盆腔淋巴结阳性，宫旁组织阳性或手术切缘阳性等高危因素者，可术后补充盆腔放疗＋顺铂同期化疗±阴道近距离放疗；阴道切缘阳性者，阴道近距离放疗可以增加疗效。

(四)化疗

主要用于：①宫颈癌灶＞4 cm的手术前化疗，目的是使肿瘤缩小，便于手术切除。②与放疗同步化疗，现有的临床试验结果表明，以铂类为基础的同步放化疗较单纯放疗能明显改善ⅠB～ⅣA期患者的生存期，使宫颈癌复发危险度下降了40%～60%，死亡危险度下降了30%～50%。③不能耐受放疗的晚期或复发转移的患者姑息治疗。常用的一线抗癌药物有顺铂、卡铂、紫杉醇、吉西他滨、托泊替康。常用联合化疗方案有顺铂＋紫杉醇，卡铂＋紫杉醇，顺铂＋托泊替康和顺铂＋吉西他滨。用药途径可采用静脉或动脉灌注化疗。

九、预后

与临床期别，病理类型及治疗方法密切相关。ⅠB与ⅡA期手术与放疗效果相近。有淋巴结转移者预后差。宫颈腺癌放疗疗效不如鳞癌，早期易有淋巴转移，预后差。晚期死亡主要原因有尿毒症、出血、感染及全身恶病质。

十、随访

宫颈癌治疗后复发50%在1年内，75%～80%在2年内；盆腔局部复发占70%，远处为30%。随访内容应包括盆腔检查、阴道涂片细胞学检查(保留宫颈者行宫颈细胞学检查)和高危型 HPV 检查、胸片及血常规等。治疗后 2 年内每 3 月复查 1 次；3～5 年内每 6 月 1 次；第 6 年开始每年复查 1 次。

十一、预防

(1)普及防癌知识，开展性卫生教育，提倡晚婚少育。

(2)注意及重视高危因素及高危人群，有异常症状者应及时就医。

(3)积极治疗性传播疾病；早期发现及诊治 SIL 患者，阻断浸润性宫颈癌发生。

(4)健全及发挥妇女防癌保健网的作用，开展宫颈癌普查普治，做到早期发现，早期诊断，早期治疗。30 岁以上妇女初诊均应常规作宫颈刮片检查和 HPV 检测，异常者应进一步处理。

(5)HPV 疫苗目前已用于 HPV 感染及癌前病变的预防，是目前世界上第一个用于肿瘤预防的疫苗，但其效果和安全性有待进一步评价确定。

(张 瑞)

第三节 子宫内膜癌

子宫内膜癌是女性生殖道常见的妇科恶性肿瘤之一，由于发病在宫体部，也称子宫体癌。其发病率仅次于子宫颈癌，占女性生殖道恶性肿瘤的 20%～30%。占女性全身恶性肿瘤的 7%，死亡率为 1.6/10 万。在我国子宫内膜癌也呈现上升状态。

子宫内膜癌好发年龄 50～60 岁，平均 60 岁左右，较子宫颈癌晚，多见于围绝经期或绝经后老年妇女，60%以上发生在绝经后妇女，约 30%发生在绝经前。子宫内膜癌的年龄分布：绝经后 50～59 岁妇女最多；60%绝经后，30%绝经前；高发年龄 58 岁，中间年龄 61 岁；40 岁以下患者仅占 2%～5%；25 岁以下患者极少。近年来，有年轻化趋势，在发达国家，40 岁以下患者由2/10 万增长为 40/10 万～50/10 万。

一、发病机制

发病机制尚不完全明了，一般认为与雌激素有关，主要是由于体内高雌激素状态长期刺激子宫内膜，可引起子宫内膜癌的发生。高雌激素状态有来自内源性和来自外源性两种。内源性雌激素引起的子宫内膜癌患者表现为多有闭经、多囊卵巢及不排卵，不孕、少孕和晚绝经，常合并肥胖、高血压、糖尿病。外源性雌激素引起的子宫内膜癌患者有雌激素替代史及与乳癌患者服用他莫昔芬史有关。均为子宫内膜腺癌一般分期较早、肿瘤分化好，预后较好。

Armitage(2003)等对子宫内膜癌发病机制的研究表明，无孕激素拮抗的高雌激素长期作用，可增加患子宫内膜癌的风险。

子宫内膜癌发生的相关因素如下。

(一)未孕、未产、不孕与子宫内膜癌的关系

与未能被孕激素拮抗的雌激素长期刺激有关。受孕少、未产妇比>5 个孩子的妇女患子宫内膜癌高 3 倍；年轻子宫内膜癌患者中 66.45%为未产妇；子宫内膜癌发病时间多在末次妊娠后 5～43 年(平均 23 年)，提示与原发或继发不孕有关；不孕、无排卵及围绝经期排卵紊乱者，子宫

内膜癌发病率明显高于有正常排卵性月经者。

(二)肥胖

子宫内膜癌肥胖者居多,将近20%患者超过标准体重10%;超标准10%~20%者的宫体癌发病率较体重正常者高3倍,而超出标准体重22.7%则子宫内膜癌高发9倍。肥胖与雌激素代谢有关:雌激素蓄积在多量脂肪内,排泄较慢。绝经后妇女雌激素主要来源为肾上腺分泌的雄烯二酮,在脂肪中的芳香化转换为雌酮,体内雌酮增加可导致子宫内膜癌的发生。脂肪越多转化能力越强,血浆中雌酮越高。

(三)糖尿病

临床发现10%子宫内膜癌患者合并糖尿病;糖尿病患者子宫内膜癌发病率较无糖尿病者高2~3倍。

(四)高血压

50%以上子宫内膜癌患者合并高血压;高血压妇女的子宫内膜癌发病率较正常者高1.7倍。

(五)遗传因素

20%有家族史。近亲家族史三代内患者中,子宫颈癌占15.6%,子宫内膜癌30%。母亲为子宫内膜癌者占10.7%,故认为子宫内膜癌和遗传因素有关。家族遗传性肿瘤,即遗传性非息肉病性结直肠癌(HNPCC),也称 LynchⅡ综合征,与子宫内膜癌的关系密切,受到重视。

(六)癌基因与抑癌基因

分子生物学研究显示癌基因与抑癌基因等与子宫内膜癌的发生、发展、转移有关,其中抑癌基因主要有 *PTEN* 和 *P*53。*PTEN* 是一种具有激素调节作用的肿瘤抑制蛋白,在子宫内膜样腺癌中,雌激素受体(ER)及孕激素受体(PR)多为阳性,30%~50%的病例出现 *PTEN* 基因的突变,极少病例出现 *P*53 突变。而在子宫浆液性腺癌中 ER、PR 多为阴性,*P*53 呈强阳性表达。

二、子宫内膜癌的分型

子宫内膜癌分为雌激素依赖型(Ⅰ型)或相关型,和雌激素非依赖型(Ⅱ型)或非相关型,这两类子宫内膜癌的发病及作用机制尚不甚明确,其生物学行为及预后不同。Bokhman 于1983年首次提出将子宫内膜癌分为两型。他发现近60%~70%的患者与高雌激素状态相关,大多发生于子宫内膜过度增生后,且多为绝经晚(>50岁)、肥胖,以及合并高血糖、高脂血症等内分泌代谢疾病,并提出将其称为Ⅰ型子宫内膜癌;对其余30%~40%的患者称其为Ⅱ型子宫内膜癌,多发生于绝经后女性,其发病与高雌激素无关,无内分泌代谢紊乱,病灶多继发于萎缩性子宫内膜之上。其后更多的研究发现两种类型子宫内膜癌的病理表现及临床表现不同,Ⅰ型子宫内膜癌组织类型为子宫内膜腺癌,多为浅肌层浸润,细胞呈高、中分化,很少累及脉管;对孕激素治疗反应好,预后好。Ⅱ型子宫内膜癌,多为深肌层浸润,细胞分化差,对孕激素无反应,预后差。

由于Ⅱ型子宫内膜癌主要是浆液性乳头状腺癌,少部分透明细胞癌,易复发和转移,预后差,近年来越来越多地引起了人们的关注。Sherman 等提出子宫内膜癌起源的两种假说。认为在雌激素长期作用下可导致子宫内膜腺癌通过慢性通道发生,而在 *P*53 作用下则可能为快速通路,导致 UPSC 的发生。*P*53 基因被认为与 UPSC 的发生和发展有很大的关系。

对两种类型子宫内膜癌诊断比较困难,主要依靠组织病理学的诊断。Ambros 等在1995年提出内膜上皮内癌的概念,认为 EIC 多发生在内膜息肉内,特征为子宫表面上皮和(或)腺体被相似于浆液性癌的恶性细胞所替代,间质无侵袭。在细胞学和免疫组织化学上与 UPSC 具有同样的形态学和免疫组织化学特征，表现为细胞分化差和 $P53$ 强阳性，被认为是 UPSC 的原位癌。这一概念的提出有利于对 UPSC 进行早期诊断和早期治疗。

三、病理特点

（一）大体表现

可发生在子宫内膜各部位，不同组织类型的癌肉眼无明显区别，侵及肌层时子宫体积增大，浸润肌层癌组织境界清楚，呈坚实灰白色结节状肿块。子宫内膜癌呈两种方式生长。

1.弥散型

肿瘤累及整个宫腔内膜，可呈息肉菜花状，表面有坏死、溃疡，可有肌层浸润，组织呈灰白色、质脆、豆渣样。

2.局限型

肿瘤局限于宫腔某处，多见子宫腔底部或盆底部。累及内膜面不大，组织呈息肉样或表面粗糙呈颗粒状，易肌层浸润。

（二）镜下表现

腺体增生、排列紊乱，腺体侵犯间质，出现腺体共壁。分化好的肿瘤可见腺体结构明显；分化差的肿瘤腺体结构减少，细胞呈巢状、管状或索状排列。腺上皮细胞大小不等，排列紊乱，极性消失，核呈异型性，核大、深染。

（三）病理组织类型

在国际妇科病理协会（ISGP）1987 年提出子宫内膜癌的分类基础上，现采用国际妇产科联盟（FIGO，2009 年）修订的临床病理分期。最常见的是子宫内膜样腺癌，占 80%～90%，其中包括子宫内膜腺癌伴有鳞状上皮分化的亚型；浆液性癌、透明细胞腺癌、黏液性癌、小细胞癌、未分化癌等。其中浆液性腺癌是常见恶性度高的肿瘤。

关于子宫内膜腺癌伴有鳞状上皮分化的亚型，以往作为鳞状上皮化生，并分为腺棘癌和鳞腺癌，认为鳞腺癌较腺棘癌恶性度更高。但研究发现：子宫内膜样癌的预后主要与肿瘤中腺体成分的分化程度有关，而与是否伴有鳞状上皮分化，及鳞状分化的好坏关系不大，因此该区分已没有意义。现已不再分为腺棘癌和鳞腺癌，而将两者均包括在子宫内膜腺癌伴有鳞状上皮分化亚型内。

浆液性乳头状腺癌、透明细胞癌恶性度高，鳞癌、未分化癌罕见，但恶性度高。

四、转移途径

约 75%子宫内膜癌患者为Ⅰ期，余 25%为其他各期。特殊组织类型及低分化癌（G_3）易出现转移，转移途径为直接蔓延，淋巴转移，晚期可有血行转移。

（一）直接蔓延

病灶沿子宫内膜蔓延。

（1）子宫上部及宫底部癌→宫角部→输卵管、卵巢→盆腹腔。

（2）子宫下部癌→子宫颈、阴道→盆腔。

（3）癌侵犯肌层→子宫浆膜层→输卵管、卵巢→盆腹腔。

（二）淋巴转移

淋巴转移是子宫内膜癌的主要转移途径。

(1)子宫内膜癌生长部位与转移途径的关系:①子宫底部癌→阔韧带上部→骨盆漏斗韧带→腹主动脉旁淋巴结。②子宫角部或前壁上部癌灶→圆韧带→腹股沟淋巴结。③子宫下段累及子宫颈癌灶→宫旁→闭孔→髂内、外→髂总淋巴结。④子宫后壁癌灶→宫骶韧带→直肠淋巴结。

(2)子宫内膜癌的淋巴结转移不像子宫颈癌那样有一定的规律性,而与腹腔冲洗液癌细胞检查是否阳性,癌灶在宫腔内的位置及病变范围的大小,肌层浸润的深度,是否侵犯子宫颈,附件有无转移,癌细胞组织病理学分级有关。①临床Ⅰ期、G_1、G_2、侵及肌层<1/2或G_3、癌灶仅限于内膜时,盆腹腔淋巴结转移率0~2%。②临床Ⅰ期、G_2、G_3或G_1、侵及肌层>1/2时,盆腔淋巴结转移率20%,腹主动脉旁淋巴结转移率16%。③临床Ⅰ、Ⅱ期盆腔淋巴结转移率9%~35%,腹主动脉旁淋巴结6%~14%。④在盆腔淋巴结中,最易受累为髂外淋巴结有61%~78%转移,其次为髂内、髂总、闭孔和骶前淋巴结。转移中37%淋巴结直径<2 mm,需经镜下检查确诊。

(三)卵巢转移

转移到卵巢可能有两种途径:经输卵管直接蔓延到卵巢;经淋巴转移到卵巢实质。前者腹腔细胞学检查100%阳性,可无淋巴转移。后者腹腔细胞学检查19%阳性,36%淋巴转移。但两者复发率相近,分别为50%和52%。

五、临床表现

(1)常与雌激素水平相关疾病伴存无排卵性功能失调性子宫出血、多囊卵巢综合征、功能性卵巢肿瘤。

(2)易发生在不孕、肥胖、高血压、糖尿病、未婚、不孕、少产、绝经延迟的妇女,这些内膜癌的危险因素称为子宫体癌综合征。

(3)有近亲家族肿瘤史,较子宫颈癌高。

(4)症状与体征:75%均为早期患者,极早期可无症状,病程进展后有以下表现。①阴道流血:为最常见症状。未绝经者经量增多、经期延长,或经间期出血。绝经后者阴道持续性出血或间歇性出血,个别也有闭经后出血。②阴道排液:在阴道流血前有此症状。少数主诉白带增多,晚期合并感染可有脓血性白带伴臭味。③疼痛:因宫腔积液、宫腔积脓可引起下腹痛。腹腔转移时可有腹部胀痛。晚期癌浸润周围组织时可引起相应部位疼痛。④全身症状:腹腔转移时可有腹部包块、腹胀、腹水,晚期可引起贫血、消瘦、恶病质及全身衰竭。⑤子宫增大、变软:早期患者无明显体征;病情进展后触及子宫稍大、稍软;晚期子宫固定,并可在盆腔内触及不规则肿块。

六、诊断及鉴别诊断

(一)诊断

1.病史

高育龄妇女出现不规则阴道出血,尤其绝经后阴道出血,结合上述临床特点,应考虑有患子宫内膜癌的可能。

2.辅助检查

(1)细胞学检查:仅从子宫颈口吸取分泌物涂片细胞学检查阳性率不高,用宫腔吸管或宫腔刷吸取分泌物涂片,可提高阳性率。

(2)诊断性刮宫:是诊断子宫内膜癌最常用的方法,确诊率高。①先用小刮匙环刮宫颈管。②再用探针探宫腔,然后进宫腔搔刮内膜,操作要小心,以免子宫穿孔。刮出物已足够送病理学检查,即应停止操作。肉眼仔细检查刮出物是否新鲜,如见糟脆组织,应高度可疑癌。③子宫颈管及宫腔刮出物应分别送病理学检查。

(3)影像学检查:①B超检查,超声下子宫内膜增厚,失去线形结构,可见不规则回声增强光团,内膜与肌层边界模糊,伴有出血或溃疡,内部回声不均。彩色多普勒显示内膜血流低阻。通过B超检查,可了解病灶大小、是否侵犯子宫颈,及有无侵肌层,有无合并子宫肌瘤。有助于术前诊断更接近手术病理分期。②CT检查可正确诊断肌层浸润的深度,以及腹腔脏器及淋巴结转移情况。③MRI检查能准确显示病变范围、肌层受侵深度和盆腔淋巴结转移情况。Ⅰ期准确率为88.9%,Ⅱ期为75%,Ⅰ/Ⅱ期为84.6%。④PET:均出现18F-FDG聚集病灶,有利于发现病灶,但对子宫内膜癌术前分期的诊断欠佳。

(4)宫腔镜检查:可在直视下观察病灶大小、生长部位、形态,并取活组织检查。①适应证:有异常出血而诊断性刮宫阴性;了解有无子宫颈管受累;疑为早期子宫内膜癌可在直视下活体组织检查。②在应用宫腔镜对子宫内膜癌进行检查时,是否会因使用膨宫剂时引起内膜癌向腹腔扩散,一直是争论的焦点。不少学者认为不增加子宫内膜癌的转移。Kudela等进行的一项多中心的临床研究。对术前子宫内膜癌两组病例分别进行宫腔镜检查活检与诊断性刮宫操作,于术中观察两组腹腔冲洗液细胞学变化,结果两组术中腹腔冲洗液癌细胞阳性无统计学差异,结论是宫腔镜诊断不增加子宫内膜癌细胞向腹膜腔播散的风险。对术前曾接受宫腔镜检查的子宫内膜癌病例进行随访,认为宫腔镜对子宫内膜癌的预后未产生负面影响。尽管如此,仍应强调宫腔镜适于早期子宫内膜癌的检查,且在使用宫腔镜检查子宫内膜癌时,应注意膨宫压力,最好在10.7 kPa(80 mmHg)以内。

(5)血清标志物检查:CA125、CA19-9、CEA、CP2等检测有一定参考价值。在95%的特异度下CA125的敏感性较低,Ⅰ期内膜癌只有20.8%,Ⅱ~Ⅳ期敏感性为32.9%,多种肿瘤标志物联合检测可以提高阳性率。近年来发现人附睾分泌蛋白4可作为肿瘤标志物,在卵巢癌和子宫内膜癌的诊断中优于CA125。在早期和晚期内膜癌中HE_4优于其他的肿瘤标志物,比CA125的敏感性高。如果HE_4与CA125联合使用优于单独使用CA125,可以提高诊断率。

(二)鉴别诊断

1.功能失调性子宫出血

病史及妇科检查难以鉴别,诊断性刮宫病理学检查可以鉴别。

2.子宫内膜炎合并宫腔积脓

宫腔积脓时患者阴道排出脓液或浆液,出现腹胀,有时发热,检查子宫增大,扩宫可有脓液流出,病理检查无癌细胞。但要警惕与子宫内膜癌并存的可能。

3.子宫黏膜下肌瘤或内膜息肉

诊断性刮宫、B超、宫腔镜检查等可鉴别诊断。

4.子宫颈癌(内生型)

通过妇科检查、巴氏涂片检查、阴道镜下活检、分段刮宫及病理学检查可以鉴别。子宫颈腺癌与子宫内膜癌鉴别较难,前者有时呈桶状子宫颈,宫体相对较小。

5.子宫肉瘤

均表现为阴道出血和子宫增大,分段刮宫有助于诊断。

6.卵巢癌

卵巢内膜样癌与晚期子宫内膜癌不易鉴别。

七、治疗

手术治疗是子宫内膜癌首选治疗方法，根据患者全年龄、有无内科并发症等，以及术前评估的分期，选择适当的手术范围。

根据期别采用以下术式。

(一)手术

手术是首选的治疗方法。通过手术可以了解病变的范围，与预后相关的因素，术后采取的相应治疗。

1.手术范围

(1)Ⅰ期a、b及细胞分化好($G_{1,2}$)可行筋膜外子宫切除、双附件切除。盆腔淋巴结及腹主动脉旁淋巴结取样送病理学检查。

对于年轻、子宫内膜样腺癌ⅠA期G_1或Ⅰb期G_1的患者可行筋膜外全子宫、单侧附件切除术，保留一侧卵巢。但强调术后需定期严密随访。

随着微创技术的提高，对早期子宫内膜癌可应用腹腔镜进行分期手术。

(2)ⅠB期(侵及肌层≥1/2)、Ⅱ期、细胞分化差(G_3)，或虽为Ⅰ期，但组织类型为子宫内膜浆液性乳头状腺癌，透明细胞癌，因其恶性程度高，早期即可有淋巴转移及盆腹腔转移，即使癌变局限于子宫内膜，30%～50%患者已有子宫外病变。其手术应与卵巢癌相同，应切除子宫、双侧附件、盆腔及腹主动脉旁淋巴切除，还应切除大网膜及阑尾。

(3)Ⅲ期或Ⅳ期(晚期癌、浆液性乳头状腺癌或子宫外转移)应以缩瘤为目的，行肿瘤细胞减灭术，切除子宫、双附件及盆腔和腹主动脉旁淋巴结、大网膜阑尾外，应尽可能切除癌块，使残留癌<2 cm，但需根据个体情况区别对待。

2.术中注意事项

(1)吸取子宫直肠凹陷处腹腔液，或用生理盐水200 mL冲洗子宫直肠凹陷、侧腹壁，然后抽取腹腔冲洗液，做细胞学检查找癌细胞。

(2)探查盆腹腔各脏器有无转移，腹膜后淋巴结(盆腔及腹主动脉旁淋巴结)有无增大、质硬。

(3)高位切断结扎卵巢动静脉。

(4)切除子宫后应立即肉眼观察病灶位置、侵犯肌层情况，必要时送快速冰冻病理检查。

(5)子宫内膜癌标本应行雌、孕激素受体检查，有条件还可行PTEN、*P*53等基因蛋白免疫组化检测，进行分子分型。

3.复发癌的手术治疗

如初次治疗为手术治疗，阴道断端复发者可首选手术切除；如初次治疗为放疗或已行次广泛或广泛性全子宫切除术后的中心性复发者，可经严格选择及充分准备后行盆腔脏器廓清术；如为孤立病灶复发灶者可手术，术后行放、化疗及激素治疗。

(二)放疗

1.术前放疗

目的给肿瘤以致死量，减小肿瘤范围或体积，使手术得以顺利进行。适应证：可疑肿瘤侵犯肌层；Ⅱ期子宫颈转移或Ⅲ期阴道受累者；细胞分化不良于术前行腔内放疗，放疗后再手术。晚期癌患者先行体外照射及腔内照射，大剂量照射后一般需间隔 8～10 周手术。

2.术后放疗

腹水癌细胞阳性、细胞分化差、侵犯肌层深、有淋巴转移者行术后放疗；组织类型为透明细胞癌、腺鳞癌者需术后放疗。多行体外照射，如有子宫颈或阴道转移则加腔内照射。

3.单纯放疗

主要用于晚期或有严重内科疾病、高龄和无法手术的其他晚期患者。

(三)化疗

由于子宫内膜癌对化疗药物的耐药性，目前主要对晚期、复发者进行化疗，多采用以下方案。

(1)CAP 方案：顺铂(DDP)、多柔比星(ADM)、环磷酰胺(CTX)联合化疗：DDP 50 mg/m^2，ADM 500 mg/m^2，CTX 500 mg/m^2，静脉注射，4 周 1 次。

(2)CA 方案：CTX 500 mg/m^2，ADM 500 mg/m^2，静脉注射，4 周 1 次。

(3)CAF 方案：CTX 500 mg/m^2，ADM 500 mg/m^2，5-FU 500 mg/m^2，静脉注射，4 周 1 次。

(4)紫杉醇、卡铂联合化疗方案。

(四)抗雌激素治疗

1.孕激素治疗

可直接作用于癌细胞，延缓 DNA、RNA 的修复，从而抑制瘤细胞生长。孕激素治疗后使癌细胞发生逆转改变，分化趋向成熟。目前主要对晚期复发子宫内膜癌进行激素治疗。常用孕激素有以下几种：①醋酸甲羟孕酮，剂量 250～500 mg/d，口服。②醋酸甲地孕酮，剂量 80～160 mg/d，口服。③己酸孕酮，为长效孕激素，剂量 250～500 mg，每周 2 次，肌内注射。

2.抗雌激素治疗

他莫昔芬为非甾体类抗雌激素药物，并有微弱雌激素作用，可与 E_2 竞争雌激素受体占据受体面积，起到抗雌激素作用。可使孕激素受体水平升高。用法：口服 20 mg/d，3～6 个月。对受体阴性者，可与孕激素每周交替使用。

八、预后

子宫内膜癌因生长缓慢，转移晚，症状显著，多早期发现，约 75%为早期患者，预后较好。5 年生存率在 60%～70%。预后与以下因素有关：组织学类型、临床分期、肿瘤分级、肌层浸润深度、盆腔及腹主动脉旁淋巴结有无转移、子宫外转移等。

(张 瑞)

第四节 子宫肌瘤

一、概念与概述

子宫肌瘤是女性生殖系统最常见的良性肿瘤，多见于 30～50 岁的妇女。由于很多患者无症状，或肌瘤较小不易发现，因此，临床报道肌瘤的发生率仅为 4%～11%，低于实际发生率。子宫肌瘤确切的发病因素尚不清楚，一般认为主要与女性激素刺激有关。近年来研究还发现，子宫肌瘤的发生与孕激素、生长激素也有一定关系。

二、分类

按肌瘤生长的部位可分为子宫体肌瘤和子宫颈肌瘤,前者占92%,后者仅占8%。子宫体肌瘤可向不同的方向生长,根据其发展过程中与子宫肌壁的关系分为以下3类(图7-1)。

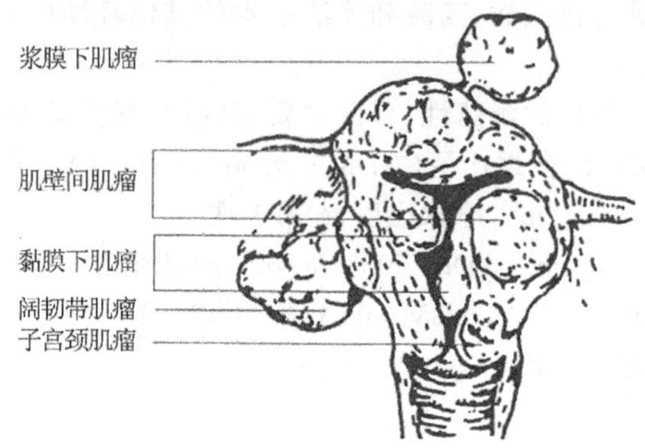

图7-1 各型子宫肌瘤示意

(一)肌壁间子宫肌瘤

其最常见,占60%～70%。肌瘤位于子宫肌壁内,周围均为肌层包围。

(二)浆膜下子宫肌瘤

这类肌瘤占20%。肌瘤向子宫体表面生长、突起,上面覆盖子宫浆膜层。若肌瘤继续向浆膜面生长,仅有一蒂与子宫肌壁相连,称带蒂的浆膜下肌瘤。宫体肌瘤向宫旁生长突入阔韧带前后叶之间,称为阔韧带肌瘤。

(三)黏膜下肌瘤

临床较少见,约占10%。肌瘤向宫腔方向生长,突出于子宫腔,表面覆盖子宫黏膜,称为黏膜下肌瘤。黏膜下肌瘤易形成蒂,子宫收缩使肌瘤经宫颈逐渐排入阴道。子宫肌瘤大多数为多个,称为多发性子宫肌瘤。也可为单个肌瘤生长。

三、病理

(一)大体检查

典型的肌瘤为实质性的球形结节,表面光滑,与周围肌组织有明显界限。肌瘤虽无包膜,但由于其周围的子宫肌层受压形成假包膜。切开假包膜后肌瘤突出于切面。肌瘤剖面呈灰白色漩涡状或编织状。纤维组织成分多者肌瘤质硬,肌细胞多者肌瘤偏软。

(二)镜检

肌瘤由平滑肌与纤维组织交叉排列组成,呈漩涡状。细胞呈梭形,大小均匀,核染色较深。

四、继发变性

肌瘤失去原有典型结构和外观时,称为继发变性,可分为良性和恶性两类。

(一)良性变性

1.玻璃样变

最多见,肌瘤部分组织水肿变软,剖面漩涡结构消失,代之以均匀的透明样物质,色苍白。镜下见病变区肌细胞消失,呈均匀粉红色无结构状,与周围无变性区边界明显。

2.囊性变

常继发于玻璃样变,组织液化,形成多个囊腔,也可融合成一个大囊腔。囊内含清澈无色液体,并可自然凝固成胶冻状。囊壁由透明变性的肌瘤组织构成。

3.红色变性

多发于妊娠期或产褥期,其发生原因尚不清。肌瘤体积迅速增大,发生血管破裂。血红蛋白渗入瘤组织,故剖面呈暗红色,如同半熟烤牛肉,有腥臭味,完全失去原漩涡状结构。

其他良性变性还有脂肪变性、钙化等。

(二)恶性变

恶性变即为肉瘤变,占子宫肌瘤的0.4%～0.8%。恶变后肌瘤组织脆而软,与周围界限不清,切面漩涡状结构消失,呈灰黄色,似生鱼肉,多见于年龄较大、生长较快与较大的肌瘤。对子宫迅速增大或伴不规则阴道流血者,考虑有恶变可能。

五、临床表现

(一)症状

肌瘤的典型症状为月经过多和继发贫血,但多数患者无症状,仅于盆腔检查时发现。症状与肌瘤的生长部位、生长速度及有无变性有关。

1.阴道流血

阴道流血为肌瘤患者的主要症状。浆膜下肌瘤常无出血,黏膜下肌瘤及肌壁间肌瘤表现为月经量过多,经期延长。黏膜下肌瘤若伴有坏死、溃疡,则表现为不规则阴道流血。

2.腹部包块

偶然情况下扪及包块。包块常位于下腹正中,质地硬,形态可不规则。

3.白带增多

肌瘤使子宫腔面积增大,内膜腺体分泌旺盛,故白带增多。黏膜下肌瘤表面感染、坏死,可产生大量脓血性排液。

4.腹痛、腰酸

一般情况下不引起疼痛,较大肌瘤引起盆腔淤血,出现下腹部坠胀及腰骶部酸痛,经期由于盆腔充血,症状更加明显。浆膜下肌瘤发生蒂扭转时,可出现急性腹痛。肌瘤红色变性时可出现剧烈疼痛,伴恶心、呕吐、发热、白细胞升高。

5.压迫症状

压迫膀胱可发生尿频、尿急,压迫尿道可发生排尿困难或尿潴留,压迫直肠可发生便秘等。

6.不孕

不孕占25%～40%,肌瘤改变宫腔形态,妨碍孕卵着床。

7.全身症状

出血多者有头晕、全身乏力、心悸、面色苍白等继发性贫血表现。

（二）体征

1.腹部检查

较大的肌瘤可升至腹腔，腹部检查可扪及肿物，一般居下腹部正中，质硬，表面不规则，与周围组织界限清。

2.盆腔检查

由于肌瘤生长的部位不同，检查结果各异。

（1）浆膜下肌瘤：肌瘤不规则增大，表面呈结节状。带蒂肌瘤有细蒂与子宫体相连，可活动；阔韧带肌瘤位于子宫一侧，与子宫分不开，常把子宫推向对侧。

（2）肌壁间肌瘤：子宫呈均匀性增大，肌瘤较大时，可在子宫表面摸到突起结节或球形肿块，质硬。

（3）黏膜下肌瘤：窥器撑开阴道后，可见带蒂的黏膜下肌瘤脱出于宫颈口外，质实，表面为充血暗红的黏膜包围，可有溃疡及继发感染坏死。宫口较松，手指进宫颈管可触到肿瘤蒂部。如肌瘤尚未脱出宫口外，只能扪及子宫略呈均匀增大，而不能摸到瘤体。

六、诊断及鉴别诊断

根据经量增多及检查时子宫增大，诊断多无困难。对不能确诊者通过探测宫腔、子宫碘油造影、B超检查、宫腔镜及腹腔镜检查等协助诊断。

子宫肌瘤常易与下列疾病相混淆，需加以鉴别。

（一）妊娠子宫

子宫肌瘤透明变性或囊性变时质地较软，可被误认为妊娠子宫，尤其是40～50岁高龄孕妇。如忽视病史询问，亦可能将妊娠子宫误诊为子宫肌瘤。已婚生育期妇女有停经史、早孕反应史，结合尿HCG测定、B超检查一般不难诊断。

（二）卵巢肿瘤

多为囊性或囊实性，位于下腹一侧，可与子宫分开，亦可为双侧，很少有月经改变。而子宫肌瘤质硬、位于下腹正中，随子宫移动，常有月经改变。必要时可用B超、腹腔镜检查明确诊断。

（三）盆腔炎性包块

盆腔炎性包块与子宫紧密粘连，患者常有生殖道感染史。检查时包块固定有压痛，质地较肌瘤软，B超检查有助于诊断。抗感染治疗后症状、体征好转。

此外，子宫肌瘤应与子宫腺肌病、子宫肥大症、子宫畸形、子宫颈癌等疾病相鉴别。

七、子宫肌瘤治疗原则

子宫肌瘤（以下简称肌瘤）是女性的常见病和多发病。肌瘤的瘤体大小不一，差异甚大，可从最小的镜下肌瘤至超出足月妊娠大小；其症状也是变化多端，又因生育与否，瘤体生长部位不一，故治疗方法也多种，主要分为随访观察、药物治疗和手术治疗。手术治疗包括保守性手术和根治性手术，手术途径和方法需因人而异，个体化处理。

（一）期待观察

期待观察即静观其变，采用定期随诊的方式观察子宫肌瘤的进展。是否能够采取期待治疗，除了根据患者的年龄、肌瘤的大小、数目、生长部位、是否有月经改变和其他合并症等因素外，患者近期是否有生育要求等个人意愿也是重要的决定因素。

以下情况可考虑期待治疗：肌瘤较小(直径<5 cm)、单发或向浆膜下生长；子宫<10 周妊娠子宫大小；无月经量过多、淋漓不尽等改变；无尿频、尿急，无长期便秘等压迫症状；无继发贫血等并发症；不是导致不孕或流产的主要原因；B 超未提示肌瘤变性；近绝经期妇女。

对于有近期生育要求的妇女，考虑到多种激素类药物都对子宫和卵巢功能的影响，孕前不宜长期使用。而子宫肌瘤剥出等手术会造成子宫肌壁、子宫内膜和血管损伤，术后子宫局部瘢痕形成，若短期内妊娠有子宫破裂风险，因此术后需要避孕 6～12 个月。若能排除由于肌瘤的原因导致不孕或流产者，可以带瘤怀孕至分娩。但需要告知患者孕期可能出现肌瘤迅速生长、红色变性等，并有导致流产、胎儿生长受限可能，如果孕期出现腹痛、阴道流血情况及时就诊。

子宫肌瘤是激素依赖性肿瘤，绝经后随着卵巢功能减退后，肌瘤失去了雌激素的支持，部分瘤体会自然萎缩甚至消失，原先增大的子宫也可能恢复正常大小。因此接近绝经的患者，对于无症状、不影响健康的肌瘤可以暂时观察，无须急于手术治疗。

每 3～6 个月复查 1 次。随诊内容：了解临床症状变化；妇科检查；必要时辅以 B 超及其他影像学检测。如果出现月经过多、压迫症状或者肌瘤短期内迅速增大、子宫>10 周妊娠大小、肌瘤变性等情况则应及时结束期待治疗，采用手术或其他方法积极治疗。

(二)药物治疗

1.适应证

药物是治疗子宫肌瘤的重要措施，以下情况可考虑药物治疗。

(1)子宫肌瘤小，子宫约 2 个月妊娠大小，症状轻，近绝经年龄者。

(2)肌瘤大而要求保留生育功能，避免子宫过大、过多切口者。

(3)肌瘤致月经过多、贫血等可考虑手术，但患者不愿手术、年龄在 45～50 岁的妇女。

(4)较大肌瘤准备经阴式或腹腔镜、宫腔镜手术切除者。

(5)手术切除子宫前为纠正贫血、避免术中输血及由此产生的并发症。

(6)肌瘤合并不孕者用药物使肌瘤缩小，创造受孕条件。

(7)有内科合并症且不能进行手术者。

2.禁忌证

(1)肌瘤生长较快，不能排除恶变者。

(2)肌瘤发生变性，不能除外恶变者。

(3)黏膜下肌瘤症状明显，影响受孕者。

(4)浆膜下肌瘤发生扭转时。

(5)肌瘤引起明显的压迫症状，或肌瘤发生盆腔嵌顿无法复位者。

(三)手术治疗

手术仍是子宫肌瘤的主要治疗方法。

(1)经腹子宫切除术：适用于患者无生育要求，子宫≥12 周妊娠子宫大小；月经过多伴失血性贫血；肌瘤生长较快；有膀胱或直肠压迫症状；保守治疗失败或肌瘤剜除术后再发，且瘤体大或症状严重者。

(2)经阴道子宫切除术：适合于盆腔无粘连、炎症，附件无肿块者；为腹部不愿留瘢痕或个别腹部肥胖者；子宫和肌瘤体积不超过 3 个月妊娠大小；有子宫脱垂者也可经阴道切除子宫同时做盆底修补术；无前次盆腔手术史，不需探查或切除附件者；肌瘤伴有糖尿病、高血压、冠心病、肥胖等内科合并症不能耐受开腹手术者。

(3)子宫颈肌瘤剔除术:宫颈阴道部肌瘤若过大可造成手术困难宜尽早行手术(经阴道);肌瘤较大产生压迫症状,压迫直肠、输尿管或膀胱;肌瘤生长迅速,怀疑恶变者;年轻患者需保留生育功能可行肌瘤切除,否则行子宫全切术。

(4)阔韧带肌瘤剔除术:适合瘤体较大或产生压迫症状者;阔韧带肌瘤与实性卵巢肿瘤鉴别困难者;肌瘤生长迅速,尤其是疑有恶性变者。

(5)黏膜下肌瘤常导致经量过多,经期延长均需手术治疗。根据肌瘤部位或瘤蒂粗细分别采用钳夹法、套圈法、包膜切开法、电切割、扭转摘除法等,也可在宫腔镜下手术,甚至开腹、阴式或腹腔镜下子宫切除术。

(6)腹腔镜下或腹腔镜辅助下子宫肌瘤手术。①肌瘤剔除术:主要适合有症状的肌瘤,单发或多发的浆膜下肌瘤,瘤体最大直径≤10 cm,带蒂肌瘤最为适宜;单发或多发肌壁间肌瘤,瘤体直径最小≥4 cm,最大≤10 cm;多发性肌瘤≤10 个;术前已除外肌瘤恶变可能。腹腔镜辅助下肌瘤剔除术可适当放宽手术指征。②腹腔镜下或腹腔镜辅助下子宫切除术:主要适合肌瘤较大,症状明显,药物治疗无效,不需保留生育功能者。但瘤体太大,盆腔重度粘连,生殖道可疑恶性肿瘤及一般的腹腔镜手术禁忌者均不宜进行。

(7)宫腔镜下手术:有症状的黏膜下肌瘤及突向宫腔的肌壁间肌瘤首先考虑行宫腔镜手术。主要适应证为月经过多、异常子宫出血、黏膜下肌瘤或向宫腔突出的肌壁间肌瘤,直径<5 cm。

(8)聚焦超声外科(超声消融)为完全非侵入性热消融术,适应证可适当放宽。上述需要药物治疗和手术治疗的患者均可考虑选择超声消融治疗。禁忌证同药物治疗。

(9)子宫肌瘤的其他微创手术包括微波、冷冻、双极气化刀,均只适合于较小的黏膜下肌瘤;射频治疗也有其独特的适应范围,并非所有肌瘤的治疗均可采用;子宫动脉栓塞也有其适应范围。

总之,各种治疗各有利弊,有其各自的适应证,每种方法也不能完全取代另一种方法,更不能取代传统的手术治疗,应个体化地选用。有关效果、不良反应和并发症尚有待于进一步的观察,不能过早或绝对定论。

(四)妊娠合并子宫肌瘤的治疗原则

1.早孕合并肌瘤

一般对肌瘤不予以处理而予以定期观察,否则易致流产。如肌瘤大,估计继续妊娠易出现并发症,孕妇要求人工流产或属计划外妊娠则可终止妊娠。术后短期内选择行子宫肌瘤超声消融术、肌瘤剔除术或人工流产术同时行肌瘤剔除术。

2.中孕合并肌瘤

通常认为无论肌瘤大小、单发或多发,宜首选严密监护下行保守治疗。如肌瘤影响胎儿宫内发育或发生红色变性,经保守治疗无效;或瘤蒂扭转、坏死,瘤体嵌顿,出现压迫症状则行肌瘤剔除术,手术应在怀孕 5 个月之前进行。

3.孕晚期合并肌瘤

通常无症状者可等足月时行剖宫产术,同时行肌瘤剔除术;有症状者先予保守治疗等到足月后处理。

4.产褥期合并肌瘤

预防产后出血及产褥感染。肌瘤变性者先保守治疗,无效者剖腹探查。未行肌瘤剔除者定期随访。如子宫仍>10 孕周,则于产后 6 个月行手术治疗。

5.妊娠合并肌瘤的分娩方式

肌瘤小不影响产程进展,又无产科因素存在可经阴道分娩。若出现胎位不正、宫颈肌瘤、肌瘤嵌顿、阻碍胎先露下降、影响宫口开大,孕前有肌瘤剔除史并穿透宫腔者,B超提示胎盘位于肌瘤表面,有多次流产、早产史,珍贵儿则可放宽剖宫产指征。如肌瘤大、多发、变性、胎盘位于肌瘤表面,本人不愿保留子宫,可行剖宫产及子宫切除术。肌瘤剔除术后妊娠的分娩方式,由距妊娠、分娩间隔时间,肌瘤深度、部位、术后恢复综合考虑。临床多数选择剖宫产,也可先行试产,有子宫先兆破裂可行剖宫产。

6.剖宫产术中对肌瘤的处理原则

剖宫产同时行肌瘤剔除术适合有充足血源,术中技术娴熟,能处理髂内动脉或子宫动脉结扎术或子宫切除术,术前应B超了解肌瘤与胎盘位置以决定切口位置及手术方式。术中一般先做剖宫产,除黏膜下肌瘤外,先缝合剖宫产切口,然后再行肌瘤剔除术。肌瘤剔除前先在瘤体周围或基底部注射缩宫素。

(五)子宫肌瘤与不孕的治疗原则

(1)年龄<30岁,不孕年限少于2年,浆膜下或肌壁间肌瘤向浆膜突出,不影响宫腔形态,无月经改变,无痛经,生长缓慢者,输卵管至少一侧通畅,卵巢储备功能良好,可随访6~12个月。期间监测排卵,指导性生活,对排卵障碍者可用促排卵药物助孕。

(2)年轻、不孕年限少于2年,尚不急于妊娠,卵巢储备功能良好,但有月经多、痛经,子宫如孕10~12周大小等可先考虑:①药物治疗,使肌瘤缩小改善症状;②超声消融,肌瘤坏死、体积缩小、改善症状、改善子宫受孕条件,术后避孕3个月后考虑妊娠;③肌瘤剔除术,术后建议避孕1年;黏膜下肌瘤宫腔无损者避孕4个月后考虑妊娠。妊娠后加强管理,警惕孕中、晚期子宫破裂,放宽剖宫产指征。

(六)子宫肌瘤不孕者的辅助生育技术

辅助生育技术一般可采用IVF-ET,用于肌瘤小、宫腔未变形者。国内外均有不少报道:浆膜下肌瘤对体外受精无不良影响已得到共识。精子卵浆内注射对浆膜下肌瘤者胚胎种植率和临床妊娠率无危害作用。有关行辅助生育技术前子宫肌瘤不孕者是否先做肌瘤剔除术,尚无统一意见;辅助生育技术前超声消融子宫肌瘤改善子宫受孕条件,也在探索研究中。有学者认为手术后可增加妊娠机会;也有认为增加胚胎移植数,可有较满意的效果。我国应结合国情慎重对待。

(七)子宫肌瘤急腹症治疗原则

红色变性以保守治疗为主。若症状加重,有指征剖腹探查时则可做肌瘤剔除术或子宫切除术。肌瘤扭转应立即手术;肌瘤感染化脓宜积极控制感染和手术治疗;肌瘤压迫需手术解除;恶变者尤其是年龄较大的绝经后妇女,不规则阴道流血宜手术切除;卒中性子宫肌瘤较为罕见,宜手术切除。

(八)子宫肌瘤的激素替代治疗原则

有关绝经妇女子宫肌瘤的激素替代治疗,多数主张有绝经期症状者可用激素治疗,治疗期间定期B超复查子宫肌瘤大小、内膜是否变化,注意异常阴道流血,使用时注意药物及剂量,孕激素用量不宜过大。雌激素孕激素个体化,采用小剂量治疗,当发现肌瘤增大、异常出血可停用。口服比经皮用药对肌瘤的生长刺激作用弱。绝经期子宫肌瘤者使用激素治疗不是绝对禁忌证,而是属慎用范围,强调知情同意和定期检查、随访的重要性。

(九)子宫肌瘤者的计划生育问题

根据世界卫生组织(WHO)生殖健康与研究部编写的《避孕方法选用医学标准》中,肌瘤患者宫腔无变形者,复方口服避孕药、复方避孕针、单纯孕激素避孕药、皮下埋植等均可使用,Cu-IUD、曼月乐不能使用,屏障避孕法不宜使用。

(十)弥漫性子宫平滑肌瘤病

弥漫性子宫平滑肌瘤病是良性病理组织学结构,但有恶性肿瘤生物学行为,原则上以子宫切除为宜。因肿瘤弥漫生长,几乎累及子宫肌层全层,也可波及浆膜及内膜,若手术保守治疗易致出血,损伤大,术后粘连、复发,若再次妊娠易发生子宫破裂等。个别年轻、未孕育欲保留子宫及生育功能者宜严密观察,知情同意,告之各种可能情况,此类保守治疗者常分别选用药物、米非司酮、宫腔镜、栓塞等单一或联合治疗。

子宫肌瘤诊治流程见图 7-2。

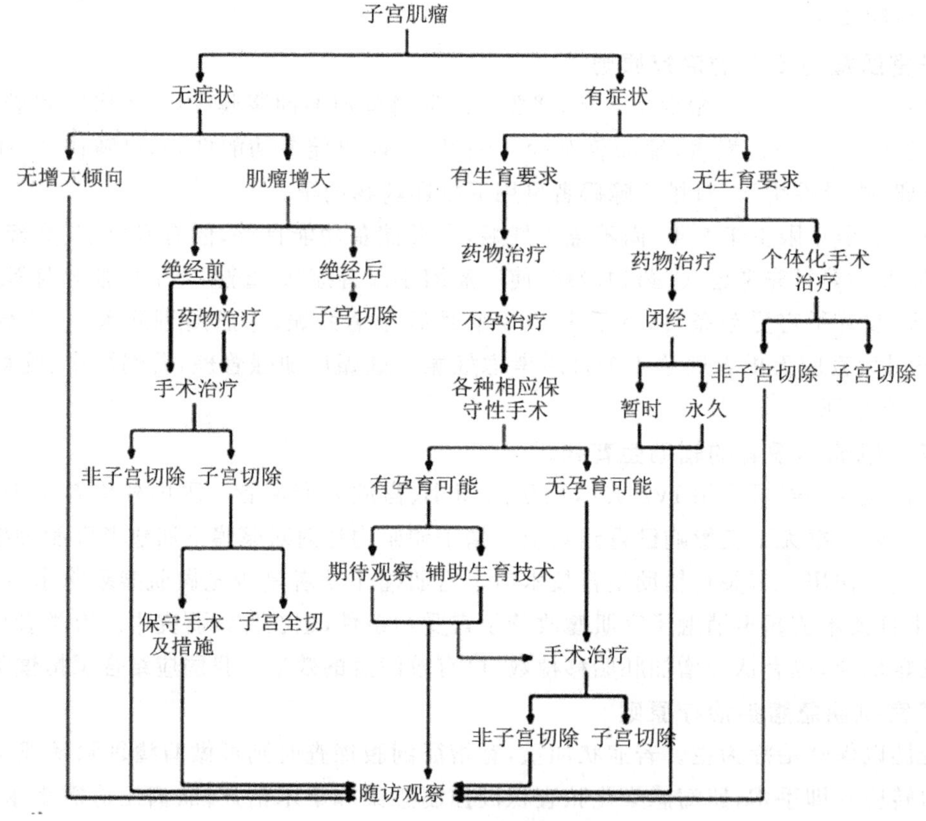

图 7-2 子宫肌瘤诊治流程

本流程图根据治疗原则而制定,供各级医师临床应用参考,具体处理强调个体化

八、保留子宫的治疗方案

(一)期待疗法

对于子宫肌瘤小,没有症状者,可以定期随访,若肌瘤明显增大或出现症状时可考虑进一步治疗。绝经后肌瘤多可萎缩甚至消失。如患者年轻未生育,应建议其尽早计划并完成生育。

(二)保守治疗

保守治疗指保留患者生殖功能的治疗方法。

1.药物治疗

子宫肌瘤的药物治疗多为用药期间效果明确,但停药后又症状反复,且不同药物有各自不良反应,故非长期治疗方案选择,应严格掌握其各自适应证。

(1)米非司酮(RU486):在中国药品说明书上现今没有该药对子宫肌瘤治疗的适应证,故有医疗纠纷的隐患,在临床治疗上应慎重,要与患者充分沟通理解后方可使用。

RU486 治疗肌瘤的适应证:①症状明显,不愿手术的 45 岁以上子宫肌瘤患者,以促进其绝经进程,抑制肌瘤生长,改善临床症状;②月经量多、贫血严重、因服用铁剂有不良反应而又不愿输血,希望通过药物治疗使血红蛋白正常后再手术者;③有手术高危因素或有手术禁忌证者;④因患者本身的某些原因希望暂时或坚决不手术者。

RU486 用药后 3 个月可使肌瘤体积缩小 30%～50%。有文献结果显示 10 mg 米非司酮治疗 3 个月显著减少月经期失血量,提高患者血红蛋白水平并减少子宫肌瘤体积,但有子宫内膜增生的不良反应(无不典型增生)。但 RU486 停药后有反跳问题。其不良反应为恶心、食欲减退、潮热、性欲低下等,停药可逆转。此外,为防止出现抗糖皮质激素的不良反应,不宜长期使用 RU486。

(2)促性腺激素释放激素激动剂:其治疗子宫肌瘤的适应证同 RU486,但价格极高。使用 3～6 个月可使瘤体缩小 20%～77%,但停药后又恢复治疗前大小。促性腺激素释放激素激动剂目前多用于术前治疗以减少肌瘤体积,然后实施微创手术。

(3)其他药物治疗:包括达那唑、芳香化酶抑制剂、选择性雌激素受体修饰剂及孕激素受体修饰剂等。这些药物的应用并不广泛,部分尚在试验阶段。

2.子宫肌瘤剔除术

对于要求保留生育功能的年轻子宫肌瘤患者,除外恶性可能以后,子宫肌瘤剔除术是目前最佳的治疗方法。当患者出现以下情况,应考虑手术:①出现明显的症状,如月经过多伴贫血、肌瘤压迫引起的疼痛或尿潴留等;②肌瘤子宫超过妊娠 3 个月大小;③肌瘤生长迅速,有恶性变可能;④黏膜下肌瘤,特别是已脱出于宫颈口者;⑤肌瘤并发症,如蒂扭转、感染;⑥年轻不孕的肌瘤患者;⑦诊断未明,与卵巢肿瘤不能鉴别者;⑧宫颈肌瘤。子宫肌瘤剔除术又分为开腹、腹腔镜、阴式及宫腔镜等不同途径,其中后三种属微创手术方式,但各种手术自有其适应证。

(1)开腹子宫肌瘤剔除术:适应证最为广泛,适于所有年轻希望生育、具有手术指征的肌瘤患者,它不受肌瘤位置、大小和数目的限制,因此,困难的、难以通过微创路径完成的子宫肌瘤剔除手术均为开腹子宫肌瘤剔除术的指征。对于以下的几种情况一般即是直接行开腹子宫肌瘤剔除术的适应证:①特殊部位肌瘤(如接近黏膜的肌瘤);②多发肌瘤(≥5 个),子宫体积>孕12 周;③既往采用各种途径剔除术后复发的肌瘤;④合并子宫内膜异位症等怀疑盆腔重症粘连者。

(2)腹腔镜子宫肌瘤剔除术:与 TAM 比较具有住院时间短、术后发热率低及血红蛋白下降少的优点。随着腹腔镜手术器械的不断改进、缝合技术的提高,LM 正逐步成为部分 TAM 的替代手术方法。腹腔镜肌瘤剔除术的具体适应证仍未取得统一意见,一般来讲,LM 适用于:①浆膜下或阔韧带子宫肌瘤;②≤3 个中等大小(≤6 cm)的肌壁间子宫肌瘤;③直径 7～10 cm 的单发肌壁间子宫肌瘤。

手术医师可根据自己的腹腔镜手术技巧适当放宽手术指征。而直径>10 cm 的肌壁间肌瘤，数量多于 4 个或靠近黏膜下的肌瘤及宫颈肌瘤，属于腹腔镜手术的相对禁忌证。因为当肌瘤过大或过多时，腹腔镜手术可能出现以下问题：①手术时间延长、失血量增加，手术并发症增加；②需要转为开腹手术的风险增加；③肌瘤残留导致二次手术概率增加；④缝合欠佳导致子宫肌层愈合不佳，增加孕期子宫破裂风险。

(3)经阴道子宫肌瘤剔除术：治疗子宫肌瘤也具有其明显的优势。①腹部无瘢痕、腹腔干扰小、术后疼痛轻、恢复快；②无设备要求、医疗费用低；③可以通过触摸减少术中小肌瘤的遗漏；④直视下缝合关闭瘤腔更彻底。

目前较为接受的 TVM 的适应证：①不超过 2 个(最好单发)直径＜7 cm 的前后壁近子宫下段的肌瘤；②浆膜下肌瘤；③宫颈肌瘤；④同时要求阴道较宽松，无盆腔粘连、子宫活动度好。

阴式手术也存在一些缺点，如操作空间有限、难以同时处理附件等。因此术前需要评估子宫的大小、活动度、阴道的弹性和容量及有无附件病变。阴式手术尤其适于伴有子宫脱垂、阴道壁膨出的患者。但盆腔炎症、子宫内膜异位症、怀疑或肯定子宫恶性肿瘤、盆腔手术史、附件病变者和子宫阔韧带肌瘤不适合行 TVM。

(4)宫腔镜子宫肌瘤剔除术：已成为治疗黏膜下肌瘤的首选治疗方法。目前较为接受的宫腔镜治疗肌瘤的适应证为子宫≤6 周妊娠大小、肌瘤直径≤3 cm 且主要突向宫腔内。宫腔镜手术的决定因素在于肌瘤位于肌层内的深度。

Wamsteker(1993)根据子宫肌瘤与子宫肌壁的关系将黏膜下肌瘤分为三型。0 型：完全突向宫腔的带蒂黏膜下肌瘤；Ⅰ型：侵入子宫肌层＜50%，无蒂的黏膜下肌瘤；Ⅱ型：侵入子宫肌层＞50%，无蒂的黏膜下肌瘤。

符合适应证的 0 型肌瘤几乎都可以通过 1 次手术切除干净，对于＞3 cm、Ⅰ/Ⅱ型黏膜下肌瘤，宫腔镜手术一次性切除有一定困难，若无法一次性切除，则需多次手术治疗。为防止子宫穿孔，通常需在腹腔镜监护下进行。也有学者认为可使用术中超声监测替代腹腔镜，术中超声实时监测可提供关于宫腔镜、肌瘤及子宫壁关系的准确信息，有利于控制切割的深度，避免子宫穿孔。

3.子宫动脉栓塞术

子宫动脉栓塞术是近年发展的一种子宫肌瘤的微创治疗方法。至 20 世纪 90 年代初，子宫动脉栓塞术治疗子宫肌瘤患者已逾万例，栓塞剂一般选择永久性栓塞剂乙烯醇颗粒，少数加用钢圈或吸收性明胶海绵。UAE 治疗原理为肌瘤结节对子宫动脉栓塞后导致的急性缺血非常敏感，发生坏死、瘤体缩小甚至消失。同时子宫完整性因侧支循环建立而不受影响。UAE 的适应证为症状性子宫肌瘤不需要保留生育功能，但希望避免手术或手术风险大。禁忌证包括严重的造影剂过敏、肾功能不全及凝血功能异常。UAE 对于腺肌病或合并腺肌病者效果较差，MRI 等影像学检查可帮助鉴别诊断子宫肌瘤与子宫腺肌病。此外，由于 UAE 无法取得病理诊断，需警惕延误恶性病变的治疗，治疗前需仔细鉴别诊断。

4.高强度聚焦超声消融术

高强度聚焦超声是当前唯一一种真正意义上的无创治疗方法，应用超声引导技术或磁共振成像引导技术，实现人体深部病灶的精确显示和定位，以及治疗全程中的监控。

(1)目前学者比较认同的 HIFU 治疗子宫肌瘤适应证：①已完成生育；②不愿手术并希望保留子宫的肌壁间肌瘤患者，瘤体＜10 cm。

(2)禁忌证：①有恶性肿瘤家族史；②短期内子宫肌瘤生长迅速者；③肌瘤直径＞10 cm 且有压迫感或子宫大于孕 20 周；④阴道出血严重；⑤超声聚焦预定的靶区与皮肤距离＜1 cm 者；

⑥腹部有纵行瘢痕,且瘢痕明显阻挡超声通过的患者。

(3)相对禁忌证:①体积较大的后壁肌瘤,易引起皮肤及盆腔深部周围器官的损伤;②黏膜下肌瘤或浆膜下带蒂肌瘤。

值得注意的是同样没有病理诊断的 HIFU 治疗可能会延误恶变的子宫平滑肌肉瘤治疗,所以治疗前也需要行相关检查除外恶性肿瘤。

九、不保留子宫的治疗方案

对于无生育要求、有手术指征的患者,均可以考虑行子宫切除术。手术范围有全子宫切除术、次全子宫切除术(又称阴道上子宫切除)及筋膜内子宫切除术。如无特殊原因,仍建议行全子宫切除术。

(一)全子宫切除术

全子宫切除术有经腹、经阴道及经腹腔镜三种途径。目前仍以经腹手术为主,腹腔镜及阴式手术比例逐渐增高。经腹途径的优点是暴露清楚、操作简单,多发、巨大肌瘤及腹腔内有粘连仍可进行。

1.经阴道全子宫切除术

如肌瘤和子宫较小、盆腔无粘连、阴道壁松弛者,术者技术熟练时可行阴式全子宫切除术。优点是对腹腔脏器干扰少,术后恢复快,肠粘连、梗阻并发症少,无腹部伤口,尤其适于伴有子宫脱垂、阴道壁膨出的患者。由于阴式手术操作空间有限,难以同时切除附件,术前应除外附件病变可能。

2.腹腔镜下全子宫切除术

腹腔镜下全子宫切除术是以侵入性更小的方式获得腹腔和盆腔更好的暴露。除了有很小的腹部切口外,具备了阴式手术其他优点,还解决了阴式术野暴露有限的问题。因此腹腔镜下全子宫切除术可以用于:①明确诊断及盆腹腔情况,帮助选择最佳的手术方式及范围;②分离粘连;③必要时可以同时切除附件。

(二)次全子宫切除术

次全子宫切除术即为保留宫颈仅切除子宫体的手术方式,其手术简单,危险性小。根据Cochrane数据库的总结,次全子宫切除术与全子宫切除术在术后性功能、排尿及肠道功能方面并无差别。但次全子宫切除术的缺点是宫颈残端仍有发生肿瘤机会,发生后处理较为困难。同时宫颈残端因血运和淋巴回流受阻,易使慢性炎症加重。由于上述的这些原因,目前次全子宫切除术被认为是最后的选择,仅对那些担心有出血或解剖异常者,必须要限制手术范围的患者保留使用。

(三)筋膜内子宫切除术

筋膜内子宫切除术是由德国的 Semm 医师于 1991 年提出并应用于临床的一种术式。该术式于子宫峡部以下在筋膜内进行操作,切除部分宫颈组织包括宫颈移行带和宫颈管内膜。因此可以减少术后宫颈残端病变的可能。此外,由于在筋膜内操作,减少了损伤输尿管、膀胱和肠道的机会。因此,CISH 也是治疗子宫肌瘤时可供选择的一种合理的术式。

对于子宫切除术中是否同时预防性切除卵巢尚存争议,目前在我国一般来讲,40 岁以下妇女无卵巢病变时,尽量保留;45～50 岁未绝经妇女可建议切除一侧或双侧卵巢;绝经后妇女及有卵巢癌、乳腺癌家族史的患者建议同时切除双侧卵巢,但卵巢去留最终应尊重患者的要求。据统计，近年来因良性疾病切除子宫的同时切除双侧附件的比例在升高，但越来越多的证据表明手术绝经从远期看对心血管、骨质代谢、性心理、认知及精神健康等方面均有负面影响。国外有研究表明，对于无卵巢癌高危因素的女性，将卵巢保留至 65 岁对其远期生存率有益。此外，无论何种方式切除子宫，术前应检查宫颈，除外宫颈病变，尤其宫颈癌的可能。

（张　瑞）

第五节　卵巢肿瘤

卵巢肿瘤是常见的妇科肿瘤，由于卵巢位于盆腔深部，早期病变不易发现，一旦出现症状多属晚期，应高度警惕。卵巢上皮性肿瘤好发于 50～60 岁的妇女，5 年生存率一直徘徊于 30%～40%，死亡率居妇科恶性肿瘤首位，已成为严重威胁妇女生命和健康的主要肿瘤。卵巢生殖细胞肿瘤多见于 30 岁以下的年轻女性，恶性程度高，由于有效化疗方案的应用，使卵巢恶性生殖细胞肿瘤的治疗效果有了明显的提高，死亡率从 90%降至 10%。

一、卵巢肿瘤概论

卵巢组织成分非常复杂，是全身各脏器原发肿瘤类型最多的器官，不同类型卵巢肿瘤的组织学结构和生物学行为都存在很大的差异。除组织类型繁多外，尚有良性、交界性和恶性之分。卵巢亦为胃肠道恶性肿瘤、乳腺癌、子宫内膜癌等的常见转移部位。

（一）组织学分类

最常用的分类是世界卫生组织（WHO）的卵巢肿瘤组织学分类。该分类于 1973 年制定，2003 年修改，2014 年再次修订。主要的组织学分类如下。

1.上皮性肿瘤

上皮性肿瘤占原发性卵巢肿瘤 50%～70%，其恶性类型占卵巢恶性肿瘤的 85%～90%。来源于卵巢表面的表面上皮，而表面上皮来自原始的体腔上皮，具有分化为各种米勒管上皮的潜能。若向输卵管上皮分化，形成浆液性肿瘤；向宫颈黏膜分化，形成黏液性肿瘤；向子宫内膜分化，形成子宫内膜样肿瘤。

2.生殖细胞肿瘤

生殖细胞肿瘤占卵巢肿瘤的 20%～40%。生殖细胞来源于生殖腺以外的内胚叶组织，在其发生、移行及发育过程中，均可发生变异，形成肿瘤。生殖细胞有发生多种组织的功能。未分化者为无性细胞瘤，胚胎多能者为胚胎癌，向胚胎结构分化为畸胎瘤，向胚外结构分化为内胚窦瘤、绒毛膜癌。

3.性索间质肿瘤

性索间质肿瘤约占卵巢肿瘤的 5%。性索间质来源于原始体腔的间叶组织，可向男女两性分化。性索向上皮分化形成颗粒细胞瘤或支持细胞瘤；向间质分化形成卵泡膜细胞瘤或间质细胞瘤。此类肿瘤常有内分泌功能，故又称功能性卵巢肿瘤。

4.继发性肿瘤

继发性肿瘤占卵巢肿瘤的 5%～10%，其原发部位多为胃肠道、乳腺及生殖器官。

（二）临床表现

1.卵巢良性肿瘤

早期肿瘤较小，多无症状，常在妇科检查时偶然发现。肿瘤增至中等大时，感腹胀或腹部扪及肿块，边界清楚。妇科检查在子宫一侧或双侧触及球形肿块，多为囊性，表面光滑、活动与子宫无粘连。若肿瘤长大充满盆、腹腔即出现压迫症状，如尿频、便秘、气急、心悸等。腹部膨隆，肿块活动度差，叩诊呈实音，无移动性浊音。

2.卵巢恶性肿瘤

早期常无症状，可在妇科检查发现。主要症状为腹胀、腹部肿块及腹水，症状的轻重决定于：①肿瘤的大小、位置、侵犯邻近器官的程度；②肿瘤的组织学类型；③有无并发症。肿瘤若向周围组织浸润或压迫神经，可引起腹痛、腰痛或下肢疼痛；若压迫盆腔静脉，出现下肢水肿；若为功能性肿瘤，产生相应的雌激素或雄激素过多症状。晚期可表现消瘦、严重贫血等恶病质征象。三合诊检查在阴道后穹隆触及盆腔内硬结节，肿块多为双侧，实性或半实性，表面凹凸不平，不活动，常伴有腹水。有时在腹股沟、腋下或锁骨上可触及肿大淋巴结。

（三）并发症

1.蒂扭转

蒂扭转为常见的妇科急腹症，约10%卵巢肿瘤并发蒂扭转。好发于瘤蒂长、中等大、活动度良好、重心偏于一侧的肿瘤（如畸胎瘤）。常在患者突然改变体位时，或妊娠期和产褥期子宫大小、位置改变时发生蒂扭转。卵巢肿瘤扭转的蒂由骨盆漏斗韧带、卵巢固有韧带和输卵管组成。发生急性扭转后静脉回流受阻，瘤内极度充血或血管破裂瘤内出血，致使瘤体迅速增大，后因动脉血流受阻，肿瘤发生坏死变为紫黑色，可破裂和继发感染。其典型症状是突然发生一侧下腹剧痛，常伴恶心、呕吐甚至休克，由腹膜牵引绞窄引起。妇科检查扪及肿物张力大，压痛，以瘤蒂部最明显。有时不全扭转可自然复位，腹痛随之缓解。蒂扭转一经确诊，应尽快行剖腹手术，术时应在蒂根下方钳夹后再将肿瘤和扭转的瘤蒂切除，钳夹前不可将扭转回复，以防栓塞脱落。

2.破裂

约3%卵巢肿瘤会发生破裂，破裂有自发性和外伤性两种。自发性破裂常因肿瘤生长过速所致，多为肿瘤浸润性生长穿破囊壁；外伤性破裂常因腹部受重击、分娩、性交、妇科检查及穿刺等引起。其症状轻重取决于破裂口大小、流入腹腔囊液的性质和数量。小囊肿或单纯浆液性囊腺瘤破裂时，患者仅感轻度腹痛；大囊肿或成熟畸胎瘤破裂后，常致剧烈腹痛、伴恶心呕吐，有时导致腹腔内出血、腹膜炎及休克。妇科检查可发现腹部压痛、腹肌紧张，可有腹水征，原有肿块摸不到或扪及缩小张力低的肿块。疑有肿瘤破裂应立即剖腹探查，术中应尽量吸净囊液，并涂片行细胞学检查，清洗腹腔及盆腔，切除标本应行仔细的肉眼观察，尤需注意破口边缘有无恶变并送病理学检查。

3.感染

较少见，多因肿瘤扭转或破裂后引起，也可来自邻近器官感染灶如阑尾炎扩散。临床表现为发热、腹痛、肿块及腹部压痛、反跳痛、腹肌紧张及白细胞升高等。治疗应先应用抗生素抗感染，后行手术切除肿瘤。若短期内感染不能控制，宜急诊手术。

4.恶变

卵巢良性肿瘤可发生恶变，恶变早期无症状，不易发现。若发现肿瘤生长迅速，尤其双侧性，应考虑恶变。近年来，子宫内膜异位囊肿恶变引起临床高度关注，因此，确诊为卵巢肿瘤者应尽早手术明确性质。

(四)诊断

病理学是诊断卵巢肿瘤的标准。临床表现和相关的辅助检查有助于诊断。

卵巢肿瘤无特异性症状,常于体检时发现。根据患者的年龄、病史及局部体征等特点可初步确定是否为卵巢肿瘤,并对良、恶性进行评估。术前常用的辅助诊断方法有以下几种。

1.影像学检查

(1)超声:能检测肿块部位、大小、形态,提示肿瘤性质,鉴别卵巢肿瘤、腹水和结核性包裹性积液,超声检查的临床诊断符合率>90%。通过彩色多普勒超声扫描,能测定卵巢及其新生组织血流变化,有助于诊断。

(2)胸部、腹部X线片:对判断有无胸腔积液、肺转移和肠梗阻有诊断意义。卵巢畸胎瘤,腹部平片可显示牙齿及骨质,囊壁为密度增高的钙化层,囊腔呈放射透明阴影。

(3)CT检查:可清晰显示肿块形态,良性肿瘤多呈均匀性吸收,囊壁薄,光滑;恶性肿瘤轮廓不规则,并向周围浸润或伴腹水;CT还可显示有无肝、肺结节及腹膜后淋巴结转移。

(4)磁共振成像(MRI):MRI具有较高的软组织分辨度,在判断子宫病变的性质、评估肿瘤局部浸润的程度、周围脏器的浸润、有无淋巴转移、有无肝脾转移和确定手术方式有重要参考价值。

(5)PET-CT检查:正电子发射计算机断层显像(PET-CT)是将PET与CT完美融为一体的现代影像学检查。由PET提供病灶详尽的功能与代谢等分子信息,而CT提供病灶的精确解剖定位,一次显像可获得全身各方位的断层图像,具有灵敏、准确、特异及定位精确等特点,可一目了然的了解全身整体状况,达到早期发现病灶和诊断疾病的目的。PET-CT更有助于复发卵巢癌的定性和定位诊断。

2.肿瘤标志物

不同类型卵巢肿瘤有相对较为特殊标志物,可用于辅助诊断及病情监测。

(1)CA125:80%卵巢上皮癌患者CA125水平高于正常值;90%以上患者CA125水平的高低与病情缓解或恶化相一致,可用于病情监测,敏感性高。

(2)人附睾蛋白4(HE_4):是一种新的卵巢癌肿瘤标志物。正常生理情况下,HE_4在卵巢癌组织和患者血清中均高度表达,可用于卵巢癌的早期检测、鉴别诊断、治疗监测及预后评估。88%的卵巢癌患者都会出现HE_4升高的现象。与CA125相比,HE_4的敏感度更高、特异性更强,尤其是在疾病初期无症状表现的阶段。HE_4与CA125两者联合应用,诊断卵巢癌的敏感性可增加到92%,并将假阴性结果减少30%,大大增加了卵巢癌诊断的准确性。

(3)CA19-9和CEA等肿瘤标志物在卵巢上皮癌患者中也会升高,尤其对卵巢黏液性癌的诊断价值较高。

(4)AFP:对卵巢内胚窦瘤有特异性价值,对未成熟畸胎瘤、混合性无性细胞瘤中含卵黄囊成分者有协助诊断意义。

(5)HCG:对于原发性卵巢绒癌有特异性。

(6)性激素:颗粒细胞瘤、卵泡膜细胞瘤可产生较高水平雌激素。

3.腹腔镜检查

可直接观察肿块状况,对盆腔、腹腔及横膈部位进行窥视,并在可疑部位进行多点活检,抽吸腹腔液行细胞学检查。

4.细胞学检查

腹水或腹腔冲洗液找癌细胞对Ⅰ期患者进一步确定分期及选择治疗方法有意义，若有胸腔积液应做细胞学检查确定有无胸腔转移。

(五)鉴别诊断

1.卵巢良性肿瘤与恶性肿瘤的鉴别

见表 7-2。

表 7-2　卵巢良性肿瘤与恶性肿瘤鉴别

鉴别内容	良性肿瘤	恶性肿瘤
病史	病程长，生长缓慢	病程短，迅速增大
肿块部位及性质	单侧多，囊性，光滑，活动	双侧多，实性或囊实性，不规则，固定，后穹隆实性结节或肿块
腹水征	多无	常有腹水，可能查到恶性细胞
一般情况	良好	可有消瘦、恶病质
超声检查	为液性暗区，边界清晰，有间隔光带	液性暗区内有杂乱光团、光点，界限不清
CA125(＞50 岁)	＜35 U/mL	＞35 U/mL

注：因 50 岁以下患者常有盆腔炎、子宫内膜异位症等可使 CA125 升高的疾病，故参考价值不大。50 以上岁患者中，若有卵巢肿块伴 CA125 升高，则恶性者可能性大，有鉴别诊断意义。

2.卵巢良性肿瘤的鉴别诊断

(1)卵巢瘤样病变：滤泡囊肿和黄体囊肿最常见。多为单侧，直径＜5 cm，壁薄，暂行观察或口服避孕药，2～3 个月自行消失，若持续存在或长大，应考虑为卵巢肿瘤。

(2)输卵管卵巢囊肿：为炎性囊性积液，常有不孕或盆腔感染史，两侧附件区条形囊性肿块，边界较清，活动受限。

(3)子宫肌瘤：浆膜下肌瘤或肌瘤囊性变易与卵巢实体瘤或囊肿混淆。肌瘤常为多发性，与子宫相连，检查时肿瘤随宫体及宫颈移动。超声检查可协助鉴别。

(4)妊娠子宫：妊娠早期或中期时，子宫增大变软，峡部更软，三合诊时宫体与宫颈似不相连，易将宫体误认为卵巢肿瘤。但妊娠妇女有停经史，做 HCG 测定或超声检查即可鉴别。

(5)腹水：大量腹水应与巨大卵巢囊肿鉴别，腹水常有肝病、心脏病史，平卧时腹部两侧突出如蛙腹，叩诊腹部中间鼓音，两侧浊音，移动性浊音阳性；超声检查见不规则液性暗区，液平面随体位改变，其间有肠曲光团浮动，无占位性病变。巨大囊肿平卧时腹部中间隆起，叩诊浊音，腹部两侧鼓音，无移动性浊音，边界清楚；超声检查见圆球形液性暗区，边界整齐光滑，液平面不随体位移动。

3.卵巢恶性肿瘤的鉴别诊断

(1)子宫内膜异位症：子宫内膜异位症形成的粘连性肿块及直肠子宫陷凹结节与卵巢恶性肿瘤很难鉴别。前者常有进行性痛经、月经多，经前不规则阴道流血等。超声检查、腹腔镜检查是有效的辅助诊断方法，必要时应剖腹探查确诊。

(2)结核性腹膜炎：常合并腹水，盆腹腔内形成粘连性肿块。但多发生于年轻、不孕妇女，伴月经稀少或闭经。多有肺结核史；有消瘦、乏力、低热、盗汗、食欲缺乏等全身症状。妇科检查肿块位置较高，形状不规则，界限不清，不活动。叩诊时鼓音和浊音分界不清。X 线胸片检查、结核菌素试验等可协助诊断，必要时行剖腹探查取材行活体组织检查确诊。

(3)生殖道以外的肿瘤：需与腹膜后肿瘤、直肠癌、乙状结肠癌等鉴别。腹膜后肿瘤固定不动，位置低者使子宫、直肠或输尿管移位。直肠癌和乙状结肠癌多有相应的消化道症状，超声检查、钡剂灌肠、乙状结肠镜检等有助于鉴别。

(4)转移性卵巢肿瘤：与卵巢原发恶性肿瘤不易鉴别。对于双侧性、中等大、肾形、活动的实性肿块，应疑为转移性卵巢肿瘤，有消化道癌、乳癌病史者，更要考虑转移性卵巢肿瘤诊断。若患者有消化道症状应做胃镜检查，此外要排除其他可能的原发肿瘤。如未发现原发性肿瘤病灶，应作剖腹探查。

(5)慢性盆腔炎：有流产或产褥感染病史，有发热、下腹痛，妇科检查附件区有肿块及组织增厚、压痛、片状物达盆壁。用抗生素治疗症状缓解，块状物缩小。若治疗后症状、体征无改善，或块状物增大，应考虑为盆腔或卵巢恶性肿瘤可能。超声检查有助于鉴别。

(六)恶性肿瘤的转移途径

卵巢恶性肿瘤的转移特点是外观局限的肿瘤，可在腹膜、大网膜、腹膜后淋巴结、横膈等部位有亚临床转移。主要通过直接蔓延及腹腔种植，瘤细胞可直接侵犯包膜，累及邻近器官，并广泛种植于盆腹膜及大网膜、横膈、肝表面。淋巴道也是重要的转移途径，有 3 种方式：①沿卵巢血管经卵巢淋巴管向上到腹主动脉旁淋巴结；②沿卵巢门淋巴管达髂内、髂外淋巴结，经髂总至腹主动脉旁淋巴结；③偶有沿圆韧带入髂外及腹股沟淋巴结。横膈为转移的好发部位，尤其右膈下淋巴丛密集，故最易受侵犯。血行转移少见，晚期可转移到肺、胸膜及肝。

(七)卵巢恶性肿瘤临床分期

卵巢恶性肿瘤临床分期现多采用 FIGO 2013 年手术-病理分期(表 7-3)，用以估计预后和比较疗效。

表 7-3　卵巢癌、输卵管癌、腹膜癌的手术-病理分期(FIGO，2013 年)

Ⅰ期	病变局限于卵巢或输卵管
ⅠA	肿瘤局限于一侧卵巢(包膜完整)或输卵管，卵巢和输卵管表面无肿瘤；腹水或腹腔冲洗液未找到癌细胞
ⅠB	肿瘤局限于双侧卵巢(包膜完整)或输卵管，卵巢和输卵管表面无肿瘤；腹水或腹腔冲洗液未找到癌细胞
ⅠC	肿瘤局限于单侧或双侧卵巢或输卵管，并伴有如下任何一项
ⅠC_1	手术导致肿瘤破裂
ⅠC_2	手术前肿瘤包膜已破裂或卵巢、输卵管表面有肿瘤
ⅠC_3	腹水或腹腔冲洗液发现癌细胞
Ⅱ期	肿瘤累及一侧或双侧卵巢或输卵管并有盆腔内扩散(在骨盆入口平面以下)或原发性腹膜癌
ⅡA	肿瘤蔓延或种植到子宫和(或)输卵管和(或)卵巢
ⅡB	肿瘤蔓延至其他盆腔内组织
Ⅲ期	肿瘤累及单侧或双侧卵巢、输卵管或原发性腹膜癌，伴有细胞学或组织学证实的盆腔外腹膜转移或证实存在腹膜后淋巴结转移
ⅢA_1	仅有腹膜后淋巴结阳性(细胞学或组织学证实)
ⅢA_1(ⅰ)	淋巴结转移最大直径≤10 mm
ⅢA_1(ⅱ)	淋巴结转移最大直径>10 mm
ⅢA_2	显微镜下盆腔外腹膜受累，伴或不伴腹膜后阳性淋巴结

续表

Ⅰ期	病变局限于卵巢或输卵管
ⅢB	肉眼盆腔外腹膜转移,病灶最大直径≤2 cm,伴或不伴腹膜后阳性淋巴结
ⅢC	肉眼盆腔外腹膜转移,病灶最大直径>2 cm,伴或不伴腹膜后阳性淋巴结(包括肿瘤蔓延至肝包膜和脾,但未转移到脏器实质)
Ⅳ期	超出腹腔外的远处转移
ⅣA	胸腔积液中发现癌细胞
ⅣB	腹腔外器官实质转移(包括肝实质转移和腹股沟淋巴结和腹腔外淋巴结转移)

(八)治疗

一经发现卵巢肿瘤,应行手术。手术目的:①明确诊断;②切除肿瘤;③恶性肿瘤进行手术-病理分期。术中不能确定肿瘤性质者,应将切下的卵巢肿瘤进行快速冷冻组织病理学检查,明确诊断。手术可通过腹腔镜和(或)剖腹进行。术后应根据卵巢肿瘤的性质、组织学类型、手术-病理分期等因素来决定是否进行辅助治疗。

(九)随访与监测

卵巢恶性肿瘤易于复发,应长期予以随访和监测。

1.随访时间

术后1年内每个月1次;术后2年每3个月1次;术后3～5年视病情4～6个月1次;5年以后者每年1次。

2.监测内容

临床症状、体征、全身检查及盆腔检查(包括三合诊检查),超声检查。必要时做CT或MRI检查。肿瘤标志物测定,如CA125、HE_4、CA19-9、CEA、AFP、HCG、雌激素和雄激素等可根据病情选用。

(十)妊娠合并卵巢肿瘤

妊娠合并良性肿瘤以成熟囊性畸胎瘤及浆液性(或黏液性)囊腺瘤居多,占妊娠合并卵巢肿瘤的90%,恶性者以无性细胞瘤及浆液性囊腺癌为多。若无并发症,妊娠合并卵巢肿瘤一般无明显症状。早孕时三合诊即能查得。中期妊娠以后不易查得,需依靠病史及超声诊断。

早孕时肿瘤嵌入盆腔可能引起流产,中期妊娠时易并发蒂扭转,晚期妊娠时若肿瘤较大可导致胎位异常,分娩时可引起肿瘤破裂,若肿瘤位置低可梗阻产道导致难产。妊娠时盆腔充血,可能使肿瘤迅速增大,并促使恶性肿瘤扩散。

早孕合并卵巢囊肿,以等待至妊娠3个月后进行手术为宜,以免诱发流产。妊娠晚期发现者,可等待至足月,临产后若肿瘤阻塞产道即行剖宫产,同时切除肿瘤。

若诊断或疑为卵巢恶性肿瘤,应尽早手术,其处理原则同非孕期。

二、卵巢原发上皮性肿瘤

卵巢上皮性肿瘤为最常见的卵巢肿瘤,多见于中老年妇女,很少发生在青春期前女孩和婴幼儿。卵巢上皮性肿瘤分为良性、交界性和恶性。交界性肿瘤是指上皮细胞增生活跃及核异型,核分裂象增加,表现为上皮细胞层次增加,但无间质浸润,是一种低度潜在恶性肿瘤,生长缓慢,转移率低,复发迟。卵巢上皮性癌发展迅速,不易早期诊断,治疗困难,死亡率高。

(一)发病原因及高危因素

卵巢上皮癌的发病原因一直未明。近年的研究证据表明,卵巢癌由卵巢表面表面上皮起源假说缺乏科学依据,卵巢外起源学说则引起高度重视,并提出了上皮性卵巢癌发生的二元理论。二元论将卵巢上皮癌分为两型,Ⅰ型卵巢癌包括了低级别卵巢浆液性癌及低级别卵巢子宫内膜样癌、透明细胞癌、黏液性癌和移行细胞癌;Ⅱ型卵巢癌包括了高级别卵巢浆液性癌及高级别卵巢子宫内膜样癌、未分化癌和恶性中胚叶混合性肿瘤(癌肉瘤)。Ⅰ型卵巢癌起病缓慢,常有前驱病变,多为临床早期,预后较好;Ⅱ型卵巢癌发病快,无前驱病变,侵袭性强,多为临床晚期,预后不良。两型卵巢癌的发生、发展可能有两种不同的分子途径,因而具有不同的生物学行为。高级别卵巢浆液性癌大多起源于输卵管的观点已被国际上多数学者所接受。

此外,下列因素也可能与卵巢上皮癌的发病密切相关。

1.遗传因素

5%～10%的卵巢上皮癌具有遗传异常。上皮性卵巢癌的发生与三个遗传性癌综合征有关,即遗传性乳腺癌-卵巢癌综合征(HBOC),遗传性位点特异性卵巢癌综合征(HSSOC),和遗传性非息肉性结直肠癌综合征(HNPCC),最常见的是 HBOC。真正的遗传性卵巢癌和乳腺癌一样,主要是由 *BRCA*1 和 *BRCA*2 基因突变所致,属于常染色体显性遗传。

2.子宫内膜异位症

相关的形态学和分子遗传学的证据提示,卵巢子宫内膜样癌和透明细胞癌可能来源于子宫内膜异位症的病灶恶变。抑癌基因 *ARID*1*A* 基因突变不仅见于卵巢子宫内膜样癌和透明细胞癌的癌组织,同时见于邻近的子宫内膜异位症和癌变前期病灶,这是卵巢子宫内膜样癌和透明细胞癌起源异位子宫内膜的有力证据。

3.持续排卵

持续排卵使卵巢表面上皮不断损伤与修复,其结果一方面在修复过程中卵巢表面上皮细胞突变的可能性增加。减少或抑制排卵可减少卵巢上皮由排卵引起的损伤,可能降低卵巢癌发病危险。流行病学调查发现卵巢癌危险因素有未产、不孕,而多次妊娠、哺乳和口服避孕药有保护作用。

(二)病理

1.组织学类型

卵巢上皮肿瘤组织学类型主要有以下几种。

(1)浆液性肿瘤。①浆液性囊腺瘤:约占卵巢良性肿瘤的 25%。多为单侧,球形,大小不等,表面光滑,囊性,壁薄,内充满淡黄色清亮液体。有单纯性及乳头状两型,前者多为单房,囊壁光滑;后者常为多房,可见乳头,向囊外生长。镜下见囊壁为纤维结缔组织,内为单层柱状上皮,乳头分支较粗,间质内见砂粒体(成层的钙化小球状物)。②交界性浆液性囊腺瘤:中等大小,多为双侧,乳头状生长在囊内较少,多向囊外生长。镜下见乳头分支纤细而密,上皮复层不超过 3 层,细胞核轻度异型,核分裂象<1/HP,无间质浸润,预后好。对于存在浸润性种植患者,晚期和复发概率增加。③浆液性囊腺癌:占卵巢恶性肿瘤的 40%～50%。多为双侧,体积较大,半实质性。结节状或分叶状,灰白色,或有乳突状增生,切面为多房,腔内充满乳头,质脆,出血、坏死。镜下见囊壁上皮明显增生,复层排列,一般在 4 层以上。癌细胞为立方形或柱状,细胞异型明显,并向间质浸润。

2014 年版 WHO 女性生殖道肿瘤分类中将浆液性癌分为低级别癌与高级别癌两类,采用的是M.D.Anderson癌症中心的分类标准(见表 7-4)。

表 7-4　卵巢浆液性癌组织学分类(WHO,2014)

项目	高级别	低级别
组织病理特点	细胞核多形性,大小相差超过 3 倍	细胞核较均匀一致,仅轻到中度异型性
	核分裂数＞12 个/HPF	核分裂数≤12 个/HPF
	常见坏死和多核瘤巨细胞	无坏死或多核瘤巨细胞
		核仁可明显,可有胞质内黏液

注:级别的确定基于细胞形态,非组织结构。

(2)黏液性肿瘤:黏液性肿瘤组织学上分为肠型、宫颈型或混合型,由肠型黏膜上皮或宫颈管黏膜上皮(mullerian 分化)组成。①黏液囊腺瘤:占卵巢良性肿瘤的 20%。多为单侧,圆形或卵圆形,体积较大,表面光滑,灰白色。切面常为多房,囊腔内充满胶冻样黏液,含黏蛋白和糖蛋白,囊内很少有乳头生长。镜下见囊壁为纤维结缔组织,内衬单层柱状上皮;可见杯状细胞及嗜银细胞。恶变率为 5%～10%。偶可自行破裂,瘤细胞种植在腹膜上继续生长并分泌黏液,在腹膜表面形成胶冻样黏液团块,极似卵巢癌转移,称腹膜假黏液瘤。腹膜假性黏液瘤主要继发于肠型分化的肿瘤,瘤细胞呈良性,分泌旺盛,很少见细胞异型和核分裂,多限于腹膜表面生长,一般不浸润脏器实质。手术是主要治疗手段,术中应尽可能切净所有肿瘤。然而,手术很少能根治,本病复发率高,患者需要多次手术,患者常死于肠梗阻。②交界性黏液性囊腺瘤:一般较大,少数为双侧,表面光滑,常为多房。切面见囊壁增厚,有实质区和乳头状形成,乳头细小、质软。镜下见上皮不超过 3 层,细胞轻度异型,细胞核大、染色深,有少量核分裂,增生上皮向腔内突出形成短粗的乳头,无间质浸润。③黏液性囊腺癌:占卵巢恶性肿瘤的 10%。多为单侧,瘤体较大,囊壁可见乳头或实质区,切面为囊、实性,囊液混浊或血性。镜下见腺体密集,间质较少,腺上皮超过 3 层,细胞明显异型,并有间质浸润。

(3)卵巢子宫内膜样肿瘤:良性瘤较少见,为单房,表面光滑,囊壁衬以单层柱状上皮,似正常子宫内膜。囊内被覆扁平上皮,间质内可有含铁血黄素的吞噬细胞。子宫内膜样交界性瘤很少见。卵巢子宫内膜样癌占卵巢恶性肿瘤的 10%～24%,肿瘤单侧多,中等大,囊性或实性,有乳头生长,囊液多为血性。镜下特点与子宫内膜癌极相似,多为高分化腺癌或腺棘皮癌,常并发子宫内膜异位症和子宫内膜癌,不易鉴别何者为原发或继发。

(4)透明细胞肿瘤:来源于苗勒氏管上皮,良性罕见,交界性者上皮由 1～3 层多角形靴钉状细胞组成,核有异型性但无间质浸润,常合并透明细胞癌存在。透明细胞癌占卵巢癌 5%～11%,患者均为成年妇女,平均年龄 48～58 岁,10%合并高血钙症。常合并子宫内膜异位症(25%～50%)。易转移至腹膜后淋巴结,对常规化疗不明感。呈囊实性,单侧多,较大;镜下瘤细胞质丰富或呈泡状,含丰富糖原,排列成实性片、索状或乳头状;瘤细胞核异型性明显,深染,有特殊的靴钉细胞附于囊内及管状结构。

(5)勃勒纳瘤:由卵巢表面上皮向移行上皮分化而形成,占卵巢肿瘤 1.5%～2.5%。多数为良性,单侧,体积小(直径＜5 cm),表面光滑,质硬,切面灰白色漩涡或编织状。小肿瘤常位于卵巢髓质近卵巢门处。亦有交界性及恶性。

(6)未分化癌:在未分化癌中,小细胞癌最有特征。发病年龄 9～43 岁,平均 24 岁,70%患者有高血钙。常为单侧,较大,表面光滑或结节状,切面为实性或囊实性,质软、脆,分叶或结节状,褐色或灰黄色,多数伴有坏死出血。镜检癌细胞为未分化小细胞,圆形或梭形,胞质少,核圆或卵圆有核仁，核分裂多见(16/10 HPFs～50/10 HPFs)。细胞排列紧密，呈弥散、巢状，片状生长。恶性程度极高，预后极差，90%患者在1年内死亡。

2.组织学分级

2014年版WHO女性生殖道肿瘤分类中，对卵巢上皮癌的组织学分级达成共识。浆液性癌分为低级别癌与高级别癌两类。子宫内膜样癌根据FIGO分级系统分3级，1级实性区域<5%，2级实性区域5%～50%，3级实性区域>50%。黏液性癌不分级，但分为3型：①非侵袭性(上皮内癌)，②侵袭性(膨胀性或融合性)，③侵袭性(浸润型)。浆黏液性癌按不同的癌成分各自分级。透明细胞癌和未分化癌本身为高级别癌，不分级。恶性Brenner瘤其恶性成分参照尿路上皮癌分级，分为低级别和高级别。

肿瘤组织学分级对患者预后有重要的影响，应引起重视。

(三)治疗

1.良性肿瘤

若卵巢肿块直径<5 cm，疑为卵巢瘤样病变，可做短期观察。一经确诊为卵巢良性肿瘤，应手术治疗。根据患者年龄、生育要求及对侧卵巢情况决定手术范围。年轻、单侧良性肿瘤应行患侧卵巢囊肿剥出或卵巢切除术，尽可能保留正常卵巢组织和对侧正常卵巢；即使双侧良性囊肿，也应争取行囊肿剥出术，保留正常卵巢组织。围绝经期妇女可行单侧附件切除或子宫及双侧附件切除术。术中剖开肿瘤肉眼观察区分良、恶性，必要时做冷冻切片组织学检查明确性质，确定手术范围。若肿瘤大或可疑恶性，尽可能完整取出肿瘤，防止囊液流出及瘤细胞种植于腹腔。巨大囊肿可穿刺放液，待体积缩小后取出，穿刺前须保护穿刺周围组织，以防囊液外溢，放液速度应缓慢，以免腹压骤降发生休克。

2.交界性肿瘤

手术是卵巢交界性肿瘤最重要的治疗，手术治疗的目标是将肿瘤完全切除。卵巢交界瘤建议行全面分期手术，是否要行腹膜后淋巴结系统切除或取样活检，多数学者倾向否定意见，尤其是卵巢黏液性肿瘤。年轻患者可考虑行保留生育功能治疗。晚期复发是卵巢交界瘤的特点，78%在5年后甚至10年后复发。复发的肿瘤一般仍保持原病理形态，即仍为交界性肿瘤，复发的肿瘤一般仍可切除。

卵巢交界性瘤一般不主张进行术后化疗，化疗仅在以下几种情况考虑应用：①肿瘤期别较晚，有广泛种植，术后可施行3～6个疗程化疗；②有大网膜，淋巴结或其他远处部位浸润性种植的患者更可能发生早期复发，这些患者应按照低级别浆液性癌进行化疗。

3.恶性肿瘤

治疗原则是手术为主，辅以化疗、放疗及其他综合治疗。

(1)手术：是治疗卵巢上皮癌的主要手段。应根据术中探查及冷冻病理检查结果，决定手术范围，卵巢上皮癌第一次手术彻底性与预后密切相关。

早期(FIGOⅠ～Ⅱ期)卵巢上皮癌应行全面确定分期的手术，包括留取腹水或腹腔冲洗液进行细胞学检查；全面探查盆、腹腔，对可疑病灶及易发生转移部位多处取材做组织学检查；全子宫和双附件切除(卵巢动静脉高位结扎)；盆腔及腹主动脉旁淋巴结清除；大网膜和阑尾切除。一般认为，对于上皮性卵巢癌施行保留生育功能(保留子宫和对侧附件)的手术应是谨慎和严格选择的，必须具备以下条件方可施行：①患者年轻，渴望生育；②ⅠA期；③细胞分化好(G_1)；④对侧卵巢外观正常、剖探阴性；⑤有随诊条件。亦有主张完成生育后视情况再行手术切除子宫及对侧附件。对于有高危因素而要求保留生育功能的患者则需充分知情。

晚期卵巢癌(FIGO Ⅲ～Ⅳ期)应行肿瘤细胞减灭术,术式与全面确定分期的手术相同,手术的主要目的是尽最大努力切除卵巢癌的原发灶和转移灶,使残余肿瘤直径<1 cm,必要时可切除部分肠管或脾脏等。对于手术困难的患者可在组织病理学确诊为卵巢癌后,先行1～2程先期化疗后再进行手术。

复发性卵巢癌的手术治疗价值尚有争议,主要用于以下几方面:①解除肠梗阻;②对二线化疗敏感的复发灶(化疗后间隔大于12个月)的减灭;③切除孤立的复发灶。对于复发癌的治疗多数只能缓解症状,而不是为了治愈,生存质量是最应该考虑的因素。

(2)化学药物治疗:为主要的辅助治疗。常用于术后杀灭有残留癌灶,控制复发;也可用于复发病灶的治疗。化疗可以缓解症状,延长患者存活期。暂无法施行手术的晚期患者,化疗可使肿瘤缩小,为以后手术创造条件。

一线化疗是指首次肿瘤细胞减灭术后的化疗。常用化疗药物有顺铂、卡铂、紫杉醇、环磷酰胺、异环磷酰胺、氟尿嘧啶、博来霉素、长春新碱、依托泊苷(VP-16)等。近年来多以铂类药物和紫杉醇为主要的化疗药物,常用联合化疗方案见表7-5。根据病情可采用静脉化疗或静脉腹腔联合化疗。腹腔内化疗不仅能控制腹水,又能使小的腹腔内残存癌灶缩小或消失。化疗疗程数一般为6～9个疗程。二线化疗主要用于卵巢癌复发的治疗。选择化疗方案前应了解一线化疗用什么药物及药物累积量;一线化疗疗效如何,毒性如何,反应持续时间及停药时间。患者一线治疗中对铂类的敏感性对选择二线化疗具重要参考价值。二线化疗的用药原则:①以往未用铂类者可选用含铂类的联合化疗;②在铂类药物化疗后6个月以上出现复发用以铂类为基础的二线化疗通常有效;③难治性患者不应再选用以铂类为主的化疗,而应选用与铂类无交叉耐药的药物,如紫杉醇、拓扑替康、异环磷酰胺、六甲蜜胺、吉西他滨、脂质体多柔比星等。

表7-5　卵巢上皮性癌常用联合化疗方案

方案	药物	剂量及方法	疗程间隔
1.TC	紫杉醇(T)	175 mg/m² 静脉滴注1次,3小时滴完	3周
	卡铂(C)	卡铂(剂量按AUC=5计算)静脉滴注1次	
2.TP	紫杉醇(T)	175 mg/m² 静脉滴注1次,3小时滴完	3周
	顺铂(P)	70 mg/m² 静脉滴注1次	
3.PC	顺铂(P)	70 mg/m² 静脉滴注1次	3～4周
	环磷酰胺(C)	700 mg/m² 静脉滴注1次	

(3)放疗:外照射对于卵巢上皮癌的治疗价值有限,可用于锁骨上和腹股沟淋巴结转移灶和部分紧靠盆壁的局限性病灶的局部治疗。对上皮性癌不主张以放疗作为主要辅助治疗手段,但在ⅠC期,或伴有大量腹水者经手术后仅有细小粟粒样转移灶或肉眼看不到有残留病灶的可辅以放射性同位素^{32}P腹腔内注射以提高疗效,减少复发,腹腔内有粘连时禁用。

(4)免疫治疗:靶向药物治疗是目前改善晚期卵巢癌预后的主要趋势。近年来,贝伐珠单抗在卵巢癌的一线治疗及复发卵巢癌的治疗中都取得了较好的疗效,可提高患者的无瘤生存期,但其较高的价格还需进行价值医学方面的评价。

(四)预后

预后与分期、组织学分类及分级、患者年龄及治疗方式有关。以分期最重要,期别越早预后越好。据文献报道Ⅰ期卵巢癌，病变局限于包膜内，5 年生存率达 90%。若囊外有赘生物、腹腔冲洗液找到癌细胞降至 68%；Ⅲ期卵巢癌，5 年生存率为 30%～40%；Ⅳ期卵巢癌仅为 10%。低度恶性肿瘤疗效较恶性程度高者为佳，细胞分化良好者疗效较分化不良者好。对化疗药物敏感者，疗效较好。术后残余癌灶直径＜1 cm者，化疗效果较明显，预后良好。

(五)预防

卵巢上皮癌的病因不清，难以预防。但若能积极采取措施对高危人群严密监测随访，早期诊治可改善预后。

(1)高危人群严密监测：40 岁以上妇女每年应行妇科检查；高危人群每半年检查 1 次，早期发现或排除卵巢肿瘤。若配合超声检查、CA125 检测等则更好。

(2)早期诊断及处理：卵巢实性肿瘤或囊肿直径＞5 cm 者，应及时手术切除。重视青春期前、绝经后或生育年龄口服避孕药的妇女发现卵巢肿大，应及时明确诊断。盆腔肿块诊断不清或治疗无效者，应及早行腹腔镜检查或剖腹探查，早期诊治。

(3)乳癌和胃肠癌的女性患者，治疗后应严密随访，定期作妇科检查，确定有无卵巢转移癌。

(4)家族史和基因检测是临床医师决定是否行预防性卵巢切除的主要考虑因素，基因检测是最关键的因素。对 BRCA1(＋)的 HOCS 家族成员行预防性卵巢切除是合理的。

三、卵巢生殖细胞肿瘤

卵巢生殖细胞肿瘤是指来源于胚胎性腺的原始生殖细胞而具有不同组织学特征的一组肿瘤，其发病率仅次于上皮性肿瘤，多发生于年轻的妇女及幼女，绝经后仅占 4%。卵巢恶性生殖细胞肿瘤恶性程度大，死亡率高。由于找到有效的化疗方案，使其预后大为改观。卵巢恶性生殖细胞肿瘤的存活率分别由过去的 10%提高到目前 90%，大部分患者可行保留生育功能的治疗。

(一)病理分类

1.畸胎瘤

由多胚层组织结构组成的肿瘤，偶见含一个胚层成分。肿瘤组织多数成熟，少数未成熟；多数为囊性，少数为实性。肿瘤的良、恶性及恶性程度取决于组织分化程度，而不决定于肿瘤质地。

(1)成熟畸胎瘤：又称皮样囊肿，属良性肿瘤，占卵巢肿瘤的 10%～20%，占生殖细胞肿瘤的 85%～97%，占畸胎瘤的 95%以上。可发生于任何年龄，以 20～40 岁居多。多为单侧，双侧占 10%～17%。中等大小，呈圆形或卵圆形，壁光滑、质韧。多为单房，腔内充满油脂和毛发，有时可见牙齿或骨质。囊壁内层为复层鳞状上皮，壁上常见小丘样隆起向腔内突出称“头节”。肿瘤可含外、中、内胚层组织。偶见向单一胚层分化，形成高度特异性畸胎瘤，如卵巢甲状腺肿，分泌甲状腺激素，甚至引起甲亢。成熟囊性畸胎瘤恶变率为 2%～4%，多见于绝经后妇女；“头节”的上皮易恶变，形成鳞状细胞癌，预后较差。

(2)未成熟畸胎瘤：属恶性肿瘤，含 2～3 胚层，占卵巢畸胎瘤 1%～3%。肿瘤由分化程度不同的未成熟胚胎组织构成，主要为原始神经组织。多见于年轻患者，平均年龄 11～19 岁。肿瘤多为实性，可有囊性区域。肿瘤的恶性程度根据未成熟组织所占比例、分化程度及神经上皮含量而定。该肿瘤的复发及转移率均高，但复发后再次手术可见未成熟肿瘤组织具有向成熟转化的特点，即恶性程度的逆转现象。

2.无性细胞瘤

无性细胞瘤为中度恶性的实性肿瘤，占卵巢恶性肿瘤的 5%。好发于青春期及生育期妇女，单侧居多,右侧多于左侧。肿瘤为圆形或椭圆形,中等大,实性,触之如橡皮样。表面光滑或呈分叶状。切面淡棕色,镜下见圆形或多角形大细胞,细胞核大,胞质丰富,瘤细胞呈片状或条索状排列,有少量纤维组织相隔,间质中常有淋巴细胞浸润。对放疗特别敏感,纯无性细胞瘤的5年存活率可达90%。混合型(含绒癌,内胚窦成分)预后差。

3.卵黄囊瘤

来源于胚外结构卵黄囊,其组织结构与大鼠胎盘的内胚窦特殊血管周围结构(schiller-dural小体)相似,又名内胚窦瘤。卵黄囊瘤占卵巢恶性肿瘤1%,但是恶性生殖细胞肿瘤的常见类型,其恶性程度高,常见于儿童及年轻妇女。多为单侧,肿瘤较大,圆形或卵圆形。切面部分囊性,组织质脆,多有出血坏死区,呈灰红或灰黄色,易破裂。镜下见疏松网状和内皮窦样结构。瘤细胞扁平、立方、柱状或多角形,产生甲胎蛋白(AFP),故患者血清AFP浓度很高,其浓度与肿瘤消长相关,是诊断及治疗监测时的重要标志物。肿瘤生长迅速,易早期转移,预后差,既往平均生存期仅1年,现经手术及联合化疗后,生存期明显延长。

4.胚胎癌

胚胎癌是一种未分化并具有多种分化潜能的恶性生殖细胞肿瘤。极少见,发生率占卵巢恶性生殖细胞瘤的5%以下。胚胎癌具有向胚体方向分化的潜能,可形成不同程度分化的畸胎瘤;向胚外方向分化则形成卵黄囊结构或滋养细胞结构。形态上与睾丸的胚胎癌相似,但发生在卵巢的纯型胚胎癌远较在睾丸少见,其原因尚不明。肿瘤体积较大,有包膜,质软,常伴出血、梗死和包膜破裂。切面为实性,灰白色,略呈颗粒状;与其他生殖细胞瘤合并存在时,则依所含的成分和占的比例不同呈现出杂色多彩状,囊性变和出血坏死多见。瘤组织由较原始的多角形细胞聚集形成的实性上皮样片块和细胞巢与原始幼稚的黏液样间质构成。肿瘤细胞和细胞核的异型性突出,可见瘤巨细胞。在稍许分化的区域,瘤细胞有形成裂隙和乳头的倾向,细胞略呈立方或柱状上皮样,但不形成明确的腺管。胚胎癌具有局部侵袭性强、播散广泛及早期转移的特性;转移的途径早期经淋巴管,晚期合并血行播散。

5.绒癌

原发性卵巢绒癌也称为卵巢非妊娠性绒癌,是由卵巢生殖细胞中的多潜能细胞向胚外结构(滋养细胞或卵黄囊等)发展而来的一种恶性程度极高的卵巢肿瘤,它可分为单纯型或混合型。混合型,即除绒癌成分外,还同时合并存在其他恶性生殖细胞肿瘤,如未成熟畸胎瘤、卵黄囊瘤、胚胎癌及无性细胞瘤等。原发卵巢绒癌多见的是混合型,单纯型极为少见。妊娠性绒癌一般不合并其他恶性生殖细胞肿瘤。典型的肿瘤体积较大,单侧,实性,质软,出血坏死明显。镜下形态如同子宫绒癌,由细胞滋养细胞和合体滋养细胞构成。因其他生殖细胞肿瘤特别是胚胎性癌常有不等量的合体细胞,诊断必须同时具备两种滋养细胞。非妊娠性绒癌预后较妊娠性绒癌差,治疗效果不好,病情发展快,短期内即死亡。

(二)诊断

卵巢恶性生殖细胞肿瘤在临床表现方面具有一些特点。如发病年龄轻,肿瘤较大,肿瘤标志物异常,很易产生腹水,病程发展快等。若能注意到这些肿瘤的特点,诊断并不难。特别是血清甲胎蛋白(AFP)和人绒毛膜促性腺激素(HCG)的检测可以起到明确诊断的作用。卵黄囊瘤可以合成AFP,卵巢绒癌可分泌HCG,这些都是很特异的肿瘤标志物。血清AFP和HCG的动态变化与肿瘤病情的好转和恶化是一致的,临床完全缓解的患者其血清AFP或HCG值轻度升高也预示肿瘤的残存或复发。虽然血清AFP和HCG的检测对卵巢内胚窦瘤和卵巢绒癌有明确诊断的意义，但卵巢恶性生殖细胞肿瘤的最后确诊还是依靠组织病理学的诊断。

(三)治疗

1.良性生殖细胞肿瘤

单侧肿瘤应行卵巢肿瘤剥除或患侧附件切除术；双侧肿瘤争取行卵巢肿瘤剥除术；围绝经期妇女可考虑行全子宫双附件切除术。

2.恶性生殖细胞肿瘤

(1)手术治疗：由于绝大部分恶性生殖细胞肿瘤患者是希望生育的年轻女性，常为单侧卵巢发病，即使复发也很少累及对侧卵巢和子宫，更为重要的是卵巢恶性生殖细胞肿瘤对化疗十分敏感。因此，手术的基本原则是无论期别早晚，只要对侧卵巢和子宫未受肿瘤累及，均应行保留生育功能的手术，即仅切除患侧附件，同时行全面分期探查术。对于复发的卵巢生殖细胞仍主张积极手术。

(2)化疗：恶性生殖细胞肿瘤对化疗十分敏感。根据肿瘤分期、类型和肿瘤标志物的水平，术后可采用3～6个疗程的联合化疗。常用化疗方案见表7-6。

表7-6 卵巢恶性生殖细胞肿瘤常用联合化疗方案

方案	药物	剂量及方法	疗程间隔
PEB	顺铂(p)	30～35 mg/(m^2·d)，静脉滴注，第1～3天	3周
	依托泊苷(E)	100 mg/(m^2·d)，静脉滴注，第1～3天	
	博来霉素(B)	30 mg/w，肌内注射(化疗第2天开始)	
PVB	顺铂(P)	30～35 mg/(m^2·d)，静脉滴注，第1～3天	3周
	长春新碱(V)	1～1.5 mg/m^2(2 mg)静脉注射，第1～2天	
	博来霉素(B)	30 mg/w，肌内注射(化疗第2天开始)	
VAC	长春新碱(V)	1～1.5 mg/m^2(最大2 mg)静脉注射，第1天	4周
	放线菌素D(A)	5～7 mg/(kg·d)，静脉滴注，第2～6天	
	环磷酰胺(C)	5～7 mg/(kg·d)，静脉滴注，第2～6天	

(3)放疗：为手术和化疗的辅助治疗。无性细胞瘤对放疗最敏感，但由于无性细胞瘤的患者多年轻，要求保留生育功能，目前放疗已较少应用。对复发的无性细胞瘤，放疗仍能取得较好疗效。

四、卵巢性索间质肿瘤

卵巢性索间质肿瘤来源于原始性腺中的性索及间质组织，占卵巢肿瘤的4.3%～6%。在胚胎正常发育过程中，原始性腺中的性索组织，在男性将演变成睾丸曲细精管的支持细胞，在女性将演变成卵巢的颗粒细胞；而原始性腺中的特殊间叶组织将演化为男性睾丸的间质细胞及女性卵巢的泡膜细胞。卵巢性索间质肿瘤即是由上述性索组织或特殊的间叶组织演化而形成的肿瘤，它们仍保留了原来各自的分化特性。肿瘤可由单一细胞构成，如颗粒细胞瘤、泡膜细胞瘤、支持细胞瘤、间质细胞瘤；肿瘤亦可由不同细胞组合形成，当含两种细胞成分时，可以形成颗粒-泡膜细胞瘤，支持-间质细胞瘤；而当肿瘤含有上述四种细胞成分时，此种性索间质肿瘤称为两性母细胞瘤。许多类型的性索间质肿瘤能分泌类固醇激素，临床出现内分泌失调症状，但是肿瘤的诊断依据是肿瘤特有的病理形态，临床内分泌紊乱和激素水平异常仅能做参考。

(一)病理分类和临床表现

1.颗粒细胞-间质细胞瘤

由性索的颗粒细胞及间质的衍生成分如成纤维细胞及卵泡膜细胞组成。

(1)颗粒细胞瘤:在病理上颗粒细胞瘤分为成人型和幼年型两种。95%的颗粒细胞瘤为成人型,属低度恶性的肿瘤,可发生于任何年龄,高峰为45~55岁。肿瘤能分泌雌激素,故有女性化作用。青春期前患者可出现假性性早熟,生育年龄患者出现月经紊乱,绝经后患者则有不规则阴道流血,常合并子宫内膜增生过长,甚至发生腺癌。肿瘤多为单侧,圆形或椭圆形,呈分叶状,表面光滑,实性或部分囊性;切面组织脆而软,伴出血坏死灶。镜下见颗粒细胞环绕成小圆形囊腔,菊花样排列、中心含嗜伊红物质及核碎片(Call-Exner小体)。瘤细胞呈小多边形,偶呈圆形或圆柱形,胞质嗜淡伊红或中性,细胞膜界限不清,核圆,核膜清楚。预后较好,5年生存率达80%以上,但有远期复发倾向。幼年型颗粒细胞瘤罕见,仅占5%,是一种恶性程度极高的卵巢肿瘤。主要发生在青少年,98%为单侧。镜下呈卵泡样,缺乏核纵沟,胞质丰富,核分裂更活跃,极少含Call-Exner小体,10%~15%呈重度异型性。

(2)卵泡膜细胞瘤:为有内分泌功能的卵巢实性肿瘤,因能分泌雌激素,故有女性化作用。常与颗粒细胞瘤合并存在,但也有纯卵泡膜细胞瘤。为良性肿瘤,多为单侧,圆形、卵圆形或分叶状,表面被覆薄的有光泽的纤维包膜。切面为实性,灰白色。镜下见瘤细胞短梭形,胞质富含脂质,细胞交错排列呈漩涡状。瘤细胞团为结缔组织分隔。常合并子宫内膜增生过长,甚至子宫内膜癌。恶性卵泡膜细胞瘤较少见,可直接浸润邻近组织,并发生远处转移。其预后较一般卵巢癌为佳。

(3)纤维瘤:为较常见的良性肿瘤,占卵巢肿瘤的2%~5%,多见于中年妇女,单侧居多,中等大小,表面光滑或结节状,切面灰白色,实性、坚硬。镜下见由梭形瘤细胞组成,排列呈编织状。偶见患者伴有腹水或胸腔积液,称梅格斯综合征,腹水经淋巴或横膈至胸腔,右侧横膈淋巴丰富,故多见右侧胸腔积液。手术切除肿瘤后,胸腔积液、腹水自行消失。

2.支持细胞-间质细胞瘤

支持细胞-间质细胞瘤又称睾丸母细胞瘤,罕见,多发生在40岁以下妇女。单侧居多,通常较小,可局限在卵巢门区或皮质区,实性,表面光滑而滑润,有时呈分叶状,切面灰白色伴囊性变,囊内壁光滑,含血性浆液或黏液。镜下见不同分化程度的支持细胞及间质细胞。高分化者属良性,中低分化为恶性,具有男性化作用;少数无内分泌功能呈现女性化,雌激素可由瘤细胞直接分泌或由雄激素转化而来。10%~30%呈恶性行为,5年生存率为70%~90%。

(二)治疗

1.良性的性索间质肿瘤

年轻妇女患单侧肿瘤,应行卵巢肿瘤剥除或患侧附件切除术;双侧肿瘤争取行卵巢肿瘤剥除术;围绝经期妇女可考虑行全子宫双附件切除术。卵巢纤维瘤、卵泡膜细胞瘤和硬化性间质瘤是良性的,可按上述处理。

2.恶性的性索间质肿瘤

颗粒细胞瘤、间质细胞瘤、环管状性索间质瘤是低度或潜在恶性的。Ⅰ期的卵巢性索间质肿瘤希望生育的年轻患者,可考虑行患侧附件切除术,保留生育功能,但应进行全面细致的手术病理分期;不希望生育者应行全子宫双附件切除术和确定分期手术。晚期肿瘤应采用肿瘤细胞减灭术。与上皮性卵巢癌不同,对于复发的性索间质肿瘤仍主张积极手术。术后辅助治疗并没有公认有效的方案。以铂类为基础的多药联合化疗可作为术后辅助治疗的选择,尤其是晚期和复发患者的治疗。常用方案为 TC、PAC、PEB、PVB，一般化疗 6 个疗程。本瘤有晚期复发的特点，应长期随诊。

五、卵巢转移性肿瘤

体内任何部位原发性癌均可能转移到卵巢，乳腺、肠、胃、生殖道、泌尿道等是常见的原发肿瘤器官。库肯勃瘤，即印戒细胞癌，是一种特殊的转移性腺癌，原发部位在胃肠道，肿瘤为双侧性，中等大，多保持卵巢原状或呈肾形。一般无粘连，切面实性，胶质样。镜下见典型的印戒细胞，能产生黏液，周围是结缔组织或黏液瘤性间质。

卵巢转移瘤的处理取决于原发灶的部位和治疗情况，需要多学科协作，共同诊治。治疗的原则是有效的缓解和控制症状。如原发瘤已经切除且无其他转移和复发迹象，卵巢转移瘤仅局限于盆腔，可采用原发性卵巢恶性肿瘤的手术方法，尽可能切除盆腔转移瘤，术后应按照原发瘤进行辅助治疗。大部分卵巢转移性肿瘤的治疗效果不好，预后很差。

（杨　婕）

第六节　输卵管肿瘤

一、输卵管良性肿瘤

输卵管肿瘤占女性生殖系统肿瘤的 0.5%～1.1%，其中良性肿瘤罕见。来源于米勒管或中肾管。大致可分为以下几类：①上皮细胞肿瘤，腺瘤、乳头瘤；②内皮细胞肿瘤，血管瘤、淋巴管瘤；③间皮细胞肿瘤，平滑肌瘤、脂肪瘤、软骨瘤、骨瘤；④混合性畸胎瘤，囊性畸胎瘤。

（一）输卵管腺瘤样瘤

输卵管腺瘤样瘤为最常见的一种输卵管良性肿瘤。以生育期年龄妇女为多见。80%以上伴有子宫肌瘤，未见恶变报道。腺瘤样瘤由 Golden 和 Ash 于 1945 年首先报道并命名，它的组织发生一直有争议，近几年的免疫组化和超微结构研究均支持肿瘤起源于多能性间叶细胞。

输卵管良性肿瘤无特异症状，多数患者是以其并发疾病如子宫肌瘤，慢性输卵管炎的症状而就诊，易被其他疾病所蒙蔽，临床极少有确诊病例，常在妇科手术时无意中被发现者居多，造成大体标本检查易忽略而漏诊，导致检出率低。肿瘤体积较小，直径 1～3 cm，位于输卵管肌壁或浆膜下。大体形态为实性，灰白色或灰黄色，与周围组织有分界，但无包膜。镜下可见紧密排列的腺体，呈隧道样、微囊样或血管瘤样结构，被覆低柱状上皮，核分裂象罕见。间质由纤维、弹力纤维及平滑肌组成。肿瘤可以浸润性的方式生长到管腔皱襞的支持间质中去。诊断有困难时组织化学和免疫组化可帮助诊断，AB 阳性，CK、Vim、SMA、Calretinin 阳性即可确诊。治疗为手术切除患侧输卵管。预后良好。

（二）输卵管乳头状瘤

输卵管乳头状瘤多发生于生育期妇女，与输卵管积水并发率较高，偶尔亦与输卵管结核或淋病并存。

肿瘤直径一般为 1～2 cm。一般生长在输卵管黏膜，突向管腔，呈疣状或菜花状，剖面见肿瘤自输卵管黏膜长出。镜下典型特点:见乳头结构,大小不等,表面被覆无纤毛细胞或少数纤毛细胞,细胞扁平,立方或柱形,核有中等程度的多形性但是核分裂象很少见,组织学上需要将这种良性病变与输卵管腺癌进行鉴别。输卵管周围及管壁内可见少量的嗜碱性粒细胞和淋巴细胞为主的炎症细胞浸润。

肿瘤早期无症状,患者常常合并输卵管周围炎,常因不孕、腹痛等原因就诊,随肿瘤发展逐渐出现阴道排液,无臭味,合并感染时呈脓性。管腔内液体经输卵管伞端流向腹腔即形成盆腔积液,当有多量液体向阴道排出时,可出现腹部绞痛。盆腔检查可触及附件形成的肿块,超声检查和腹腔镜可协助诊断,但最后诊断有赖于病理检查。治疗为手术切除患侧输卵管,如有恶变者按输卵管癌处理。

(三)输卵管息肉

输卵管息肉可发生于生育年龄和绝经后,一般无症状,多在不孕患者行检查时发现。输卵管息肉的发生不明,多位于输卵管腔内,与正常黏膜上皮有连续,镜下可无炎症证据。宫腔镜检查和子宫输卵管造影均可发现,但前者优于后者。乳头瘤和息肉的鉴别是前者具有乳头结构。

(四)输卵管平滑肌瘤

较少见。查阅近年国内外文献共报道 20 例左右。输卵管平滑肌瘤的发生与胃肠道平滑肌瘤相似,而与雌激素无关。同子宫平滑肌瘤,亦可发生退行性病变。临床上常无症状,多在行其他手术时偶尔发现。肿瘤较小,单个,实质,表面光滑。肿瘤较大时可压迫管腔而致不育及输卵管妊娠,亦可引起输卵管扭转而发生腹痛。处理可手术切除患侧输卵管。

(五)输卵管成熟性畸胎瘤

比恶性畸胎瘤还少见。文献上仅有少数病例报道,大多数为良性,其来源于米勒管或中肾管,认为可能是胚胎早期,生殖细胞移行至卵巢的过程中,在输卵管区而形成。一般病变多为单侧,双侧少见,常位于输卵管峡部或壶腹部,以囊性为主,少数为实性病变,少数位于输卵管肌层内或缚于浆膜层,肿瘤体积一般较小,1～2 cm,也有直径达 10～20 cm 者,镜下同卵巢畸胎瘤所见,可含有 3 个胚层成熟成分。

患者年龄一般在 21～60 岁。常见症状为盆腔或下腹部疼痛、痛经、月经不规则及绝经后流血,由于无典型的临床症状或无症状,因此术前很难作出诊断。输卵管畸胎瘤可合并输卵管妊娠,治疗仅行肿瘤切除或输卵管切除。

(六)输卵管血管瘤

罕见。有学者认为女性性激素与血管瘤有关。但一般认为在输卵管内的扩张海绵样血管是由于扭转、损伤或炎症引起。

血管瘤一般较小。肿瘤位于浆膜下肌层内,分界不清,可见很多不规则小血管空隙,上覆扁平内皮细胞。血管被疏松结缔组织及管壁平滑肌纤维分隔。临床通常无症状,常在行其他手术时发现,偶可因血管瘤破裂出血而引起腹痛。处理可作患侧输卵管切除术。

二、输卵管恶性肿瘤

(一)原发性输卵管癌

原发性输卵管癌是少见的女性生殖道恶性肿瘤。发病高峰年龄为 52～57 岁,超过 60%的输卵管癌发生于绝经后妇女,占妇科恶性肿瘤的 0.1%～1.8%。在美国每年的发病率 3.6/10 万。其发生率排列于子宫颈癌、卵巢癌、宫体癌、外阴癌和阴道癌之后居末位。在临床上常容易与卵巢癌发生混淆，而造成临床和病理诊断上的困难。子宫与输卵管皆起源于米勒管，原发性输卵管癌由于早期诊断困难，其5年生存率一直较低，过去仅为5%左右。目前随着治疗措施的改进，生存率为50%左右。

肉眼所见的原发性输卵管癌与卵巢癌的比例在1∶50左右。最近，上皮性卵巢癌的卵巢外起源学说认为输卵管浆液性癌可能是卵巢高级别浆液性癌的先期病变，所谓的“原发性”上皮性浆液性卵巢癌很可能是原发性输卵管癌的继发性种植病变。很多卵巢高级别浆液性癌病例经严格标准的输卵管病理取材，可见到输卵管上皮内癌或早期癌病变。临床上见到的单纯输卵管癌可能是由于输卵管炎症粘连阻碍了输卵管癌播散形成浆液性卵巢癌。因此，输卵管癌的真正发病率可能远高于传统概念上的数字，预计将来输卵管癌和卵巢癌的诊断及分期病理标准可能将会发生变化。

1.病因

病因不明，慢性输卵管炎通常与输卵管癌并存，多数学者认为慢性炎症刺激可能是原发的诱因。由于慢性输卵管炎患者相当多见，而原发输卵管癌患者却十分罕见，因此两者是否有病因学联系尚不清楚。另外，患输卵管结核者有时亦与输卵管癌并存，这是否由于在输卵管结核基础上，上皮过度增生而导致恶变，但两者并发率不高。此外，遗传因素可能在输卵管癌的病因中扮演着重要角色，输卵管癌可能是遗传性乳腺癌-卵巢癌综合征的一部分。输卵管癌患者易并发乳腺癌、卵巢癌等其他妇科肿瘤，发病年龄及不孕等一些特点也与卵巢癌、子宫内膜癌相似，故认为其病因可能与卵巢癌、子宫内膜癌的一些致病因素相关。

2.病理

(1)大体检查：一般为单侧，双侧占10%～26%。病灶多见于输卵管壶腹部，其次为伞端。早期输卵管外观可正常，多表现为输卵管增粗，直径为5～10 cm，类似输卵管积水、积脓或输卵管卵巢囊肿，局部呈结节状肿大，形状不规则呈腊肠样，病灶可呈局限性结节状向管腔中生长，随病程的进展向输卵管伞端蔓延，管壁变薄，伞端常闭锁。剖面上可见输卵管腔内有灰白色乳头状或菜花状组织，质脆，可有坏死团块。晚期癌内有肿瘤组织可由伞端突出于管口外。亦可穿出浆膜面。当侵入卵巢时能产生肿块，与输卵管卵巢炎块相似，常合并有继发感染或坏死，腔内容物呈浑浊脓性液体。

(2)显微镜检查：90%以上的输卵管癌是乳头状腺癌，其中50%为浆液性癌。其他类型包括透明细胞癌、子宫内膜样癌、鳞癌、腺鳞癌、黏液癌等。其组织病理分级如下。

Gx：组织分级无法评估；G1：高分化(乳头状)；G2：中分化(乳头状-囊泡状)；G3：低分化(囊泡状-髓样)。

3.组织学分型

可分3级。

(1)Ⅰ级(即乳头状癌)：肿瘤分化较好，呈分枝乳头状，乳头覆以单层或多层异型上皮，呈柱状或立方状，细胞大小不等，核浓染，核分裂象少见。通常癌组织从输卵管壁呈乳头状向管腔内生长。乳头轴心为多少不等的血管纤维组织，较少侵犯输卵管肌层。可见到正常黏膜上皮和癌组织过渡形态。因而有学者将其称为原位癌，此型癌为临床预后最好的类型。

(2)Ⅱ级(即乳头状腺癌)：分化程度较乳头状癌低，癌组织形成乳头或腺管状结构。癌细胞异型间变明显，核分裂象增多，常侵犯输卵管壁。

(3)Ⅲ级(即腺泡状髓样癌)：分化程度最差。癌细胞排列成实性条索或片块状，某些区域呈腺泡状结构。癌细胞间变及异型性明显，可出现巨细胞。核分裂象多见，并易见病理性核分裂象。管壁明显浸润，常侵犯淋巴管，临床预后差。

4.转移途径

原发性输卵管癌的转移方式主要有三种方式，血行转移较少见。

(1)直接扩散：癌细胞可经过输卵管伞端口或直接穿过管壁而蔓延到腹腔、卵巢、肝脏、大网膜等处。经过输卵管子宫口蔓延到子宫腔，甚至到对侧输卵管。穿透输卵管浆膜层扩散到盆腔及邻近器官。

(2)淋巴转移：近年来已注意到淋巴结转移的重要性。输卵管癌可循髂部、腰部淋巴结至腹主动脉旁淋巴结，亦常见转移至大网膜。因子宫及卵巢与输卵管间有密切的淋巴管沟通，故常被累及。偶亦可见沿阔韧带及腹股沟淋巴结。淋巴结是复发病灶最常见的部位。癌细胞充塞输卵管的淋巴管后，淋巴回流将癌细胞带到对侧输卵管形成双侧输卵管癌。

(3)血性转移：晚期癌症患者可通过血行转移至肺、脑、肝、肾、骨等器官。

5.诊断

(1)根据病史。①发病年龄：原发性输卵管癌 2/3 发生于绝经期后，以 40～60 岁的妇女多见。其发病年龄高于宫颈癌，低于外阴癌而与卵巢上皮癌和子宫内膜癌相近。Peters 和 Eddy 报道的输卵管癌的发病年龄分别为 36～84 岁和 21～85 岁。②不育史：原发性输卵管癌患者的不育率比一般妇女要高，1/3～1/2 病例有原发或继发不育史。

(2)根据临床表现：临床上常表现为阴道排液、腹痛、盆腔包块，即所谓输卵管癌“三联症”。在临床上表现为这种典型的“三联症”患者并不多见，约占 11%。输卵管癌的症状及体征常不典型或早期无症状，故易被忽视而延误诊断。①阴道排液或阴道流血：阴道排液是输卵管癌最常见且具有特征性的症状。其排泄液为浆液性稀薄黄水，有时呈粉红色血清血液性，排液量多少不一，一般无气味。液体可能由于输卵管上皮在癌组织刺激下所产生的渗液，由于输卵管伞端闭锁或被肿瘤组织阻塞而通过宫腔从阴道排出。当输卵管癌有坏死或浸润血管时，可产生阴道流血。水样阴道分泌物占主诉的第三位，分泌物多时个别患者误认为尿失禁而就医。有时白带色黄类似琥珀色(个别患者在输卵管黏膜内含有较多胆固醇，但胆固醇致白带色黄的机制不清)，有时为血水样或较黏稠。②下腹疼痛：为输卵管癌的常见症状，约有半数患者发生。多发生在患侧，常表现为阵发性、间歇性钝痛或绞痛。阴道排出水样或血样液体，疼痛可缓解。经过一阶段后逐渐加剧而呈痉挛性绞痛。其发生的机制可能是在癌肿发展的过程中，管腔伞端被肿瘤堵塞，输卵管腔内容物潴留增多，内压增加，引起输卵管蠕动增加，克服输卵管部分梗死将积液排出。③下腹部或盆腔肿块：妇科检查时可扪及肿块，亦有患者自己能扪及下腹部肿块，但很少见。肿块可为癌肿本身，也可为并发的输卵管积水或广泛盆腔粘连形成的包块。常位于子宫的一侧或后方，活动受限或固定不动。④外溢性输卵管积液：即患者经阴道大量排液后，疼痛减轻，盆腔包块缩小或消失的临床表现，但不常见。当管腔被肿瘤堵塞，分泌物郁积至一定程度，引起大量的阴道排液，随之管腔内压力减少，腹痛减轻，肿块缩小。由于输卵管积水的病例也可出现此现象，因此该症状的出现对关注输卵管疾病有价值，但并不是输卵管癌的特异症状。⑤腹水：较少见，约 10% 的病例伴有腹水。其来源有二：管腔内积液经输卵管伞端开口流入腹腔；因癌瘤种植于腹膜而产生腹水。⑥其他：当输卵管癌肿增大或压迫附近器官或癌肿广泛转移时可出现腹胀、尿频、肠功能紊乱及腰骶部疼痛等，晚期可出现腹水及恶病质。

(3)根据辅助检查手段。①细胞学检查：若阴道脱落细胞内找到癌细胞，特别是腺癌细胞，而宫颈及子宫内膜检查又排除癌症存在者，则应考虑输卵管癌的诊断。但按文献报道阴道脱落细胞的阳性率都较低，在50%以下，其原因可能是因为腺癌细胞在脱落和排出的过程中易被破坏变形，也可能与取片方式有关。对于有大量阴道排液的患者，癌细胞可能被排出液冲走，导致细胞学阴性，需重复涂片检查。可行阴道后穹隆穿刺和宫腔吸出液的细胞学检查，亦可用子宫帽或月经杯收集排出液，增加阳性率，以提高输卵管恶性肿瘤的诊断。当肿瘤穿破浆膜层或有盆腹腔扩散时可在腹水或腹腔冲洗液中找到恶性细胞。②子宫内膜检查：黏膜下子宫肌瘤、子宫内膜癌、宫体癌、宫颈癌均可出现阴道排液增多的症状，因此宫腔探查及全面的分段诊刮很必要。若宫腔探查未发现异常，宫颈管及子宫内膜病理检查阴性，则应想到输卵管癌的可能。若内膜检查发现癌灶，虽然首先考虑子宫内膜癌，但亦不能排除输卵管癌向宫腔转移的可能。③宫腔镜及腹腔镜检查：通过宫腔镜检查，可观察子宫内膜情况的同时，还可以看到输卵管开口，并吸取液体做脱落细胞学检查；通过腹腔镜检查可直接观察输卵管及卵巢情况，对可疑的病例，可通过腹腔镜检查以明确诊断，早期输卵管癌可见到输卵管增粗，如癌灶已穿破输卵管管壁或已转移至周围脏器，并伴有粘连，则不易与卵巢癌鉴别。④B超检查及CT扫描：B超检查是常用的辅助诊断方法，B超及CT扫描均可确定肿块的部位、大小、形状和有无腹水，并了解盆腔其他脏器及腹膜后淋巴结有无转移的情况。⑤血清CA125测定：到目前为止，CA125是输卵管癌仅有的较有意义的肿瘤标志物，CA125可作为诊断和随诊原发性输卵管癌的指标。亦有报道CA125结果阳性的病例术后临床分期均为Ⅲ、Ⅳ期，术后一周检查CA125值明显降低，甚至达正常范围，提示CA125可能对中、晚期输卵管癌术后监测有参考意义，并对预后判断有指导意义。⑥子宫输卵管碘油造影：对输卵管恶性肿瘤的诊断有一定的价值，但有引起癌细胞扩散的危险，也难以区分输卵管肿瘤、积水、炎症，故一般不宜采用。

(4)根据鉴别诊断。①继发性输卵管癌：原发性输卵管癌的病灶，大部分存在于输卵管的黏膜层，继发性输卵管癌的黏膜上皮基本完整而病灶主要在间质内；原发性输卵管癌大多数都能看出乳头状结构，肌层癌灶多为散在病灶；原发性输卵管癌的早期癌变处可找到正常上皮到癌变的过渡形态。②附件炎性肿块：输卵管积水或输卵管卵巢囊肿都可表现为活动受限的附件囊性包块，在盆腔检查时很难与原发性输卵管癌区分并且两者均有不孕史，如患者年龄偏大，且有阴道排液，则应要考虑输卵管癌，并进一步作各项辅助检查，以协助诊断。③卵巢肿瘤：无输卵管癌的典型症状，输卵管癌多表现为阴道排液，而卵巢癌常为不规则阴道流血。盆腔检查时，卵巢良性肿瘤一般可活动，而输卵管癌的肿块多固定；卵巢癌表面常有结节感，若伴有腹水者多考虑卵巢癌，还可辅以B超及CT等检查以协助鉴别。④子宫内膜癌：多以不规则阴道流血为主诉，可因有阴道排液而与输卵管恶性肿瘤相混淆。通过诊刮病理以鉴别。

6.治疗

输卵管癌的治疗原则应与卵巢癌一致，即进行手术分期、肿瘤细胞减灭术、术后辅助治疗等。至于早期患者是否应行淋巴结清扫术，现仍有争议。输卵管癌的治疗以手术治疗为主，化疗等为辅的原则，应强调首次治疗的彻底性。

(1)手术治疗：彻底的手术切除是输卵管癌最根本的治疗方法。手术原则应同于上皮性卵巢癌。早期患者行全面的分期手术，包括全子宫、双侧附件、大网膜切除和腹膜后淋巴结清扫；晚期病例行肿瘤细胞减灭术，手术时应该尽可能切净原发病灶及其转移病灶。由于输卵管癌的播散方式与卵巢癌相同，即盆腹腔的局部蔓延和淋巴结转移。输卵管癌的双侧发生率为17%～26%，子宫及卵巢转移常见，盆腹膜转移率高，故手术应该采用正中切口，进行以下操作：仔细评估整个盆、腹腔，全面了解肿瘤的范围；全子宫切除，两侧输卵管卵巢切除；盆腔、腹主动脉旁淋巴结取样；横结肠下大网膜切除；腹腔冲洗；任何可疑部位活检，包括腹腔和盆腔腹膜。

早期输卵管癌的处理：①原位癌的处理。患者手术治疗如前所述范围切除肿瘤。输卵管原位癌手术切除后不提倡辅助治疗。②FIGOⅠ期、FIGOⅡ期的处理。此期患者应该进行手术分期。若最终的组织学诊断为腺癌原位癌或Ⅰ期，分化Ⅰ级，手术后不必辅助化疗。其他患者，应该考虑以铂为基础的化疗。偶然发现的输卵管癌(例如，患者术前诊断为良性疾病，术后组织学诊断含有恶性成分)应该再次手术分期，若有残留病灶，要尽可能行细胞减灭术，患者应该接受以铂类为基础的化疗。

晚期输卵管癌的处理：①FIGOⅢ期的处理。除非另有论述，所有输卵管癌都指腺癌，和卵巢癌类似，应该采用以铂类为基础的化疗。患者接受减灭术后应该行以铂类为基础的化疗。若患者初次诊断时因为医学禁忌证而未行理想的减灭术，应该接受以铂为基础的化疗，然后再重新评估。化疗 3 个周期以后，再次评估时可以考虑二次探查，如有残留病灶，应该行二次细胞减灭术。然而，这种治疗未经任何前瞻性研究证实。②FIGOⅣ期的处理。患者若有远处转移，必须有原发病灶的组织学证据。手术时应尽可能切出肿瘤病灶，如果有胸膜渗出的症状，术前要抽胸腔积液。患者如果情况足够好，像卵巢癌那样，应该接受以铂类为基础的化疗。其他患者情况不能耐受化疗，应该对症治疗。

保留生育功能的手术：少数情况下，患者年轻、希望保留生育功能，只有在分期为原位癌的情况下，经过仔细评估和充分讨论，可以考虑保守性手术。然而，如果双侧输卵管受累的可能性很大，则不提倡保守性手术。确诊的癌症，不考虑保守手术。

(2)化疗：化疗应与手术治疗紧密配合，是主要的术后辅助治疗，输卵管癌的化疗与卵巢癌相似。紫杉醇和铂类联合化疗在卵巢癌的成功应用现在也用于输卵管癌的化疗。很多回顾性分析提示，对于相同的组织学类型，这个方案的疗效优于烷化剂和铂类的联合。因此，目前紫杉醇和铂类联合的化疗方案是治疗输卵管癌的一线用药。

(3)内分泌治疗：由于输卵管上皮源于米勒管，对卵巢激素有反应，所以可用激素药物治疗。若输卵管癌肿瘤中含有雌、孕激素受体，可应用抗雌激素药物如他莫昔芬及长期避孕激素如己酸孕酮、甲羟孕酮等治疗。但目前对激素的治疗作用还没得到充分的肯定。

(4)放疗：放疗仅作为输卵管癌的综合治疗的一种手段，一般以体外放射为主。对术时腹水内找到癌细胞者，可在腹腔内注入 32P。对于Ⅱ、Ⅲ期手术无肉眼残留病灶，腹水或腹腔冲洗液细胞学阴性，淋巴结无转移者，术后可辅以全腹加盆腔放疗或腹腔内同位素治疗。对不能切除的肿瘤患者，放疗可使癌块缩小，粘连松动，以便争取获得再次手术机会，但残留病灶者效果不及术后辅助化疗。盆腔照射量不应低于 5 000～6 000 cGy/4～6 w；全腹照射剂量不超过 3 000 cGy/5～6 w。有学者认为在外照射后再应用放射性胶体 32P 则效果更好。在放疗后可应用化疗维持。

(5)复发的治疗：在综合治疗后的随诊过程中，如出现局部盆腔复发或原有未切除的残留癌灶经化疗后可考虑第二次手术。

7.预后

原发性输卵管癌预后差，但随着对输卵管癌的认识、诊断及治疗措施的提高和改进，其 5 年生存率明显提高。因此对晚期的患者术后积极地放、化疗，虽不能根除癌瘤，但能延长生存期。输卵管癌的预后更多地取决于期别，因此分期和区分肿瘤是原发性抑或转移性更为重要。转移性输卵管癌远远多于原发性输卵管癌。

影响预后的因素如下。

(1)临床分期:是重要的影响因素,期别越晚期预后越差。随期别的提高生存率逐渐下降。Peter 等研究了 115 例输卵管癌患者,发现管壁浸润越深,预后越差,术后残留病灶大者预后差。

(2)初次术后残存瘤的大小:也是影响预后的重要因素。Eddy 分析了 38 例输卵管癌病理,初次手术后未经顺铂治疗的患者中,肉眼无瘤者的 5 年生存率为 29%,残存瘤≥2 cm 者仅为 7%。初次手术后用顺铂治疗的病例,肉眼无瘤者的 5 年生存率为 83%,残存瘤≥2 cm 者的为 29%。

(3)输卵管浸润深度:肿瘤仅侵犯黏膜层者预后好,相反穿透浆膜层则预后差。

(4)辅助治疗:是否接受辅助治疗对其生存率的影响有显著性差别,接受了以顺铂为主的化疗患者其生存时间明显高于没有接受化疗者。

(5)病理分级:关于肿瘤病理分期对预后的影响尚有争议,近年来多数研究报道病理分期与预后无明显关系,其对预后的影响不如临床分期及其他重要。

(二)其他输卵管恶性肿瘤

1.原发性输卵管绒毛膜癌

本病极为罕见,多数发生于妊娠后妇女,和体外受精(IVF)有关,临床表现不典型,故易误诊。输卵管绒毛膜癌大多数来源于输卵管妊娠的滋养叶细胞,少数来源于异位的胚胎残余或具有形成恶性畸胎瘤潜能的未分化胚细胞。来源于前者的绒癌发生于生育期,临床症状同异位妊娠或伴有腹腔内出血,常误诊为输卵管异位妊娠而手术;来源于后者的绒癌,多数在 7~14 岁发病,可出现性早熟症状,由于滋养叶细胞有较强的侵袭性,能迅速破坏输卵管壁,在早期就侵入淋巴及血管而发生广泛转移至肺脏、肝脏、骨及阴道等处。

肿瘤在输卵管表面呈暗红色或紫红色,切面见充血、水肿、管腔扩张,腔内充满坏死组织及血块。镜下见细胞滋养层细胞及合体滋养层细胞大量增生,不形成绒毛。

诊断主要依据临床症状及体征,结合血、尿内人绒毛膜促性腺激素(HCG)的测定,X 线胸片等检查,但最终确诊有待病理结果。本病应与以下疾病鉴别。

(1)子宫内膜癌:可出现阴道排液,但主要临床症状为不规则阴道流血,诊刮病理可鉴别。

(2)附件炎性包块:有不孕或盆腔包块史,妇检可在附件区触及活动受限囊性包块。

(3)异位妊娠:两者均有子宫正常,子宫外部规则包块,均可发生大出血,但宫外孕患者 HCG 滴度增高程度低于输卵管绒癌,病理有助确诊。

治疗同子宫绒毛膜癌。可以治愈。先采用手术治疗,然后根据预后因素采用化疗。如果肿瘤范围局限,希望保留生育功能者可以考虑保守性手术,如输卵管绒毛膜癌来源于输卵管妊娠的滋养叶细胞,其生存率约 50%,如来源于生殖细胞,预后很差。

2.原发性输卵管肉瘤

罕见,其与原发性输卵管腺癌之比为 1∶25。迄今文献报道不到 50 例。主要为纤维肉瘤和平滑肌肉瘤。肿瘤表面常呈多结节状,可见充满弥散性新生物,质软,大小不等的包块。本病可发生在任何年龄妇女,临床症状同输卵管癌,主要为阴道排液,呈浆液性或血性,继发感染时排出液呈脓性。部分患者亦以腹胀、腹痛或下腹部包块为症状。由于肉瘤生长迅速常伴有全身乏力,消瘦等恶病质症状。此病需与以下疾病相鉴别。

(1)附件炎性包块:均可表现腹痛、白带多及下腹包块,但前者有盆腔炎症病史,抗感染治疗有效。

(2)子宫内膜癌:有阴道排液的患者需要与子宫内膜癌鉴别,分段诊刮病理可确诊。

(3)卵巢肿瘤:多无临床症状,伴有腹水,B超可协助诊断。

治疗参考子宫肉瘤治疗方案,以手术为主,再辅以化疗或放疗,预后差。

3.输卵管未成熟畸胎瘤

极少见。可是本病却可以发生在有生育要求的年轻女性,虽然治愈率高,但进展较快,因此早期诊断早期治疗十分重要,输卵管未成熟畸胎瘤预后较差。虽然直接决定患者的预后因素是临床分期,但肿瘤组织分化程度、幼稚成分的多少和预后有密切关系。治疗采用手术治疗,然后根据相关预后因素采用化疗。如果要保留生育功能,任何期别的患者均可以行保守性手术。化疗方案采用卵巢生殖细胞肿瘤的化疗方案。

4.转移性输卵管癌

较多见,占输卵管恶性肿瘤的80%～90%。其主要来自卵巢癌、子宫体癌、子宫颈癌,远处如直肠癌、胃癌及乳腺癌亦可转移至输卵管。临床表现因原发癌的不同而有差异。镜下其病理组织形态与原发癌相同。其诊断标准如下。

(1)癌灶主要在输卵管浆膜层,肌层、黏膜层正常或显示慢性炎症。若输卵管黏膜受累,其表面上皮仍完整。

(2)癌组织形态与原发癌相似,最多见为卵巢癌、宫体癌和胃肠癌等。

(3)输卵管肌层和系膜淋巴管内一般有癌组织存在,而输卵管内膜淋巴管很少有癌细胞存在。

治疗按原发癌已转移的原则处理。

5.临床特殊情况的思考和建议

(1)临床特征:对于输卵管癌的临床表现,应对此病有一定认识并提高警惕,并通过进一步的辅助检查,尽可能在术前作出早期诊断。因此,有以下情况下者应考虑输卵管癌的可能:①有阴道排液、腹痛、腹块三大特征者;②持续存在不能解释的不规则子宫出血,尤其在35岁以上,尤其对于细胞学涂片阴性,刮出子宫内膜也阴性的患者;③持续存在不能解释的异常阴道排液,排液呈血性,年龄＞35岁;④持续存在不能解释的下腹和(或)下背疼痛;⑤在宫颈涂片中出现一种不正常的腺癌细胞;⑥在绝经前后发现附件肿块。

(2)输卵管癌术前的诊断问题:输卵管癌常误诊,过去术前诊断率为2%,近数年来由于提高认识及进一步的辅助诊断,术前诊断率提高到25%～35%。术前不易作出确诊的原因可能是:①由于输卵管癌少见,常被忽视;②输卵管位于盆腔内,常不能感觉到;③较多患者肥胖,而且由于激素低落而阴道萎缩,所以检查不够正确;④肿瘤发展早期症状很不明显,下腹疼痛常伴有其他不同的盆腔疾病,故常误诊为绝经期的功能紊乱。

(3)对于双侧输卵管癌究竟是原发还是继发问题:双侧输卵管均由米勒管演化而来,在同一致癌因素下,可以同时发生癌。文献报道0～Ⅱ期输卵管癌双侧性占7%,Ⅲ～Ⅳ期占30%。因此,晚期输卵管癌转移是引起双侧累及的主要原因。转移而来的腺癌首先侵犯间质和肌层,而黏膜皱襞上皮常保持完好。但现在也有不少学者认为卵巢癌可能为输卵管癌灶转移而来,尚待进一步证明。

(4)输卵管腺癌合并子宫内膜癌是原发还是继发问题:①两者病灶均较早,无转移可能性,应视两者均为原发性。②子宫内膜转移病灶是局灶性侵犯间质,并见有正常腺体夹杂其中,对四周组织常有压迫,无过渡形态。

(5)输卵管肿瘤合并妊娠问题:输卵管肿瘤是一种较罕见的女性生殖系统的肿瘤。输卵管良性肿瘤较恶性肿瘤更少见。输卵管肿瘤患者常伴有不孕史,故其合并妊娠仅见个案报道。由于常无临床症状,很少在术前作出诊断。

原发性输卵管癌合并妊娠亦罕见。国外文献曾报道3例原发性输卵管癌合并足月妊娠:Schinfeld报道一患者40岁,当足月妊娠时入院检查胎先露呈臀位而行剖宫产,术时发现左侧输卵管伞端有4.5 cm×3 cm×2.3 cm暗色、实质包块,做部分输卵管切除术,病理检查为输卵管腺癌。术后6天再行全子宫、双附件及部分大网膜切除术,后继化疗及放疗。另2例为产后行输卵管结扎术时发现输卵管癌。国内蔡体铮报道5例原发性输卵管癌,其中有1例因停经45天行人流扎管术,术时发现右侧输卵管肿胀积液、粘连,切除右侧输卵管,病理检查为原发性输卵管腺癌,再次手术,术后5年随访健在。胡世昌报道原发性输卵管癌11例,有不孕史者9例占81.8%,其中1例为原发性输卵管癌伴对侧输卵管妊娠破裂。

(徐凤芹)

第七节 阴道肿瘤

一、阴道良性肿瘤

阴道良性肿瘤相对少见。阴道壁主要是由鳞形上皮、结缔组织和平滑肌组织所组成,鳞形上皮发生肿瘤则为乳头瘤;平滑肌组织增生成为平滑肌瘤;发生于结缔组织的有纤维瘤、神经纤维瘤、血管瘤等。若肿瘤较小,则患者可无不适,仅在妇科检查时发现。

(一)阴道乳头瘤

阴道乳头瘤,可见于阴道的任何部位,呈单灶性或多灶性生长。

1.临床表现

常无症状,合并感染时出现分泌物增多或出血。妇科检查可发现阴道壁有单灶性或多灶性乳头状突起、质中、大小不等,触之可有出血。

2.病理

(1)大体所见呈乳头状突起、质中、大小不等。

(2)显微镜下所见表面覆有薄层鳞形上皮,中心为纤维结缔组织。

3.诊断与鉴别诊断

根据临床表现可作出初步诊断。常常需与尖锐湿疣及阴道壁其他良、恶性肿瘤相鉴别,确诊需病理组织学检查。

4.处理

单纯手术切除,肿瘤需送病理组织学检查。

(二)阴道平滑肌瘤

阴道平滑肌瘤是良性实质性肿瘤,常发生于阴道前壁,呈单个生长。

1.病理

(1)大体所见:实质性肿块,常为球形,质地偏实。

(2)显微镜下所见:肿瘤由平滑肌细胞组成,中间由纤维结缔组织分隔。

2.临床表现

临床症状取决于肿瘤大小和生长部位。小的可无症状,大的可产生压迫症状,并有坠胀感或性交困难。妇科检查可扪及阴道黏膜下偏实质的肿块,常有一定的活动度。

3.诊断与鉴别诊断

根据临床表现可作出基本诊断,在临床上需与阴道纤维瘤、阴道平滑肌肉瘤等鉴别,确诊需病理组织学检查。

4.处理

行肿瘤摘除术,即切开阴道黏膜,将肌瘤剥出,并将肿瘤送病理组织学检查。

(三)其他少见的肿瘤

除上述两种良性的肿瘤外,尚可见其他良性肿瘤,例如纤维瘤、血管瘤、脂肪瘤、颗粒细胞成肌细胞瘤和神经纤维瘤等。此外阴道结节及肿瘤应与阴道内膜异位症相鉴别。总之,任何一种肿瘤,均应予以切除,并将切除之肿瘤送病理检查以明确诊断。

二、阴道恶性肿瘤

阴道恶性肿瘤约占女性生殖道恶性肿瘤的2%,包括原发性恶性肿瘤和继发性恶性肿瘤,后者发生率远多于原发性恶性肿瘤。肿瘤扩散至宫颈阴道部,并且宫颈外口有肿瘤应归为宫颈癌。肿瘤仅在尿道内生长应归为尿道癌。肿瘤侵及外阴时应归为外阴癌。这些疾病都应通过组织学验证。

(一)原发性阴道恶性肿瘤

原发性阴道恶性肿瘤有鳞状细胞癌、透明细胞腺癌、恶性黑色素瘤和肉瘤。

1.原发性阴道鳞状细胞癌

大约90%的原发阴道癌为鳞状细胞癌,但总体发病率较外阴癌和宫颈癌低,国外学者估计阴道癌与宫颈癌之比为1∶45,与外阴癌之比为1∶3。据统计,每年阴道癌的发生率约为5/100万。

(1)确切的发病原因尚不清楚,可能与下列因素有关。①大多数阴道癌发生于绝经后或者老年女性,超过50%阴道癌患者为70岁以上女性。既往曾报道阴道癌的发生与老年女性放置子宫托或阴道脱垂导致阴道黏膜局部炎症有一定关系。目前阴道癌发生相关报道公认的因素还包括初次性行为年龄、终生性伴侣数目、吸烟、宫内己烯雌酚暴露等。②当发生于年轻女性时,从病因学上可能与宫颈肿瘤相关,因此与HPV感染相关。高达30%的原发阴道癌患者至少有5年以上的宫颈原位癌或浸润癌病史。虽然阴道上皮内瘤变(VAIN)的真正恶性潜能现在尚未明确,仍认为其为一部分阴道癌的癌前病变。③既往接受过盆腔放疗也被认为是阴道癌发生的可能的病因。

(2)病灶部位:阴道自处女膜环向上延伸至子宫颈。当肿瘤生长原发部位位于阴道内时,应当归类为阴道癌。阴道癌最常发生的部位是阴道上1/3处。

(3)病理。①大体所见:肿瘤可呈结节样、菜花样及硬块,有时可见溃疡。②显微镜下所见:原发性阴道癌可分为角化大细胞癌、非角化大细胞癌和低分化梭形细胞癌。以非角化大细胞癌多见。

(4)临床表现。①阴道流血:大约60%的患者主诉无痛性阴道流血,表现为点滴状阴道流血,有时也可有多量流血。20%的患者主诉阴道排液(伴或不伴阴道流血)、5%有疼痛、5%~

10%患者在初次检查时无症状。70%的患者出现症状在6个月之内。②阴道排液增多：这与肿瘤表面坏死组织感染或分泌物刺激有关。排液可为水样、米汤样或混有血液。有症状的患者75%为晚期。

(5)诊断：确诊需病理组织学检查。检查时需注意如下事项：①用窥阴器及扪诊仔细地探查整个阴道黏膜，并记录发病的部位及病灶的大小。有时需在麻醉下行检查，做阴道镜和直肠镜检查对分期有帮助。同时应认真检查宫颈、外阴和尿道，如发现在上述部位有肿瘤，就不能作原发性浸润性阴道癌的诊断，而且还需要排除转移病灶。②双合诊对估计病变的范围是重要的，如病灶累及阴道周围组织的范围、直肠阴道隔的浸润、盆壁浸润等，肿瘤及其边缘和宫颈应常规行活检。③检查时还需注意双侧腹股沟淋巴结转移的可能性，应根据组织学检查结果才能确诊有无转移。

原发性阴道癌的诊断标准：①原发病灶在阴道；②宫颈活检未发现恶性肿瘤；③其他部位未发现肿瘤。

(6)临床分期：目前主要采用FIGO分期(表7-7)。

表7-7 原发性阴道癌的FIGO分期

分期	描述
Ⅰ	癌瘤局限于阴道壁
Ⅱ	癌瘤侵及阴道黏膜下组织，但尚未扩散到盆壁
Ⅲ	癌瘤扩散到盆壁
Ⅳ	肿瘤扩散超出真骨盆，或意见侵及膀胱或直肠黏膜；大泡样水肿则不能被归为Ⅳ期
ⅣA	癌瘤侵及膀胱和(或)直肠黏膜，和(或)直接扩散至真骨盆外
ⅣB	播散到远处器官

(7)转移途径：阴道癌的转移途径主要是直接浸润和淋巴转移。阴道壁组织血管及淋巴循环丰富，且黏膜下结缔组织疏松，使肿瘤易迅速增大并转移。①直接浸润：阴道前壁癌灶向前累及膀胱及尿道，后壁病灶向后可累及直肠及直肠旁组织，向上累及宫颈，向外累及外阴，向两侧累及阴道旁组织。②淋巴转移：阴道上2/3淋巴回流至盆腔淋巴结，与子宫动脉和阴道动脉并行至闭孔、下腹(髂内)和髂外淋巴结。阴道下1/3淋巴回流至腹股沟淋巴结。有些区域，尤其是阴道后壁的区域，可能通过直肠旁淋巴通道回流至骶前淋巴结。

(8)治疗：原发性阴道癌的治疗必须个体化。由于阴道位于膀胱和直肠中间，阴道壁很薄，很容易转移至邻近的淋巴和支持组织，以及应用放疗技术的困难性，如此种种，使阴道癌成为难以治疗的恶性肿瘤之一。

治疗方法的选择依据：①疾病的期别；②肿瘤的大小；③位于阴道的部位；④是否有转移；⑤如患者年轻应尽量考虑保存阴道功能。

手术治疗：根据肿瘤的期别及患者的具体情况，可选择不同的手术范围及方式。

手术适应证：①阴道任何部位的较浅表的病灶；②阴道上段较小的肿瘤；③局部复发病灶(尤其是放疗后)；④腹股沟淋巴结转移病灶；⑤近阴道口较小的病灶；⑥晚期肿瘤放疗后病灶缩小，可考虑行手术治疗。

手术范围及方式：①阴道后壁上部受累的Ⅰ期患者，如果子宫无下垂，可行广泛子宫切除、阴道上部切除，达肿瘤外至少1 cm，可同时行盆腔淋巴结清扫。如果子宫已切除，或可行阴道上部广泛切除及盆腔淋巴结清扫。②Ⅳa期患者,尤其是患者有直肠阴道瘘或膀胱阴道瘘,合适的治疗是全盆腔清除术,可同时行盆腔淋巴结切除术或者行术前放疗。当阴道下1/3受累时,应考虑行双侧腹股沟淋巴结切除术。③放疗后中央型复发的患者需切除复发灶,可同时给予全盆腔清除术。④一些年轻的需行放疗的患者,治疗前行开腹或腹腔镜手术可行卵巢移位手术,或者对有选择手术的病例,行手术分期和可疑阳性的淋巴结切除。⑤近阴道口较小的病灶,可行广泛外阴切除术+腹股沟深、浅淋巴结清除术。

手术注意点:①严格掌握手术适应证;②根据病变范围选择合适的手术范围;③年轻患者如希望保留阴道功能可行皮瓣重建阴道术;④年龄大、病期晚的患者行广泛手术需慎重。

手术并发症:除一般的手术并发症外,由于阴道的解剖、组织学特点、与直肠、尿道的密切关系,使阴道手术较其他手术更容易损伤尿道及直肠,形成膀胱阴道瘘或尿道阴道瘘、直肠阴道瘘。术后阴道狭窄也可能影响年轻患者的性功能。

放疗:放疗有以下特点:①全身危险性较小;②有可能保存膀胱、直肠及阴道;③治愈率与宫颈和子宫内膜癌的放疗效果相似。所以,对于大多数阴道癌患者来说,放疗是常用的治疗方式,而且通常需要综合体外放疗和腔内或间隙内近距离照射。

对于病灶小的Ⅰ期(甚至Ⅱ期)肿瘤患者,尽管有些研究者提倡可仅行近距离放疗,但联合体外放疗和近距离放疗可降低局部复发的风险。对于较大的肿瘤,体外放疗的量为45~50 Gy,可减小肿瘤体积并同步治疗盆腔淋巴结。

腔内照射和外照射联合方案可改善治疗效果。根据放射的质量及病灶大小及部位选择不同的放射源。

放疗常见轻微并发症包括阴道和宫旁组织纤维化、放射性膀胱炎和直肠炎、尿道狭窄、局部坏死。6%~8%患者可出现一些严重的并发症,如直肠、阴道狭窄和直肠阴道瘘,膀胱阴道瘘及盆腔脓肿。最严重的并发症常常发生于晚期患者,并且与肿瘤进展有关。放疗Ⅰ~Ⅳ期的5年存活率为50%。

随着肿瘤期别的增加死亡率上升。Ⅰ期死亡率大约为10%,Ⅱ期为50%,Ⅲ期加Ⅳ期约80%。Ⅰ期复发80%发生于48个月内,Ⅱ期为30个月,Ⅲ期和Ⅳ期为18个月内。

因此,原发性阴道鳞形细胞癌期别对预后有重要的意义,直接影响患者的生存率和复发率。由此,也说明了肿瘤早期诊断及治疗的重要性。

2.阴道透明细胞腺癌

发生于阴道的透明细胞癌约占原发阴道恶性肿瘤的10%。大多数阴道透明细胞腺癌患者的发病年龄为18~24岁。一般认为患者在胚胎期暴露于己烯雌酚,尤其是孕18周以前。大约70%的阴道透明细胞癌患者其母亲孕期曾服用雌激素,阴道腺病与阴道透明细胞癌有一定的关系。

(1)病理:大体检查可见肿瘤呈息肉状或结节状,有的呈溃疡;显微镜下可见癌细胞胞质透亮,细胞结构排列呈实质状,可呈腺管状、囊状、乳头状及囊腺型。

(2)临床表现:20%的患者无自觉症状,一旦出现症状,常主诉异常阴道流血,量时多时少,常被误诊为无排卵性功能失调性子宫出血而未予重视。白带增多也是常见的症状。在窥视检查时可见息肉样、结节状或乳头状赘生物、表面常有溃疡、大小不一,甚至有10 cm直径大小的肿块。常向腔内生长,深部浸润不常见,最常发生于上1/3阴道前壁。应用窥阴器检查时,必须旋转90°,以便看清整个阴道壁的情况。阴道镜检查是有效的辅助诊断方法,确诊需根据病理检查结果。

(3)治疗:目前尚无有效的治疗方案,必须考虑能否保留阴道功能和卵巢功能。因此,如病灶侵犯阴道上段,应行广泛子宫切除、部分阴道切除和盆腔淋巴结清扫术。卵巢正常者可以保留。晚期病例,放疗也是有一定效果的,应行全盆腔外照射及腔内放疗。年轻患者如需行全阴道切除术,应同时考虑重建阴道,阴道重建可应用厚皮瓣建立。近年来有采用化疗的报道,但因例数较少,很难判断疗效。常用药物有 CTX、VCR、5-FU、MTX、孕酮制剂等。

(4)预后:与疾病的期别、组织学分级、病灶大小、盆腔淋巴结是否转移有关,其中以疾病的期别最为重要。复发及死亡常发生于淋巴结转移的患者。

3.阴道恶性黑色素瘤

阴道恶性黑色素瘤少见,而且几乎所有的病例均发生于白人女性。最常见的发病部位为阴道远端,尤其是阴道前壁。

(1)发病原因:关于恶性黑色素瘤的来源有三种意见。①来自原有的痣,尤其为交界痣是恶性黑色素瘤的主要来源。②来自恶性前期病变(恶性雀斑)。③来自正常皮肤。

至于恶变的原因尚有争论,一般认为与内分泌和刺激有密切关系。文献报道恶性黑色素瘤的发病与种族、免疫系统状态及遗传有关。有人认为免疫系统状态是一个附加因素,将决定一个除了有遗传倾向的人是否最后发生恶性黑色素瘤,任何免疫缺陷都可能是一个触发因素。一些恶性黑色素瘤具有遗传性,称为遗传性黑色素瘤或家族性恶性黑色素瘤。恶性黑色素瘤患者的近亲中恶性黑色素瘤的发生率尤其高。

(2)病理。①大体所见:在黏膜表面形成黑色或棕黑色肿块,肿块大小不定,有时在肿块表面有溃疡,仔细检查可发现在主要肿瘤的四周有多个小的子瘤,为瘤组织向外浸润所致。②显微镜下所见:瘤细胞形状不一,呈圆形、多角形及梭形。并呈各种排列,成串、假腺泡样或成片,细胞质较透明,内含黑素颗粒,以及表皮真皮交界处上皮细胞团生长活跃现象都有助于诊断。如无黑素,可用特殊染色来检测,包括 Fontana 组化染色、新鲜组织做多巴反应及酪氨酸酶反应、免疫组织化学以 HMB45 来检测。

(3)临床表现。①症状:常为阴道流血(65%),阴道异常分泌物(30%)和阴道肿块(20%)。阴道肿块易发生溃疡,常常导致感染及分泌物混浊。如出现坏死,则患者的阴道分泌物中有异常组织并含有污血。其他的症状有疼痛、解尿不畅、排便不畅、下腹部不适及腹股沟扪及肿块。自出现症状到诊断明确平均时间约为 2 个月。②体征:阴道黑色素瘤可发生于阴道的任何部位,最常见发生于下 1/3 的阴道前壁。肿瘤常呈乳头状及息肉样生长,可伴溃疡及坏死。肿瘤表面通常为蓝黑色或黑色,仅 5%表面为无色素。病灶周围常常有小的卫星病灶。Morrow 等报道,初次检查时 70%肿瘤的直径>2 cm。必须彻底检查生殖道或生殖道外的原发部位,因为较多的阴道黑色素瘤是转移性的而不是原发的。

(4)治疗:阴道恶性黑色素瘤的治疗原则首选手术。①手术治疗:手术范围应根据病灶的部位、大小、深浅而决定。对可疑病例一定要做好广泛手术的准备工作,然后做局部切除送冰冻检查。根据冷冻检查结果决定手术范围。如病灶位于阴道上段,除切除阴道外,还需做广泛子宫切除及双侧盆腔淋巴结清除术。如病灶位于阴道下段,在阴道口附近,则需做阴道切除术及双侧腹股沟淋巴结清扫术。如病变晚、浸润深,则可能需行更广泛的手术,如前、后或全盆腔清扫术。②放疗:阴道恶性黑色素瘤对放疗不十分敏感,因此,放疗不宜作为首选的治疗方法。转移及复发的患者可采用放疗,可以起到姑息及延长生命的作用。③化疗:作为手术治疗后的辅助治疗,起到消除残存病灶的作用，以提高生存率。④免疫治疗：近年来，免疫治疗恶性黑色素瘤取得较好的疗效。应用 γ-干扰素或白细胞介素治疗，也有应用非特异的免疫治疗如卡介苗。

(5)预后：阴道恶性黑色素瘤的预后较差，肿瘤生长非常迅速，短期内肿瘤可发生腹股沟淋巴结转移，5 年生存率 15%～20%。

(二)继发性阴道恶性肿瘤

由于发生于阴道的继发性肿瘤远多于原发性肿瘤，因此，如诊断为阴道恶性肿瘤，首先需排除转移性肿瘤的可能。继发性阴道恶性肿瘤可由宫颈或外阴肿瘤直接扩散；或由淋巴或血管转移而来，如子宫内膜癌和妊娠滋养细胞疾病；亦可由非生殖系统肿瘤转移或直接扩散至阴道，如来自膀胱、尿道、尿道旁腺、直肠等部位；极少数来源于乳腺、肺，以及其他部位。

(徐凤芹)

第八节　外阴肿瘤

一、外阴良性肿瘤

外阴良性肿瘤较少见。根据良性肿瘤的性状可划分为两大类：囊性或实质性。根据肿瘤的来源也可将其划分为四大类：①上皮来源的肿瘤；②上皮附件来源的肿瘤；③中胚叶来源的肿瘤；④神经源性肿瘤。本节将常见的外阴良性肿瘤按肿瘤的来源归类，介绍如下。

(一)上皮来源的肿瘤

1.外阴乳头瘤

外阴部鳞状上皮的乳头瘤较少见。病变多发生在大阴唇，也可见于阴阜、阴蒂和肛门周围。外阴乳头瘤多见于中老年妇女，发病年龄大多在 40～70 岁。

(1)病理特点。①大体所见：单发或多发的突起，呈菜花状或乳头状，大小可由数毫米至数厘米直径，质略硬。②显微镜下所见：复层鳞形上皮中的棘细胞层增生肥厚，上皮向表面突出形成乳头状结构，上皮脚变粗向真皮层伸展。但上皮细胞排列整齐，细胞无异型性。

(2)临床表现：常常无明显的症状，有一些患者有外阴瘙痒；如肿瘤较大，因反复摩擦，表面可溃破、出血和感染。有时，妇科检查时才发现外阴部有乳头状肿块，可单发或多发，质略硬。

(3)诊断和鉴别诊断：根据临床表现，可作出初步的诊断。确诊应根据活检后病理学结果。诊断时应与外阴尖锐湿疣进行鉴别。外阴尖锐湿疣系 HPV 病毒感染，在显微镜下可见典型的挖空细胞。据此，可进行鉴别。

(4)治疗：以局部切除为主要的治疗方法，在病灶外 0.5～1 cm 处切除整个肿瘤，切除物必须送病理组织学检查。

2.软垂疣

软垂疣有时也称为软纤维瘤、纤维上皮性息肉或皮垂，常常较小且软，多见于大阴唇。

(1)病理特点。①大体所见：外形呈球形，直径为 1～2 cm，可有蒂。肿瘤表面有皱襞，肿瘤质地柔软。②显微镜下所见：肿瘤由纤维结缔组织构成，表面覆盖较薄的鳞形细胞上皮层，无细胞增生现象。

(2)临床表现：通常无症状，当蒂扭转或破溃时出现症状，主要为疼痛，溃破，出血和感染。有时肿块受摩擦而有不适感。妇科检查时可见外阴部有肿块，质地偏软。

(3)诊断和鉴别诊断：根据临床表现，基本可作出诊断。如肿瘤表面皱襞较多，需与外阴乳头瘤进行鉴别，显微镜下检查可鉴别。

(4)治疗：如患者因肿瘤而担忧、有症状，或肿瘤直径超过 1 cm，则肿瘤应予以切除。同样，切除物应送病理组织学检查。

(二)上皮附件来源的肿瘤

1.汗腺瘤

汗腺瘤是由汗腺上皮增生而形成的肿瘤，一般为良性，极少数为恶性。由于大汗腺在性发育成熟后才有功能，因此这种汗腺瘤发生于成年之后。生长部位主要在大阴唇。

(1)病理特点。①大体所见：肿块直径一般＜1 cm，结节质地软硬不一。有时囊内的乳头状生长物可突出于囊壁。②显微镜下所见：囊性结节，囊内为乳头状结构的腺体和腺管，腺体为纤维小梁所分隔。乳头部分表面有两层细胞：近腔面为立方形或低柱状上皮，胞质淡伊红色呈顶浆分泌状，核圆形位于底部；其外为一层梭形或圆形、胞质透亮的肌上皮细胞。

(2)临床表现：汗腺瘤病程长短不一，有些汗腺瘤可长达十余年而无变化。汗腺瘤小而未破时，一般无症状，仅偶然发现外阴部有一肿块。有时患者有疼痛、刺痒、灼热等症状。如继发感染则局部有疼痛、溢液、出血等症状。

妇科检查时可发现外阴部肿块，肿块可为囊性、实质性或破溃而成为溃疡型。

(3)诊断和鉴别诊断：诊断常常需要根据病理组织学检查。因汗腺瘤易与皮脂腺囊肿、女阴癌、乳头状腺癌等混淆，若单凭肉眼观察，确实不易鉴别，故必须在活组织检查以后，才能确诊。

(4)治疗：汗腺瘤一般为良性，预后良好，故治疗方法大都先做活组织检查，明确诊断后再做局部切除。

2.皮脂腺腺瘤

皮脂腺腺瘤为一圆形或卵圆形的肿块，发生于外阴者较少，一般为黄豆大小，单发或多发，稍隆起于皮肤。

(1)病理特点。①大体所见：肿块为黄色，直径 1～3 mm 大小，有包膜，表面光滑，质地偏硬。②显微镜下所见：镜下见皮脂腺腺瘤的细胞集合成小叶，小叶的大小轮廓不一。瘤细胞有三种：成熟的皮脂腺细胞，细胞大呈多边形，胞质透亮空泡；较小色深的鳞形样细胞，相当于正常皮脂腺的边缘部分细胞，即生发细胞；介于两者之间的为成熟中的过渡细胞。

(2)临床表现：一般无症状。妇科检查时可发现肿块多发生于小阴唇，一般为单个，扪之质偏硬。

(3)诊断和鉴别诊断：诊断可根据临床表现而作出。有时需行切除术，术后病理检查才能确诊。

(4)治疗：一般可行手术切除。

(三)中胚叶来源的肿瘤

1.粒细胞成肌细胞瘤

粒细胞成肌细胞瘤可发生于身体的很多部位，其中 35%发生于舌，30%在皮肤及其邻近组织，7%发生于外阴，其余的发生于其他部位，包括上呼吸道、消化道和骨骼肌等。

(1)病理特点。①大体所见：肿瘤直径一般为 0.5～3 cm 大小，肿块质地中等，淡黄色。②显微镜所见:瘤细胞集合成粗条索状或巢状,为细纤维分隔,细胞大,胞质丰富,含有细伊红色颗粒,核或大或小,位于中央,核仁清晰。

特殊染色提示细胞质颗粒并非黏液,也不是糖原,但苏丹黑B染色结果为阳性,经PAS染色经酶消化后仍为阳性,说明细胞质颗粒很有可能是糖蛋白并有类脂物,这一点支持其为神经源性的组织来源学说。

(2)临床表现:一般无特异的症状,有时患者偶然发现外阴部的肿块,生长缓慢,无压痛,较常发生于大阴唇。妇科检查时可见外阴部肿块质地中等,常为单个,有时为多个,无压痛。

(3)诊断和鉴别诊断:一般需病理检查后才能确诊。同时,需与纤维瘤、表皮囊肿进行鉴别。

(4)治疗:治疗原则是要有足够的手术切除范围,一般在切除标本的边缘应做仔细的检查,如切缘有病变存在,则需再做扩大的手术切除范围。一般预后良好。

2.平滑肌瘤

平滑肌瘤发生于外阴部者还是很少见的。可发生于外阴的平滑肌、毛囊的立毛肌或血管的平滑肌组织中。外阴平滑肌瘤与子宫平滑肌瘤有相似的地方,如好发于生育年龄的妇女,如肌瘤小,可无任何症状。

(1)病理特点。①大体所见:肿块为实质性,表面光滑,切面灰白色,有光泽。②显微镜所见:平滑肌细胞排列成束状,内含胶原纤维,有时可见平滑肌束形成漩涡状结构,有时也可见肌瘤的变性。

(2)临床表现:患者一般无不适症状,有时会感到外阴不适,外阴下坠感,也有患者因自己发现外阴肿块而就诊。外阴平滑肌瘤常常发生在大阴唇,有时可位于阴蒂、小阴唇。妇科检查可见外阴部实质性肿块,边界清楚,可推动,无压痛。

(3)诊断和鉴别诊断:外阴平滑肌瘤的诊断并不困难,有时需与纤维瘤、肉瘤进行鉴别。纤维瘤质地较平滑肌瘤更硬。而肉瘤边界一般不清,有时在术前鉴别困难。

(4)治疗:以手术切除,如果肌瘤位于浅表,可行局部切除;如果位置较深,可打开包膜,将肌瘤剜出。切除之组织物送病理组织学检查。

3.血管瘤

血管瘤实际上是先天性血管结构异常形成的,所以,应该说它不是真正的肿瘤。多见于新生儿或幼儿。

(1)病理特点。①大体所见:肿块质地柔软,呈红色或暗红色。②显微镜下所见:常表现为两种结构:一种为无数毛细血管,有的血管腔不明,内皮细胞聚积在一起,有人称其为毛细血管瘤;另一种为腔不规则扩大,壁厚薄不一的海绵状血管瘤,管壁衬以单层扁平内皮细胞,扩大的腔内常有血栓形成,有人称此种血管瘤为海绵状血管瘤。

(2)临床表现:多见于婴幼儿,直径从数毫米至数厘米。常高出皮肤,色鲜红或暗红,质软,无压痛。有时因摩擦而出血。

(3)诊断和鉴别诊断:主要根据临床表现,进行初步的诊断。有时需与色素痣进行鉴别诊断。

(4)治疗:如果血管瘤不大,可手术切除;如果面积大或部位不适合手术,则可用冷冻治疗,也可应用激光进行治疗。

(四)神经源性肿瘤

1.神经鞘瘤

神经鞘瘤发生于外阴部的神经鞘瘤常常为圆形,生长缓慢。目前一般认为它是来源于外胚层的雪旺鞘细胞。以往有人认为其来源于中胚层神经鞘。

(1)病理特点。①大体所见:肿块大小不等,一般中等大小,有完整的包膜。②显微镜所见:肿瘤组织主要由神经鞘细胞组成。此种细胞呈细长的梭形或星形,细胞质嗜酸,胞核常深染,大小一致,疏松排列成束状、螺旋状或漩涡状结构。

(2)临床表现:外阴部的神经鞘瘤常表现为圆形的皮下结节,一般无症状,质地偏实。

(3)诊断:根据临床表现,进行初步的诊断,确诊需要病理组织学检查结果。

(4)治疗:手术切除,切除物送病理组织学检查。

2.神经纤维瘤

外阴神经纤维瘤为孤立的肿块,常位于大阴唇。它主要由神经束衣、神经内衣和神经鞘细胞组成。此肿瘤为中胚层来源。

(1)病理特点。①大体所见:肿瘤无包膜,边界不清。②显微镜下所见:主要为细纤维,平行或交错排列,其中有鞘细胞和轴索的断面,还有胶原纤维。

(2)临床表现:一般无症状,检查发现肿块质地偏实,与周围组织分界不清。

(3)诊断:根据临床表现,进行初步的诊断,确诊需要病理组织学检查结果。

(4)治疗:手术切除,切除物送病理组织学检查。

二、外阴恶性肿瘤

外阴恶性肿瘤主要发生于老年妇女,尤其60岁以上者。外阴恶性肿瘤占女性生殖系统恶性肿瘤的3%~5%。外阴恶性肿瘤包括来自表皮的癌,例如外阴鳞状细胞癌、基底细胞癌、Paget病、汗腺癌和恶性黑色素瘤;来自特殊腺体的腺癌,例如前庭大腺癌和尿道旁腺癌;来自表皮下软组织的肉瘤,例如平滑肌肉瘤、横纹肌肉瘤、纤维肉瘤和淋巴肉瘤。

(一)外阴鳞状细胞癌

外阴鳞状细胞癌是外阴最常见的恶性肿瘤,占外阴恶性肿瘤的90%,好发于大、小阴唇和阴蒂。

1.发病因素

确切的病因不清,可能与下列因素有一定的关系。

(1)人乳头状瘤病毒感染:人乳头状瘤病毒感染与宫颈癌的发生有密切的关系。目前研究发现,人乳头状瘤病毒与外阴癌前病变及外阴癌也有相关性。

(2)外阴上皮内非瘤变:外阴上皮内非瘤变中的外阴鳞状上皮细胞增生及硬化性苔藓合并鳞状上皮细胞增生有一定的恶变率,其恶变率为2%~5%。有时,对可疑病变需行活检以明确诊断。

(3)吸烟:吸烟抑制了人体的免疫力,导致人体的抵抗力下降,不能抵抗病毒等感染,可导致肿瘤的发生。

(4)与VIN关系密切:如VIN未及时发现和治疗,可缓慢发展至浸润癌,尤其是VIN3的患者。

(5)其他:性传播性疾病和性卫生不良也与此病的发生有一定的关系。

2.病理

大体检查:肿瘤可大可小,直径一般为1~8 cm大小,常为质地较硬的结节,常有破溃而成溃疡,周围组织僵硬。显微镜下可分为:①角化鳞形细胞癌。细胞大而呈多边形,核大而染色深,在底部钉脚长短大小和方向不一，多而紊乱，侵入间质。癌细胞巢内有角化细胞和角化珠形成。②非角化鳞形细胞癌。癌细胞常为多边形大细胞，细胞排列紊乱，核质比例大，核分裂多，无角化珠，角化细胞偶见。③基底样细胞癌。由类似鳞形上皮基底层组成。癌细胞体积小，不成熟，核质比例很大。角化细胞偶见或见不到。

3.临床表现

(1)症状：最常见的症状是外阴瘙痒，外阴疼痛或排尿时灼痛，自己发现外阴肿块，肿瘤破溃出血和渗液；若肿瘤累及尿道，可影响排尿；偶尔患者扪及腹股沟肿大的淋巴结而就诊。

(2)体征：病灶可发生于外阴的任何部位，常见于大小阴唇。肿瘤呈结节状质硬的肿块，与周围分界欠清。可见破溃和出血。检查时，需注意有无腹股沟淋巴结的肿大，还须注意阴道和宫颈有无病变。

4.转移途径

以直接浸润和淋巴转移为主，晚期可血行转移。

(1)直接浸润：肿瘤在局部不断增殖和生长，体积逐渐增大，并向周围组织延伸和侵犯：向前方扩散可波及尿道和阴蒂，向后方扩散可波及肛门和会阴，向深部可波及脂肪组织和泌尿生殖膈，向内扩散至阴道。进一步还可累及到膀胱和直肠。

(2)淋巴转移：外阴淋巴回流丰富，早期单侧肿瘤的淋巴回流多沿同侧淋巴管转移，而位于中线部位的肿瘤，如近阴蒂和会阴处的淋巴回流多沿双侧淋巴管转移，一般先到达腹股沟浅淋巴结，再回流至腹股沟深淋巴结，然后进入盆腔淋巴结。若癌灶累及直肠和膀胱，可直接回流至盆腔淋巴结。

(3)血行转移：肿瘤细胞进入静脉，常播散至肺和脊柱，也可播散至肝脏。

5.诊断

(1)根据患者病史、症状和检查结果，初步得出结果。

(2)活组织检查：在病灶处取活检，送病理学检查。取活检时，需一定的组织，组织少，会给病理诊断造成困难；同时，也应避开坏死处活检。

(3)其他辅助检查：宫颈细胞学检查，CT 或 MRI 了解腹股沟和盆腔淋巴结的情况。必要时可行膀胱镜检查或直肠镜检查，了解有无膀胱黏膜或直肠黏膜的侵犯情况。

6.鉴别诊断

需与外阴鳞状上皮细胞增生、外阴尖锐湿疣和外阴良性肿瘤相鉴别，确诊需根据活检病理学检查结果。

7.治疗

外阴癌的治疗强调个体化和综合治疗，了解病史和体格检查，血常规，活检、影像学检查、麻醉下膀胱镜或直肠镜检查、戒烟或咨询、HPV 检测。对早期患者，在不影响预后的基础上，尽量缩小手术范围，以减少手术创伤和手术的并发症。对晚期的患者则采用手术＋化疗＋放疗，以改善预后，提高患者的生活质量。

(1)T_1，T_2(肿块≤4 cm)，浸润深度≤1 mm，局部广泛切除。

(2)T_1，T_2(肿块≤4 cm)，浸润深度>1 mm，离中线≥2 cm，根治性女阴切除和单侧腹股沟淋巴结评估或切除；中线型，根治性女阴切除和双侧腹股沟淋巴结评估或切除；切缘阴性，手术结束；切缘阳性，能切则继续切，不能切则手术结束，选择术后辅助治疗。

(3)肿块>4 cm 或累及尿道、阴道和肛门，影像学检查淋巴结无转移，可行腹股沟淋巴结切除,切除淋巴结有转移,针对原发肿瘤及腹股沟及盆腔淋巴结放化疗;切除淋巴结无转移可行针对原发肿瘤放化疗±腹股沟淋巴结放疗;影像学检查淋巴结疑转移,可行细针穿刺行活检,再针对原发肿瘤及腹股沟及盆腔淋巴结放化疗。

(4)远处转移,放化疗及支持治疗。

8.治疗注意点

(1)手术治疗。手术切口:目前一般采用三个切口的手术方式,即双侧腹股沟各一个切口,广泛外阴切除则为一个切口。也有双侧腹股沟淋巴结切除应用腔镜进行。若尿道口累及,则可以切除 1 cm 的尿道,一般不影响排尿。切缘距肿瘤边缘 1～2 cm,<8 mm 建议再切,但也需注意尿道、肛门的情况,以及淋巴结有无累及。影像学检查淋巴结有无转移,对治疗有一定的指导作用。

危险因素:淋巴血管浸润;切缘距肿瘤边缘<8 mm;肿瘤大小;浸润深度;浸润方式(spray 或 diffuse);淋巴结累及。

前哨淋巴结切除:由于淋巴结清扫增加了死亡率,增加伤口感染的机会,以及导致淋巴水肿,目前也推荐选择合适的患者行前哨淋巴结切除。

(2)放疗:外阴鳞状细胞癌对放疗敏感,但外阴皮肤不易耐受放疗。所以,放疗仅在下列情况下应用:肿块大,肿块位于特殊部位如近尿道口或肛门,腹股沟淋巴结有转移。放疗一般作为术前缩小病灶或术后辅助治疗。

(3)化疗:晚期患者可采用静脉或介入化疗。常用的药物有顺铂,博莱霉素及表柔比星等。

9.预后

预后和肿瘤的分期有密切关系:临床期别早,预后好;肿块小,无转移,预后好;淋巴结无转移,预后好;如有淋巴结转移,则转移的个数和包膜有无累及,均与预后相关。

(二)外阴恶性黑色素瘤

外阴恶性黑色素瘤发生率仅次于外阴鳞状细胞癌,最常发生的部位是小阴唇或阴蒂部。

1.临床表现

(1)症状:外阴瘙痒,以往的色素痣增大,破溃出血,周围出现小的色素痣。

(2)体征:病灶稍隆起,结节状或表面有溃破,黑色或褐色。仔细检查可见肿块周围有小的色素痣。

2.临床分期

FIGO 分期并不适合外阴恶性黑色素瘤,因为与恶性黑色素瘤预后相关的主要是肿瘤浸润的深度。目前常用的分期方法为 Clark 分期法或 Breslow 分期法(表 7-8)。

表 7-8 Clark 分期法、Breslow 分期法

级别	Clark	Breslow(浸润深度)
Ⅰ	局限在上皮层内(原位癌)	<0.76 mm
Ⅱ	侵入乳头状的真皮层	0.76～1.5 mm
Ⅲ	乳头状及网状真皮层交界处	1.51～2.25 mm
Ⅳ	侵犯网状真皮层	2.26～3.0 mm
Ⅴ	侵犯皮下脂肪层	>3.0 mm

也可参考美国癌症联合会（AJCC）和国际抗癌联盟（UICC）制定的皮肤黑色素瘤分期系统，见表 7-9。

表 7-9　UICC 皮肤黑色素瘤分期法

分期	肿瘤侵犯深度（mm）	区域淋巴结转移	远处转移
ⅠA 期	≤0.75	－	－
ⅠB 期	0.76～1.40	－	－
ⅡA 期	1.50～4.00	－	－
ⅡB 期	＞4	－	－
Ⅲ期		＋*	
Ⅳ期			＋#

注：* 包括卫星转移；# 包括远处淋巴结或其他部位转移。

3.诊断

根据临床表现及病理检查可明确诊断。建议外阴色素痣切除送病理，不建议激光气化。医师检查时需仔细观察有无卫星病灶。

4.治疗

外阴恶性黑色素瘤的治疗一般采用综合治疗。由于肿瘤病灶一般较小，故可行局部广泛切除，切除的边缘要求离病灶 1 cm。是否行腹股沟淋巴结清扫术目前仍有争议。有研究认为，如肿瘤侵犯深度超过 1 mm，则建议行腹股沟淋巴结清扫术。晚期肿瘤考虑给予化疗和免疫治疗。目前，应用免疫治疗恶性黑色素瘤有一些有效的报道，如 anti-CTLA 或 PD-1 也可考虑临床应用。

（三）外阴前庭大腺癌

外阴前庭大腺癌是一种较少见的恶性肿瘤，常发生于老年妇女。肿瘤既可以发生于腺体，也可以发生在导管。因此，可有不同的病理组织类型，可以为鳞状细胞癌及腺癌，也可以是移行细胞癌或腺鳞癌。

1.临床表现

（1）症状：患者可扪及肿块而就诊。早期常无症状，晚期肿瘤可发生出血和感染。

（2）体征：外阴的后方前庭大腺的位置可扪及肿块，早期边界尚清晰，晚期则边界不清。

2.诊断

早期肿瘤的诊断较困难，与前庭大腺囊肿难以鉴别，需将肿块完整剥出后送病理检查确诊。晚期肿瘤可根据肿瘤发生的部位及临床表现、经肿瘤活检而作出诊断。

3.治疗

治疗原则为外阴广泛切除术及腹股沟淋巴结清扫术。有研究发现，术后给予放射辅助治疗可降低局部的复发率，如淋巴结阳性，则可行腹股沟和盆腔的放疗。

4.预后

由于前庭大腺位置较深，诊断时临床病期相对较晚，预后较差。

（四）外阴基底细胞癌

外阴基底细胞癌为外阴少见的恶性肿瘤，常发生于老年妇女。病灶常见于大阴唇，也可发生于小阴唇或阴蒂。病理组织学显示：瘤组织自表皮的基底层长出，伸向真皮或间质，边缘部有一层栅状排列的基底状细胞。常发生局部浸润,较少发生转移,为低度恶性肿瘤。

1.临床表现

(1)症状:可扪及外阴局部肿块,伴局部的瘙痒或烧灼感。

(2)体征;外阴部肿块,边界可辨认,肿块为结节状,若发病时间长,肿块表面可溃破成溃疡。

2.诊断

根据肿瘤发生的部位及临床表现、肿瘤活检而作出诊断。

3.治疗

手术为主要治疗手段,可行局部广泛切除术,一般不需行腹股沟淋巴结切除。

4.预后

预后较好,若肿瘤复发,仍可行复发病灶的切除。

(杨　婕)

第八章

女性性传播疾病

第一节 淋　　病

淋病是目前世界上发病率最高的性传播疾病，病原菌为淋病奈瑟菌。它在潮湿、温度35～36 ℃的条件下适宜生长，在完全干燥的环境中只能存活1～2小时，在常用消毒剂或肥皂液中数分钟就能使其灭活。男性淋病患者早期多有症状，因此可以早期治愈。但是，对于女性患者，大部分无明显症状，发现时已有合并症存在。淋病可以引起盆腔炎性疾病，继而导致不孕或异位妊娠。推荐每年对<25岁有性生活的女性及有感染风险的高龄女性进行淋病筛查。

一、传播途径

病菌主要通过性接触传播，通过一次性交，女性患者传染给男性的机会是20%，男性患者传染给女性的机会则高达90%以上。一般在不洁性交后或接触了淋病患者不洁的内裤、被褥、毛巾、寝具等2～10天发病。肛交和口交可以分别感染直肠和口咽部，引起淋球菌性直肠炎及淋球菌性咽喉炎。孕妇若患有淋病，分娩时胎儿经过产道可能被传染而发生淋球性眼炎。儿童感染多为间接传染。

二、发病机制

(一)对上皮的亲和力

淋球菌对柱状上皮和移行上皮有特别的亲和力。女性宫颈覆盖柱状上皮和移行上皮，故易受淋球菌侵袭，而男性舟状窝和女性阴道为复层扁平上皮覆盖，对其抵抗力较强，一般不受侵犯，或炎症很轻，故成年妇女淋菌性阴道炎少见。幼女由于阴道黏膜为柱状上皮，因此易于受染。皮肤不易被淋球菌感染，罕见有原发性淋球菌皮肤感染。人类对淋球菌无先天免疫性，痊愈后可发生再感染。

(二)黏附

淋球菌菌毛上的特异性受体可与黏膜细胞相应部位结合；其外膜蛋白Ⅱ可介导黏附过程；它还可释放IgAl分解酶，抗拒细胞的排斥作用。这样，淋球菌与上皮细胞迅速黏合。微环境中的酸碱度、离子桥、疏水结构和性激素等也可促进黏附过程。

(三)侵入与感染

淋球菌吸附于上皮细胞的微绒毛，其外膜蛋白Ⅰ转移至细胞膜内，然后淋球菌被细胞吞噬而进入细胞内。淋球菌菌毛可吸附于精子上，可迅速上行到宫颈管。宫颈管的黏液可暂时阻止淋球菌至宫腔，而在宫颈的柱状上皮细胞内繁殖致病。淋球菌一旦侵入细胞，就开始增殖，并损伤上皮细胞。细胞溶解后释放淋球菌至黏膜下间隙，引起黏膜下层的感染。

(四)病变形成

淋球菌侵入黏膜下层后继续增殖，约在36小时内繁殖一代。通过其内毒素脂多糖、补体和IgM等协同作用，形成炎症反应，使黏膜红肿。同时，由于白细胞的聚集和死亡，上皮细胞的坏死与脱落，出现了脓液。腺体和隐窝开口处病变最为严重。

(五)蔓延播散

淋球菌感染后造成的炎症可沿泌尿、生殖道蔓延播散，在男性可扩展至前列腺、精囊腺、输精管和附睾，在女性可蔓延到子宫、输卵管和盆腔。严重时淋球菌可进入血液向全身各个组织器官播散，导致播散性感染。

三、临床表现

潜伏期1～10天，平均3～5天，50%～70%的妇女感染淋菌后，无明显临床症状，易被忽略，但仍具有传染性。有些女性仅表现为“阴道分泌物”增多而不予注意。

(一)下生殖道感染

淋病奈瑟菌感染最初引起尿道炎、宫颈管黏膜炎、前庭大腺炎，被称为无并发症淋病。尿道炎表现为尿频、尿急、尿痛，排尿时尿道口灼热感，检查可见尿道口红肿、触痛，经阴道前壁向耻骨联合方向挤压尿道或尿道旁腺，可见脓性分泌物流出。宫颈黏膜炎表现为阴道脓性分泌物增多，外阴瘙痒或灼热感，偶有下腹痛。检查可见宫颈明显充血水肿、糜烂，有脓性分泌物从宫颈口流出，宫颈触痛，触之易出血。若有前庭大腺炎，可见腺体开口处红肿、触痛、溢脓，若腺管阻塞可形成脓肿。淋病奈瑟菌可同时感染以上部位，因而临床表现往往为数种症状并存。

(二)上生殖道感染

无并发症淋病未经治疗或治疗不当，淋病奈瑟菌可上行感染至盆腔脏器，导致淋菌性盆腔炎性疾病，包括急性输卵管炎、子宫内膜炎、继发性输卵管卵巢脓肿、盆腔腹膜炎和盆腔脓肿等。10%～15%的淋菌性子宫内膜炎可上行感染，发生淋菌性盆腔炎、输卵管炎、卵巢炎、附件炎及子宫体炎。可引起输卵管阻塞、积水及不孕。如与卵巢粘连，可导致输卵管卵巢脓肿，一旦脓肿破裂可引起化脓性腹膜炎。66%～77%的盆腔炎多发生于月经后，主要见于年轻育龄妇女。多在经期或经后1周内发病，起病急，典型症状为双侧下腹剧痛，一侧较重，发热、全身不适，发热前可有寒战，常伴食欲缺乏、恶心和呕吐。患者多有月经延长或不规则阴道出血，脓性白带增多等。若脓液由开放的输卵管伞端流入直肠子宫陷凹，刺激该处腹膜而产生肛门坠痛感。体格检查下腹两侧深压痛，若有盆腔腹膜炎则可有腹壁肌紧张及反跳痛。妇科检查宫颈外口可见脓性分泌物流出，宫颈充血、水肿、举痛，双侧附件增厚、压痛。若有输卵管卵巢脓肿，可触及附件囊性包块，压痛明显。

(三)播散性淋病

播散性淋病是指淋病奈瑟菌通过血液循环传播，引起全身性疾病，病情严重，若不及时治疗可危及生命。1%～3%的淋病可发生播散性淋病，早期菌血症可出现高热、寒战、皮损、不对称的关节受累，以及全身症状，晚期则表现为永久性损害，例如关节炎、心内膜炎、心包炎、胸膜炎、肺炎、脑膜炎等全身病变。确诊主要根据临床表现和血液、关节液、皮损部位渗出物淋菌培养阳性。

妊娠对淋病的表现无明显影响，但是淋病对母婴都有影响。孕早期感染淋病可致流产；晚期可引起绒毛膜羊膜炎，而致胎膜早破、早产，胎儿生长受限。分娩时产道损伤、产妇抵抗力差；产褥期淋菌易扩散，引起产妇子宫内膜炎、输卵管炎，严重者引起播散性淋病。约 1/3 新生儿通过淋病孕妇的软产道时可感染淋病奈瑟菌，出现新生儿淋球菌性眼炎，若治疗不及时，可发展成角膜溃疡、角膜穿孔甚至失明。

四、诊断

(一)核酸扩增试验(NAATs)

美国食品药品管理局(FDA)批准应用培养法和 NAATs 诊断淋病。NAATs 可用于检测宫颈拭子、阴道拭子、尿道拭子(男性)和尿液标本(女性与男性)等。FDA 尚未批准应用 NAATs 检测直肠、咽部与结膜标本。但临床实验室改进修正案认证的实验室可以应用 NAATs 检测直肠、咽部与结膜标本。通常 NAATs 检测生殖道和非生殖道淋病奈瑟菌的灵敏度优于培养。如果怀疑或证明治疗失败，需要同时行细菌培养和药敏试验。

(二)培养法

标本在选择培养基上培养可明确诊断，并可以进行药敏试验，可应用于各种临床标本。从治疗失败患者中分离的菌株要进行药敏试验。此为诊断淋病的"金标准"。先拭去宫颈口分泌物，用棉拭子插入宫颈管 1.5～2.0 cm，转动并停留 20～30 秒，取出分泌物进行标本分离培养，注意保湿、保暖，立即送检、接种。培养阳性率为 80.0%～90.5%。若需要确诊试验，可对培养的淋菌进行糖发酵试验及直接免疫荧光染色检查。

(三)革兰氏染色涂片

男性尿道分泌物涂片行革兰氏染色，镜下可见大量多形核白细胞，多个多形核白细胞内可见数量不等的革兰氏阴性双球菌，特异度>99%，灵敏度>95%。革兰氏染色涂片对宫颈管、直肠和咽部 NG 感染检出率低，对于女性患者，仅为 40%～60%，且宫颈分泌物中的有些细菌与淋菌相似，可有假阳性，只能作为筛查手段。不推荐应用。尿道分泌物亚甲基蓝/结晶紫染色镜检可替代培养法。

(四)其他

对所有的淋病患者测试其他性传播疾病，包括沙眼衣原体感染、梅毒和人类免疫缺陷病毒(HIV)。对于孕期淋病，妊娠期淋病严重影响母儿健康，多数淋病孕妇无症状，因此对高危孕妇(即性活跃期妇女或具有其他个体或群体的风险因素)，产前检查时应取宫颈管分泌物培养，以便及时诊断治疗。

五、治疗

(一)一般原则

早期诊断，早期治疗，使用敏感抗生素，遵循及时、足量、规则用药的原则；根据不同的病情采用不同的治疗方案；治疗后应进行随访；性伴应同时进行检查和治疗。告知患者在其本人和性伴完成治疗前禁止性行为。由于耐青霉素的菌株增多，目前选用的抗生素以第三代头孢菌素类及喹诺酮类药物为主。无合并症的淋病，推荐大剂量单次给药，以保证足够的血药浓度灭菌，推荐药物的治愈率>97%。有合并症的淋病，应该连续每天给药，并保证足够治疗时间。注意多重病原体感染，一般应同时用抗沙眼衣原体的药物或常规检测有无沙眼衣原体感染，也应做梅毒血清学检测及HIV咨询与检测。

(二)治疗方案

1.无并发症的淋病

(1)淋菌性尿道炎、宫颈炎、直肠炎。推荐方案:头孢曲松250 mg,单次肌内注射;或大观霉素2 g(宫颈炎4 g),单次肌内注射;如果衣原体感染不能排除,加抗沙眼衣原体感染药物。替代方案:头孢噻肟1 g,单次肌内注射;或其他第3代头孢菌素类,如已证明其疗效较好,亦可选作替代药物。如果衣原体感染不能排除,加抗沙眼衣原体感染药物。

(2)儿童淋病:体重>45 kg者按成人方案治疗,体重<45 kg者按以下方案治疗。推荐方案:头孢曲松25~50 mg/kg(最大不超过成人剂量),单次肌内注射;或大观霉素40 mg/kg(最大剂量2 g),单次肌内注射。如果衣原体感染不能排除,加抗沙眼衣原体感染药物,具体药物如阿奇霉素1 g,单次口服或多西环素100 mg,每天2次,口服7天。

2.有并发症的淋病

(1)淋菌性盆腔炎门诊治疗方案:头孢曲松250 mg,每天1次肌内注射,共10天;加服多西环素100 mg,每天2次,共14天;加口服甲硝唑400 mg,每天2次,共14天。

(2)住院治疗推荐方案A:头孢替坦2 g,静脉滴注,每12小时1次;或头孢西丁2 g,静脉滴注,每6小时1次,加多西环素100 mg,静脉滴注或口服,每12小时1次。注意,如果患者能够耐受,多西环素尽可能口服。在患者情况允许的情况下,头孢替坦或头孢西丁的治疗不应<1周。对治疗72小时内临床症状改善者,在治疗1周时酌情考虑停止肠道外治疗,并继以口服多西环素100 mg,每天2次,加口服甲硝唑500 mg,每天2次,总疗程14天。

(3)住院治疗推荐方案B:克林霉素900 mg,静脉滴注,每8小时1次,加庆大霉素负荷量(2 mg/kg),静脉滴注或肌内注射,随后给予维持量(1.5 mg/kg),每8小时1次,也可每天1次给药。

注意:患者临床症状改善后24小时可停止肠外治疗,继以口服多西环素100 mg,每天2次;或克林霉素450 mg,每天4次,连续14天为1个疗程。多西环素静脉给药疼痛明显,与口服途径相比没有任何优越性;孕期或哺乳期妇女禁用四环素、多西环素。妊娠头3个月内应避免使用甲硝唑。

3.弥散性淋病

推荐住院治疗。需检查有无心内膜炎或脑膜炎。如果衣原体感染不能排除,应加抗沙眼衣原体感染药物。推荐方案:头孢曲松1 g,每天1次肌内注射或静脉滴注,共≥10天。替代方案:大观霉素2 g,肌内注射,每天2次,共≥10天。患有淋菌性关节炎者,除髋关节外,不宜施行开放性引流,但可以反复抽吸,禁止关节腔内注射抗生素。淋菌性脑膜炎经上述治疗的疗程约2周,心内膜炎疗程>4周。

妊娠期感染推荐方案:头孢曲松250 mg,单次肌内注射;或大观霉素4 g,单次肌内注射。如果衣原体感染不能排除,加抗沙眼衣原体感染药物,禁用四环素类和喹诺酮类药物。对于所有新生儿,无论母亲有无淋病,即以1%硝酸银滴眼,预防新生儿淋菌性结膜炎,已成为淋病常规筛查的指南。

用推荐方案或可选择的方案,治疗结束时不需要检查评估疗效。治疗后持续有症状者或持续感染的患者应做淋菌培养,同时还需要检测其他病原体,因为持续的尿道炎、宫颈炎、直肠炎可能是由衣原体或其他病原体引起。淋球菌重复感染较多见,建议治疗后3个月淋球菌培养复查,性伴侣应同时检查。

六、预后

对于急性淋病早期，及时、正确的治疗可以完全治愈，无合并症淋病经单次大剂量药物治疗，治愈率可达95%；若延误治疗或治疗不当，可产生合并症或播散性淋病。因此，在淋病急性期应给予积极治疗。

（刘　刚）

第二节　梅　　毒

梅毒是由苍白螺旋体引起的一种全身慢性传染病，主要通过性交传染，侵入部位大多为阴部。临床表现极为复杂，几乎侵犯全身各器官，造成多器官损害。早期主要侵犯皮肤黏膜，晚期可侵犯血管、中枢神经系统及全身各器官。可通过胎盘传给胎儿。

梅毒螺旋体的运动极为活跃。在人体外很容易死亡，在干燥的环境中和阳光直射下迅速死亡，在潮湿的器皿和毛巾上可生存数小时，39 ℃时4小时死亡。40 ℃失去传染力，3小时死亡。48 ℃可生存30分钟，60 ℃仅生存3～5分钟。100 ℃立即死亡。对寒冷抵御力强，0 ℃可存活1～2天，−78 ℃以下经年不丧失传染性。肥皂水和一般消毒液均可使其死亡。血液中的梅毒螺旋体4 ℃放置3天即可死亡，故血库4 ℃冰箱储存3天以上的血液通常可避免传染梅毒的风险。

一、传播途径

（一）性接触传播

性接触传播是最主要的传播途径，约占95%；患者在感染后1年内最具传染性，随病期延长，传染性越来越小，病期超过4年者基本无传染性。

（二）非性接触传播

少数患者因医源性途径、接吻、哺乳、接触污染物，以及输血而感染。

（三）垂直传播

母婴传播，患梅毒孕妇，即使病期超过4年，其梅毒螺旋体仍可通过胎盘感染胎儿，引起先天性梅毒。

二、发病机制

梅毒的发病机制至今尚未完全明确。梅毒螺旋体的致病能力与黏多糖及黏多糖酶有关，螺旋体表面似荚膜样的黏多糖能够保护菌体免受环境中不良因素的伤害并有抗吞噬作用。黏多糖酶能作为细菌受体与宿主细胞膜上的黏多糖相黏附，梅毒螺旋体借其黏多糖酶与组织细胞黏附。黏多糖物质几乎遍布全身组织，因而，梅毒感染几乎累及全身组织，在不同组织黏多糖含量不一，其中尤以皮肤、眼、主动脉、胎盘、脐带中黏多糖基质含量较高，故对这些组织的损伤也较为常见和严重，此外，胎盘和脐带在妊娠18周才发育完善，含有大量的黏多糖，故梅毒螺旋体从母体转移到胎儿必须在18周以后才发生。

人类是梅毒螺旋体的唯一宿主。临床上绝大多数病例是通过有活动性病灶感染者的亲密接触而获得。病原体经由完整的黏膜表面或皮肤微小破损灶进入体内，在临床症状出现前，菌体在感染局部繁殖，经过2～4周（平均3周）的潜伏期，通过免疫反应引起侵入部位出现破溃，即硬下疳。如未经治疗或治疗不彻底，螺旋体在原发病灶大量繁殖后，侵入附近的淋巴结，再经淋巴及血液循环播散到全身其他组织器官，造成全身多灶性病变，表现为二期梅毒。早期梅毒后4年或更长时间，一部分未治愈患者可进展到三期梅毒（晚期梅毒），发生皮肤、骨与内脏的树胶肿损害（梅毒瘤）及心血管、神经系统损害。

三、临床表现

（一）分类与分期

根据传播途径不同可分为获得性梅毒（后天梅毒）和先天梅毒（先天梅毒）两类；每一类依病情发展分为早期和晚期。

（二）获得性梅毒

根据病程可分为早期梅毒和晚期梅毒。早期梅毒包括一期梅毒、二期梅毒及早期隐性梅毒，病程在2年以内；晚期梅毒包括三期梅毒及晚期隐性梅毒，病程在2年以上。潜伏梅毒指梅毒未经治疗或用药剂量不足，无临床症状，梅毒血清反应阳性，没有其他可以引起梅毒血清反应阳性的疾病存在，脑脊液正常者。感染期限在2年以内的为早期潜伏梅毒，2年以上为晚期潜伏梅毒。

1.一期梅毒

一期梅毒主要表现为硬下疳，常发生于感染后2～4周。梅毒螺旋体经皮肤黏膜的擦伤处侵入机体，数小时即沿淋巴管到达附近淋巴结，2～3天后侵入血液循环，经过9～90天的潜伏期，在入侵部位形成硬下疳，为一期梅毒。好发于外生殖器，呈单个，偶见2～3个，圆形或椭圆形无痛性溃疡，直径1～2 cm，边界清楚，稍高出皮面，表面呈肉红色，糜烂，有少量渗液，触之软骨样硬度，无痛，表面和渗液内均含大量梅毒螺旋体。初起时为小红斑或丘疹，进而形成硬结，表面破溃形成溃疡。硬下疳出现1～2周，可有局部或腹股沟淋巴结肿大，无化脓、破溃，无疼痛及压痛，多为单侧，大小不等，较硬，无痛，不粘连，称硬化性淋巴结炎，穿刺液中可有大量梅毒螺旋体。此时，机体产生抗体杀灭大部分梅毒螺旋体，硬下疳未经治疗可于3～8周（多6～8周）消失，不留痕迹或遗留暗红色表浅瘢痕或色素沉着。由于梅毒螺旋体未被完全杀死，而进入无症状的潜伏期。硬下疳初期，梅毒血清反应大多呈阴性，以后阳性率逐渐提高，硬下疳出现6周后，血清反应全部变为阳性。

2.二期梅毒

二期梅毒主要表现为皮肤梅毒疹。若一期梅毒未经治疗或治疗不规范，潜伏期梅毒螺旋体继续增殖，由淋巴系统进入血液循环可达全身，引起二期早发梅毒，常发生在硬下疳消退后3～4周（感染后9～12周），少数可与硬下疳同时出现。以皮肤黏膜典型的梅毒疹为主要特点，亦可见于骨骼、心脏、心血管及神经系统损害。多有前驱症状，常伴有低热、食欲减退、头痛、肌肉关节及骨骼酸痛等。主要损害表现如下所述。

（1）皮肤损害：80%～95%的患者可出现皮肤损害。①各种丘疹：包括斑疹、斑丘疹、丘疹鳞屑性梅毒疹及脓疱疹等，常出现于躯干、四肢，也可在面部与前额部，皮疹特点为多形性、对称、泛发。皮疹持续2～6周可自然消退。②扁平湿疣：多见于皮肤相互摩擦和潮湿的外阴及肛周。③梅毒性白斑：多见于颈部。④梅毒性脱发：呈虫蚀样，多发生于颞部。

(2)黏膜损害：常与皮损伴发，其中最典型的是黏膜斑，呈圆形、椭圆形糜烂面，边缘清楚，表面潮湿，有灰白色伪膜，好发于口腔黏膜和外生殖器。也可见于梅毒性黏膜咽炎和舌炎。

(3)系统性损害：主要有骨损害，表现为骨膜炎、关节炎，多发生在四肢的长骨和大关节。眼损害以虹膜炎、虹膜睫状体炎及脉络膜炎较多见。神经损害可分为无症状性和有症状性神经梅毒两类，前者仅有脑脊液异常，后者以梅毒性脑膜炎为主。部分患者可发生虫蚀样脱发。

此期大部分梅毒螺旋体可被机体产生的抗体所杀灭，小部分进入潜伏期。当机体抵抗力下降，梅毒螺旋体又可进入血液循环，再现二期梅毒症状，称二期复发梅毒。

3.三期梅毒

三期梅毒多发生于病程4年以上，此时体内损害处螺旋体少而破坏力强，主要表现为永久性皮肤黏膜损害，并可侵犯多种组织器官危及生命，尤其是心血管和中枢神经系统。基本损害为慢性肉芽肿，局部因动脉内膜炎所致缺血而使组织坏死。三期梅毒皮肤黏膜损害主要是梅毒性树胶样肿，初为皮下结节，常为单个，逐渐增大，与皮肤粘连呈浸润性斑块，中央软化，形成溃疡，流出黏稠树胶状脓汁，故名树胶肿。有中心愈合，四周蔓延的倾向，可排列成环形，多环形、马蹄形及肾形，破坏性大，愈合后有萎缩性瘢痕。结节性梅毒疹为簇集、坚硬的铜红色小结节，好发于头面部、背部及四肢伸侧。骨梅毒表现为骨膜炎、骨髓炎、关节炎、腱鞘炎等；眼梅毒表现为虹膜炎、虹膜睫状体炎、视网膜炎、角膜炎。

三期心血管梅毒多发生在感染后10～30年，发生率约10%。晚期心血管梅毒表现为主动脉炎、主动脉关闭不全、主动脉瘤，梅毒性冠状动脉口狭窄及心肌梅毒树胶肿。晚期神经梅毒发生于感染后3～20年，发生率约10%，表现为梅毒性脑炎、脑血管梅毒、麻痹性痴呆、脊髓痨、视神经萎缩。晚期梅毒可以致命。

四、实验室检查

（一）病原学检查

组织及体液的梅毒螺旋体的检测对早期梅毒的诊断具有十分重要的价值，特别是对已出现硬下疳，但梅毒血清反应仍呈阴性者。暗视野显微镜检查是一种原始的、最简便、最可靠的梅毒实验诊断方法，收集组织渗出液或淋巴结穿刺液，立即暗视野显微镜下观察，可发现活动的梅毒螺旋体。也可采用免疫荧光染色。另外，可用涂片染色法，取皮损渗出物时应注意先用生理盐水清洁，然后挤压出渗出物，玻片涂抹后用不同方法进行病原学检查。

（二）梅毒血清学试验

梅毒螺旋体进入人体后，可产生两种抗体，非特异性的抗心磷脂抗体，可用牛心磷脂检测，称非梅毒螺旋体抗原血清反应；抗梅毒螺旋体抗体可用梅毒螺旋体检测出来，称梅毒螺旋体抗原血清反应。

1.非梅毒螺旋体抗原血清反应

非梅毒螺旋体抗原血清反应包括性病研究实验室试验、快速血浆反应素环状卡片试验、血清不需加热的反应素试验。其敏感性高但特异性较低，可作为常规筛选试验，因可做定量试验及充分治疗后反应素可消失，故可用于疗效观察。

2.梅毒螺旋体抗原血清反应

梅毒螺旋体抗原血清反应包括荧光螺旋体抗体吸附试验、梅毒螺旋体血凝试验、梅毒螺旋体被动颗粒凝集试验、梅毒螺旋体制动试验、酶联免疫吸附试验等。其敏感性和特异性较好，一般用作证实试验，但这种方法是检测血清中抗梅毒螺旋体 IgG，充分治疗后仍能持续阳性，甚至终身不消失，因此，不能用作疗效观察。

3.脑脊液检查

怀疑神经梅毒者应行脑脊液检查。神经梅毒患者脑脊液中淋巴细胞≥10×10^6/L，蛋白量>50 mg/dL，VDRL 阳性。

4.梅毒血清假阳性反应

无梅毒螺旋体感染，但梅毒血清反应阳性，可分为技术性假阳性及生物学假阳性。技术性假阳性是由于标本的保存、输送及实验室操作的技术所造成的，如重复试验，无梅毒患者的试验可转为阴性；生物学假阳性则是由于患者有其他疾病或生理状况发生变化所导致。由其他螺旋体引起的疾病如品他病、雅司病、回归热、鼠咬症等出现的梅毒血清反应阳性，则不属于假阳性反应，而是真阳性。梅毒血清学假阳性主要发生在非螺旋体抗原血清试验，在螺旋体抗原血清试验中则较少见。

五、诊断及鉴别诊断

梅毒的临床表现复杂，要鉴别的疾病很多，鉴别时要注意以下事项：有无感染史，皮疹的临床特点，梅毒螺旋体检查，梅毒血清反应，必要时做组织病理学检查。

(一)一期梅毒

1.硬下疳

需与软下疳、生殖器疱疹、性病性淋巴肉芽肿、糜烂性龟头炎、白塞病、固定型药疹、癌肿、皮肤结核等鉴别。

2.梅毒性腹股沟淋巴结肿大

需与软下疳、性病性淋巴肉芽肿鉴别。

(二)二期梅毒

1.梅毒性斑疹

需与玫瑰糠疹、银屑病、白癜风、花斑癣、药疹、多形红斑、远心性环状红斑等鉴别。

2.斑丘疹和扁平湿疣

需与银屑病、体癣、扁平苔藓、毛发红糠疹、尖锐湿疣等鉴别。

3.性脓疱疹

需与各种脓疱病、脓疱疮、臁疮、雅司病、聚合性痤疮等鉴别。

4.梅毒疹

需与传染性单核细胞增多症、地图舌、鹅口疮、扁平苔藓等鉴别。

(三)三期梅毒

1.结节性梅毒疹

需与寻常狼疮、类肉瘤、瘤型麻风等鉴别。

2.树胶肿

需与寻常狼疮、瘤型麻风、硬红斑、结节性红斑、小腿溃疡、脂膜炎、癌肿等鉴别。

(四)神经梅毒

血清和脑脊液的梅毒血清学试验对各型神经梅毒的鉴别诊断十分重要。

1.梅毒性脑膜炎

需与由各种原因引起的淋巴细胞性脑膜炎相鉴别,包括结核性脑膜炎、隐球菌性脑膜炎、钩端螺旋体病和莱姆病等。

2.脑膜血管梅毒

需与各种原因引起的脑卒中相鉴别,包括高血压、血管硬化性疾病、脑血栓等。

3.全身性麻痹病

需与脑肿瘤、硬膜下血肿、动脉硬化、老年性痴呆、慢性酒精中毒和癫痫发作等相鉴别。

(五)心血管梅毒

梅毒性主动脉瘤需要与严重主动脉硬化症相鉴别;梅毒性冠状动脉病需要与冠状动脉粥样硬化相鉴别;梅毒性主动脉瓣闭锁不全需与慢性单纯性主动脉瓣闭锁不全相鉴别。

六、治疗

一般原则:及早发现,及时正规治疗,越早治疗效果越好;剂量足够,疗程规则,不规则治疗可增多复发及促使晚期损害提前发生;治疗后要经过足够时间的追踪观察;对所有性伴同时进行检查和治疗。

各期梅毒的首选治疗药物均为青霉素。根据分期和临床表现决定剂型、剂量和疗程。

(一)不同时期梅毒的治疗

1.一期梅毒、二期梅毒

(1)推荐方案:成人推荐方案为苄星青霉素,240 万单位,单次,肌内注射。新生儿及儿童推荐方案为苄星青霉素,5 U/kg,最大剂量 240 万单位,单次,肌内注射。

(2)随访、疗效评价和重复治疗:在治疗后第 6 个月、第 12 个月进行非螺旋体试验评价疗效,如果疗效不确定或怀疑再次感染梅毒,可以增加随访次数。如在治疗后 6 个月内临床症状及体征持续存在或再次出现,或持续 2 周出现血清学检查抗体滴度增高 4 倍或以上,应视为治疗失败或再次感染梅毒,对于此类患者没有标准的治疗方法,至少应追踪临床表现、血清学检查、HIV 检查及脑脊液检查,如果无法随访,应予以重新治疗。推荐经脑脊液检查排除神经梅毒后,予以苄星青霉素,240 万单位,1 次/周,肌内注射,共 3 次。

(3)特殊情况:青霉素过敏。多西霉素 100 mg,口服,2 次/天,连续 14 天。四环素 500 mg,4 次/天,口服,连续 14 天。头孢曲松 1～2 g,1 次/天,肌内注射或静脉滴注,连续 10～14 天。阿奇霉素 2 g,单次口服,对某些一期梅毒及二期梅毒有效,仅当青霉素或多西霉素治疗无效时可以选用。若青霉素过敏者的依从性及随访追踪不能确定时,应先行脱敏治疗后予以苄星青霉素治疗。

2.三期梅毒

三期梅毒包括神经梅毒和潜伏梅毒以外的晚期梅毒,如心血管梅毒或梅毒瘤树胶肿等。

(1)推荐方案:苄星青霉素,240 万单位,1 次/周,肌内注射,共 3 次。

(2)其他治疗:三期梅毒患者治疗前应行 HIV 检查及脑脊液检查。随访缺乏相关研究。

(3)特殊情况:青霉素过敏者的治疗应与感染病学专家商讨。

3.神经梅毒

(1)治疗方案:推荐方案,青霉素 1 800 万～2 400 万单位/天,300 万～400 万单位/4 小时,静脉滴注或持续静脉滴注,连续 10～14 天。若患者依从性好,也可考虑以下方案:普鲁卡因青霉素 240 万单位,1 次/天,肌内注射;丙磺舒 500 mg,4 次/天,口服,连续 10～14 天。可考虑在推荐方案或替代方案治疗结束后予以苄星青霉素 240 万单位,1 次/周,肌内注射,共 3 次。

(2)其他:虽然全身性应用糖皮质激素是常用的辅助治疗,但目前仍无证据证明应用这类药物是有益的。

(3)随访:在治疗后每 6 个月进行脑脊液检查,直到脑脊液细胞计数正常。治疗后 6 个月脑脊液细胞计数无下降或治疗后 2 年脑脊液细胞计数和蛋白未降至完全正常,予以重复治疗。

(4)特殊情况:青霉素过敏。头孢曲松 2 g,1 次/天,肌内注射或静脉滴注,连续 10～14 天。

4.潜伏梅毒

血清学检查阳性,排除一期、二期、三期梅毒。诊断早期潜伏梅毒的依据:在过去 12 个月内出现唯一可能的暴露,且符合以下条件:确有血清学检查转阳或持续 2 周以上非螺旋体试验抗体滴度升高 4 倍或以上;明确的一期梅毒或二期梅毒症状;其性伴侣存在一期梅毒或二期梅毒或早期潜伏梅毒。不符合上述条件,没有临床症状,血清学检查阳性的患者应诊断为晚期潜伏梅毒或分期未明的潜伏梅毒。

(1)治疗:成人、新生儿及儿童治疗方案如下。①成人。早期潜伏梅毒治疗推荐方案:苄星青霉素 240 万单位,单次,肌内注射;晚期潜伏梅毒或分期未明的潜伏梅毒治疗推荐方案:苄星青霉素 240 万单位,1 次/周,肌内注射,共3 次,总剂量 720 万单位。②新生儿及儿童。早期潜伏梅毒治疗推荐方案:苄星青霉素 5 万单位/千克,最大剂量 240 万单位,单次,肌内注射;晚期潜伏梅毒治疗推荐方案:苄星青霉素 5 万单位/千克,每次最大剂量 240 万单位,1 次/周,肌内注射,共3 次(总量为 15 万单位/千克,最大剂量 720 万单位)。

(2)随访和疗效评价:在治疗后第 6、12、24 个月进行非螺旋体试验评价疗效。符合以下条件时需要脑脊液检查排除神经梅毒:①非螺旋体试验抗体滴度持续 2 周以上升高 4 倍或以上;②治疗后 1～2 年内,原来升高的非螺旋体试验抗体滴度(≥1∶32)下降＜4 倍;③出现梅毒的症状或体征。若脑脊液检查异常应按神经梅毒治疗。

(3)特殊情况:青霉素过敏。多西霉素 100 mg,2 次/天,口服,连续 28 天。四环素 500 mg,口服,4 次/天,连续 28 天。头孢曲松,剂量及用法有待商榷。青霉素过敏的患者,如果用药依从性差或不能保证随访时,应经脱敏治疗后使用苄星青霉素。

(二)妊娠梅毒

孕妇均应在第 1 次产前检查时行梅毒血清学检查。可用非螺旋体试验或螺旋体试验中的一种检查方法进行梅毒筛查。螺旋体试验阳性孕妇应行非螺旋体试验,以便评价疗效。对梅毒高发地区孕妇或梅毒高危孕妇,在妊娠第 28～32 周及分娩前再次筛查。妊娠 20 周以上死胎史者均需要行梅毒血清学检查。所有孕妇在妊娠期间至少做 1 次梅毒血清学检查,如果未进行梅毒血清学检查,新生儿则不能出院。

1.诊断

除病历清楚记录既往曾接受规律抗梅毒治疗或梅毒血清学检查非螺旋体试验抗体滴度下降良好,梅毒血清学检查阳性孕妇均视为梅毒患者。螺旋体试验用于产前梅毒筛查,若为阳性,应行非螺旋体试验。若非螺旋体试验阴性,应再次行螺旋体试验,最好用同一标本。若第 2 次螺旋体试验阳性，可确诊梅毒或既往梅毒病史。既往曾接受规范治疗者，不需要进一步治疗，否则应进行梅毒分期并根据梅毒分期进行治疗。若第 2 次螺旋体试验阴性，对于低危孕妇且否认梅毒病史者，初次螺旋体试验则为假阳性。对于低危孕妇，无临床表现，性伴侣临床及血清学检查阴性，应于 4 周后再次行血清学检查，若快速血清反应素试验和梅素螺旋体明胶颗粒凝集试验仍为阴性，则不需要治疗。若随访困难，否认抗梅毒治疗病史者应根据梅毒分期进行治疗。

2.治疗

根据孕妇梅毒分期采用相应的青霉素方案治疗。

一期梅毒、二期梅毒，以及早期潜伏梅毒，可以在治疗结束后 1 周再次予以苄星青霉素治疗，240 万单位，肌内注射。妊娠 20 周以上的梅毒孕妇应行胎儿彩色超声检查，排除先天梅毒。胎儿及胎盘梅毒感染的 B 超表现（肝大、腹水、水肿及胎盘增厚）提示治疗失败，此时应与产科专家商讨进一步处理。如治疗中断应重新开始治疗。

3.随访和疗效评价

多数孕妇在能做出疗效评价之前分娩。在妊娠第 28～32 周和分娩时进行非螺旋体试验评价疗效。对高危人群或梅毒高发地区孕妇需要每月检查非螺旋体试验，以发现再感染。如果在治疗 30 天内分娩，临床感染症状持续至分娩，或分娩时产妇非螺旋体试验抗体滴度较治疗前高 4 倍，提示孕妇治疗可能不足。

（刘　刚）

第三节　尖锐湿疣

尖锐湿疣（CA）是由人乳头瘤病毒（HPV）感染后引起的外阴皮肤黏膜良性增生，亦可累及肛门、阴道及宫颈，主要经性传播，治疗上以去除病灶及改善症状为主。它是最常见的性传播疾病之一，国外发病率占性病的第二位，且目前呈不断上升趋势。

一、病因

尖锐湿疣是由人乳头瘤病毒感染引起的鳞状上皮增生性疣状病变。人是 HPV 唯一宿主，病毒颗粒直径为 50～55 nm，目前尚未在体外培养成功。HPV 属环状双链 DNA 病毒，其基因组的早期（E）区含有 7 个开放读码框（E_1～E_7），晚期（L）区有 2 个开放读码框（L_1、L_2）。早期区基因编码蛋白参与病毒 DNA 复制、转录调节（E_1、E_2）对宿主细胞的转化（E_5、E_6、E_7）；L_1、L_2 编码病毒衣壳蛋白并参与病毒装配。近年来分子生物学技术研究发展迅速，证实 HPV 有一百种以上的型别，其中超过 30 种与生殖道感染有关，除可以引起尖锐湿疣，还与生殖道肿瘤有关。依据引起肿瘤可能性高低将其分为低危型及高危型。低危型有 6、11、40、42、43、44、61 型；高危型有 16、18、31、33、35、39、45、56、58 型。其中至少有 10 个型别与尖锐湿疣有关（如 6、11、16、18 及 33 型，最常见 6、11 型）。HPV 普遍存在于自然界，促使感染的高危因素有过早性生活、多个性伴侣、免疫力低下、高性激素水平、吸烟等。CA 往往与多种性传播疾病合并存在，如梅毒、淋病、外阴阴道假丝酵母菌病、衣原体感染等。

二、传播途径

本病60%是通过性生活传播的,发病3个月左右时传染性最强。另外,尖锐湿疣还能通过间接接触传播,如共用浴盆、毛巾、游泳衣都可能成为传播途径;家庭成员间非性行为的密切接触也能造成传播。本病的另一条传播途径即母婴传播,患病的母亲通过阴道分娩或日常生活,将病毒传染给婴儿,使婴儿患病。

三、发病机制

HPV主要作用于鳞状上皮细胞,而三种鳞状上皮(皮肤、黏膜、化生的)对HPV感染都敏感,当含有比较大量HPV病毒颗粒的脱落表层细胞或角蛋白碎片通过损伤的皮肤黏膜到达基底层细胞,由于HPV的亚型、数量、存在状态及机体免疫状态的不同而结局迥异。若感染低危型HPV,病毒进入宿主细胞后,其DNA游离于宿主染色体外,HPV在基底层细胞脱衣壳,随细胞分化,HPV的E区蛋白表达,刺激HPV利用宿主的原料、能量及酶在分化细胞(主要为棘层细胞)进行DNA复制,随后L区基因刺激在颗粒细胞合成衣壳蛋白并包装病毒基因组,在角质层细胞包装成完整病毒体,当角质层细胞坏死、脱落后释放大量病毒再感染周围正常细胞,病毒复制时E区蛋白能诱导上皮增生及毛细血管超常增生,从而产生增殖感染,表现为镜下呈现表皮增生、变厚,临床表现为乳头状瘤。若感染高危型,其DNA整合到宿主细胞染色体,不能产生完整的病毒体,E_6、E_7转化基因表达,导致鳞状上皮内瘤变及浸润癌的发生,整合感染时乳头样瘤表现不明显。

虽然HPV感染多见,美国年轻女性感染率为30%~50%,但HPV感染后,机体产生的细胞免疫及体液免疫可清除大部分HPV,因此只有一部分人群呈HPV潜伏感染,少数呈亚临床感染,极少数发生临床可见的尖锐湿疣。潜伏感染是指皮肤黏膜肉眼观察正常,醋酸试验、阴道镜等检查阴性,但分子生物学检查发现HPV感染。亚临床HPV感染是指无肉眼可见病灶,但醋酸试验、阴道镜、细胞学、病理学检查发现HPV感染改变。

四、临床表现

尖锐湿疣潜伏期3周至8个月,平均3个月,尖锐湿疣多见于性活跃的青、中年男女,发病高峰年龄为20~25岁。女性尖锐湿疣好发在大小阴唇、阴蒂、肛周、宫颈和阴道,偶见于腋窝、脐窝、乳房等处。尤其易发生于有慢性淋病、白带多者。有些患者可发生在以上多处,少数患者可出现在生殖器、肛门以外如足趾缝间、口腔舌边缘、舌系带、脐窝等处。尖锐湿疣初起为又小又软的淡红色丘疹,顶端稍尖,以后逐渐增大、增多,融合成乳头状、菜花状或鸡冠状等大小不等,形态不一的增生物,部分皮损根部可有蒂。因分泌物浸润表面可呈白色、污灰色。红色或有出血表现,颗粒间积有脓液、发出恶臭味。而发生在宫颈部位者,常无典型的乳头状形态,增生物一般较小,境界清楚,表面光滑,或呈颗粒状、沟回状、单发或多发、散在或融合。患者感到阴部瘙痒,有异物感、阴部灼痛、性交时疼痛或出血。由于局部搔抓、摩擦,可使疣体破损、表面糜烂而出现渗液、出血和继发感染,由于不断搔抓,疣体的增长更为明显。位于湿热湿润部位的疣常表现为丝状或乳头瘤状,易融合成大的团块。妊娠期由于孕妇免疫功能低下及生殖器供血丰富,为病灶迅速生长提供了条件。所以,尖锐湿疣在孕期生长明显加快,有的长到荔枝或鸭蛋大小,堵满阴道口,分娩时可引起大出血。亚临床感染是指临床上肉眼不能辨认的病变,需用阴道镜及醋酸液辅助检查。发生尖锐湿疣后，由于 HPV 与机体免疫因素的相互作用，10%～30%患者的病变可自然消退，部分患者病变持续不变，部分患者病变进一步进展。

五、诊断

生殖器尖锐湿疣通常呈扁平状、丘疹状或菜花样生长，多生长于生殖器黏膜。生殖器尖锐湿疣可以通过视诊得出诊断，对于临床症状和体征不典型者，要借助辅助检查来确诊。

六、辅助检查

（一）细胞学检查

细胞学涂片中可见挖空细胞、角化不良细胞或角化不全细胞及湿疣外基底细胞。细胞学检查特异性较高，但敏感性低。挖空细胞的特点为细胞体积大，核大，单核或双核，核变形或不规则，轻度异型性，细胞核周围空晕。挖空细胞形成机制，可能是 HPV 在细胞核内复制，使细胞核增大，而细胞质内线粒体肿胀、破裂，糖原溶解、消失，形成核周空泡。它是 HPV 感染后细胞退行性变。免疫组织化学研究提示挖空细胞核内或核周有 HPV 颗粒。

（二）醋酸白试验

用 3%～5%醋酸外涂疣体 2～5 分钟，病灶部位变白稍隆起，而亚临床感染则表现为白色的斑片或斑点。本试验的原理是蛋白质与酸凝固变白的结果，HPV 感染细胞产生的角蛋白与正常的未感染上皮细胞产生的不同，只有前者才能被醋酸脱色。醋酸白试验对辨认早期尖锐湿疣损害及亚临床感染是一个简单易行的检查方法。对发现尚未出现肉眼可见改变的亚临床感染是一个十分有用的手段。醋酸白试验简单易行，有助于确定病变的范围，进行指导治疗。但醋酸白试验并不是个特异性的试验，对上皮细胞增生或外伤后初愈的上皮可出现假阳性的结果。所以不推荐作为 HPV 感染的筛查。

（三）阴道镜检查

阴道镜有助于发现亚临床病变，尤其对于宫颈病变，辅以醋酸试验有助于提高阳性率。涂以 3%的醋酸后，尖锐湿疣可以呈现 3 种图像类型：①指状型，涂酸醋后显示多指状突起，基质呈透明黄色可见非常清晰的血管袢。②地毯型，呈白色片状，略突出于正常皮肤黏膜表面散在点状血管或螺旋状血管，是典型的反镶嵌阴道镜图像。③菜花型，明显突起，基底较宽或有细蒂，表面布满毛刺或珊瑚样突起，3%～5%的醋酸涂布后表面组织水肿变白如雪塑状。

（四）病理检查

主要表现：上皮呈密集乳头状增生；表皮角化不良；棘层细胞高度增生；基底细胞增生；挖空细胞为其特征性改变，主要位于上皮浅，中层，呈灶性或散在性分布；真皮内毛细血管增生，扩张，扭曲，周围常有较多密集的以中性粒细胞为主的炎性细胞浸润。

（五）核酸检测

可采用聚合酶链式反应（PCR）及核酸 DNA 探针杂交检测 HPV，后者包括 southern 印迹杂交、原位杂交及斑点杂交。PCR 技术简单、快速，敏感性高，特异性强，不仅能确诊是否为 HPV 感染，且能确定 HPV 类型，但容易污染，假阳性相对高。

七、诊断与鉴别诊断

典型病例，依据病史（性接触史、配偶感染史或间接接触史）、典型临床表现即可确诊。对于外阴有尖锐湿疣者，应仔细检查阴道、宫颈以免漏诊，并常规行宫颈细胞学检查以发现宫颈上皮内瘤变。对于体征不明显者，需进行辅助检查以确诊。

本病需与假性尖锐湿疣、扁平湿疣、鲍温病样丘疹病、生殖器鳞状细胞癌和皮脂腺异位症等进行鉴别。

(一)假性尖锐湿疣

病程较短，常发生在女性小阴唇内侧及阴道前庭，为白色或淡红色小丘疹，少见 2 个部位以上同时发生，多呈对称分布的颗粒状，无自觉症状，醋酸试验阴性。镜下见乳头较粗，上皮增生不明显，没有诊断性挖空细胞，HPV 检测阴性。

(二)乳头状瘤

瘤体常有蒂，单发，无假上皮瘤样增生，无角化不全，没有诊断性挖空细胞，HPV 检测阴性。

(三)扁平湿疣

扁平湿疣为二期梅毒特征性皮损，发生在肛门、生殖器部位的多个或成群的红褐色蕈样斑块，表面扁平，基底宽，无蒂，常有渗出，皮损处取材在暗视野下可见梅毒螺旋体，梅毒血清学反应强阳性。

(四)鲍温病样丘疹病

皮损多为多发性，且多单个散在发生，其表面尚光滑，颜色多为淡红色、褐色、紫罗兰色或棕色，受摩擦后不易出血，其损害增长速度缓慢，多增长到一定程度后停止生长，醋酸试验阴性，组织病理学表现为表皮呈银屑病样增生，表皮乳头瘤样增生，棘层肥厚，可见角化不良细胞，棘细胞排列紊乱，真皮浅层血管扩张，周围有淋巴细胞、组织细胞浸润。

八、治疗

治疗生殖器疣的主要目标是尽早去除疣体，尽可能消除疣体周围亚临床感染和潜伏感染，减少复发。

生殖器疣的治疗应遵循患者的偏好及可用资源和医师的经验。目前尚不存在一个特别有优势的治疗方法，能够治疗所有的患者和所有的疣。由于未来传播 HPV 和 HPV 自限的不确定性，为数较多的研究者依然接受期待治疗的方法即顺其自然。多数患者有<10 个生殖器疣，疣总面积 0.5～1.0 cm^2，这些疣应予各种治疗方式。

治疗方式的选择有如下几种。

(一)CO_2 激光治疗

CO_2 激光治疗是常用的治疗尖锐湿疣的方法。它的特点是在直视下较精准的控制治疗的深度和广度，操作方便，高效而且安全，对周围组织损伤程度小。激光的效能是通过光化作用，热作用，机械作用，电磁场，生物刺激这五大作用实现的，它作用于组织上，使病变组织变性，凝固，坏死，继而结痂，脱落，最后上皮修复。在治疗后，疣体当时即可脱落。对单发或少量多发湿疣，一般 1 次即可使疣体脱落。如疣体较大，激光治疗很容易复发。所以对多发或面积大的湿疣要做多次治疗，间隔时间一般为 1 周。激光尤其适用于多发灶，多中心病灶，以及残留和复发的病灶，可以反复多次操作。激光也可以协同其他技术提高疗效。

(二)冷冻治疗

它是以液氮或二氧化碳干冰冷冻皮肤病损，冷冻时需覆盖疣体表面，直至皮损周围形成数毫米的冷冻晕轮，使皮肤局部水肿、坏死，每个皮损均要反复冻融。以达到治疗的目的。尖锐湿疣是由于尖锐湿疣病毒的感染，导致皮肤黏膜的良性增生。它有大量的小血管，增殖迅速。用冷冻的方法可使尖锐湿疣内结冰，形成组织局部的高度水肿，从而破坏疣体。冷冻治疗的优点是局部不留痕迹，治愈率约70%。可用喷雾法或直接接触法，冷冻通常隔1周做1次，连续2～3次。其特点是简单、廉价，很少发生瘢痕和色素脱失，妊娠期治疗安全。冷冻治疗疣体清除率为44%～75%。清除后1～3个月复发率为21%～42%。适用于疣体不太大或不太广泛的患者。但此治疗技术很难标准化，不同操作者治疗效果有很大差异。

（三）电灼治疗

用高频电刀或电针烧灼。它的特点是操作简单，见效快。能直接切除和干燥疣体，治疗也较彻底。可用于任何尖锐湿疣的治疗，但是对施术者的技术要求较高，烧灼太过或不足都是有害的。由于电烧灼后皮肤表面愈合较缓慢，所以治疗后要注意预防感染。

（四）手术切除

尖锐湿疣一般不主张手术切除，因为手术创伤大，出血、感染等并发症多，不适用多发，散在的病灶。且术后易复发，疗效不理想。但对带蒂的较大的疣体，如有的患者尖锐湿疣生长过于迅速，或大如菜花，其他方法治疗十分困难，可考虑手术治疗。为防止复发，术后配合其他治疗。手术时，大部分患者可在局麻下进行。建议浸润麻醉前常规使用局麻乳膏，能明显减少注射时的疼痛。使用100 mg利多卡因即能使组织快速浸润麻醉。

（五）微波治疗

它的原理是利用微波的高频振动，使疣体内部水分蒸发，坏死脱落。微波治疗的特点是，疣体破坏彻底，不易复发，但创面恢复较慢，容易继发感染。所以微波治疗特别适用于治疗疣体较大的、孤立、散在的尖锐湿疣。

（六）光动力治疗

它对靶组织及损伤程度都具有可选择性，可减少对正常组织的损伤。光动力学疗法有如下重要优点。

（1）创伤很小：借助光纤、内镜和其他介入技术，可将激光引导到体内深部进行治疗，避免了大手术造成的创伤和痛苦。

（2）毒性低微：进入组织的光敏药物，只有达到一定浓度并受到足量光照射，才会引发光动力学反应而杀伤病变细胞，是一种局部治疗的方法。人体未受到光照射的部分，并不产生这种反应，人体其他部位的器官和组织都不受损伤，也不影响造血功能，因此光动力疗法的毒副作用是很低微的。

（3）选择性好：光动力疗法的主要攻击目标是光照区的病变组织，对病灶周边的正常组织损伤轻微。

（4）可重复治疗。

（5）可协同手术提高疗效。

（七）局部外用药物

1.咪喹莫特乳膏

咪喹莫特是一种免疫调节剂，具有抗病毒和抗肿瘤活性，通过诱导细胞因子的表达以增强抗病毒活性及刺激细胞免疫反应。将5%咪喹莫特乳膏，均匀涂抹一薄层于疣患处，轻轻按摩直到药物完全吸收，并保留6～10小时，每周3次，最长可用至16周。不良反应是局部灼热，疼痛。休息期会缓解，或通过减少使用频率来减轻。治疗16周疣体清除率为35%～68%，女性清除率高于男性。复发率相对较低，为6%～26%。该药外用不良反应主要为红斑，偶尔发生重度炎症，使治疗中断。动物试验未显示咪喹莫特有致畸性。但妊娠期尖锐湿疣患者应用咪喹莫特治疗的安全性尚待进一步评估，因此，妊娠期不推荐应用。

2.0.5%鬼臼毒素酊(或0.15%鬼臼毒素乳膏)

每天外用2次，连续3天，随后停药4天，4～7天为1个疗程。如有必要，可重复治疗，不超过3个疗程。女性阴部及肛周疣体用0.15%的乳膏更有效。外用0.5%溶液3～6周疣体清除率为45%～83%。外用0.15%的乳膏4周，疣体清除率为43%～70%，清除疣体后8～21周，复发率为6%～100%。且高达65%的患者用药后出现短暂的烧灼感、刺痛感、红斑和(或)糜烂。该药应禁用于妊娠期。治疗期间，育龄女性必须避免性生活或应用安全套。

3.80%～90%三氯醋酸溶液

用棉棒蘸取少量溶液，直接涂于疣体上，通常每周1次。涂后用滑石粉去除未发生反应的酸液。此药适用于小的尖形的疣体或丘疹型疣体，不太适合角化的或大的疣体。三氯醋酸具有腐蚀性，烧灼过度可引起瘢痕，使用时应备好中和剂(如碳酸氢钠)。理想的治疗结果是浅表溃疡无瘢痕愈合。其治愈率为56%～81%，复发率为36%。所有药物在外用时均注意避开正常皮肤，以减少对周围正常皮肤的损伤。

(八)抗病毒治疗

阿昔洛韦口服，每天5次，每次200 mg，或用其软膏外用α-干扰素每天注射300万单位，每周用药5天。或干扰素300万单位注入疣体基部，每周两次，连用2～3周。干扰素具有抗病毒、抗增殖的作用，主要不良反应为流感样综合征，局部用药不良反应较少且轻微。

对已经治愈的患者，仍应定期仔细检查、防止复发。反复发作的尖锐湿疣，一定要注意有无癌变，需做组织病理学检查确定。孕妇患尖锐湿疣时应选用50%三氯醋酸溶液外用，进行激光治疗，冷冻治疗或外科手术治疗。

对于下生殖道尖锐湿疣患者，在开始治疗之前，需要确定HPV型别、行脱落细胞学检查并且活检了解病灶是否存在癌变情况。确诊尖锐湿疣的病例，需要根据疣体形态和病变程度，结合患者年龄，生育要求，个人意愿，检查情况，治疗经历，术者经验，当地条件等选择个体化的治疗方案，没有千篇一律的治疗模式。

由于HPV感染存在自限性，且尚无有效去除病毒方法，若检查经确诊仅为HPV亚临床感染，没发生病变，则不需治疗。首次感染尖锐湿疣的患者要进行其他性传播疾病，以及宫颈癌相关的筛查。排除淋球菌、衣原体、支原体、滴虫、真菌等病原体感染，如有，应同时治疗。治疗同时还需通知性伴侣一同检查，以及接受相应的治疗。

九、性伴侣的处理

应评估现在及过去6个月内的性伴侣有无病变发生，并加强宣教，进行性病防治的教育和咨询，告知其性接触传染的可能性，性行为时推荐使用避孕套阻断传播途径。避孕套可以很大程度减少HPV对生殖器的感染，降低HPV相关疾病的风险，但在避孕套未覆盖或保护区(如阴囊、外阴或肛周)，HPV感染仍有可能发生。

十、治愈标准和随访

治愈标准是疣体消失，其预后一般良好，治愈率较高，生殖器疣清除后，随访非常重要。复发易发生在治愈后的3个月之内为多见，复发率为25%，而且小型外生殖器疣在疾病初期很难确定。因此，在治疗后的最初3个月，应嘱患者在治疗后最初3个月提高警惕，加强随诊，至少每2周随诊1次，有特殊情况(如发现有新发皮损或创面出血等)应随时就诊，以便及时得到恰当的临床处理。同时告知患者注意皮损好发部位，仔细观察有无复发。对于反复复发的顽固性尖锐湿疣，应及时做活检排除恶变。3个月后，可根据患者的具体情况，适当延长随访间隔期。

(刘 刚)

第四节 衣原体感染

衣原体是一类真核细胞内寄生、有独特发育周期、能通过常用细胞滤器的原细胞型微生物。衣原体的共同特征：①革兰氏阴性，圆形或椭圆形，大小0.2～0.5 μm，具有类似革兰氏阴性菌细胞壁；②同时有DNA及RNA；③真核细胞内寄生，有独特发育周期，二分裂方式繁殖；④有核糖体和较复杂的酶类，能独立进行一些代谢活动，但必须由宿主细胞提供能量；⑤对多种抗生素敏感。衣原体根据抗原结构、DNA同源性、包涵体及对磺胺类药物的敏感性等差异分为4种：沙眼衣原体、肺炎衣原体、鹦鹉热衣原体及兽类衣原体。

衣原体感染是常见的性传播性疾病，在美国，衣原体性生殖道感染是最频繁被报道的感染性疾病，在≤25岁女性中发病率最高。因女性患者感染后常表现为宫颈炎症及尿道炎症，所以称非淋球菌性泌尿生殖道炎。沙眼衣原体是非淋球菌性泌尿生殖道炎最常见的病原微生物，可引起许多严重的后遗症，最严重的包括盆腔炎、异位妊娠及不孕，而其余衣原体亚种主要引起肺炎及呼吸道感染。沙眼衣原体有18个血清型，分别为A、B、Ba、C；D、Da、E、F、G、H、I、Ia、J、K；L1、L2、L2a、L3。前4个血清型主要与沙眼有关，后4个可引起性病性淋巴肉芽肿，与泌尿生殖道感染有关的是中间10个血清型(D～K)，尤其是D、E、F型最常见。沙眼衣原体主要感染柱状上皮及移行上皮而不向深层侵犯，可引起尿道炎、直肠炎、肝周围炎、眼包涵体结膜炎及新生儿肺炎等。衣原体感染的高危因素：新的性伙伴、多个性伴侣、社会地位低、年龄小、口服避孕药等。

一、传播途径

成人主要经性交直接传播，很少通过接触患者分泌物污染的物品等间接传播。若孕妇患沙眼衣原体，胎儿或新生儿可通过宫内、产道或产后感染，经产道感染是最主要的感染途径。

衣原体对热敏感，在56～60 ℃可存活5～10分钟，但在－70 ℃可存活达数年之久，常用消毒剂(如0.1%的甲醛液、0.5%石炭酸和75%酒精等)均可将其杀死。

二、发病机制

衣原体的生长周期有两个生物相。原体存在于细胞外，无繁殖能力，传染性强。始体存在于细胞内，繁殖能力强，但无传染性。衣原体进入机体后，原体吸附易感的柱状上皮细胞及移行上皮细胞，在细胞内形成吞噬体，原体在吞噬体内变成始体，进行繁殖，继而转化为原体，随感染细胞的破坏而释放出来。衣原体感染后，机体产生体液免疫及细胞免疫，免疫反应具有防御及保护作用，但同时也可导致免疫损伤。衣原体感染的主要病理改变是慢性炎症造成的组织损伤，形成瘢痕，可能与衣原体外膜上的热休克蛋白60及脂多糖诱导的迟发型变态反应有关。

沙眼衣原体的致病物质除内毒素样物质和主要外膜蛋白，其他致病原因不明。内毒素样物质是沙眼衣原体细胞壁中的脂多糖，具有革兰氏阴性菌内毒素类似的作用，可抑制宿主细胞代谢，直接破坏宿主细胞。含原体的细胞内囊泡若与溶酶体结合，衣原体则被杀死。主要外膜蛋白能阻止溶酶体与含原体的囊泡结合，使衣原体在囊泡内得以生长繁殖。主要外膜蛋白易发生变异，使衣原体逃避机体免疫系统对其清除作用，也可使已建立的免疫力丧失保护作用而再次感染。

三、临床表现

临床特点是无症状或症状轻微，患者不易察觉，病程迁延。临床表现因感染部位不同而异。

(一)宫颈黏膜炎

宫颈管是衣原体最常见的感染部位。70%～90%衣原体宫颈黏膜炎无临床症状。若有症状表现为阴道分泌物增加，呈黏液脓性，性交后出血或经间期出血。检查见宫颈管脓性分泌物，宫颈红肿，黏膜外翻，脆性增加。

(二)子宫内膜炎

30%～40%宫颈管炎上行引起子宫内膜炎，表现为下腹痛、阴道分泌物增多、阴道少量不规则出血。

(三)输卵管炎

8%～10%宫颈管炎可发展为输卵管炎。2/3 输卵管炎为亚临床型，长期轻微下腹痛、低热，久治不愈，腹腔镜见输卵管炎症较重，表现为盆腔广泛粘连。由于输卵管炎症、粘连及瘢痕形成，沙眼衣原体感染的远期后果可导致异位妊娠及不孕。

(四)性病性淋巴肉芽肿

性病性淋巴肉芽肿表现为外生殖器溃疡，腹股沟淋巴结化脓、破溃，若发生于阴道上 2/3 或宫颈，由于此部位的淋巴液主要引流至直肠周围淋巴结，故可引起直肠炎和直肠周围炎，即形成生殖器肛门直肠综合征，出现腹痛、腹泻、里急后重、血便等症状，最终可发生肛周脓肿、溃疡、瘘管等，常伴全身症状。晚期可发生阴部象皮肿和直肠狭窄。

(五)尿道炎

尿道炎可表现为尿道口充血、尿频，甚至排尿困难等泌尿系统症状。

四、诊断与鉴别诊断

由于沙眼衣原体感染无特异性临床表现。临床诊断较困难，常需实验室检查确诊。沙眼衣原体的妇女生殖道感染可通过测试尿液或采集宫颈口及阴道拭子标本诊断。诊断男性尿道沙眼衣原体感染可通过测试尿道拭子或尿液样本。在接受肛交的直肠沙眼衣原体感染的患者，可以通过测试诊断直肠拭子标本。培养、直接免疫荧光技术、酶联免疫技术、核酸杂交试验、PCR 技术可用于对子宫颈和男性尿道拭子标本沙眼衣原体检测。扩增技术为这些标本中最敏感的试验，美国食品药品监督管理局(FDA)已经开始使用的尿液检测，一些测试为阴道拭子标本。大多数的测试，包括 NAAT 和核酸杂交试验及与直肠拭子标本，是未经 FDA 承认的，衣原体培养液没有得到广泛的应用。一些非商业实验室已开始使用 NAAT 检测直肠拭子标本。

(一)细胞学检查

临床标本涂片后，行 Giemsa 染色，显微镜下在上皮细胞内找到包涵体，方法简便、价廉，但敏感性及特异性低，世界卫生组织不推荐作为宫颈沙眼衣原体感染的诊断手段。

(二)沙眼衣原体培养

诊断沙眼衣原体感染的金标准，敏感性和特异性高，但耗时、费钱、需一定的实验设备，限制了临床应用。取材时注意先用 1 个棉拭子擦去宫颈口的黏液及脓液，再用另一个棉拭子伸到宫颈管内转动或用小刮勺刮取细胞，放入试管中送检。

(三)沙眼衣原体抗原检测

应用针对沙眼衣原体外膜蛋白或脂多糖的抗体检测抗原，是目前临床最常用的方法，包括：①直接免疫荧光法，敏感性 80%～85%，特异性 95%左右；②酶联免疫吸附试验，敏感性 60%～80%，特异性 97%～98%。

(四)沙眼衣原体核酸检测

PCR 及 LCR(连接酶链反应)敏感性最高，细胞培养阴性时亦能检出衣原体 DNA，但应防止污染而致的假阳性。

(五)血清抗体检测

对诊断无并发症的生殖道感染价值不大，但在输卵管炎或盆腔炎时可明显升高，方法有补体结合试验、ELISA 及免疫荧光法。

本病主要与淋球菌性尿道炎进行鉴别，此外尚需排除白色念珠菌及滴虫的感染。此外，诊断为衣原体感染的患者还应该对其他性传播疾病进行检测。

五、治疗

治疗感染患者防止传染给性伴侣。此外，通常治疗感染沙眼衣原体的妊娠妇女防止出生时传染给婴儿。性伙伴治疗有助于防止患者再感染和其他性伴侣感染。选用的抗生素应具有良好的细胞穿透性，抗生素使用时间应延长并且使用半衰期长的药物。

治疗生殖器衣原体感染的 12 个随机阿奇霉素与多西环素的临床试验分析表明，两者治疗同样有效，分别为 97%和 98%微生物的治愈率。阿奇霉素具有更好的费-效关系，它是一个单一治疗剂量直接观察疗效的药物。然而，多西环素成本比阿奇霉素少，也没有较高的不良事件的风险。红霉素可能有效率比阿奇霉素或多西环素差，主要是因为胃肠道的不良反应。氧氟沙星和左氧氟沙星是有效的治疗办法，但比较昂贵。其他喹诺酮类药物由于对沙眼衣原体感染的效果不可靠，因而未进行充分疗效评价。

(一)沙眼衣原体宫颈黏膜炎的治疗

1.推荐方案

多西环素 100 mg，每天 2 次，连服 7 天或阿奇霉素 1 g 单次顿服。

2.可选用方案

红霉素 500 mg，每天 4 次，连服 7 天；或琥乙红霉素 800 mg，每天 4 次，连服7 天；或氧氟沙星 300 mg，每天 2 次，连服 7 天；或左氧氟沙星 500 mg，每天 1 次，连服 7 天。

(二)沙眼衣原体盆腔炎的治疗

选用多西环素 100 mg，每天 2 次，连服 14 天；或氧氟沙星 300～400 mg，每天 2 次，连服 14 天。同时加用其他治疗盆腔炎的抗生素。

(三)性病性淋巴肉芽肿的治疗

可用多西环素 100 mg,每天 2 次;或米诺环素 100 mg,每天 2 次或四环素 500 mg,每天 4 次,疗程均为 14～21 天。局部有淋巴结波动时可穿刺吸脓并注入抗生素,但严禁切开引流。直肠狭窄初期可做扩张术,晚期严重者和象皮肿者可采用手术治疗。

(四)衣原体性尿道炎

阿奇霉素 1 000 mg,口服,单次顿服;或多西环素 100 mg,口服,每天 2 次,连服 7 天。也可选用:红霉素 500 mg,口服,每天 4 次,连用 7 天;或琥乙红霉素 800 mg,口服,每天 4 次,连服 7 天;或氧氟沙星 300 mg,口服,每天 2 次,连服 7 天;或左氧氟沙星 500 mg,口服,每天 2 次,连服 7 天。

(五)性伴侣治疗

性伴侣及时检查及治疗是必不可少的,以减少对再感染源头患者的风险。治疗期间均应禁止性生活,禁欲应持续到为期 7 天的疗程完成之后。

(六)随访

除了孕妇(完成治疗后 3～4 周重复测试),由于沙眼衣原体对所推荐的治疗方案较少耐药,并且治疗成功者,3 周内仍有死亡病原体排出,可致衣原体检查假阳性,因此治疗后短期内(<3 周)不建议为观察疗效而进行衣原体检查,除非未遵循推荐或未遵循可选方案、症状持续存在或怀疑再感染。衣原体重复感染较多见,因为患者的性伴侣没有治疗或患者与沙眼衣原体感染的新的伴侣性交,重复感染导致 PID 和其他并发症发生较最初的感染时风险升高,因此临床医师和卫生保健机构考虑建议衣原体感染治疗后 3～4 个月进行衣原体的检查。性伴侣亦应同时检查。

(刘　刚)

第九章

女性盆底功能障碍与生殖器损伤性疾病

第一节　阴道脱垂

阴道脱垂包括阴道前壁脱垂与阴道后壁脱垂。

一、阴道前壁脱垂

阴道前壁脱垂常伴有膀胱膨出和尿道膨出，以膀胱膨出为主（图 9-1）。

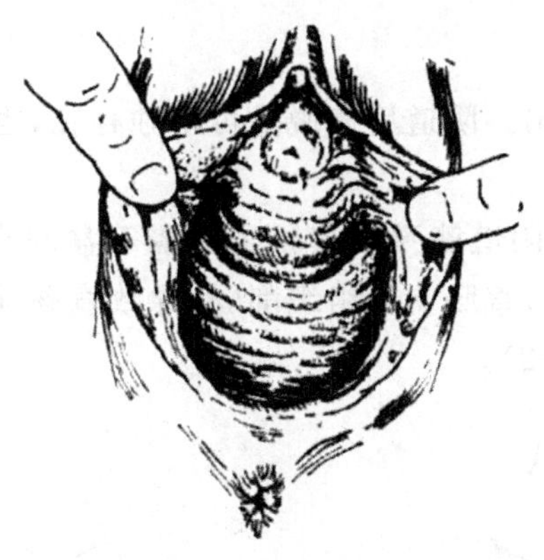

图 9-1　阴道前壁脱垂

（一）病因病理

阴道前壁的支持组织主要是耻骨尾骨肌、耻骨膀胱宫颈筋膜和泌尿生殖膈的深筋膜。

若分娩时，上述肌肉、韧带和筋膜，尤其是耻骨膀胱宫颈筋膜、阴道前壁及其周围的耻尾肌过度伸张或撕裂，产褥期又过早从事体力劳动，使阴道支持组织不能恢复正常，膀胱底部失去支持力，膀胱及与其紧连的阴道前壁上 2/3 段向下膨出，在阴道口或阴道口外可见，称为膀胱膨出。膨出的膀胱随同阴道前壁仍位于阴道内，称Ⅰ度膨出；膨出部暴露于阴道口外称Ⅱ度膨出；阴道前壁完全膨出于阴道口外，称Ⅲ度膨出。

若支持尿道的耻骨膀胱宫颈筋膜严重受损，尿道及与其紧连的阴道前壁下 1/3 段则以尿道外口为支点，向后向下膨出，形成尿道膨出。

（二）临床表现

轻者可无症状。重者自觉下坠、腰酸，并有块物自阴道脱出，站立时间过长、剧烈活动后或腹压增大时,阴道"块物"增大,休息后减小。仅膀胱膨出时,可因排尿困难而致尿潴留,易并发尿路感染,患者可有尿频、尿急、尿痛等症状。膀胱膨出合并尿道膨出时,尿道膀胱后角消失,在大笑、咳嗽、用力等增加腹压时,有尿液溢出,称张力性尿失禁。

(三)诊断及鉴别诊断

主要依靠阴道视诊及触诊,但要注意是否合并尿道膨出及张力性尿失禁。患者有上述自觉症状,视诊时阴道口宽阔,伴有陈旧性会阴裂伤。阴道口突出物在屏气时可能增大。若同时见尿液溢出,表明合并膀胱膨出和尿道膨出。触诊时突出包块为阴道前壁,柔软而边界不清。如用金属导尿管插入尿道膀胱中,则在可缩小的包块内触及金属导管,可确诊为膀胱或尿道膨出,也除外阴道内其他包块的可能,如黏膜下子宫肌瘤、阴道壁囊肿、阴道肠疝、肥大宫颈及子宫脱垂(可同时存在)等。

(四)预防

正确处理产程,凡有头盆不称者及早行剖宫产术,避免第二产程延长和滞产;提高助产技术,加强会阴保护,及时行会阴侧切术,必要时手术助产结束分娩;产后避免过早参加重体力劳动;提倡做产后保健操。

(五)治疗

轻者只需注意适当营养和缩肛运动。严重者应行阴道壁修补术;因其他慢性病不宜手术者,可置子宫托缓解症状,但需日间放置、夜间取出,以防引起尿瘘、粪瘘。

二、阴道后壁脱垂

阴道后壁脱垂常伴有直肠膨出。阴道后壁脱垂可单独存在,也可合并阴道前壁脱垂。

(一)病因病理

经阴道分娩时,耻尾肌、直肠-阴道筋膜或泌尿生殖膈等盆底支持组织由于长时间受压而过度伸展或撕裂,如在产后未能修复,直肠支持组织削弱,导致直肠前壁向阴道后壁逐渐脱出,形成伴直肠膨出的阴道后壁脱垂(图 9-2)。

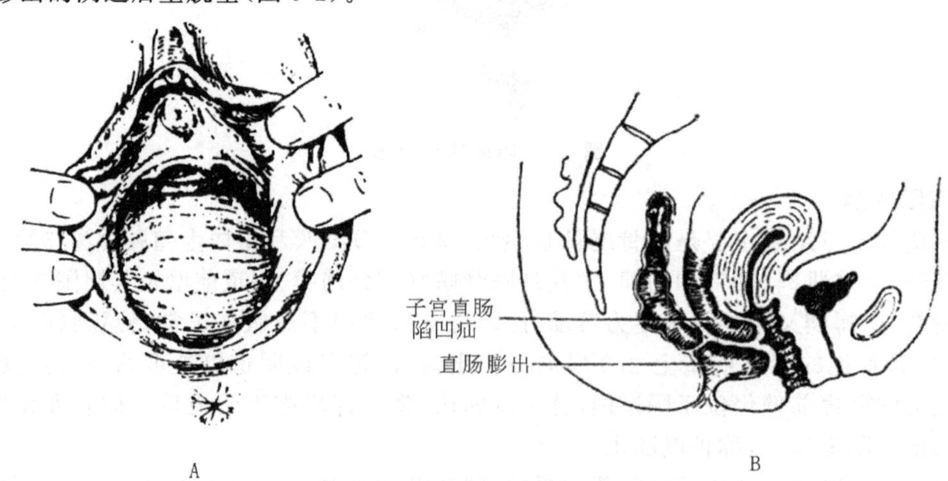

图 9-2 阴道后壁脱垂

A.直肠膨出;B.直肠膨出矢状面观

若较高处的耻尾肌纤维严重受损,可形成子宫直肠陷凹疝,阴道后穹隆向阴道内脱出,内有肠管，称肠膨出。

(二)临床表现

轻者无明显表现，严重者可感下坠、腰酸、排便困难，甚至需要用手向后推移膨出的直肠方能排便。

(三)诊断与鉴别诊断

检查可见阴道后壁呈球形膨出，肛诊时手指可伸入膨出部，即可确诊。

(四)预防

同阴道前壁脱垂。

(五)治疗

轻度者不需治疗，重者需行后阴道壁及会阴修补术。

(初宝玲)

第二节　子宫脱垂

子宫脱垂是子宫从正常位置沿阴道下降，宫颈外口达坐骨棘水平以下，甚至子宫全部脱出阴道口以外。子宫脱垂常伴有阴道前壁和后壁脱垂。

一、临床分度与临床表现

(一)临床分度

我国采用1981年全国部分省、自治区、直辖市“两病”科研协作组的分度，以患者平卧用力向下屏气时，子宫下降最低点为分度标准。将子宫脱垂分为3度(图9-3)。

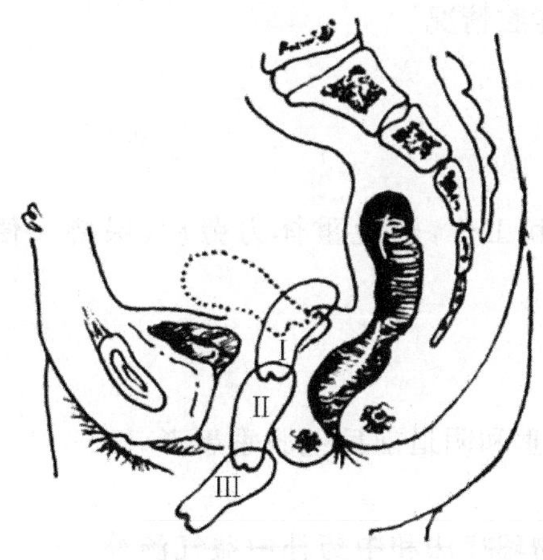

图9-3　子宫脱垂

1.Ⅰ度

(1)轻型：宫颈外口距处女膜缘＜4 cm，未达处女膜缘。

(2)重型：宫颈外口已达处女膜缘，阴道口可见子宫颈。

2.Ⅱ度

(1)轻型:宫颈已脱出阴道口外,宫体仍在阴道内。

(2)重型:宫颈及部分宫体脱出阴道口。

3.Ⅲ度

宫颈与宫体全部脱出阴道口外。

(二)临床表现

1.症状

(1)Ⅰ度:患者多无自觉症状。Ⅱ、Ⅲ度患者常有程度不等的腰骶区疼痛或下坠感。

(2)Ⅱ度:患者在行走、劳动、下蹲或排便等腹压增加时有块状物自阴道口脱出,开始时块状物在平卧休息时可变小或消失。严重者休息后块状物也不能自行回缩,常须用手推送才能将其还纳至阴道内。

(3)Ⅲ度:患者多伴Ⅲ度阴道前壁脱垂,易出现尿潴留,还可发生压力性尿失禁。

2.体征

脱垂子宫有的可自行回缩,有的可经手还纳,不能还纳的,常伴阴道前后壁脱出,长期摩擦可致宫颈溃疡、出血。Ⅱ、Ⅲ度子宫脱垂患者宫颈及阴道黏膜增厚角化,宫颈肥大并延长。

二、病因

分娩损伤,产后过早体力劳动,特别是重体力劳动;子宫支持组织疏松薄弱,如盆底组织先天发育不良;绝经后雌激素不足;长期腹压增加。

三、诊断

通过妇科检查结合病史很容易诊断。检查时嘱患者向下屏气或加腹压,以判断子宫脱垂的最大程度,并分度。同时注意观察有无阴道壁脱垂、宫颈溃疡、压力性尿失禁等,必要时做宫颈细胞学检查。如可还纳,须了解盆腔情况。

四、处理

(一)支持疗法

加强营养,适当安排休息和工作,避免重体力劳动,保持大便通畅,积极治疗增加腹压的疾病。

(二)非手术疗法

1.放置子宫托

该方法适用于各度子宫脱垂和阴道前后壁脱垂患者。

2.其他疗法

主要包括盆底肌肉锻炼、物理疗法和中药补中益气汤等。

(三)手术疗法

该疗法适用于国内分期Ⅱ度及以上子宫脱垂或保守治疗无效者。

1.阴道前、后壁修补术

该疗法适用于Ⅰ、Ⅱ度阴道前、后壁脱垂患者。

2.曼氏手术

手术包括阴道前后壁修补、主韧带缩短及宫颈部分切除术。适用于年龄较轻、宫颈延长、希望保留子宫的Ⅱ、Ⅲ度子宫脱垂伴阴道前、后壁脱垂患者。

3.经阴道子宫全切术及阴道前后壁修补术

该术式适用于Ⅱ、Ⅲ度子宫脱垂伴阴道前、后壁脱垂、年龄较大、无须考虑生育功能的患者。

4.阴道纵隔形成术或阴道封闭术

该术式适用于年老体弱不能耐受较大手术、不须保留性交功能者。

5.阴道、子宫悬吊术

可采用手术缩短圆韧带,或利用生物材料制成各种吊带,以达到悬吊子宫和阴道的目的。

五、预防

推行优生优育,提高助产技术,加强产后体操锻炼,产后避免重体力劳动,积极治疗和预防使腹压增加的疾病。

(胡玉新)

第三节 压力性尿失禁

压力性尿失禁是指由于腹压增高引起的尿液不自主流出。真性压力性尿失禁是指在膀胱肌肉无收缩状态下,由于膀胱内压大于尿道压而发生的不自主性尿流出,是由于压力差导致的尿流出。压力性尿失禁患者的常见主诉是当腹压增高时,如咳嗽、打喷嚏等,出现无法抑制的漏尿现象。急迫性尿失禁是由于膀胱无抑制性收缩使膀胱内压力增加导致的尿液自尿道口溢出。弄清这两种尿失禁区别的意义在于,真性压力性尿失禁可以通过手术恢复尿道及其周围组织的正常解剖关系,达到治疗的目的。而急迫性尿失禁主要依靠药物和行为的治疗,使膀胱的自发性收缩得到抑制。如果这2 种尿失禁同时存在,那么诊断和治疗起来就比较复杂。

一、病因学

压力性尿失禁的病因复杂,主要的有年龄因素、婚育因素和既往妇科手术史等因素。其他可能的危险因素包括体质指数过高、类似的家族史、吸烟史、慢性便秘等。由于这些因素的复杂关系,很难预测出现尿失禁的概率。

二、控尿机制

GSI 是由于腹部压力增加,这种压力又传递到膀胱所致,尽管此时膀胱无收缩,但突然升高的腹压传到膀胱,使膀胱内压的升高超过膀胱颈和尿道括约肌产生的阻力而导致漏尿。尿道闭合压力的异常有多方面的原因,但主要有以下 3 个方面,主动控尿机制缺陷、解剖损伤及尿道黏膜封闭不全。

(一)主动控尿功能

女性主动控尿功能由尿道括约肌和膀胱颈肌肉的主动收缩产生,这些肌肉的主动收缩提供了膀胱出口闭合的力量。这些收缩彼此独立并且和传递到近端尿道的力结合在一起，形成了尿道关闭压。正常情况下，尿道主动收缩发生在腹压内升高前250微秒，咳嗽或喷嚏导致腹压升高，首先主动提前收缩膀胱关闭膀胱出口，抵抗腹压压迫膀胱产生的排尿作用。分娩创伤和其他尿失禁的诱发因素可使的支配相关肌肉的神经受到损伤或肌肉本身的损伤后由瘢痕组织替代，这些可使盆底肌和括约肌的质量和数量发生变化，导致压力性尿失禁。

(二)维持控尿的解剖基础

女性尿道是膀胱闭合控制机制的功能部分，其本身并无真正的内括约肌。一般说只要上端一半尿道是完整的，且有适当的功能，排尿即可自行节制。膀胱控制良好的决定性因素是尿道膀胱颈和膀胱周围的韧带筋膜等支持组织，如解剖上这些支持组织完整，则尿道中上段是作为腹腔内器官存在。腹压增高时，在传递到膀胱表面时也以同样程度和大小传递到腹内的尿道近端；同时支持膀胱颈和尿道的韧带筋膜的韧性对腹压产生反作用力，从而挤压尿道，使得膀胱出口关闭。控尿正常的女性，这种传递来的挤压力在腹压传递到来后，或传递到膀胱颈部和尿道的同时就开始了。相反，患有压力性尿失禁女性的这些韧带较松弛和受到牵拉，造成膀胱颈下降，以致腹压不能传递到近端尿道和膀胱颈部(图 9-4)。因此，对于这类患者的咳嗽和喷嚏等增加的腹压仅作用于膀胱，不作用于膀胱颈部和尿道近端，产生较强的排尿力量。

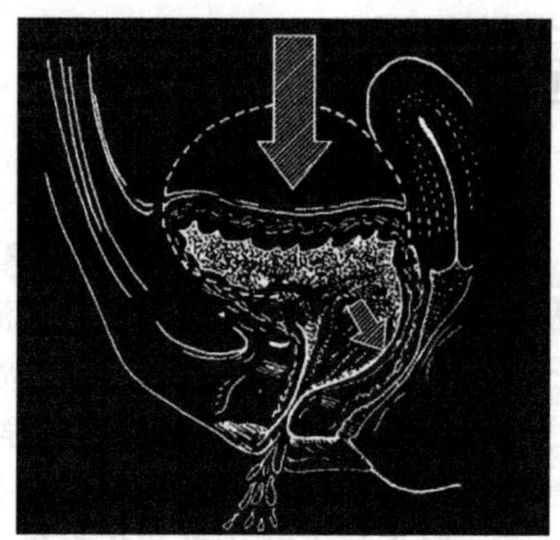

图 9-4　压力性尿失禁发生机制

膀胱尿道结合部支撑不良，腹内压增加时周围支撑组织失去对腹压的抵抗，发生漏尿

(三)尿道黏膜与黏膜下

柔软的尿道上皮和尿道黏膜下血管丛产生的黏膜密封作用是参与控尿的第三个机制。女性尿道平滑肌与上皮内层之间有丰富的血液供应，大大增厚并加强了黏膜层，使得尿道壁自然关闭，提高了尿道静压。尿道上皮黏膜血管丛对雌激素敏感，雌激素的作用使其血流丰富、黏膜柔软且厚实。如果尿道失去了柔软性或者由于手术、放疗、雌激素缺乏使黏膜下血液供应不良，也会影响尿道严密闭合(图 9-5)。

上述三种机制的同时作用维持控尿。这可以解释为什么当一个年轻女性经过多次生产，并有韧带损伤(控尿的解剖机制丧失)，却无压力性尿失禁，直到绝经期后，雌激素水平下降(尿道黏膜的封闭机制减弱)才出现压力性尿失禁。这也可以解释为什么不是所有患尿道过度移动的女性都发生压力性尿失禁，因为增加主动机制的作用和尿道黏膜保持完好可以代偿解剖机制的丧失。在深入了解控尿机制的相互作用后，可以理解为什么有些女性对标准的膀胱悬吊术效果不佳。

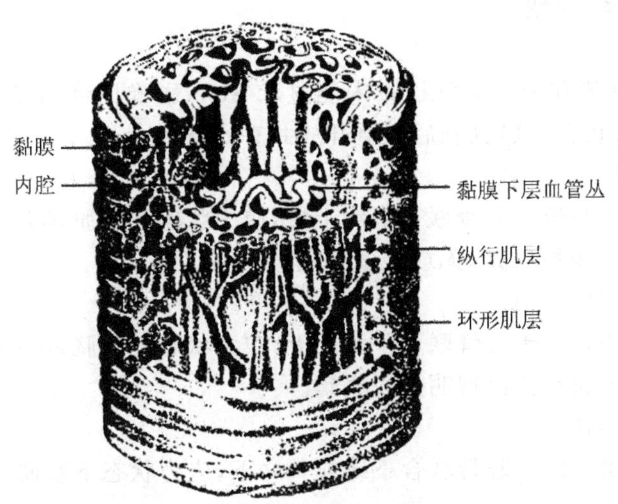

图 9-5 女性尿道黏膜及黏膜下结构

雌激素影响尿道黏膜及黏膜下血供，增加尿道血流及黏膜厚度

三、压力性尿失禁的分类

尿失禁的分类方法有许多种，但多数的分类方法都是依据解剖和生理学方面的变化。这些分类的意义在于能够预测手术的成功率。有学者注意到无尿失禁女性的尿道侧位观，其上部尿道与垂直线的夹角<30°(即尿道倾斜角为10°～30°)，膀胱尿道后角为90°～100°。而尿失禁患者由于解剖支撑不良，尿道高活动性，有力时尿道旋转下降，使尿道倾斜角增大，如角度倾斜30°～45°，为压力性尿失禁Ⅰ型；>45°为Ⅱ型(图9-6)。

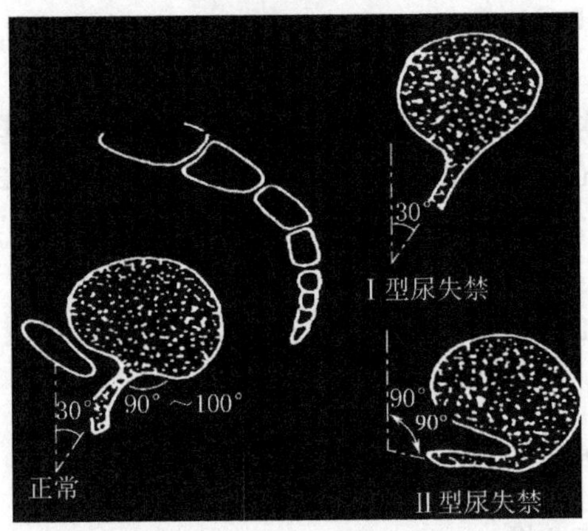

图 9-6 Ⅰ型和Ⅱ型真性压力性尿失禁膀胱颈及尿道后角形态改变

压力性尿失禁的概念包括尿道的解剖和功能。有学者把影像学诊断技术和流体力学技术结合起来。同时观察尿道的解剖和功能，提出固有括约肌缺损的概念，此类尿失禁属于Ⅲ型尿失禁。人们发现，膀胱颈悬吊术治疗Ⅲ型尿失禁不如尿道吊带术效果好，提出Ⅲ型尿失禁是压力性尿失禁的认识和诊断中的一项重要的进步。许多医师主张尿道悬吊治疗Ⅰ型和Ⅱ型尿失禁，对Ⅲ型尿失禁主张尿道吊带悬吊术。

(一)影像尿流动力学分型

1.0 型(type 0)SUI

典型 SUI 病史,但临床和尿动力学检查未能显示 SUI,影像尿动力学示膀胱颈后尿道位于耻骨联合下缘上方,应力状态下膀胱颈后尿道开放并有所下降。

2.Ⅰ型(typeⅠ)SUI

静止状态膀胱颈关闭并位于耻骨联合下缘上方,应力状态下膀胱颈开放并下移,但下移距离<2 cm。应力状态下常出现尿失禁,无或轻微膀胱膨出。

3.ⅡA 型(typeⅡA)SUI

静止状态膀胱颈关闭并位于耻骨联合下缘之上,应力状态下膀胱颈后尿道开放,尿道扭曲下移膀胱膨出。应力状态下通常会出现明显尿失禁。

4.ⅡB 型(typeⅡB)SUI

静止状态膀胱颈关闭并位于耻骨联合下缘或其之下,应力状态下膀胱颈可不下移,但颈部后尿道开放并出现尿失禁。

5.Ⅲ型(typeⅢ)SUI

静止状态逼尿肌未收缩时膀胱颈后尿道即处于开放状态。腹压轻微升高或仅重力作用即可出现明显的尿失禁。

(二)腹压漏尿点压(ALPP)分型

1.Ⅰ型 SUI

ALPP≥8.8 kPa(90 cmH_2O)。

2.Ⅱ型 SUI

ALPP 5.9~8.8 kPa(60~90 cmH_2O)。

3.Ⅲ型 SUI

ALPP≤5.9 kPa(60 cmH_2O)。

(三)尿道压分型

1.尿道固有括约肌功能障碍(intrinsic sphincter dysfunction,ISD)型

最大尿道闭合压(maximum urethral close pressure,MUCP)≤2.0 kPa(20 cmH_2O)的压力性尿失禁患者[另一意见为<2.9 kPa(30 cmH_2O)]。

2.解剖型

最大尿道闭合压(MUCP)>2.0 kPa(20 cmH_2O)的压力性尿失禁患者[另一意见为>2.9 kPa(30 cmH_2O)]。

四、压力性尿失禁的分度

压力性尿失禁分轻、中、重 3 度。

(一)主观分度

1.轻度

一般活动及夜间无尿失禁,腹压增加时偶发尿失禁,不需要佩戴尿垫。

2.中度

腹压增加及起立活动时,有频繁的尿失禁,日常生活中需要佩戴尿垫。

3.重度

起立活动或卧位体位变化时即有尿失禁。

(二)客观分度

以尿垫试验为基准,可有24小时尿垫、3小时尿垫及1小时尿垫试验,因24小时、3小时受时间、环境及患者依从性影响太大,目前较推荐1小时尿垫试验,但目前尚无统一标准,尚须积累经验。应用较多的1小时尿垫试验为依据的分度如下。

1.轻度

1小时尿垫试验<2 g。

2.中度

1小时尿垫试验2～10 g。

3.重度

1小时尿垫试验>10 g。

五、压力性尿失禁的临床评估

(一)压力性尿失禁病史

1.与压力性尿失禁相关的症状和病史

病史和体检是尿失禁诊断的基础。详尽的病史能提供有关尿失禁病因的相关信息,也能为选择进一步的检查而提供依据。引起尿失禁的病因很多,如泌尿系统感染、萎缩性阴道炎、急性谵妄状态、运动受限、便秘等和各种药物可引起暂时性尿失禁。Resnick曾归纳了几种引起暂时性尿失禁的最常见病因,创建了“DIAPPERS”记忆法。而女性压力性尿失禁与生育、肥胖、盆腔手术等因素有关;男性压力性尿失禁多为前列腺手术所致。

在病史采集中需对患者的主诉进行一定的分析。如主诉尿急,有可能指突然出现强烈的排尿感(常为急迫性尿失禁),或患者因担心尿液溢出而做出的过度反应(压力性尿失禁的表现),或患者憋尿时感觉下腹部严重不适或疼痛并无急迫排尿感或未曾出现过急迫性尿失禁(感觉型尿急或间质性膀胱炎表现)。尿频通常指每天排尿次数超过7次。尿频可为过多、服用利尿剂或咖啡因等能刺激利尿的饮料。但这种尿频为尿量过多所致,表现为排尿次数增加而排尿量基本正常,又称多尿。而因泌尿系统疾病产生的尿频为排尿次数增加的同时每次排尿量明显减少(24小时平均每次排尿量<200 mL)。原因有泌尿系统感染(感觉型尿急)、逼尿肌过度活动(运动型尿急)、膀胱排空障碍(残余尿增多或慢性尿潴留)等。其他膀胱内病理改变如膀胱内结石、膀胱结核和膀胱癌也会出现尿频症状。另外,泌尿系统外疾病如盆腔肿物、妊娠、盆腔炎、前列腺炎等也是造成尿频的常见原因。如须进一步了解尿频的原因,须询问以上所有疾病的病史才能作出准确的诊断。夜尿增多与多种因素有关,如逼尿肌过度活动,残余尿增多所致的膀胱有效容量减少和夜间尿量过多,也有可能与睡眠方面的疾病有关。白天尿频而夜间正常者常提示有精神因素作用,或与饮水过多、口服利尿药和饮食中有利尿成分(如咖啡因)等有关。

女性膀胱膨出者,常因膀胱颈后尿道下移出现压力性尿失禁,而膨出严重者则因尿道扭曲反而出现排尿困难,甚至充盈性尿失禁。

各种各样可能影响到膀胱尿道功能的神经系统疾病均可导致尿失禁的发生。如糖尿病早期可出现逼尿肌过度活动所致的急迫性尿失禁,而糖尿病性膀胱病变严重者因逼尿肌收缩无力而出现充盈性尿失禁。高位截瘫多因逼尿肌反射亢进导致急迫性尿失禁,而骶髓损伤则常导致充盈性尿失禁。

2.反映压力性尿失禁特征和严重程度的症状

女性压力性尿失禁为尿道功能障碍所致，根据其发病机制不同分为两型：解剖型压力性尿失禁，表现为膀胱颈后尿道明显下移；固有尿道括约肌缺陷型压力性尿失禁。两种压力性尿失禁的鉴别极为重要，标准的膀胱颈悬吊术对ISD疗效极差。根据定义，ISD的产生与尿道固有括约肌机制下降有关，产生或提示尿道固有括约肌功能受损的因素很多，在询问病史时应加以考虑。一般来说，解剖型压力性尿失禁多为轻或中度，而ISD者尿失禁严重；此外，还可以通过尿动力学检查[腹压型漏尿点压力低于5.3 kPa(60 cmH_2O)]鉴别是否为ISD。通过临床表现可以对压力性尿失禁的严重程度进行初步评估。有资料显示，Stamey分级系统与ISD的严重程度成正相关，如患者压力性尿失禁症状严重时应考虑ISD的可能性。咳嗽、大笑或打喷嚏等出现轻至中度压力性尿失禁者多与膀胱颈后尿道下移有关，因此，须了解患者有无膀胱膨出及其严重程度。如询问下蹲时有无阴道口肿物膨出感，或下蹲时是否有明显的排尿困难等，这些症状均提示可能存在膀胱后壁膨出(膀胱颈后尿道随之下移)。同时，须了解有无生育、难产、子宫切除等可能损害盆底肌功能，造成膀胱后壁膨出的因素。如平卧有咳嗽漏尿，但下蹲确有排尿困难者常提示有严重的膀胱后壁膨出(或称阴道前壁膨出)。有时膀胱后壁膨出者常主诉排尿困难，并无明显压力性尿失禁症状，但并非无压力性尿失禁，一旦将膨出的阴道前壁复位后即可表现出典型的压力性尿失禁。

3.既往史

既往史应包括过去及现在疾病史、手术史、妇产科病史和目前药物史。神经系统状态会影响膀胱和括约肌功能，如多发性硬化症、脊柱损伤、腰椎疾病、糖尿病、脑卒中、帕金森病和脊柱发育不良等。应了解患者以前有否神经系统疾病，如肌肉萎缩、瘫痪、震颤、麻木、麻刺感。了解有否肌肉痛、瘫痪或不协调运动及双眼视力情况。前列腺手术、阴道手术或尿失禁手术可能导致括约肌损伤；直肠和根治性子宫切除术可能会造成神经系统损伤；放疗可以导致小容量低顺应性膀胱或放射性膀胱炎。

药物治疗可加重或导致尿失禁，如老年人常服用的利尿剂、α受体激动剂和α受体阻滞剂(可影响到膀胱颈平滑肌的张力)；抗胆碱能药物可通过阻断神经肌肉接头而抑制逼尿肌收缩，导致尿潴留，进而引起充溢性尿失禁。钙通道阻滞剂亦可抑制逼尿肌收缩。

妇女按激素水平分为绝经前期、绝经期和绝经后期。如果为绝经后期必须注意是否接受激素补充治疗，因为低雌激素导致的尿道黏膜萎缩对尿道结合部有不良影响。分娩史应当包括活产总数、最大胎儿体重、分娩方式及第二产程。胎儿高体重和第二产程延长可造成盆神经的损伤。应当询问患者尿失禁的出现与妊娠、分娩、绝经、手术的关系，为病理生理分析提供线索。

(二)体格检查

尿失禁患者的体格检查分为3个步骤：①腹部和背部检查；②盆底检查，女性检查内容包括有无器官膨出，阴道疾病应行阴道双合诊了解子宫和附件；③神经系统的评估。

1.初步评估

初步评估包括望诊有无肥胖、先前手术瘢痕或有无腹部和腹股沟疝。有无神经系统疾病的体表征象，如骶部皮肤凹陷、皮下脂肪瘤、毛发、色素沉着和隆起等。腹部触诊有无下腹部压痛和胀满等尿潴留体征。耻骨上叩诊可了解膀胱充盈程度。背部和脊柱检查了解有无骨骼畸形、外伤和手术瘢痕等。

2.女性盆底的检查

对病史及尿失禁严重程度的了解，可初步判断尿失禁的类型和产生原因。但女性尿失禁患者盆底的检查往往能提供有关的客观证据。如曾有膀胱颈悬吊术病史而症状复发者，经阴道检查发现阴道前壁支撑良好，提示该患者压力性尿失禁的类型为ISD。

女性盆底检查最主要的目的是了解女性患者有无膀胱后壁、直肠和子宫的膨出或下垂。如存在严重的膀胱前后壁膨出或子宫下垂，单纯进行压力性尿失禁手术不但会造成压力性尿失禁手术的失败，还可因术后尿道扭曲造成排尿困难等，也会给日后进行生殖器官膨出或下垂的修补手术带来困难。

(1)阴道窥器检查：患者取截石位，先观察女性外生殖器有无异常，如小阴唇过度向后分开或肛门后移提示会阴体张力减退或去神经化。放入窥器之前应通过阴道口连接有无黏膜萎缩和阴道口狭窄。

放入阴道窥器后，应有次序地系统检查3个方面，阴道前壁、阴道顶部和阴道后壁，具体如下。①阴道前壁：采用阴道拉钩压住阴道后壁即可显示阴道前壁。观察有无尿道肉阜、尿道旁囊肿和尿道旁腺炎等，尿道硬结常提示尿道炎症，憩室或肿瘤。如有尿道憩室挤压之尿道口可见脓性分泌物。苍白、薄而发亮的阴道黏膜或黏膜皱襞消失则提示为缺乏雌激素所致的阴道炎。如曾有耻骨后阴道前壁悬吊术，阴道前壁留有瘢痕且固定，压力性尿失禁症状仍然严重提示为ISD。静止时阴道后壁平坦而前壁隆起则提示存在膀胱膨出，可根据患者屏气增加腹压是评估膀胱膨出的严重程度。目前，临床上将膀胱膨出分为4级：轻度或Ⅰ级膨出仅行膀胱颈悬吊术即可；Ⅱ级膨出选择膀胱四角悬吊术；Ⅲ级以上者应在行膀胱颈悬吊术同时行膀胱膨出修补(表9-1)。②阴道顶部：再用一阴道拉钩沿阴道前壁置入并向上提拉以暴露阴道顶部。观察子宫颈位置或子宫全切术后患者的阴道顶部位置。增加腹压时子宫颈下移提示子宫脱垂。如发现子宫颈位置异常或阴道黏膜病变，应进行详尽的妇科检查。③阴道后壁：子宫切除术后患者增加腹压时阴道顶部出现下移，提示可能存在肠道膨出或阴道穹隆脱垂。测量阴道后壁的长度可鉴别是否为肠道膨出或阴道穹隆脱垂，如为阴道穹隆脱垂，阴道后壁长度缩短；而阴道顶部膨出为肠道脱垂所致则阴道后壁长度可无明显变化。如为可疑肠道膨出，应同时进行直肠和阴道检查。患者取立位，检查者拇指和示指分别置入阴道和直肠内，嘱患者咳嗽或增加腹压，在两指间膨出疝囊处可感觉因咳嗽或增加腹压所产生的脉冲波动。

表9-1　膀胱膨出临床分级

分级	表现
Ⅰ级	膀胱后壁轻度下移
Ⅱ级	增加腹压时膀胱后壁下移至阴道口
Ⅲ级	静止时膀胱后壁下移至阴道口
Ⅳ级	静止或腹压增加时膀胱膨出至阴唇处

用阴道拉钩固定后，如仍有阴道壁膨出(阴道前壁修补术后)，则可能为直肠膨出(或称阴道后壁膨出)。阴道后壁膨出更接近阴道口。有时阴道后壁膨出严重或位置较高则难与阴道穹隆部膨出相鉴别，常在手术中才能区别。怀疑阴道后壁膨出者，还应了解患者会阴体的完整性，会阴中心腱会阴肌的张力。

(2)其他检查。①棉签试验：是判断膀胱颈后尿道有无下移的一项简便方法。患者取截石位，尿道内注入润滑剂，将一消毒棉签经尿道插入膀胱，嘱患者增加腹压，如膀胱颈后尿道下移，则棉签抬高，加压前后夹角变化超过 30°则提示膀胱颈后尿道有下移。②诱发试验和膀胱颈抬举试验：患者憋足尿并取截石位，示指和中指分别置于阴道两侧穹隆部，嘱患者增加腹压，如同时有尿液流出，即为诱发试验阳性。在做诱发试验时应注意观察漏尿的时间和伴随症状，压力性尿失禁者在腹压增高的同时出现漏尿，无明显的伴随症状；而急迫性尿失禁者常在腹压增高后出现漏尿，该现象与腹压等活动诱发逼尿肌无抑制性收缩有关，患者在漏尿的同时常伴有尿急症状。如诱发试验阳性，再次嘱患者增加腹压，在出现漏尿后，再两指抬高，托起膀胱颈后尿道，如漏尿停止则膀胱颈抬举试验阳性。该结果提示压力性尿失禁与膀胱颈后尿道下移有关。注意在行膀胱颈抬举试验时阴道内手指不能直接压迫尿道，否则可造成假阳性。如抬高膀胱颈后尿道后仍漏尿，则有两种可能：一种为膀胱颈位置抬高不够所造成的假阴性，另一种提示患者尿道固有括约肌功能存在明显的缺陷。

3.神经系统的检查

详尽的神经系统检查应包括 4 个方面：①精神状态；②感觉功能；③运动功能；④反射的完整性。首先观察患者有无痴呆、麻痹性痴呆、瘫痪、震颤及有无不同程度的运动障碍。通过检查患者的方向感、语言表达能力、认知水平、记忆和理解能力等评估其精神状态。排尿障碍性疾病可与痴呆、脑卒中、帕金森病或多发硬化等所致的精神状态改变有关，也可与这类疾病所致的神经系统损伤有关。可根据不同皮区感觉的缺失了解神经损伤的水平。在检查某一特定皮区时应同时检查其位置感、震颤感、针刺感、轻触感和温度觉等。常用的脊髓水平皮区标志有乳头（T_4～T_5），脐（T_{10}），阴茎底部、阴囊上部和大阴唇（L_1），阴囊中部和小阴唇（L_1～L_2），膝前部（L_3），足底和足外侧面（S_1），会阴及肛周（S_1～S_5）。

运动系统评估中首先应检查有无肌肉萎缩，运动功能的不完全丧失定义为“麻痹”，而功能完全丧失则定义为“瘫痪”。下肢应检查的肌肉有胫前肌（L_4～S_1），腓肠肌（L_5～S_2）、趾展肌（L_4～S_1）。可通过背屈、跖屈和趾展活动来了解以上这些肌肉的功能。

通常采用一定部位的皮肤感觉评估了解骶皮神经反射功能。骶神经根（S_2～S_4）主要分布于尿道外括约肌和肛门外括约肌，在临床上一般认为肛门外括约肌是会阴所有横纹肌的代表，因此，通过肛门外括约肌来预测尿道外括约肌的功能。最常用的反射是皮肤肛门反射（S_2～S_5），即轻触肛门黏膜皮肤交界处可引起肛门外括约肌的收缩。该反射消失提示骶神经的损害，但有时正常老年人此反射也不甚明显。还应行直肠指诊，除了解有关前列腺的情况外，怀疑有神经系统疾病者应评估患者肛门括约肌张力和肛门自主收缩的能力。肛门自主收缩能力正常则提示盆底肌肉神经支配和骶髓圆锥功能的完整，如肛门括约肌张力和肛门自主收缩能力明显减弱或消失，则提示骶神经或外周神经受到损害，甚至圆锥功能完全丧失。而肛门括约肌张力存在，但不能自主收缩者常提示存在骶上神经的损伤。

尽管球海绵体肌反射专指球海绵体的反射性收缩，但该反射可用于检查所有会阴横纹肌的神经系统。球海绵体肌反射为反映骶髓（S_2～S_4）活动的骶髓局部反射。球海绵体肌反射检查男女不同，检查者预先将右手示指置入患者的肛门内（通常在直肠指诊时进行），然后用左手突然挤压患者的阴茎头，如肛门括约肌出现收缩，提示球海绵体肌反射存在。女性患者则通常采用挤压阴蒂进行球海绵体肌反射检查。留着导尿管者可通过突然向外牵拉导尿管刺激膀胱颈来诱发球海绵体肌反射。球海绵体肌反射消失通常提示骶神经受到损害，但大约有 20％正常女性的球海绵体肌反射可缺失。

六、压力性尿失禁的治疗

当尿失禁的诊断、分类和严重程度被确定下来，就要选择治疗方法。以下是一些应用于压力性尿失禁的非手术和手术治疗方法。

(一)非手术治疗

一般认为，非手术治疗是 SUI 的第一线治疗方法，主要用于轻、中度患者，同时还可以作为手术治疗前后的辅助治疗。SUI 的非手术治疗方法主要包括生活方式干预、盆底肌肉锻炼、盆底电磁刺激、膀胱训练、佩戴止尿器、子宫托和药物治疗等。

1.生活方式干预

主要包括减轻体重、戒烟、禁止饮用含咖啡因饮料、生活起居规律、避免强体力劳动和避免参加增加腹压的体育活动等。

2.盆底肌肉锻炼

盆底肌肉锻炼又称凯格尔运动，由德国医师 Arnold Kegel 在 1948 年提出，几十年以来一直在尿失禁的治疗中占据重要地位，目前仍然是 SUI 最常用和效果最好的非手术治疗方法。其主要内容是通过持续收缩盆底肌(提肛运动)2～6 秒，松弛休息 2～6 秒，如此反复 10～15 次。每天训练 3～8 次，持续 6～8 周为 1 个疗程。

3.盆底电磁刺激

从 1998 年开始，磁场刺激被用来治疗尿失禁。目前用于临床的神经肌肉刺激设备能产生脉冲式超低频地磁场，有固定式和便携式两种。便携式家庭装治疗仪的使用极为方便，可以穿戴于下腹部，无须脱去贴身衣服。盆底电磁刺激每次 20 分钟，1 周 2 次，6 周为 1 个疗程。治疗 3 个月后，其有效率可达 50%，尿失禁的量和生活质量评分均明显提高。有资料表明，盆底电磁场刺激后盆底肌肉最大收缩压的改变程度高于 PFMT。盆底电磁刺激可能的不良反应主要为下腹部及下肢疼痛不适，但发生率很低。

4.射频治疗

利用射频电磁能的振荡发热使膀胱颈和尿道周围局部结缔组织变性，导致胶原沉淀、支撑尿道和膀胱颈的结缔组织挛缩，结果抬高了尿道周围阴道旁结缔组织，恢复并稳定尿道和膀胱颈的正常解剖位置，从而达到控尿的目的。该方法可靠、微创、无明显不良反应，但尚在探索应用阶段。

5.膀胱训练

(1)方法一：延迟排尿，逐渐使每次排尿量＞300 mL。①治疗原理：重新学习和掌握控制排尿的技能；打断精神因素的恶性循环；降低膀胱的敏感性。②禁忌证：低顺应性膀胱，充盈期末逼尿肌压＞3.9 kPa(40 cmH_2O)。③要求：切实按计划实施治疗。④配合措施：充分的思想工作；排尿日记；其他。

(2)方法二：定时排尿。①目的：减少尿失禁次数，提高生活质量。②适应证：尿失禁严重，且难以控制者。③禁忌证：伴有严重尿频。

6.佩戴止尿器

其作用原理是止尿器乳头产生的负压将尿道外口黏膜和远端尿道吸入使之对合，同时对尿道远端组织起稳定及支托作用。外用止尿器对轻、中度的 SUI 效果较好，对年轻患者，还具有使会阴肌肉张力恢复的效果，缺点是易引发尿路感染。另外，止尿器也可以置入尿道内，疗效优于外置止尿器，但其感染机会明显增加。使用阴道止尿器，可使得 24 小时失禁的尿液量明显减少，提高患者生活质量评分。

7.子宫托

其设计目的是为尿道和膀胱颈提供不同程度的支撑，以改善 SUI 的症状。对于配合 PFMT 依从性较差的患者或治疗无效的患者，尤其是不适合手术治疗者，可考虑使用子宫托。

8.药物治疗

主要适用于轻、中度女性压力性尿失禁患者。其主要作用原理在于增加尿道闭合压，提高尿道关闭功能，以达到控尿的目的，而对膀胱尿道解剖学异常无明显作用。目前主要有 3 种药物用于 SUI 的治疗：α 肾上腺素能激动剂、三环抗抑郁药和雌激素补充。

(1)α_1 肾上腺素能激动剂。①原理：激活尿道平滑肌 α_1 受体及躯体运动神经元，增加尿道阻力。②不良反应：高血压、心悸、头痛和肢端发冷，严重者可并发脑卒中。③常用药物：米多君、甲氧明。米多君的不良反应较甲氧明更小。美国 FDA 禁止将苯丙醇胺用于压力性尿失禁治疗。④用法：1 次 2.5 mg，每天 2 次。⑤疗效：有效，尤其合并使用雌激素或盆底肌训练等方法时疗效较好。

(2)三环抗抑郁药。①原理：抑制肾上腺素能神经末梢的去甲肾上腺素和 5-羟色胺再吸收，增加尿道平滑肌的收缩力；并可以从脊髓水平影响尿道横纹肌的收缩功能；抑制膀胱平滑肌收缩，缓解急迫性尿失禁。②用法：50～150 mg/d。③疗效：尽管有数个开放性临床试验显示它可以缓解压力性尿失禁症状及增加尿道闭合压，其疗效仍需随机对照临床试验（RCT）研究加以证实。④不良反应：口干、视物模糊、便秘、尿潴留和直立性低血压等胆碱能受体阻断症状；镇静、昏迷等组胺受体-Ⅰ阻断症状；心律失常、心肌收缩力减弱；有成瘾性；过量可致死。目前，此类药物常用有丙米嗪。

(3)雌激素。①原理：促进尿道黏膜、黏膜下血管丛及结缔组织增生；增加 α 肾上腺素能受体的数量和敏感性。通过作用于上皮、血管、结缔组织和肌肉 4 层组织中的雌激素敏感受体来维持尿道的主动张力。②用法：口服或经阴道黏膜外用。③疗效：雌激素曾经广泛应用于压力性尿失禁的治疗，可以缓解尿频尿急症状，但不能减少尿失禁，且有诱发和加重尿失禁的风险。④不良反应：最新研究对雌性激素特别是过去常用的单纯性雌激素如己烯雌酚，在治疗女性压力性尿失禁中的作用提出了质疑，有资料显示，这类激素在应用的早期阶段有一定疗效，但如果长期应用不仅有较多的不良反应，如增加子宫内膜癌、乳腺癌和心血管病的风险，且有加重压力性尿失禁症状的可能性。

(二)手术治疗

女性压力性尿失禁患者治疗方法选择需考虑下列几个重要问题：①SUI 是单纯解剖性、内在括约肌失功能，还是两者混合所致；②SUI 伴有尿频、尿急的患者，是否存在 UUI 的病因，在手术纠正解剖因素后，尿频、尿急、尿失禁是否仍然存在；③SUI 患者伴有膀胱膨出，在施行尿道悬吊术后是否会发生排尿困难、残余尿甚至尿潴留。要解决上述问题，须进行全面检查。

1.Marshall 试验

用示、中指在膀胱颈下、尿道两旁将阴道壁抬高后，用腹压时可阻止尿液外流；做 Q-tip 试验，将轻探针插入尿道深部，在使用腹压时探针与躯体水平抬高超过 30°。上述两个试验提示尿道过度活动所致的解剖性 SUI。

2.测量尿道长度

若短于 3 cm，外阴、阴道及尿道呈老年性萎缩，或曾有医源性膀胱尿道神经损伤史，应考虑为内在尿道括约肌失功能所致的尿失禁。

3.做尿液常规检查及尿道按摩后首段尿液检查

注意有无泌尿生殖道感染或炎症，必要时做尿动力学检查，以排除膀胱过度活动症及紧迫性尿失禁(UUI)。

4.妇科检查

注意有无膀胱膨出及子宫脱垂，必要时取站立抬高一侧股部，观察用腹压时阴道壁膨出及子宫脱垂的程度。

上述检查若证实合并膀胱过度活动综合征(OAB)、泌尿生殖系统感染或炎症，或明显有膀胱膨出、子宫脱垂等情况，应分别予以处理。伴有内在括约肌失功能的患者，尿道悬吊手术可能收效，病情严重者需要施行尿道括约肌假体手术。伴有尿频、尿急的解剖性压力性患者，若无导致急迫症状的病因，是否应实施尿道悬吊手术，是较难取舍的问题，此类患者经各种药物治疗、物理治疗及针灸治疗，若症状无改善，在取得患者理解及同意后，可以施行尿道悬吊术。Schrepferman 通过临床观察，发现 SUI 伴低压运动性急迫症状者[尿动力学检查于膀胱内压＜1.5 kPa (15 cmH_2O)时产生逼尿肌不稳定收缩的振幅]，术后 91%患者急迫症状缓解；而在伴有高压运动性急迫症状者中仅 28%缓解，在感觉性急迫症状者仅 39%术后急迫症状缓解。提示术前伴有低压运动性急迫症状的妇女在施行膀胱颈悬吊术后，极少遗留尿急症状。

压力性尿失禁的手术有 150 多种术式，许多方法之间往往仅有很小的差异，而更多的是解剖学名词的纷繁和操作技巧的细微不同。目前用于压力性尿失禁的手术主要有以下四类。①泌尿生殖膈成形术：阴道前壁修补术和 Kelly 折叠术。②耻骨后尿道悬吊术：Burch 手术。③悬吊带术：悬吊带术可用自身筋膜(腹直肌、侧筋膜、圆韧带)或合成材料医用材料带(阴道无张力尿道中段悬吊术 TVT、经阴道悬吊带术 IVS、SPARC 悬吊术、经闭孔阴道无张力尿道中段悬吊术 TVTO/TOT等)。④膀胱颈旁填充剂注射：明胶醛交叉连接牛胶原蛋白及已被允许用于治疗 SUI。

经过实践检验，美国尿控协会对女性 SUI 治疗的临床规范上提出耻骨后尿道悬吊术和悬吊带术是治疗女性 SUI 的有效方法。

SUI 手术治疗的主要适应证：①非手术治疗效果不佳或不能坚持，不能耐受，预期效果不佳的患者。②中重度压力性尿失禁，严重影响生活质量的患者。③生活质量要求较高的患者。④伴有盆腔脏器脱垂等盆底功能病变须行盆底重建者，应同时行抗压力性尿失禁手术。

SUI 手术治疗的主要禁忌证：①伴尿道原因的排空困难；②膀胱逼尿肌不稳定；③严重的心、肝、肺、肾等疾病。

行手术治疗前应注意：①征询患者及家属的意愿，在充分沟通的基础上做出选择；②注意评估膀胱尿道功能，必要时应行尿动力学检查；③根据患者的具体情况选择术式，要考虑手术的疗效、并发症及手术费用，并尽量选择创伤小的术式；④尽量考虑到尿失禁的分类及分型；⑤对特殊病例应灵活处理，如多次手术或尿外渗导致的盆腔固定患者，在行抗尿失禁手术前应对膀胱颈和后尿道行充分的松解；对尿道无显著移动的Ⅲ型 ISD 患者，术式选择首推为经尿道注射，次为人工尿道括约肌及尿道中段吊带。

(王　江)

第四节 外阴及阴道损伤

外阴及阴道损伤多为暴力损伤所致，应重视预防，严重损伤可导致大量出血。异物残留应明确残留物种类和位置，及早取出，避免感染及严重损伤。外生殖器损伤主要指外阴（包括会阴）和阴道损伤，以前者为多见。

一、外阴损伤

（一）临床类型

1.处女膜裂伤

处女膜由黏膜组织所构成，其内、外两面均为鳞状上皮覆盖，中层含结缔组织、血管及神经末梢。结缔组织的多少决定处女膜的厚薄程度。肥厚者多富有弹性，不易破裂；菲薄者易于裂伤。处女膜的破裂一般发生于初次性交时。破裂多在膜的后半部，裂口呈对称的两条，由膜的游离缘向基底部延伸。破裂时患者有突发性剧痛，伴有少量流血，一般出血能自止，无须处理。数天后裂口边缘修复，但不复合拢，因而残留有清晰裂痕。但也有极少数妇女的处女膜弹性好，有一定扩张性，性交后仍保持完整而无出血。奸污或暴力性交，偶可导致处女膜过度裂伤，以致伤及周围组织而大量出血。幼女的处女膜位于前庭深处，且阴道亦狭小，故处女膜损伤较少见。奸污时一般仅导致前庭部擦伤。但如用暴力强行插入阴茎，则可引起外阴部包括处女膜、会阴、阴道甚至肛门的广泛撕裂伤。

2.外阴裂伤或血肿

外阴裂伤多发生于未成年少女。当女孩骑车、跨越栏杆或座椅，沿楼梯扶手滑行，或由高处跌下，以致外阴部直接触及硬物时，均可引起外阴部软组织不同形式和不同程度的骑跨伤，受伤后患者当即感到外阴部疼痛，伴有外阴出血。检查可见外阴皮肤、皮下组织，甚至肌肉有明显裂口及活动出血。

由于外阴部富于血供，而皮下组织疏松，当局部受到硬物撞击，皮下血管破裂而皮肤无裂口时，极易形成外阴血肿。血肿继续增大时，患者扪及肿块外，还感剧烈疼痛和行动不便，甚至因巨大血肿压迫尿道而导致尿潴留。检查可见外阴部有紫蓝色块物隆起，压痛显著。如外阴为尖锐物体所伤，可引起外阴深部穿透伤，严重者可穿入膀胱、直肠或腹腔内。

（二）防治

初次性交时应避免使用暴力。性交后如流血不止或外阴有任何撕裂伤时，均应及时缝合止血。外阴血肿的治疗应根据血肿大小，是否继续增大以及就诊的时间而定。血肿小无增大可暂保守治疗。嘱患者卧床休息，最初 24 小时内宜局部冷敷（冰敷），以降低局部血流量和减轻外阴疼痛。24 小时后可改用热敷或超短波、远红外线等治疗，以促进血肿吸收。血肿形成 4～5 天后，可在严密消毒情况下抽出血液以加速血肿的消失。但在血肿形成的最初 24 小时内，特别是最初数小时内切忌抽吸血液，因渗出的血液有压迫出血点而达到防止继续出血的作用，早期抽吸可诱发再度出血。凡血肿巨大，特别是有继续出血者，应在良好的麻醉条件下切开血肿，排除积血，结扎出血点后再予缝合。术毕应在外阴部和阴道同时用纱布加压以防继续渗血，同时留置导尿管，必要时可予皮片引流。

二、阴道损伤

（一）性交损伤

一般均为暴力性交或奸污所致，近年来由情趣用品导致的损伤逐渐增多。导致性交损伤的诱因有：妊娠期阴道充血，产后或绝经后阴道萎缩，阴道手术瘢痕，阴道畸形或狭窄，性交时位置不当以及男方酒后同房等。损伤部位一般多位于后穹隆。因右侧穹隆较宽敞，男子龟头多活动于该侧，故右侧裂伤多于左侧。损伤可为单一或多发性，多环绕子宫颈呈“一”字形横裂或新月形裂口。阴道组织血供丰富，性交引起撕裂后立即出现阴道流血，有时甚至因流血过多而致休克。严重撕裂还可以导致腹膜破裂，以致引起气腹而出现腹胀痛症状。

患者就诊时常隐瞒性生活史。故凡有阴道出血者应警惕有性交损伤的可能，除详细咨询有关病史外，应先用窥阴器扩开阴道，用棉球拭净阴道内积血后，仔细检查出血来源，注意有无阴道壁裂伤，裂伤是否波及腹膜、直肠或膀胱。在紧急情况下，若为阴道壁出血可暂用纱布压迫止血，然后做好充分准备下，经阴道用人工合成可吸收线缝合止血。注意避免缝线穿透直肠黏膜。

（二）药物损伤

局部用消炎杀菌药治疗阴道炎时，可因剂量过大、用法不当或误用腐蚀药物而造成阴道损伤。如冲洗阴道时采用的高锰酸钾溶液浓度过高或有颗粒未溶化时，可因形成的氢氧酸钾腐蚀阴道黏膜引起阴道溃疡和出血。往年各地采用氯己定治疗阴道炎症而引起的阴道壁广泛溃疡亦屡有所见。

药物性损伤表现为用药后阴道分泌物增多，呈脓血性，甚至有鲜血流出，伴阴道外阴灼热疼痛感。检查可见阴道广泛充血，并有散在溃疡。高锰酸钾烧灼所致溃疡有黑色糊状物（二氧化锰）覆盖。药物损伤后如不及时治疗，阴道黏膜坏死、剥脱，最后可引起阴道粘连和狭窄。

凡药物治疗引起阴道炎症时，应遵医嘱，切勿乱投药石，忌用任何腐蚀性药物纳入阴道引产。放入药物后如出现任何不适应应立即取出，并用冲洗干净。局部可涂擦紫草油，或用紫草油纱布覆盖以促进溃疡愈合和防止继发粘连，一般每天更换纱布一次，直至创面痊愈为止。如因药物经过黏膜吸收引起全身中毒反应者，应检测肝、肾功能，有肾衰竭时应尽早给予肾透析治疗。

（三）卫生栓损伤

国外妇女使用卫生栓者较多。卫生栓导致阴道溃疡陆续有所发生。据认为导致溃疡的原因可能为：①卫生栓放置位置不当引起的压迫坏死。②使用者对栓中除臭剂变态反应。③栓中所含高吸附纤维素能改变阴道黏膜上皮结构，破坏细胞间桥，致使细胞间的间隙扩大和形成微溃疡；如非月经期仍继续使用以吸附血液时，则微溃疡可发展为肉眼可见的阴道溃疡。若使用具有送栓器的卫生栓，甚至在放入时即可直接导致阴道黏膜线形撕裂伤；栓放入后虽可暂时压迫止血，但将造成裂口延期不愈，因而当栓取出后反而出现血性白带。检查时可见阴道上段黏膜有明显的红色颗粒状斑块区。一般在停止使用卫生栓后能逐渐自愈。

（四）子宫托损伤

使用子宫托治疗子宫脱垂和尿失禁的患者由于子宫托长时间压迫阴道壁可能导致阴道溃疡，严重者甚至发生阴道直肠瘘。预防方法主要是选择合适的子宫托，定时取出子宫托消毒，如果出现脓性或者血性白带应到妇科门诊检查。出现阴道溃疡应停用子宫托，局部使用雌三醇软膏可促进溃疡愈合。

(五)阴道水蛭咬伤

见于3～14岁农村幼女,多在5～9月炎热季节发病。发病前一时有接触河、湖水史。其主要症状为阴道出血和发热,失血多者可出现休克。出血可能与水蛭咬伤后分泌的一种水蛭素的抗凝作用有关。治疗采用10%高渗盐水500～1 000 mL冲洗阴道,一般可迅速止血。

三、异物残留

生殖器官异物残留包括阴道内、盆腔内和宫腔内异物,以前者多见,后两者均为医源性异物,应可避免。

(一)原因

1.幼女无知或出于好奇心

自己或由其他小孩将纽扣、豆子、果核或回形针等塞入阴道内。精神病妇女亦可发生类似情况。

2.医源性异物

医源性异物是由于医护人员手术时遗留或向患者交代不清所致。最常见的为子宫颈活组织检查或会阴、阴道修补手术后阴道内留置的纱布或棉球未及时取出或未全部取出所造成的阴道异物残留,特别严重的是经腹手术时将纱布、纱布垫,甚至器械遗忘在腹腔内而形成的腹腔或盆腔异物。此外,也曾发生在剖宫产时,将纱布遗忘在宫腔而形成的宫腔内异物。

3.宫腔内节育器嵌入子宫肌层或进入腹腔内

虽属异物残留,但它是安放宫内节育器的并发症之一。长期放置子宫托治疗子宫脱垂可导致其嵌顿在阴道壁内,也属异物残留,详见子宫脱垂。

(二)临床表现及诊断

阴道异物的主要症状为阴道有脓性或脓血性分泌物排出。如为纱布或棉球,分泌物呈恶臭。成人多有阴道手术史,一般通过阴道窥诊即能确诊。对幼女则需详细询问有无放入异物史,肛查多可触及有一定活动度的物体,其大小、形状及硬度因异物种类而异。如留置的为硬物体,用金属探针放入阴道内即可探得异物的存在。应注意将阴道内异物与阴道或子宫颈葡萄状肉瘤相鉴别,必要时可在全麻下用宫腔镜或鼻镜窥视并行活组织检查加以确诊。腹腔内有异物遗留时,术后多有持续腹痛、发热和腹部包块,严重者并发肠梗阻、感染,甚至肠瘘。凡术后出现上述现象,特别是有腹部包块形成时,应考虑腹腔内异物残留可能。金属异物如手术缝针留置腹腔时,可能除腹痛外,并无其他症状,但腹部透视即可确诊。剖宫产后宫腔内有纱布残留时,患者术后长期发热、腹痛,宫腔内有大量分泌物排出,子宫复旧不佳。当纱布经阴道排出或取出后,症状随之消失。

(三)预防

(1)医护人员应加强责任心,并严格执行剖腹术前及关腹前的器械、敷料清点制度,以确保无异物遗留。作会阴切开缝合术时,宜采用有带的纱布卷。术时将带子的游离端置于阴道口外以避免遗忘。凡阴道手术后需保留纱布塞者,应将每条纱布塞的一角留在阴道口外,术后医嘱中写明纱布数目和应取出时间或向患者本人交代清楚,并记入病程记录中。为幼女或未婚妇女取阴道分泌物检查时,应旋紧棉絮以防脱落,发现脱落应立即设法取出。

(2)对儿童应加强教育与监督,严防将异物塞入阴道。对精神病患者应严加管理并给予相应治疗。

(四)治疗

成年妇女阴道内异物可随手取出。幼女阴道内有异物时可用长钳轻轻夹出,或在麻醉下用宫腔镜或鼻镜扩开阴道取出。有炎症者取出异物后以0.5%醋酸低压冲洗阴道。

腹腔异物应尽早剖腹探查取出。如已形成肠瘘或术时分离粘连而形成肠瘘者,一般应根据当时情况做肠切除吻合术或肠瘘修补术。

四、临床特殊情况的思考和建议

盆底组织疏松,部分外阴及阴道损伤后可在盆腔深部形成巨大血肿,难以清除引流。对于此类病例,可以予以局部压迫,同时加强输血、抗感染,辅以散结化瘀的中成药,待血肿自行消散吸收。

(刘 刚)

第五节 子宫损伤

一、子宫穿孔

子宫穿孔多发生于流产刮宫,特别是钳刮人工流产手术时,但诊断性刮宫、安放和取出宫内节育器(intrauterine device,IUD)均可导致子宫穿孔。

(一)原因

1.术前未做盆腔检查或判断错误

刮宫术前未做盆腔检查或对子宫位置、大小判断错误,即盲目操作,是子宫穿孔的常见原因之一,特别是当子宫前屈或后屈,而探针、吸引头或刮匙放入的方向与实际方向相反时,最易发生穿孔。双子宫或双角子宫畸形患者,早孕时误在未孕侧操作,亦易导致穿孔。

2.术时不遵守操作常规或动作粗暴

初孕妇子宫颈内口较紧,强行扩宫,特别是跳号扩张子宫颈时,可能发生穿孔。此外,如在宫腔内粗暴操作,过度搔刮或钳夹子宫某局部区域,均可引起穿孔。

3.子宫病变

以往有子宫穿孔史、反复多次刮宫史或剖宫产后瘢痕子宫患者,当再次刮宫时均易发生穿孔。子宫绒癌或子宫内膜癌累及深肌层者,诊断性刮宫或宫腔镜检查时,可导致或加速其穿孔或破裂。

4.萎缩子宫

当体内雌激素水平低落,如产后子宫过度复旧或绝经后,子宫往往小于正常,且其肌层组织脆弱、肌张力低,探针很容易直接穿透宫壁,甚至可将IUD直接放入腹腔内。

5.强行取出嵌入肌壁的IUD

IUD已嵌入子宫肌壁,甚至部分已穿透宫壁时,如仍强行经阴道取出,有引起子宫穿孔的可能。

(二)临床表现

绝大多数子宫穿孔均发生在人工流产手术,特别是大月份钳刮手术时。子宫穿孔的临床表现可因子宫原有状态、引起穿孔的器械大小、损伤的部位和程度,以及是否并发其他内脏损伤而有显著不同。

1.探针或 IUD 穿孔

凡探针穿孔,由于损伤小,一般内出血少,症状不明显,检查时除可能扪及宫底部有轻压痛外,余无特殊发现。产后子宫萎缩,在安放 IUD 时,有时可穿透宫壁将其直接放入腹腔而未察觉,直至以后 B 型超声随访 IUD 或试图取出 IUD 失败时方始发现。

2.卵圆钳、吸管穿孔

卵圆钳或吸管所致穿孔的孔径较大,特别是当穿孔后未及时察觉仍反复操作时,常伴急性内出血。穿孔发生时患者往往感突发剧痛。腹部检查,全腹均有压痛和反跳痛,以下腹部最为明显,但肌紧张多不显著,如内出血少,移动性浊音可为阴性。妇科检查子宫颈举痛和宫体压痛均极显著。如穿孔部位在子宫峡部一侧,且伤及子宫动脉的下行支时,可在一侧阔韧带内扪及血肿形成的块物;但也有些患者仅表现为阵发性宫颈管内活跃出血,宫旁无块物扪及,宫腔内亦已刮净而无组织残留。子宫绒癌或葡萄胎刮宫所导致的子宫穿孔,多伴有大量内、外出血,患者在短时间内可出现休克症状。

3.子宫穿孔并发其他内脏损伤

人工流产术发生穿孔后未及时发现,仍用卵圆钳或吸引器继续操作时,往往夹住或吸住大网膜、肠管等,以致造成内脏严重损伤。如将夹住的组织强行往外牵拉,患者顿感刀割或牵扯样上腹剧痛,术者亦多觉察往外牵拉的阻力极大,有时可夹出黄色脂肪组织、粪渣或肠管,严重者甚至可将肠管内黏膜层剥脱拉出。因肠管黏膜呈膜样,故即使夹出亦很难肉眼辨认其为何物。肠管损伤后,其内容物溢入腹腔,迅速出现腹膜炎症状。如不及时手术,患者可因中毒性休克死亡。

如穿孔位于子宫前壁,伤及膀胱时可出现血尿。当膀胱破裂,尿液流入腹腔后,则形成尿液性腹膜炎。

(三)诊断

凡经阴道宫腔内操作出现下列征象时,均提示有子宫穿孔的可能。

(1)使用的器械进入宫腔深度超过事先估计或探明的长度,并感到继续放入无阻力时。

(2)扩张子宫颈的过程中,如原有阻力极大,但忽而阻力完全消失,且患者同时感到有剧烈疼痛时。

(3)手术时患者有剧烈上腹痛,检查有腹膜炎刺激征,或移动性浊音阳性;如看到夹出物有黄色脂肪组织、粪渣或肠管,更可确诊为肠管损伤。

(4)术后子宫旁有块物形成或宫腔内无组织物残留,但仍有反复阵发性宫颈管内出血者,应考虑在子宫下段侧壁阔韧带两叶之间有穿孔可能。

(四)预防

(1)术前详细了解病史和做好妇科检查,并应排空膀胱。产后 3 个月哺乳期内和宫腔<6 cm者不放置 IUD。有剖宫产史、子宫穿孔史或哺乳期受孕而行人工流产术时,在扩张子宫颈后即予注射子宫收缩剂,以促进子宫收缩变硬,从而减少损伤。

(2)经阴道行宫腔内手术是完全凭手指触觉的“盲目”操作,故应严格遵守操作规程,动作轻柔,安全第一,务求做到每次手术均随时警惕有损伤的可能。

(3)孕 12～16 周而行引产或钳刮术时，术前 2 天分 4 次口服米非司酮共 150 mg，同时注射依沙吖啶100 mg至宫腔，以促进子宫颈软化和扩张。一般在引产第 3 天，胎儿胎盘多能自行排出。如不排出时，可行钳刮术。钳刮时先取胎盘，后取胎体，如胎块长骨通过子宫颈受阻时，忌用暴力牵拉或旋转，以免损伤宫壁。此时应将胎骨退回宫腔最宽处，换夹胎骨另一端则不难取出。

(4)如疑诊子宫体绒癌或子宫内膜癌而需行诊断性刮宫确诊时，搔刮宜轻柔。当取出的组织足以进行病理检查时，则不应再作全面彻底的搔刮术。有条件时最好在宫腔镜直视下取可疑部位组织进行活检。

(五)处理

手术时一旦发现子宫穿孔，应立即停止宫腔内操作。然后根据穿孔大小、宫腔内容物干净与否、出血多少和是否继续有内出血、其他内脏有无损伤，以及妇女对今后生育的要求等而采取不同的处理方法。

(1)穿孔发生在宫腔内容物已完全清除后，如观察无继续内、外出血或感染，三天后即可出院。

(2)凡穿孔较小者(用探针或小号张器所致)，无明显内出血，宫腔内容物尚未清除时，应先给予缩宫素以促进子宫收缩，并严密观察有无内出血。如无特殊症状出现，可在 7 天后再行刮宫术；但若术者刮宫经验丰富，对仅有部分宫腔内容物残留者，可在发现穿孔后避开穿孔部位将宫腔内容物刮净。

(3)如穿孔直径大，有较多内出血，尤其合并有肠管或其他内脏损伤者，则不论宫腔内容物是否已刮净，应立即剖腹探查，并根据术时发现进行肠修补或部分肠段切除吻合术。子宫是否切开或切除，应根据有无再次妊娠要求而定。已有足够子女者，最好做子宫次全切除术；希望再次妊娠者，在肠管修补后再行子宫切开取胎术。

(4)其他辅助治疗：凡有穿孔可疑或证实有穿孔者，均应尽早经静脉给予抗生素预防和控制感染。

二、子宫颈撕裂

(一)原因

子宫颈撕裂多因宫缩过强但子宫颈未充分容受和扩张，胎儿被迫强行通过子宫颈外口或内口所致。一般见于无足月产史的中孕引产者。加用缩宫素特别是前列腺素引产者发生率更高。

(二)临床表现

临床上可表现为以下三种不同类型。

1.子宫颈外口撕裂

一般与足月分娩时撕裂相同，多发生于宫颈 6 或 9 点处，长度可由外口处直达阴道穹隆部不等，常伴有活跃出血。

2.子宫颈内口撕裂

子宫颈内口尚未完全扩张，胎儿即强行通过时，可引起子宫颈内口处黏膜下层结缔组织撕裂，因黏膜完整，故胎儿娩出后并无大量出血，但因子宫颈内口闭合不全以致以后出现习惯性流产。

3.子宫颈破裂

凡裂口在子宫颈阴道部以上者为子宫颈上段破裂，一般同时合并有后穹隆破裂，胎儿从后穹隆裂口娩出。如破裂在子宫颈的阴道部为子宫颈下段破裂，可发生在子宫颈前壁或后壁，但以后壁为多见。裂口呈横新月形，但子宫颈外口完整，患者一般流血较多。窥阴器扩开阴道时即可看见裂口，甚至可见到胎盘嵌顿于裂口处。

(三)预防和治疗

(1)凡用依沙吖啶引产时，不应滥用缩宫素，特别是不应采用米索前列醇加强宫缩。引产时如宫缩过强，产妇诉下腹剧烈疼痛，并有烦躁不安，而宫口扩张缓慢时，应立即肌内注射哌替啶100 mg及东莨菪碱0.5 mg以促使子宫松弛，已加用静脉注射缩宫素者应立即停止滴注。

(2)中孕引产后不论流血多少，应常规检查阴道和子宫颈。发现撕裂者立即用人工合成可吸收缝线修补。

(3)凡因子宫颈内口闭合不全出现晚期流产者，可在非妊娠期进行手术矫正，但疗效不佳。现多主张在妊娠14～19周期间用10号丝线前后各套2 cm长橡皮管绕子宫颈缝合扎紧以关闭宫颈管。待妊娠近足月或临产前拆出缝线。

(四)临床特殊情况的思考和建议

随着宫腔镜的普及，宫腔镜操作时子宫穿孔日益多见，宫腔镜为可视操作，通常术中可以发现子宫穿孔，立刻停止操作即可，必要时后穹隆穿刺抽吸进入腹腔的膨宫液。宫腔镜电切时穿破子宫应注意观察有无膀胱及肠管损伤征象。

(李　华)

第十章

子宫内膜异位症与子宫腺肌病

第一节　子宫内膜异位症

具有生长功能的子宫内膜组织(腺体和间质)出现在宫腔被黏膜覆盖以外的部位时称为子宫内膜异位症(EMT),简称内异症。

EMT以痛经、慢性盆腔痛、不孕为主要表现,是育龄妇女的常见病,该病的发病率近年有明显增高趋势,发病率占育龄妇女的10%～15%,占痛经妇女的40%～60%。在不孕患者中,30%～40%合并EMT,在EMT患者中不孕症的发病率为40%～60%。

该病一般仅见于生育年龄妇女,以25～45岁妇女多见。绝经后或切除双侧卵巢后异位内膜组织可逐渐萎缩吸收,妊娠或使用性激素抑制卵巢功能可暂时阻止此病的发展,故EMT是激素依赖性疾病。

EMT虽为良性病变,但具有类似恶性肿瘤远处转移、浸润和种植的生长能力。异位内膜可侵犯全身任何部位,最常见的种植部位是盆腔脏器和腹膜,以侵犯卵巢和宫底韧带最常见,其次为子宫、子宫直肠陷凹、腹膜脏层、直肠阴道隔等部位,故有盆腔EMT之称。

一、发病机制

本病的发病机制尚未完全阐明,关于异位子宫内膜的来源,目前有多种学说。

(一)种植学说

妇女在经期时子宫内膜碎片可随经血倒流,经输卵管进入盆腔,种植于卵巢和盆腔其他部位,并在该处继续生长和蔓延,形成盆腔EMT。但已证实90%以上的妇女可发生经血逆流,却只有10%～15%的妇女罹患EMT。剖宫产手术后所形成的腹壁瘢痕EMT,占腹壁瘢痕EMT的90%左右,是种植学说的典型例证。

(二)淋巴及静脉播散

子宫内膜可通过淋巴或静脉播散,远离盆腔部位的器官如肺、手或大腿的皮肤和肌肉发生的EMT可能就是通过淋巴或静脉播散的结果。

(三)体腔上皮化生学说

卵巢表面上皮、盆腔腹膜都是由胚胎期具有高度化生潜能的体腔上皮分化而来,在反复经血逆流、炎症、机械性刺激、异位妊娠或长期持续的卵巢甾体激素刺激下,易发生化生而成为异位症的子宫内膜。

(四)免疫学说

免疫异常对异位内膜细胞的种植、黏附、增生具有直接和间接的作用,表现为免疫监视、免疫杀伤功能减弱,黏附分子作用增强,协同促进异位内膜的移植。以巨噬细胞为主的多种免疫细胞可释放多种细胞因子,促进异位内膜的种植、存活和增殖。EMT 患者的细胞免疫和体液免疫功能均有明显变化,患者外周血和腹水中的自然杀伤细胞(NK)的细胞毒活性明显降低。病变越严重者,NK 细胞活性降低亦越明显。雌激素水平越高,NK 细胞活性则越低。血清及腹水中,免疫球蛋白 IgG、IgA 及补体 C_3、C_4 水平均增高,还出现抗子宫内膜抗体和抗卵巢抗体等多种自身抗体。因此,个体的自身免疫能力对异位内膜细胞的抑制作用,在本病的发生中起关键作用。

(五)在位内膜决定论

中国学者提出的“在位内膜决定论”揭示了在位子宫内膜在 EMT 发病中的重要作用,在位内膜的组织病理学、生物化学、分子生物学及遗传学等特质,与 EMT 的发生发展密切相关,其“黏附-侵袭-血管形成”过程,所谓的“三 A 程序”可以解释 EMT 的病理过程,又可以表达临床所见的不同病变。

二、病理

EMT 最常见的发生部位为靠近卵巢的盆腔腹膜及盆腔器官的表面。根据其发生部位不同,可分为腹膜 EMT、卵巢 EMT、子宫腺肌病等。

(一)腹膜 EMT

腹膜和脏器浆膜面的病灶呈多种形态。无色素沉着型为早期细微的病变,具有多种表现形式,呈斑点状或小泡状突起,单个或数个呈簇,有红色火焰样病灶,白色透明病变,黄褐色斑及圆形腹膜缺损。色素沉着型为典型的病灶,呈黑色或紫蓝色结节,肉眼容易辨认。病灶反复出血及纤维化后,与周围组织或器官发生粘连,子宫直肠陷凹常因粘连而变浅,甚至完全消失,使子宫后屈固定。

(二)卵巢子宫内膜异位症

卵巢 EMT 最多见,约 80%的内异症位于卵巢。多数为一侧卵巢,部分波及双侧卵巢。初始病灶表浅,于卵巢表面可见红色或棕褐色斑点或小囊泡,随着病变发展,囊泡内因反复出血积血增多,而形成单个或多个囊肿,称为卵巢子宫内膜异位囊肿。因囊肿内含暗褐色黏糊状陈旧血,状似巧克力液体,故又称为卵巢巧克力囊肿,直径大多在 10 cm 以内。卵巢与周围器官或组织紧密粘连是卵巢子宫内膜异位囊肿的临床特征之一,并可借此与其他出血性卵巢囊肿相鉴别。

(三)子宫骶韧带、直肠子宫陷凹和子宫后壁下段的子宫内膜异位症

这些部位处于盆腔后部较低或最低处,与经血中的内膜碎屑接触机会最多,故为 EMT 的好发部位。在病变早期,子宫骶韧带、直肠子宫陷凹或子宫后壁下段有散在紫褐色出血点或颗粒状散在结节。由于病变伴有平滑肌和纤维组织增生,形成坚硬的结节。病变向阴道黏膜发展时,在阴道后穹隆形成多个息肉样赘生物或结节样瘢痕。随着病变发展,子宫后壁与直肠前壁粘连,直肠子宫陷凹变浅,甚至完全消失。

(四)输卵管子宫内膜异位症

内异症直接累及黏膜较少,偶在其管壁浆膜层见到紫褐色斑点或小结节。输卵管常与周围病变组织粘连。

(五)子宫腺肌病

子宫腺肌病分为弥漫型与局限型两种类型。弥漫型的子宫呈均匀增大,质较硬,一般不超过妊娠3个月大小。剖面见肌层肥厚,增厚的肌壁间可见小的腔隙,直径多在5 mm以内。腔隙内常有暗红色陈旧积血。局限型的子宫内膜在肌层内呈灶性浸润生长,形成结节,但无包膜,故不能将结节从肌壁中剥出。结节内也可见陈旧出血的小腔隙,结节向宫腔突出颇似子宫肌瘤。偶见子宫内膜在肌瘤内生长,称为子宫腺肌瘤。

(六)恶变

EMT是一种良性疾病,但少数可发生恶变,恶变率为0.7%～1%,其恶变后的病理类型包括透明细胞癌、子宫内膜样癌、腺棘癌、浆液性乳头状癌、腺癌等。EMT恶变78%发生在卵巢,22%发生在卵巢外。卵巢外最常见的恶变部位是直肠阴道隔、阴道、结肠、盆腹膜、大网膜、脐部等。

三、临床表现

(一)症状

1.痛经

痛经是常见而突出的症状,多为继发性,占EMT的60%～70%。多于月经前1～2天开始,经期第1～2天症状加重,月经净后疼痛逐渐缓解。疼痛多位于下腹深部及直肠区域,以盆腔中部为多,多随局部病变加重而逐渐加剧,但疼痛的程度与病灶的大小不成正比。

2.性交痛

性交痛多见于直肠子宫陷凹有异位病灶或因病变导致子宫后倾固定的患者。当性交时由于受阴茎的撞动,可引起性交疼痛,以月经来潮前性交痛最明显。

3.不孕

EMT不孕率为40%～60%。主要原因是腹水中的巨噬细胞影响卵巢的分泌功能和排卵功能,导致黄体功能不全(LPD)、未破裂卵泡黄素化综合征(LUFS)、早孕自然流产等。EMT可使盆腔内组织和器官广泛粘连,输卵管变硬僵直,影响输卵管的蠕动,从而影响卵母细胞的拣拾和受精卵的输送;严重的卵巢周围粘连,可妨碍卵子的排出。

4.月经异常

部分患者可因黄体功能不全或无排卵而出现月经期前后阴道少量出血、经期延长或月经紊乱。内在性EMT患者往往有经量增多、经期延长或经前点滴出血。

5.慢性盆腔痛

71%～87%的EMT患者有慢性盆腔痛,慢性盆腔痛患者中有83%活检确诊为EMT;常表现为性交痛、大便痛、腰骶部酸胀及盆腔器官功能异常等。

6.其他部位EMT症状

肠道EMT可出现腹痛、腹泻或便秘。泌尿道EMT可出现尿路刺激症状等。肺部EMT可出现经前咯血、呼吸困难和(或)胸痛。

(二)体征

典型的盆腔EMT在盆腔检查时,可发现子宫后倾固定,直肠子宫陷凹、子宫骶韧带或子宫颈后壁等部位扪及1～2个或更多触痛性结节,如绿豆或黄豆大小,肛诊更明显。有卵巢EMT时,在子宫的一侧或双侧附件处扪到与子宫相连的囊性偏实不活动包块(巧克力囊肿),往往有轻压痛。若病变累及直肠阴道隔，病灶向后穹隆穿破时，可在阴道后穹隆处扪及甚至可看到隆起的紫蓝色出血点或结节，可随月经期出血。内在性 EMT 患者往往子宫胀大，但很少超过 3 个月妊娠，多为一致性胀大，也可能感到某部位比较突出犹如子宫肌瘤。如直肠有较多病变时，可触及一硬块，甚至误诊为直肠癌。

四、诊断

(一)病史

凡育龄妇女有继发性痛经进行性加重和不孕史、性交痛、月经紊乱等病史者，应仔细询问痛经出现的时间、程度、发展及持续时间等。

(二)体格检查

(1)妇科检查(三合诊)扪及子宫后位固定、盆腔内有触痛性结节或子宫旁有不活动的囊性包块，阴道后穹隆有紫蓝色结节等。

(2)其他部位的病灶如脐、腹壁瘢痕、会阴侧切瘢痕等处，可触及肿大的结节，经期明显。

临床上单纯根据典型症状和准确的妇检可以初步诊断 50%左右的 EMT，但大约有 25%的病例无任何临床症状，尚需借助下列辅助检查，特别是腹腔镜检查和活组织检查才能最后确诊。

(三)影像学检查

1.超声检查

超声检查可应用于各型内异症，通常用于Ⅲ～Ⅳ期的患者，是鉴别卵巢子宫内膜异位囊肿、直肠阴道隔 EMT 和子宫腺肌症的重要手段。巧克力囊肿一般直径为 5～6 cm，直径>10 cm 较少，其典型的声像图特征如下。

(1)均匀点状型：囊壁较厚，囊壁为结节状或粗糙回声，囊内布满均匀细小颗粒状的反光点。

(2)混合型：囊内大部分为无回声区，可见片状强回声或小光团，但均不伴声影。

(3)囊肿型：囊内呈无回声的液性暗区，多孤立分布，但与卵巢单纯性囊肿难以区分。

(4)多囊型：包块多不规则，其间可见隔反射，分成多个大小不等的囊腔，各囊腔内回声不一致。

(5)实体型：内呈均质性低回声或弱回声。

2.磁共振(MRI)

磁共振(MRI)对卵巢型、深部浸润型、特殊部位内异症的诊断和评估有意义，但在诊断中的价值有限。

(四)CA125 值测定

血清 CA125 浓度变化与病灶的大小和病变的严重程度呈正相关，CA125≥35 U/mL 为诊断 EMT 的标准，临床上可以辅助诊断并可监测疾病的转归和评估疗效，由于 CA125 在不同的疾病间可发生交叉反应，使其特异性降低而不能单独作为诊断和鉴别诊断的指标。CA125 在监测内异症方面较诊断内异症更有价值。

在Ⅰ～Ⅱ期患者中，血清 CA125 水平正常或略升高，与正常妇女有交叉，提示 CA125 阴性者亦不能排除内异症。而在Ⅲ～Ⅳ期有卵巢子宫内膜异位囊肿、病灶侵犯较深、盆腔广泛粘连者，CA125 值多升高，但一般不超过 200 U/mL，腹腔液 CA125 的浓度可直接反映 EMT 病情，其浓度较血清高出 100 多倍，临床意义比血清 CA125 大；CA125 结合 EMAb、B 超、CT 或 MRI 可提高诊断准确率。

(五)抗子宫内膜抗体(EMAb)

EMT是一种自身免疫性疾病,因为在许多患者体内可以测出抗子宫内膜的自身抗体。EMAb是EMT的标志抗体,其产生与异位子宫内膜的刺激及机体免疫内环境失衡有关。EMT患者血液中EMAb水平升高,经GnRH-a治疗后,EMAb水平明显降低。测定抗子宫内膜抗体对内异症的诊断与疗效观察有一定的帮助。

(六)腹腔镜检查

腹腔镜检查是诊断EMT的金标准,特别是对盆腔检查和B超检查均无阳性发现的不育或腹痛患者更是重要手段。在腹腔镜下对可疑病变进行活检,可以确诊和正确分期,对不孕的患者还可同时检查其他不孕的病因和进行必要的处理,如盆腔粘连分解术、输卵管通液及输卵管造口术等。

五、子宫内膜异位症的分期

(一)美国生殖学会子宫内膜异位症手术分期

目前,世界上公认并应用的子宫内膜异位症分期法是RAFS分期,即按病变部位、大小、深浅、单侧或双侧、粘连程度及范围,计算分值,定出相应期别。

(二)子宫内膜异位症的临床分期

1.Ⅰ期

不孕症未能找到不孕原因而有痛经者,或为继发痛经严重者。妇科检查后穹隆粗糙不平滑感,或骶韧带有触痛。B超检查无卵巢肿大。

2.Ⅱ期

后穹隆可触及<1 cm的结节,骶韧带增厚,有明显触痛。两侧或一侧可触及<5 cm肿块或经B超确诊卵巢增大者,附件与子宫后壁粘连,子宫后倾尚活动。

3.Ⅲ期

后穹隆可触及>1 cm结节,骶韧带增厚或阴道直肠可触及结节,触痛明显,两侧或一侧附件可触及>5 cm肿块或经B超确诊附件肿物者。肿块与子宫后壁粘连较严重,子宫后倾活动受限。

4.Ⅳ期

后穹隆被块状硬结封闭,两侧或一侧附件可触及直径>5 cm肿块与子宫后壁粘连,子宫后倾活动受限,直肠或输尿管受累。

对Ⅰ期、Ⅱ期患者选用药物治疗,如无效时再考虑手术治疗。对Ⅲ期、Ⅳ期患者首选手术治疗,对Ⅳ期患者行保守手术治疗预后较差。对此类不孕患者建议在术前药物治疗2～3个月后再行手术,以期手术容易施行,并可较彻底清除病灶。

六、EMT与不孕

在不孕患者中,30%～58%合并EMT,在EMT患者中不孕症的发病率为25%～67%。EMT合并不孕的患者治疗后3年累计妊娠率低于无EMT者;患内异症的妇女因男方无精子行人工授精,成功率明显低于无内异症的妇女。EMT对生育的影响主要有以下因素。

(一)盆腔解剖结构改变

盆腔内EMT所产生的炎性反应以及其所诱发的多种细胞因子和免疫反应,均可损伤腹膜表面,造成血管通透性增加,导致水肿、纤维素和血清血液渗出,经过一段时间后,发生盆腔内组织、器官粘连。其粘连的特点是范围大而致密,容易使盆腔内器官的解剖功能异常:一般 EMT 很少侵犯输卵管的肌层和黏膜层,故输卵管多为通畅。但盆腔内广泛粘连可导致输卵管变硬僵直,影响输卵管的蠕动,或卵巢与输卵管伞部隔离,从而影响卵母细胞的拣拾和受精卵的输送,严重者可导致输卵管阻塞。如卵巢周围的严重粘连或卵巢子宫内膜异位囊肿破坏正常卵巢组织,可妨碍卵子的排出。

(二)腹水对生殖过程的干扰

内异症患者腹水中的巨噬细胞数量增多且活力增强,不仅吞噬精子,还可释放白细胞介素-1(IL-1)、白细胞介素-2(IL-2)、肿瘤坏死因子(INF)等多种细胞因子,影响精子的功能和卵子的质量,不利于受精过程及胚胎着床。腹水中的巨噬细胞降低颗粒细胞分泌孕酮的功能,干扰卵巢局部的激素调节作用,使 LH 分泌异常、PRL 水平升高、前列腺素(PG)含量增加,影响排卵的正常进行,可能导致 LPD、LUFS、不排卵等。临床发现 EMT 患者 IVF-ET 的受精率降低。盆腔液中升高的 PG 可以干扰输卵管的运卵功能,并刺激子宫收缩,干扰着床和使自然流产率升高达 50%。

七、EMT 治疗

国际子宫内膜异位症学术会议(WEC)曾总结提出对于 EMT,腹腔镜、卵巢抑制、三期疗法、妊娠、助孕是最好的治疗。中国学者又明确提出内异症的规范化治疗应达到 4 个目的:减灭和去除病灶、缓解和消除疼痛、改善和促进生育、减少和避免复发。

治疗时主要考虑的因素:①年龄;②生育要求;③症状的严重性;④既往治疗史;⑤病变范围;⑥患者的意愿。

(一)有生育要求的内异症治疗方案

对有生育要求的内异症患者,应首先行子宫输卵管造影(HSG),输卵管通畅者,可先采用抑制子宫内膜异位病灶有效的药物,如避孕药、内美通或 GnRH-a 等药物 3～6 个周期,然后给予促排卵治疗,对排卵正常但不能受孕者应行腹腔镜检查以明确有无盆腔粘连或引起不孕的其他盆腔因素。若 HSG 提示病变累及输卵管影响输卵管通畅性或功能,则应行腹腔镜检查确诊病因,在检查的同时完成盆腔粘连分离、异位病灶去除及输卵管矫正手术。EMT 患者手术后半年为受孕的黄金时期,术后 1 年以上获得妊娠的机会大大下降。

有学者认为对 EMT Ⅰ～Ⅱ期不孕患者,首选手术治疗,在无广泛病变或经手术重建盆腔解剖结构后,此时期盆腔内环境最有利于受精,子宫内膜的容受性也最高,应积极促排卵尽早妊娠或促排卵后行 IUI 3 个周期,仍未成功则行 IVF。对Ⅲ～Ⅳ期内异症不孕患者手术后短期观察或促排卵治疗,如未妊娠,直接 IVF 或注射长效 GnRH-a 2～3 支后行 IVF-ET。对病灶残留,内异症生育指数评分低者,术后可用 GnRH-a 治疗 3 周期后行 IVF。

(二)无生育要求的治疗方案

对于无生育要求的内异症患者,治疗并控制病灶,以最简便、最小的代价来提高生活质量。治疗方法可分为手术治疗、药物治疗、介入治疗、中药治疗等。手术是第一选择,腹腔镜手术为首选。手术可以明确诊断,确定病变程度、类型、活动状态,进行切除、减灭病变,分离粘连,减轻症状,减少或预防复发。

子宫腺肌症症状较严重者,一般需行次全子宫切除或全子宫切除术。年轻且要求生育者,如病灶局限，可考虑单纯切除病灶，缓解症状，提高妊娠率，但子宫腺肌症的病灶边界不清又无包膜，故不宜将其全部切除。因此复发率较高。疼痛较轻者，可以药物治疗。

(三)手术治疗

手术的目的是切除病灶、恢复解剖。手术又分为保守性手术、半保守性手术以及根治性手术。

1.保守性手术

保留患者的生育功能，手术尽量切除肉眼可见的病灶、剔除囊肿以及分离粘连。适合年龄较轻、病情较轻又有生育要求者。

2.根治性手术

切除全子宫及双附件以及所有肉眼可见的病灶。适合年龄 50 岁以上、无生育要求、症状重或者内异症复发经保守手术或药物治疗无效者。

3.半保守性手术

切除子宫，但保留卵巢。主要适合无生育要求、症状重或者复发经保守手术或药物治疗无效，但年龄较轻希望保留卵巢内分泌功能者。

手术后的复发率取决于病情的严重程度及手术的彻底性。彻底切除或剥除病灶后 2 年复发率大约为 21.5%，5 年复发率为 40%～50%。手术后使用 GnRH-a 类药物可用于治疗切除不完全的内异症患者的疼痛，尤其是重度内异症者术后盆腔痛。对于术后想受孕的患者可以不使用该类药物，因为这并不能提高受孕率，而且还会因治疗耽搁怀孕。术后使用促排卵药物，争取术后早日怀孕。如果术后需要使用GnRH-a 类药物，注射第 3 支后 28 天复查 CA125 及 CA199，CA125 降至 15 U/mL 以下，CA199 降至20 U/mL以下，待月经复潮后可行夫精人工授精(IUI)或 IVF-ET。

(四)药物治疗

药物治疗的目的是改善妊娠环境，获得妊娠和止痛。常用药物有以下几种。

1.假孕疗法

长期持续口服高剂量的雌、孕激素，抑制垂体 Gn 及卵巢性激素的分泌，造成无周期性的低雌激素状态，使患者产生一种高雄激素性的闭经，其所发生的变化与正常妊娠相似，故称为假孕疗法。各种口服避孕药和孕激素均可用来诱发假孕。

(1)口服避孕药：低剂量高效孕激素和炔雌醇的复合片，抑制排卵，下调细胞增殖，加强在位子宫内膜细胞凋亡，可有效安全地治疗 EMT 患者的痛经。长期连续或循环地使用是可靠的手术后用药，可避免或减少复发。通过阴道环给予雌、孕激素的方式治疗 EMT 相关疼痛效果及依从性良好。近年国外研究认为，避孕药疗效不差于 GnRH-a，且经济、便捷、不良反应小，可作为术后的一类用药。

用法：每天 1 片，连续服 9～12 个月或 12 个月以上。服药期间如发生阴道突破性出血，每天增加 1 片直至闭经。

(2)孕激素类。①地诺孕素：地诺孕素是一种睾酮衍生物，仅结合于孕激素受体以避免雌激素、雄激素或糖皮质激素活性带来的不良反应。在改善 EMT 相关疼痛方面，地诺孕素与 GnRH-a 疗效相当。每天口服 2 mg，连续使用 52 周，对骨密度影响轻微。其安全耐受性很好，对血脂、凝血、糖代谢影响很小。给药方便，疗效优异，不良反应轻微。作为保守手术后的用药值得推荐。②炔诺酮 5～7.5 mg/d(每片0.625 mg)，或甲羟孕酮(MPA)20～30 mg/d(每片2 mg)，连服 6 个月：如用药期间出现阴道突破性出血，可每天加服补佳乐 1 mg，或已烯雌酚 0.25～0.5 mg。

由于炔诺酮、甲羟孕酮类孕激素疗效短暂，妊娠率低，复发率高，现临床上已较少应用。

2.假绝经疗法

使用药物阻断下丘脑 GnRH-a 和垂体 Gn 的合成和释放，直接抑制卵巢激素的合成，以及有可能与靶器官性激素受体相结合，导致 FSH 和 LH 值低下，从而使子宫内膜萎缩，导致短暂闭经。不像绝经期后 FSH 和 LH 升高，故名假绝经疗法。常用药物有达那唑、内美通等。

(1)达那唑：是一种人工合成的 17α-乙炔睾丸酮衍生物，抑制 FSH 和 LH 峰，产生闭经；并直接与子宫内膜的雄激素和孕激素的受体结合，导致异位内膜腺体和间质萎缩、吸收而痊愈。

用法：月经第 1 天开始口服，每天 600～800 mg，分 2 次口服，连服 6 个月。或使用递减剂量，300 mg/d逐渐减至 100 mg/d 的维持剂量，作为 GnRH-a 治疗后的维持治疗 1 年，能有效维持盆腔疼痛的缓解。

达那唑宫内节育器能有效缓解 EMT 有关的疼痛症状，且无口服时的不良反应。达那唑阴道环给药系统有效治疗深部浸润型 EMT 的盆腔疼痛，不良反应非常少见，可以作为术后长期维持治疗。

(2)孕三烯酮(内美通)：是 19-去甲睾酮衍生物，有雄激素和抗雌孕激素作用，作用机制类似达那唑，疗效优于达那唑，不良反应较达那唑轻。其耐受性、安全性及疗效不如 GnRH-a。

用法：月经第 1 天开始口服，每周 2 次，每次 2.5 mg，连服 6 个月。

3.其他药物

(1)三苯氧胺(他莫昔芬，TAM)：是一种非甾体类的雌激素拮抗剂，可与雌激素竞争雌激素受体，降低雌激素的净效应，并可刺激孕激素的合成，而起到抑制雌激素作用，能使异位的子宫内膜萎缩，造成闭经，并能缓解因内异症引起的疼痛等症状。但 TAM 治疗中又可出现雌激素样作用，长期应用可引起子宫内膜的增生，诱发卵巢内膜囊肿增大。

用法：每天 20～30 mg，分 2～3 次口服，连服 3～6 个月。

(2)米非司酮：能与孕酮受体及糖皮质激素受体结合，下调异位和在位内膜的孕激素受体含量并抑制排卵，造成闭经，促进 EMT 病灶萎缩，疼痛缓解。

用法：月经第 1 天开始口服，每天 10～50 mg，连服 6 个月。

(3)有前景的药物：芳香化酶抑制剂类，如来曲唑；GnRH-a-A 类药物西曲瑞克；基质金属蛋白酶抑制剂及抗血管生成治疗药物等。

4.免疫调节治疗

EMT 是激素依赖性疾病，性激素抑制治疗已广泛应用于临床并取得了一定的短期疗效，包括达那唑、GnRH-a 和口服避孕药等。但是高复发率以及长期使用产生的严重药物不良反应影响了后续治疗。研究表明 EMT 的形成和发展有免疫系统的参与，包括免疫监视的缺失，子宫内膜细胞对凋亡和吞噬作用的抵抗以及对子宫内膜细胞有细胞毒性作用的 NK 细胞活性的降低。因此，免疫调节为 EMT 治疗开辟了新的途径。目前，以下几种药物在 EMT 治疗研究中获得了初步疗效。

(1)己酮可可碱：己酮可可碱是一种磷酸二酯酶抑制剂，它既可以影响炎症调节因子的产生，也可以调节免疫活性细胞对炎症刺激的反应，近年来被认为可能对 EMT 有效而成为 EMT 免疫调节治疗的研究重点。己酮可可碱可以通过提高细胞内的环磷腺苷水平来减少炎症细胞因子的产生或降低其活性,如肿瘤坏死因子 α(TNF-α)。此外还具有抑制 T 淋巴细胞和 B 淋巴细胞活化,降低 NK 细胞活性,阻断白细胞对内皮细胞的黏附等作用。研究发现己酮可可碱可以调节 EMT 患者腹膜环境的免疫系统功能,减缓子宫内膜移植物的生长,逆转过度活化的巨噬细胞,有效改善 EMT 相关的不孕。己酮可可碱不抑制排卵,对孕妇是安全的,适用于治疗与 EMT 相关的不孕症。

手术后使用己酮可可碱治疗轻度 EMT,800 mg/d,12 个月的妊娠率从 18.5%提高到 31%,可以明显减轻盆腔疼痛。但也有研究认为并不能明显改善轻度到重度 EMT 患者的妊娠率,不能降低术后复发率。

(2)抗 TNF-α 治疗药物:TNF-α 是一种促炎症反应因子,是活化的巨噬细胞的主要产物,与 EMT 的形成和发展有关。EMT 患者腹腔液中 TNF-α 水平增高,并且其水平与 EMT 的严重程度相关。抗TNF-α治疗除了阻断 TNF-α 对靶细胞的作用外,还包括抑制 TNF-α 的产生。该类药物有己酮可可碱、英夫利昔单抗、依那西普、重组人 TNF 结合蛋白Ⅰ等。

(3)干扰素-α2b:干扰素-α 能刺激 NK 细胞毒活性,并可促使 CD8 细胞表达。无论在体外实验或动物模型中,干扰素-α2b 对于 EMT 的疗效均得以证实。

(4)白细胞介素 12(IL-12):IL-12 的主要作用是调节免疫反应的可适应性。IL-12 可以作用于 T 淋巴细胞和 NK 细胞,从而诱导其他细胞因子的产生。其中产生的干扰素-γ 可以进一步增强 NK 细胞对子宫内膜细胞的细胞毒性作用,以及促进辅助性 T 淋巴细胞反应的产生。小鼠腹腔内注射 IL-12 明显减小异位子宫内膜病灶的表面积和总重量。但目前缺乏临床试验证实其疗效。

(5)中药:中医认为扶正固本类中药多有免疫促进作用,有促肾上腺皮质功能及增强网状内皮系统的吞噬作用,增加 T 淋巴细胞的比值。活血化瘀类中药对体液免疫与细胞免疫均有一定的抑制作用,不仅能减少已生成的抗体,而且还抑制抗体形成,对已沉积的抗原抗体复合物有促进吸收和消除的作用,还有抗感染、降低毛细血管通透性等作用。由丹参、莪术、三七、赤芍等组方的丹莪妇康煎具有增强细胞免疫和降低体液免疫的双向调节作用,疗效与达那唑相似。由柴胡、丹参、赤芍、莪术、五灵脂组方的丹赤坎使 33%的 EMT 患者局部体征基本消失,NK 细胞活性升高。但是中药的具体免疫调节作用尚缺乏实验室证据的支持,且报道的临床疗效可重复性不强。

5.左炔诺孕酮宫内缓释系统(LNG-IUS,商品名曼月乐)

LNG-IUS 直接减少病灶中的 E_2 受体,使 E_2 的作用减弱导致异位的内膜萎缩,子宫动脉阻力增加,减少子宫血流量,减少子宫内膜中前列腺素的产生,明显减少月经量,改善 EMT 患者的盆腔疼痛,缓解痛经症状。与 GnRH-a 相比,LNG-IUS 缓解 EMT 患者痛经疗效相当,减少术后痛经复发。不增加心血管疾病风险,且降低血脂,不引起低雌激素症状,没有减少骨密度的严重不良反应,可长期应用。不规则阴道流血发生率高于 GnRH-a。如果 EMT 患者需要长期治疗,可优先选择 LNG-IUS,在提供避孕的同时,是治疗子宫内膜异位症、子宫腺肌病和慢性盆腔痛的有效、安全、便捷的治疗手段之一,尤其适用于合并有子宫腺肌症的 EMT 患者长期维持治疗。

曼月乐含 52 mg 左炔诺孕酮,每天释放 20 μg,可有效使用 5 年。

放置曼月乐一般选择在月经的 7 天以内;如果更换新的曼月乐可以在月经周期的任何时间。早孕流产后可以立即放置,产后放置应推迟到分娩后 6 周。

6.促性腺激素释放激素激动剂(GnRH-a)

GnRH-a 是目前最受推崇、最有效的子宫内膜异位症治疗药物。连续使用 GnRH-a 可下调垂体功能，造成药物暂时性去势及体内 Gn 水平下降、低雌激素状态：由于卵巢功能受抑制，产生相应低雌激素环境，使内异症病灶消退。目前常用的有长效制剂如进口的曲普瑞林、戈舍瑞林、布舍瑞林等；国产的长效制剂有亮丙瑞林（丽珠制药），短效制剂如丙氨瑞林（安徽丰原）。

（1）用法：长效制剂于月经第 1 天开始注射，每 28 天注射 1/2～1 支，注射 3～6 支，最多不超过 6 支。

（2）不良反应：主要为雌激素水平降低所引起的类似围绝经期综合征的表现，如潮热、多汗、血管舒缩不稳定、乳房缩小、阴道干燥等反应，占 90%左右，一般不影响继续用药。严重雌激素减少，E_2＜734 pmol/L，可增加骨中钙的吸收，而发生骨质疏松。

（3）反向添加疗法（Add-back）：指联合应用 GnRH-a 及雌、孕激素，使体内雌激素水平达到所谓"窗口剂量"，即不影响内异症的治疗，又可最大限度地减轻低雌激素的影响。其目的是减少血管收缩症状以及长期使用 GnRH-a 对于骨密度的损害。可以用雌、孕激素的联合或序贯方法。

用药方法：应用 GnRH-a 3 个月后，联合应用以下药物。如：①GnRH-a＋补佳乐 1～2 mg/d＋甲羟孕酮 2～4 mg/d。②GnRH-a＋补佳乐 1～2 mg/d＋炔诺酮 5 mg/d。③GnRH-a＋利维爱 2.5 mg/d。

雌二醇阈值窗口概念：血清 E_2 在 110～146 pmol/L 为阈值窗口，在窗口期内可不刺激 EMT 病灶生长，亦能满足骨代谢和血管神经系统对雌激素的需求，故可适当添加激素维持雌激素阈值水平，减少不良反应。适当的反加不影响 GnRH-a 疗效，且有效减少不良反应，延长用药时间。

（4）GnRH-a 反减治疗：以往采用 GnRH-a 先足量再减量方法，近年有更合理的长间歇疗法，延长GnRH-a 用药间隔时间至 6 周 1 次，共用 4 次，亦能达到和维持有效低雌激素水平，是经济有效且减少不良反应的给药策略，但其远期复发率有待进一步研究。

（五）药物与手术联合治疗

手术治疗可恢复正常解剖关系，去除病灶并同时分离粘连，但严重的粘连使病灶不能彻底清除，显微镜下和深层的病灶无法看到，术后的并发症有时难以避免。手术后的粘连是影响手术效果、导致不孕的主要原因。药物治疗虽有较好的疗效，但停药后短期内病变可能复发，致密的粘连妨碍药物到达病灶内而影响疗效。根据病情程度在手术前后药物治疗。术前应用 GnRH-a，在低雌激素作用下，腹腔内充血减轻，毛细血管充血和扩张均不明显，使粘连易于分离，卵巢异位瘤易于剥离，有利于手术的摘除，还可预防术后粘连形成。术后用 1～2 个月的药物，可以抑制手术漏掉的病灶，预防手术后的复发。

八、EMT 的复发与处理

内异症复发指手术和规范药物治疗，病灶缩小或消失以及症状缓解后，再次出现临床症状且恢复至治疗前水平或加重，或再次出现子宫内膜异位病灶。内异症总体的复发率高达 50%以上，作为一种慢性活动疾病，无论给予什么治疗，患者总处于复发的危险之中，特别是年轻的、保守性手术者。实际上，难以区分疾病的再现或复发，还是再发展或持续存在，更难界定治疗后多长时间再出现复发。无论何种治疗很难将异位灶清除干净，尤其是药物治疗。复发的生物学基础是异位内膜细胞可以存活并有激素的维持。这种异位灶可以很"顽强"，在经过全期妊娠已经萎缩的异位种植可能在产后 1 个月复发。亦有报道在经过卵巢抑制后 3 周，仅在激素替代 3 天即可再现病灶。复发的主要表现是疼痛以及结节或包块的出现，80%于盆腔检查即可得知，超声扫描、血清 CA125 检查可助诊,最准确的复发诊断是腹腔镜检查。一般以药物治疗的复发率为高,1 年的复发率是 51.6%。保守性手术的每年复发率是 13.6%,5 年复发率是40%～50%。

EMT 复发的治疗基本遵循初治原则,但应个体化。如药物治疗后痛经复发,应手术治疗。手术后内异症复发可先用药物治疗,仍无效者应考虑手术治疗。如年龄较大、无生育要求且症状严重者,可行根治性手术。对于有生育要求者,未合并卵巢子宫内膜异位囊肿者,给予 GnRH-a 3 个月后进行 IVF-ET。卵巢子宫内膜异位囊肿复发可进行手术或超声引导下穿刺,术后给予 GnRH-a 3 个月后进行 IVF-ET。

(李　冬)

第二节　子宫腺肌病

子宫腺肌病是指子宫内膜向肌层良性浸润并在其中弥散性生长,其特征是在子宫肌层中出现异位的内膜和腺体,伴有周围肌层细胞的代偿性肥大和增生。本病 20%～50%合并子宫内膜异位症,约 30%合并子宫肌瘤。

目前子宫腺肌病的发病有逐渐增加的趋势,其治疗的方法日趋多样化,治疗方法的选择应在考虑患者年龄、生育要求、临床症状的严重程度、病变部位与范围、患者的意愿等的基础上确定。

一、临床特征

(一)病史特点

(1)详细询问相关的临床症状,如经量增多和进行性痛经。

(2)家族中有无相同病史。

(3)医源性因素所致子宫内膜创伤,如多次分娩、习惯性流产、人工流产、宫腔操作史。

(二)症状

子宫腺肌病的症状不典型,表现多种多样,没有特异性。约 35%的子宫腺肌病无临床症状,临床症状与病变的范围有关。

1.月经过多

占 40%～50%,一般出血与病灶的深度呈正相关,偶尔也有小病变月经过多者。

2.痛经

逐渐加剧的进行性痛经,痛经常在月经来潮的前一周就开始,至月经结束。15%～30%的患者有痛经,疼痛的程度与病灶的多少有关,约 80%痛经者为子宫肌层深部病变。

3.其他症状

部分患者可有未明原因的月经中期阴道流血及性欲减退,子宫腺肌病不伴有其他不孕疾病时,一般对生育无影响,伴有子宫肌瘤时可出现肌瘤的各种症状。

(三)体征

妇科检查可发现子宫呈均匀性增大或有局限性结节隆起,质地变硬,一般不超过孕 12 周子宫的大小。近月经期检查,子宫有触痛。月经期,由于病灶充血、水肿及出血,子宫可增大,质地变软,压痛较平时更为明显;月经期后再次妇科检查发现子宫有缩小,这种周期性出现的体征改变为诊断本病的重要依据之一。合并盆腔子宫内膜异位症时，子宫增大、后倾、固定、骶骨韧带增粗，或子宫直肠陷凹处有痛性结节等。

二、辅助检查

（一）实验室检查

1.血常规

明确有无贫血。

2.CA125

子宫腺肌病患者血 CA125 水平明显升高，阳性率达 80%，CA125 在监测疗效上有一定价值。

（二）影像学检查

1.B 超

B 超为子宫腺肌病的常规诊断手段。B 超的图像特点如下。

（1）子宫呈均匀性增大，轮廓尚清晰。

（2）子宫内膜线可无改变，或稍弯曲。

（3）子宫切面回声不均匀，有时可见大小不等的无回声区。

2.MRI

MRI 为目前诊断子宫腺肌病最可靠的无创伤性诊断方法，可以区别子宫肌瘤和子宫腺肌病，并可诊断两者同时并存，对决定处理方法有较大帮助，在发达国家中广泛应用。图像表现如下。

（1）子宫增大，外缘尚光滑。

（2）T_2WI 显示子宫的正常解剖形态扭曲或消失。

（3）子宫后壁明显增厚，结合带厚度>8 mm。

（4）T_2WI 显示子宫壁内可见一类似结合带的低信号肿物，与稍高信号的子宫肌层边界不清，类似于结合带的局灶性或广泛性增宽，其中可见局灶性的大小不等斑点状高信号区，即为异位的陈旧性出血灶或未出血的内膜岛。

（三）其他

1.宫腔镜检查

子宫腔增大，有时可见异常腺体开口，并可除外子宫内膜病变。

2.腹腔镜检查

见子宫均匀增大，前后径增大更明显，子宫较硬，外观灰白或暗紫色，有时浆膜面见突出紫蓝色结节。

3.肌层针刺活检

诊断的准确性依赖于取材部位的选择、取材次数以及病灶的深度和广度，特异性较高，但敏感性较低，而且操作困难，在临床上少用。

三、诊断

子宫腺肌病的诊断一般并不难，最主要的困难在于与子宫肌瘤等疾病的鉴别诊断。子宫腺肌病与子宫肌瘤均是常见的妇科疾病，两种病变均发生在子宫，发病年龄相仿，多见于 30～50 岁的育龄妇女，临床上容易互相混淆。一般来说子宫腺肌病突出症状是继发性逐渐加重的痛经，子宫肌瘤的突出症状却为月经过多及不规则出血，子宫腺肌病时子宫也有增大，但很少超过妊娠3个月子宫大小。

四、治疗

(一)治疗原则

由于子宫腺肌病的难治性，目前尚不能使每位患者均获得满意的疗效，应根据患者的年龄、生育要求和症状，实施个体化的多种手段的联合治疗策略。

(二)药物治疗

药物治疗子宫腺肌病近期疗效明显，但只是暂时性的，停药后症状体征常很快复发，对年轻有生育要求，近绝经期者或不接受手术治疗者可试用达那唑、孕三烯酮或促性腺激素释放激素类似物(GnRH-a)等。

1.达那唑

达那唑适用于轻度及中度子宫腺肌病痛经患者。

用法：月经第1天开始口服200 mg，2～3次/天，持续用药6个月。若痛经不缓解或未闭经，可加至4次/天。疗程结束后约90%症状消失。停药后4～6周恢复月经及排卵。

不良反应：有恶心、头痛、潮热、乳房缩小、体重增加、性欲减退、多毛、痤疮、声音改变、皮脂增加、肌痛性痉挛等。但发生率低，且症状多不严重。

2.孕三烯酮

19-去甲睾酮的衍生物，有抗雌激素和抗孕激素作用，不良反应发生率同达那唑，但程度略轻。

用法：每周用药2次，每次2.5 mg，于月经第1天开始服用，6个月为1个疗程。因为用药量小，用药次数少，其应用近年来增多。孕三烯酮治疗轻症子宫肌腺病具有很好的效果，可达治愈目的，从而可防止其发展为重症子宫肌腺病，减少手术及术后并发症，提高患者生活质量。

3.促性腺激素释放激素激动剂(GnRH-a)

其为人工合成的十肽类化合物，能促进垂体细胞分泌黄体生成激素(LH)和尿促卵泡素(FSH)，长期应用对垂体产生降调作用，可使LH和FSH分泌急剧减少。有研究表明子宫腺肌病导致不孕与化学和免疫等因素有关，而GnRH-a有调节免疫活性的作用，且使子宫大小形态恢复正常，从而改善了妊娠率。但GnRH-a作用是可逆性的，故对子宫腺肌病合并不孕的治疗在停药后短期内不能自行受孕者，应选择辅助生殖技术。

4.其他药物

(1)孕激素受体阻滞剂：米非司酮为人工合成19-去甲基睾酮衍生物，具有抗孕激素及抗皮质激素的活性。用法：米非司酮10 mg口服1次/天，连续3个月，治疗后患者停经，痛经消失，子宫体积明显缩小，不良反应少见。年轻患者停药后复发率高于围绝经期患者，复发者进行长期治疗仍有效。

(2)左旋18甲基炔诺酮：Norplant为左旋18甲基炔诺酮皮下埋植剂，可治疗围绝经期子宫腺肌病，治疗后虽子宫体积无明显缩小，但痛经缓解率达100%。缓释左旋18甲基炔诺酮宫内节育器(LNG-IUS，曼月乐)，国内外报道用LNG-IUS治疗子宫腺肌病痛经及月经过多有一定效果。

(3)短效口服避孕药:临床研究显示,长期服用短效避孕药可使子宫内膜和异位内膜萎缩,缓解痛经,减少经量,降低子宫内膜异位症的复发率。但是复方口服避孕药存在不良反应,服用后患者可出现点滴出血或突破性出血、乳房触痛、头痛、体重改变、恶心和呕吐等胃肠道反应以及情绪改变等不良反应,长期应用有血栓性疾病和心血管疾病风险。因此,复方口服避孕药的使用应综合各方面情况进行个体化用药,以使患者获得最大益处。目前国内外还没有关于该疗法用于子宫腺肌病治疗效果大样本的评价。

(4)孕激素:孕激素作用基于子宫内膜局部高剂量的孕酮,可引起蜕膜样变,上皮萎缩及产生直接的血管改变,使月经减少,甚至闭经。目前国外研究显示地屈孕酮是分子结构最接近天然孕酮的一种孕激素,并具有更高的口服生物利用度。地屈孕酮是一种口服孕激素,可使子宫内膜进入完全的分泌相,从而可防止由雌激素引起的子宫内膜增生和癌变风险。地屈孕酮可用于内源性孕激素不足的各种疾病,它不产热,且对脂代谢无影响。极少数患者可出现突破性出血,一般增加剂量即可防止。地屈孕酮也可能发生其他发生在孕激素治疗中的不良反应,如轻微出血、乳房疼痛,肝功能损害极为少见。目前国内外尚无使用地屈孕酮治疗子宫腺肌病的大型随机对照试验。

(三)手术治疗

药物治疗无效或长期剧烈痛经时,应行手术治疗。手术治疗包括根治手术(子宫切除术)和保守手术。

1.子宫切除术

子宫切除术是主要的治疗方法,也是唯一循证医学证实有效的方法,可以根治痛经和(或)月经过多,适用于年龄较大、无生育要求者。近年来,阴式子宫切除术应用日趋增多,单纯子宫腺肌病子宫体积多<12 孕周子宫大小,行阴式子宫切除多无困难。若合并有内异症,有卵巢子宫内膜异位囊肿或估计有明显粘连,可行腹腔镜子宫切除术。虽然有研究表明腺肌病的子宫有稍多于 10%病变可累及宫颈,但也有研究表明腺肌病主要见于子宫体部,罕见于宫颈部位,只要保证切除全部子宫下段,仍可考虑行子宫次全切除术。

2.保守性手术

子宫腺肌病病灶挖除术、子宫内膜去除术和子宫动脉栓塞术都属于保留生育功能的方法。腹腔镜下子宫动脉阻断术和病灶消融术(使用电、射频和超声等能减少子宫腺肌病量),近年来的报道逐渐增多,但这些手术的效果均有待于循证医学研究证实。

(1)子宫腺肌病病灶挖除术:适用于年轻、要求保留生育功能的患者。子宫腺肌瘤一般能挖除干净,可以明显地改善症状、增加妊娠机会。对局限型子宫腺肌病可以切除大部分病灶,缓解症状。虽然弥散型子宫腺肌病做病灶大部切除术后妊娠率较低,仍有一定的治疗价值。术前使用 GnRH-a 治疗 3 个月,可以缩小病灶利于手术。做病灶挖除术的同时还可做子宫神经去除术或子宫动脉阻断术以提高疗效。

(2)子宫内膜去除术:近年来,有报道在宫腔镜下行子宫内膜去除术治疗子宫腺肌病,术后患者月经量明显减少,甚至闭经,痛经好转或消失,对伴有月经过多的轻度子宫腺肌病可试用。子宫内膜切除术虽可有效控制月经过多及痛经症状,但对深部病灶治疗效果较差。远期并发症常见的为宫腔粘连、宫腔积血、不孕、流产、早产等。

(3)子宫动脉栓塞术:近期效果明显,月经量减少约 50%,痛经缓解率达 90%以上,子宫及病灶体积缩小显著,彩色超声显示子宫肌层及病灶内血流信号明显减少,该疗法对要求保留子宫和生育功能的患者具有重大意义。但 UAE 治疗某些并发症尚未解决，远期疗效尚待观察，对日后生育功能的影响还不清楚，临床应用仍未普及，还有待于进一步积累经验。

(4)子宫病灶电凝术：通过子宫病灶电凝可引起子宫肌层内病灶坏死，以达到治疗的目的。但病灶电凝术中很难判断电凝是否完全，因此不如手术切除准确，子宫肌壁电凝术后病灶被瘢痕组织所代替，子宫壁的瘢痕宽大，弹性及强度降低，故术后子宫破裂风险增加。

(5)盆腔去神经支配治疗：近年来国外学者采用开腹或腹腔镜下骶前神经切除术及子宫神经切除术治疗原发及继发性痛经，取得了较好效果。

(6)腹腔镜下子宫动脉阻断术：子宫动脉结扎治疗子宫腺肌病的灵感来源于子宫动脉栓塞治疗子宫腺肌病的成功经验，但该术式目前应用的病例不多。由于疼痛不能得到完全缓解，多数患者对手术效果并不满意。

五、预后与随访

(一)随访内容

通常包括患者主诉、疼痛评价、妇科检查、超声检查、血清 CA125 检测，如果是药物治疗者，需要检查与药物治疗相关的内容，如肝功能、骨密度等。

(二)预后

除非实施了子宫切除术，子宫腺肌病容易复发。因残留的内膜腺体而发生恶变的较少见，与子宫腺肌病类似的疾病子宫内膜异位症，其恶变率国内报道为 1.5%，国外报道为 0.7%～1.0%，相比之下，子宫腺肌病发生恶变更为少见。

(毕双庆)

第十一章

异常妊娠

第一节　早　　产

一、早产定义

1961 年世界卫生组织将早产定义为在孕龄 37 周以下终止妊娠者。1997 年美国妇产科医师学会将早产定义为妊娠 20～37 周分娩者。欧美国家普遍接受的早产孕周下限为 20 周。

目前我国早产界定为发生于妊娠满 28～36^{+6}周的分娩。自发性早产约占所有早产的 80%；因母胎疾病治疗需要终止妊娠者称医学指征性早产，约占所有早产的 20%。早产儿近期影响包括呼吸窘迫综合征、脑室内出血、支气管肺发育不全、动脉导管持续开放、早产儿视网膜病变、坏死性小肠结膜炎、呼吸暂停、高胆红素血症、低血糖、红细胞减少、视觉和听觉障碍等疾病。远期影响包括脑瘫、慢性肺部疾病、感知和运动障碍、视觉和听觉障碍、学习能力低下等。

二、病因和发病机制

确切的早产病因和发病机制并不清楚。

(一)感染

感染包括局部蜕膜-羊膜炎、细菌性阴道病、全身感染和无症状性菌尿等，以及非细菌性炎症反应。各种炎症通过启动蜕膜-羊膜细胞因子网络系统，增加前列腺素释放，导致早产。

(二)母体紧张、胎儿窘迫及胎盘着床异常

母体或胎儿的下丘脑-垂体-肾上腺轴异常活跃，导致胎盘及蜕膜细胞分泌促肾上腺激素释放激素增加，雌激素增加，子宫对缩宫素敏感度增加。

(三)蜕膜出血

蜕膜出血导致局部凝血酶及抗凝血酶Ⅲ复合物增加，启动局部细胞因子网络，或蛋白分解酶网络或直接引发子宫收缩(简称宫缩)。

(四)子宫过度膨胀

子宫过度膨胀可导致多胎妊娠、羊水过多、子宫畸形等。

三、临床表现和诊断

早产分娩发生前可以历经先兆早产、早产临产和难免早产 3 个阶段。3 个阶段主要是从临

床方面的宫缩、子宫颈(简称宫颈)变化和病程可否逆转来考虑,其界限很难分清楚。

(一)先兆早产

出现腹痛、腰酸,阴道流液、流血,宫缩≥6 次/小时,宫颈尚未扩张,但经阴道 B 超测量宫颈长度≤2 cm,或为 2~3 cm,同时胎儿纤维连接蛋白阳性者。

(二)早产临产

宫缩≥6 次/小时,宫颈缩短≥80%,宫颈扩张≥3 cm 者。

(三)难免早产

早产临产进行性发展进入不可逆转阶段,如规律宫缩不断加强,宫颈口扩张至 4 cm 或胎膜破裂,致早产不可避免者。

四、处理

(一)高危因素识别

于孕前、孕早期和产前检查时注意对高危因素的警觉,尤其注意叠加因素。

1.前次早产史

有早产史的孕妇再发早产风险比一般孕妇高 2.5 倍,前次早产越早,再次早产的风险越高。

2.宫颈手术史

宫颈锥切、宫颈环形电切术治疗、反复人工流产扩张宫颈等与早产有关。

3.子宫畸形

子宫、宫颈畸形增加早产风险者。

4.孕妇年龄等

孕妇<17 岁或>35 岁,文化层次低、经济状况差或妊娠间隔短。

5.孕妇体质

孕妇体重指数<19 kg/m^2 或孕前体重<50 kg,营养状况差,工作时间>80 小时/周。

6.妊娠异常

接受辅助生殖技术后妊娠、多胎妊娠、胎儿异常、阴道流血、羊水过多/过少者。

7.妊娠期患病

孕妇有高血压病、糖尿病、甲状腺疾病、自身免疫性疾病、哮喘、腹部手术史,以及有烟酒嗜好或吸毒者。

8.生殖器官感染

孕妇患细菌性阴道病、滴虫性阴道炎、衣原体感染、淋病、梅毒、尿路感染、严重的病毒感染、子宫腔(简称宫腔)感染。

9.宫颈缩短

妊娠 14~28 周,宫颈缩短者。

10.胎儿纤维连接蛋白阳性

妊娠 22~34 周,宫颈或阴道后穹隆分泌物检测胎儿纤维连接蛋白阳性。

11.生活方式的改变

中国人西方化生活方式。

(二)风险评估和预测

1.妊娠前干预

对有早产史、复发性流产史者，在孕前查找原因，必要时进行宫颈内口松弛状况检查。如有生殖系统畸形，需要外科手术矫正。指导孕期行规律产前检查。

2.妊娠中检测

对疑似宫颈功能不全或存在早产风险因素者，出现痛性或频繁无痛性宫缩、腹下坠或盆腔压迫感、月经样腹绞痛、阴道排液或出血及腰骶痛等症状时，应联合检测宫颈长度和胎儿纤维连接蛋白预测早产。宫颈长度≤2.5 cm结合胎儿纤维连接蛋白阳性，48 小时内分娩者占7.9%，7 天内分娩者占 13%，预测敏感性、特异性、阳性预测值、阴性预测值分别为 42%、97%、75%、91%。

(三)一般处理

(1)孕早期 B 超检查确定胎龄、了解胎数(如果是双胎，应了解绒毛膜性，如果能测胎儿颈后透明层厚度，则可了解胎儿非整倍体及部分重要器官畸形的风险)。

(2)对于有早产高危因素者，适时进行针对性预防。

(3)筛查和治疗无症状性菌尿。

(4)平衡饮食，合理增加妊娠期体重。

(5)避免吸烟、饮酒、长时间站立和工作时间过长。

(四)抗早产干预措施

1.宫颈环扎术

宫颈环扎术对诊断宫颈功能不全者，可于孕 13 周后行预防性宫颈环扎术；对于宫颈功能不全所致宫口开大或者胎膜突向阴道时的紧急治疗性环扎是有效的；对有早产史者，如果妊娠 24 周时宫颈长度<2.5 cm，应进行宫颈环扎；对双胎、子宫发育异常、宫颈锥切者，宫颈环扎没有预防早产作用，但应在孕期注意监测。

2.黄体酮的应用

预防早产的黄体酮包括天然黄体酮阴道栓(天然黄体酮凝胶每支90 mg、微粒化黄体酮胶囊每粒200 mg)和 17-α 羟孕酮(每支250 mg，注射剂)。在单胎无早产史、孕妇妊娠 24 周宫颈长度<2 cm 时，应用天然孕酮凝胶 90 mg 或微粒化孕酮胶囊 200 mg，每天 1 次阴道给药，从 24 周开始至36 周，能减少围产期死亡率。对单胎以前有早产史者，可应用 17-α 羟孕酮 250 mg，每天 1 次肌内注射，从 16～20 周开始至36 周。黄体酮使用总体安全，但有报道应用 17-α 羟孕酮可增加中期妊娠死胎风险，也可增加妊娠糖尿病发病风险。

3.子宫收缩抑制剂的应用

使用子宫收缩抑制剂的目的在于延迟分娩，完成促胎肺成熟治疗，以及为孕妇转诊到有早产儿抢救条件的医疗机构赢得时间。子宫收缩抑制剂只适用于先兆早产和早产临产、胎儿能存活且无继续妊娠禁忌证者。当孕龄≥34 周时，一般多不再推荐应用子宫收缩抑制剂。如果没有感染证据，应当对 32 周或 34 周以下未足月胎膜早破患者使用子宫收缩抑制剂。

(1)钙通道阻滞剂：作用机制是在子宫平滑肌细胞动作电位的复极阶段，选择性地抑制钙离子内流，使胞质内的钙减少，从而有效地减少子宫平滑肌收缩。常用药物是硝苯地平。不良反应：母体一过性低血压、潮红、头晕、恶心等；胎儿无明显不良反应。禁忌证：左心功能不全、充血性心力衰竭、血流动力学不稳定者。给药剂量：尚无一致看法，通常首剂量为 20 mg，口服，90 分钟后重复1 次；或 10～20 mg，口服，每 20 分钟 1 次，共 3 次，然后 10～20 mg，每 6 小时 1 次，维持48小时。

(2)β_2受体激动剂：通过作用于子宫平滑肌的β_2受体，启动细胞内的腺苷酸环化酶，使环腺苷酸增加，降低肌浆蛋白轻链激酶的活性，使细胞内钙离子浓度降低、平滑肌松弛。主要药物有利托君。母体不良反应较多，包括恶心、头痛、鼻塞、低钾、心动过速、胸痛、气短、高血糖、肺水肿，偶有心肌缺血等；胎儿及新生儿的不良反应包括心动过速、低血糖、低血钾、低血压、高胆红素，偶有脑室周围出血等。禁忌证：明显的心脏病、心动过速、糖尿病控制不满意、甲状腺功能亢进者。用药剂量：利托君起始剂量为50～100 μg/min静脉滴注，每10分钟可增加剂量50 μg/min，至宫缩停止，最大剂量不超过350 μg/min，共48小时。用药过程中应观察心率及患者的主诉，必要时停止给药。

(3)硫酸镁：从1969年开始，硫酸镁作为子宫收缩抑制剂应用于临床，产前使用硫酸镁可使早产儿脑瘫严重程度及发生率有所降低，有脑神经保护作用，故建议对32周前在使用其他子宫收缩抑制剂抗早产的同时，加用硫酸镁。不良反应：恶心、潮热、头痛、视力模糊，严重者有呼吸、心跳抑制。应用硫酸镁过程中要注意患者呼吸>16次/分、尿量>25 mL、膝反射存在，否则应停用。镁中毒时可静脉注射钙剂解救。给药方法与剂量：硫酸镁负荷剂量为5～6 g，加入5%葡萄糖溶液100 mL中，30分钟滴完，此后，1～2 g/h维持，24小时剂量不超过30 g。

(4)前列腺素合成酶抑制剂：用于抑制宫缩的前列腺素合成酶抑制剂是吲哚美辛(非特异性环氧化酶抑制剂)。①母体不良反应：恶心、胃酸反流、胃炎等。②胎儿不良反应：在妊娠32周前给药或使用时间不超过48小时，其不良反应很小，否则应注意羊水量、动脉导管有无狭窄或提前关闭等的发生。③禁忌证：血小板功能不良、出血性疾病、肝功能不良、胃溃疡、对阿司匹林过敏的哮喘患者。④给药方法：50 mg口服，或100 mg阴道内或直肠给药，接着以25 mg每4～6小时给药1次，用药时间不超过48小时。

(5)缩宫素受体拮抗剂：阿托西班是一种选择性缩宫素受体拮抗剂，在欧洲应用较多。不良反应：阿托西班对母儿的不良反应轻微。无明确禁忌证。剂量：负荷剂量为6.75 mg，静脉注射，继之以300 μg/min静脉滴注，维持3小时，接着以100 μg/h静脉滴注，直到45小时。

(6)氧化亚氮供体制剂：氧化亚氮为平滑肌松弛药，硝酸甘油为氧化亚氮的供体，用于治疗早产。硝酸甘油的头痛症状较其他子宫收缩抑制剂发生率要高，但是其他不良反应较轻。其不良反应主要是低血压。

4.糖皮质激素促胎肺成熟

所有≤34周，估计7天内可能发生早产者应给予1个疗程的糖皮质激素治疗：倍他米松12 mg，肌内注射，24小时重复1次，共2次；地塞米松6 mg，肌内注射，6小时重复1次，共4次。如果7天前曾使用过1个疗程糖皮质激素未分娩者，目前仍有34周前早产的可能，重复1个疗程糖皮质激素可以改善新生儿结局。不主张超过2个疗程以上的给药。

5.抗生素

对于胎膜完整的早产，预防性抗生素给药不能预防其发生，除非分娩在即而下生殖道B族链球菌阳性，应当用抗生素预防感染，否则不推荐预防性应用抗生素。

6.联合治疗

早产临产者存在宫缩和宫颈的双重变化，既存在机械性改变，又存在生物化学效应，单纯的子宫收缩抑制剂和单纯的宫颈环扎都不可能有效阻断病程，此时双重阻断显得尤为重要。此外注意针对病因和风险因素、诱发因素实施相应治疗。

(盛雅帆)

第二节 自然流产

妊娠不足28周、胎儿体重不足1 000 g而终止者，称为流产。妊娠12周前终止者，称为早期流产；妊娠12周至不足28周终止者，称为晚期流产。根据引起流产动因不同，可将流产分为自然流产和人工流产。自然因素导致的流产称为自然流产；机械或药物等人为因素终止妊娠者，称为人工流产。本节内容仅涉及自然流产。自然流产占妊娠总数的10%～15%，其中80%以上为早期流产。

一、病因

(一)胚胎因素

胚胎染色体异常是自然流产常见的原因，在自然流产中，胚胎检查中50%～60%有染色体异常。夫妻中如一方染色体异常，它可传至后代或导致流产。染色体异常包括数目异常和结构异常。数目异常以三体最常见，其次是单体X，如能存活，足月分娩以后即形成特纳综合征。三倍体及四倍体少见，活婴极少，绝大多数极早期便发生流产。结构异常主要是染色体异位、缺失、嵌合体等染色体异常。

(二)母体因素

1.全身疾病

(1)全身感染时高热可促进宫缩引起流产，弓形虫、单纯疱疹病毒、巨细胞病毒、流感病毒、支原体、衣原体、梅毒螺旋体等感染可导致流产。

(2)结核和恶性肿瘤不仅导致流产，还可威胁孕妇生命。

(3)严重贫血、心脏病可引起胎儿胎盘单位缺氧；慢性肾炎、高血压可使胎盘发生梗死，亦可导致流产。

2.内分泌异常

(1)黄体功能不足：可引起妊娠蜕膜反应不良，影响孕卵着床和发育，导致流产。

(2)多囊卵巢综合征：认为多囊卵巢高浓度的黄体生成素可能导致卵细胞第二次减数分裂过早完成，从而影响受精和着床过程出现流产。

(3)高催乳素血症：高水平的催乳素可直接抑制黄体颗粒细胞增生及其功能。

(4)糖尿病：妊娠早期高血糖可能是造成胚胎畸形的危险因素。

(5)甲状腺功能低下亦可导致流产。

3.生殖器异常

(1)子宫畸形：如单角子宫、双角子宫、双子宫、纵隔子宫等，可影响子宫血供和宫腔内环境造成流产。

(2)宫腔粘连、子宫内膜不足可影响胚胎种植，导致流产。

(3)宫颈功能不全：在解剖上表现为宫颈管过短或宫颈内口松弛，多引发胎膜早破及晚期流产。

4.免疫功能异常

可能为自身免疫因素引起。由于体内产生过多抗磷脂抗体，其不仅是一种强烈的凝血活性物质，导致血栓形成；同时可直接造成血管内皮细胞损伤，加剧血栓形成，影响胎盘循环，造成死胎，导致流产。也可以是同种免疫引起，妊娠是半同种移植过程，孕妇免疫系统产生一系列的适应性变化，如产生封闭因子、人类白细胞抗原，从而对宫内胚胎移植物产生免疫耐受。当免疫抑制因子或封闭因子不足，使胚胎遭受免疫损伤，导致流产。另外，正常妊娠时子宫蜕膜局部出现明显的适应性反应，自然杀伤细胞亚群发生表型转换，如果子宫局部生理性免疫反应不足，自然杀伤细胞仍然以杀伤型为主，这可能直接与流产的发生有关。

5.不良习惯

过量吸烟、酗酒，吸食吗啡、海洛因等毒品均可导致流产。

6.创伤刺激

焦虑、紧张、恐吓、忧伤等严重精神刺激，均可导致流产；子宫创伤(手术、直接撞击)、性交过度亦可引起流产。

(三)环境因素

过多接触放射线、砷、铅、甲醛、苯、氯丁二烯、氧化乙烯等化学物质，均可引起流产。

二、病理

流产的过程为妊娠物逐渐与子宫剥离直至排出子宫的过程。妊娠 8 周以前的流产，胚胎多已死亡，此时绒毛发育不全，着床还不牢固，妊娠物多可完全排出，标本常是囊胚包于蜕膜内，切开在胚囊中可仅见少量羊水而不见胚胎，有时可见结节状胚、圆柱状胚、发育阻滞胚、肢体畸形及神经营缺陷的胚胎。妊娠8～12 周时绒毛发育茂盛，与底蜕膜关系较牢固，流产时妊娠物不易完全排出，部分滞留在宫腔内，排出后的妊娠物大体上可分为血肿样或肉样胎块、结节性胎块及微囊型胎盘。妊娠 12 周后，晚期流产的胎儿变化，可见以下几种病理状态：压缩胎儿、纸样胎儿及浸软胎儿，也可以形成肉样胎块，或胎儿钙化后形成石胎。脐带病变则有脐带扭曲、脐带缠绕、脐带打结、脐带过短、脐带过长。

三、临床表现

(一)停经

多数自然流产患者均有停经史。但是，如果妊娠早期发生流产，往往没有明显的停经史。有报道，大约 50%流产是妇女未知已妊娠就发生受精卵死亡和流产。

(二)阴道流血

早期流产患者，由于绒毛和胎膜分离，血窦开放，出现阴道出血；妊娠 8 周以前的流产，阴道出血不多；妊娠 8～12 周时，阴道出血量多，而且持续时间长。妊娠 12 周以后，胎盘已完全形成，流产时如胎盘剥离不全，残留组织影响宫缩，血窦开放，可引起大量阴道出血、休克，甚至死亡。胎盘残留过久，可形成胎盘息肉，引起反复阴道出血、贫血及继发感染。

(三)腹痛

剥离的胚胎及血液如同异物刺激宫缩，排出胚胎，产生阵发性下腹痛。

早期流产时，首先胚胎绒毛与底蜕膜剥离，导致剥离面出血，已分离的胚胎组织如同异物，刺激宫缩。因此，表现为先出现阴道出血，后出现腹痛。晚期流产的临床过程与足月产相似，经过阵发性宫缩，排出胎儿和胎盘，因此，表现为先出现腹痛，而后阴道流血。

四、临床分型

临床上根据流产发展的不同阶段，分为以下类型。

(一)先兆流产

出现少量阴道出血，常为暗红色或血性白带，无妊娠物排出，继而出现阵发性下腹痛或腰背痛。妇科检查宫颈口未开，胎膜未破，子宫大小与停经周数相符合。经休息及治疗，症状消失，可继续妊娠。如症状加重，可发展为难免流产(图 11-1)。

(二)难免流产

难免流产指流产不可避免，在先兆流产的基础上，阴道出血增多，似月经量或超月经量，阵发性下腹痛加重，可伴有阴道流液，妇科检查宫颈口已扩张，有时可见妊娠物堵塞于宫颈口内，子宫大小与停经周期相符或略小。B 超检查仅见妊娠囊，无胚胎或无胚胎心管搏动(图 11-2)。

(三)不全流产

部分妊娠物排出宫腔，部分仍残留在宫腔内或嵌顿于宫颈口内，或胎儿排出后胎盘滞留宫腔或嵌顿于宫颈口内。由于宫内残留物影响宫缩，故阴道出血量多，甚至休克。妇科检查可见宫颈口已扩张，有妊娠物嵌顿和持续的血液流出(图 11-3)。

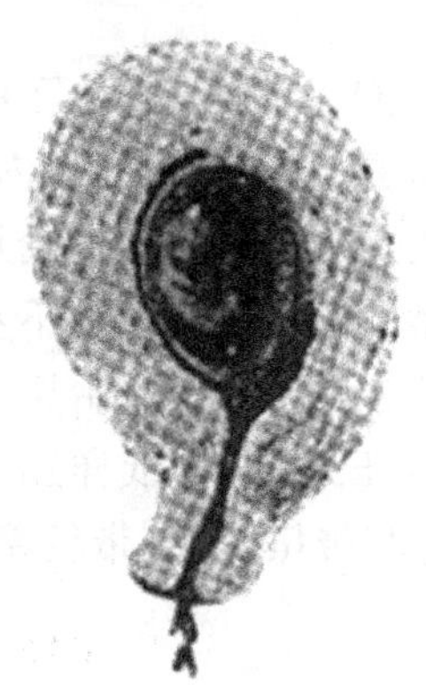

图 11-1　先兆流产

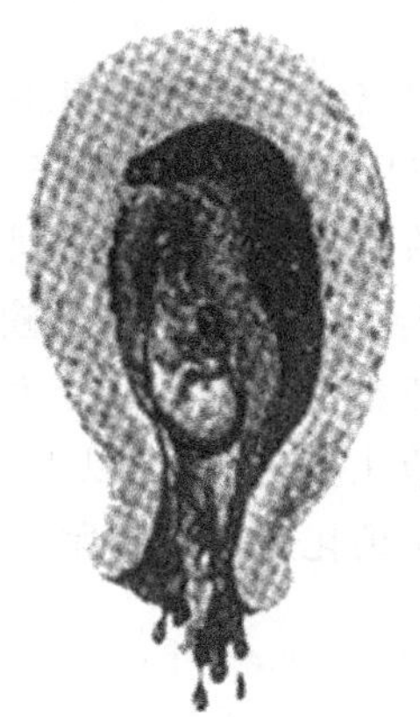

图 11-2　难免流产

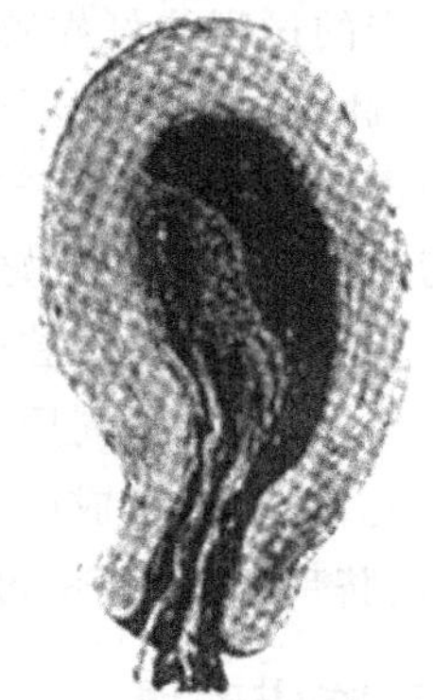

图 11-3　不全流产

(四)完全流产

妊娠物已经完全从宫腔排出，阴道出血明显减少并逐渐停止，腹痛缓解。常常发生于妊娠 8 周以前。妇科检查宫颈口已关闭，子宫大小接近正常。

上述流产类型，临床发展过程，如图 11-4。

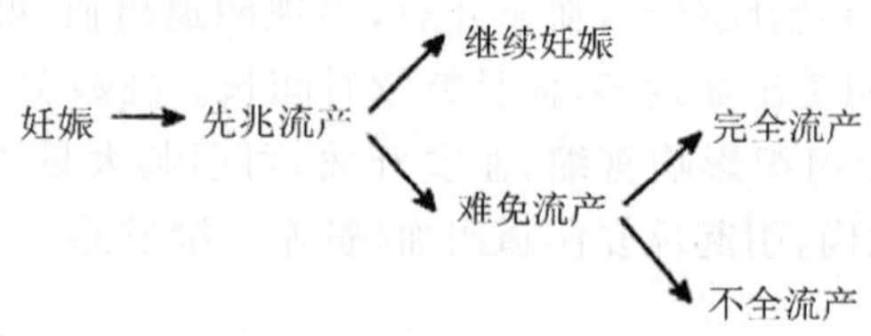

图 11-4　流产的发展过程示意图

此外流产有以下 3 种特殊情况。

(五)稽留流产

稽留流产指胚胎或胎儿已死亡,未及时排出,而滞留于宫腔。临床表现:早孕反应消失,有先兆流产症状或无任何症状;子宫不再增大,反而缩小。若已到妊娠中期,孕妇腹部不继续增大,胎动消失。妇科检查宫颈口未开,子宫质地不软,未闻及胎心。

(六)复发性流产

复发性流产指连续自然流产 3 次或 3 次以上者。其特点为每次流产多发生于同一妊娠月份,临床经过与一般流产相同。引起早期流产的原因,多是胚胎染色体异常、孕妇免疫功能异常、黄体功能不足、甲状腺异常等。引起晚期流产的常见原因,有子宫畸形或发育不良、宫颈内口松弛、子宫肌瘤等。宫颈内口松弛引起的流产常发生在妊娠中期,随着胎儿长大,羊水增多,宫腔内压力增加,羊膜囊突到宫颈内口,宫颈管逐渐扩张、缩短。多数患者无自觉症状,一旦胎膜破裂,胎儿随即娩出。

(七)感染性流产

流产过程中,阴道出血时间过长或者宫腔有胚胎组织残留,可引起宫腔内感染,严重时扩展到盆腔、腹腔,甚至全身,引起盆腔炎、腹膜炎、败血症及感染性休克。

五、诊断

根据病史、临床表现及妇科检查作出初步诊断,然后通过辅助检查确诊流产的临床类型。

(一)病史

详细询问患者有无停经及早孕反应,以及出现的时间,阴道出血的量及持续时间,有无阴道排液和妊娠物排出;有无腹痛,腹痛的部位、性质、程度;了解有无发热、阴道分泌物有无臭味,有无流产史。

(二)体格检查

测量体温、脉搏、呼吸、血压。有无贫血及感染征象。消毒外阴后行妇科检查,了解宫颈有无糜烂及息肉,出血来自糜烂息肉还是宫腔,注意宫颈口是否扩张,有无羊膜囊膨出,有无妊娠物堵塞,子宫大小是否与停经周数相符,有无压痛;双附件有无压痛、增厚或包块。怀疑为先兆流产时,操作应轻柔。

(三)辅助检查

1.B 超检查

测定妊娠囊的大小、形态,有无胎芽、胎心搏动,可辅助诊断流产类型。若妊娠囊形态异常或位置下移,提示预后不良。附件的检查有助于异位妊娠的鉴别诊断。同时 B 超的连续检测也有很大的意义,如仅见胎囊,而迟迟不见胎芽,或仅见胎芽,而迟迟不见胎心出现,均提示预后不良。

2.妊娠试验

早孕试纸法可判断是否妊娠。连续进行血 β-人绒毛膜促性腺激素(β-HCG)定量检测,观察其动态变化,有助于流产的诊断和预后判断。妊娠 6～8 周时,血 β-HCG 是以每天 66%的速度增加,如果 48 小时增加不到 66%,则提示妊娠预后不良。

3.其他

测定血孕酮水平、人胎盘催乳素有益于判断妊娠预后。复发性流产的患者有条件可行妊娠物的染色体检查。

六、鉴别诊断

首先鉴别流产的类型,见表 11-1。早期自然流产应与异位妊娠、葡萄胎、功能性子宫出血及子宫肌瘤等疾病相鉴别。

表 11-1 流产类型的鉴别诊断

类型	病史			妇科检查	
	出血量	下腹痛	组织排出	宫颈口	子宫大小
先兆流产	少	无或轻	无	关闭	与孕周相符
难免流产	增多	加重	无	松弛或扩张	相符或略小
不全流产	多	减轻	有	扩张、有组织堵塞	小于孕周
完全流产	少或无	无	全部排出	关闭	正常或略大

七、处理

应根据流产类型的不同进行相应处理。

(一)先兆流产

处理原则:保胎治疗,可辅以 B 超和动态血 β-HCG、孕酮监测下以便了解胚胎发育情况,避免盲目保胎造成稽留流产。若 B 超提示胚胎发育不良,血 β-HCG 持续不升或下降,表明流产不可避免,应终止妊娠。

1.休息镇静

应卧床休息,禁止性生活,精神紧张者可给予少量对胎儿无害的镇静药。

2.激素治疗

黄体功能不全引起的先兆流产者,可给予黄体酮 10～20 mg,每天或隔天肌内注射 1 次。或 HCG 2 000～3 000 U,隔天肌内注射 1 次。症状缓解后 5～7 天停药。

3.其他药物治疗

维生素 E 为抗氧化剂,有利于胚胎发育,每天 100 mg 口服。基础代谢率低者可口服甲状腺素片,每天 1 次,每次 40 mg。

4.晚期先兆流产的治疗

可给予沙丁胺醇 2.4～4.8 mg 口服,每天 4 次;给予前列腺素合成酶抑制剂,如吲哚美辛 25 mg口服,每天 3 次。

(二)难免流产

处理原则:确诊后尽早使妊娠物排出。

(1)妊娠子宫<8 周,可直接行刮宫术。

(2)妊娠子宫>8 周,可用缩宫素 10～20 U 加于 5%葡萄糖注射液 500 mL 中静脉滴注,或使用米非司酮和米索前列醇促进宫缩,使胚胎组织排出。出血多者可行刮宫术。

(3)出血多且伴休克者,应在纠正休克的同时行清宫术。

(4)清宫后要对刮出物仔细检查,注意胚胎组织是否完整,并送病理检查,必要时做胚胎染色体检查。术后可行 B 超检查。

(5)术后应用抗生素预防感染,出血多者可使用缩宫素肌内注射以减少出血。

(三)不全流产

处理原则：一旦确诊，立即清宫。

(1)出血多且合并休克者，应在抗休克的同时行清宫术。

(2)刮宫标本应送病理检查；术后常规使用抗生素，并行 B 超检查。

(四)完全流产

行 B 超检查，如宫腔无残留物而且没有感染，可不予特殊处理。

(五)稽留流产

处理原则：凝血功能检查，预处理后清宫。

(1)死亡的胚胎及胎盘组织在宫腔内稽留过久，可导致凝血功能障碍，可能发生弥散性血管内凝血。因此，应首先检查血常规、出血和凝血时间、纤维蛋白原、凝血酶原时间、血浆鱼精蛋白副凝试验(3P 试验)等。

(2)若凝血功能正常，在备血、输液条件下行刮宫术；若凝血功能异常，可用肝素、纤维蛋白原、新鲜血、血小板等纠正后再行刮宫术。

(3)稽留流产时，妊娠物及胎盘组织与子宫壁粘连较紧，清宫困难，为提高子宫肌层对缩宫素的敏感性，刮宫前可口服炔雌醇 1 mg，每天 2 次，连用 5 天，或苯甲酸雌二醇 2 mg 肌内注射，每天 2 次，连用3 天，可提高子宫肌对缩宫素的敏感性。子宫＜12 孕周者，可行刮宫术，术中肌内注射缩宫素，手术应特别小心，避免子宫穿孔，1 次不能刮净时，于术后 5～7 天再次刮宫。子宫＞12 孕周者，可使用米非司酮加米索前列醇，或静脉滴注缩宫素，促使胎儿、胎盘排出。

(4)术后常规使用抗生素，并行 B 超复查。

(六)复发性流产

处理原则：针对病因进行治疗。

(1)染色体异常的夫妇孕前进行咨询，确定可否妊娠；明确女方有无生殖道畸形、肿瘤、宫腔粘连等，妊娠前施行矫正手术，还可行丈夫精液检查。

(2)黄体功能不全者，妊娠后给予黄体酮 20～40 mg，每天 1 次肌内注射，也可口服黄体酮，或使用黄体酮阴道制剂，用药至孕 12 周时即可停药。

(3)宫颈口松弛者应在妊娠 14～18 周时行宫颈环扎术，术后定期随诊，待分娩前拆除缝线。若环扎术后有流产征象，治疗失败时，及时拆除缝线，避免造成宫颈裂伤。

(4)免疫治疗：对不明原因的复发性流产患者行主动免疫治疗，将丈夫或他人的淋巴细胞在女方前臂内侧或臀部做多点皮下注射，妊娠前注射 2～4 次，妊娠早期加强免疫 1～3 次，妊娠成功率达 86%以上。

(七)感染性流产

处理原则：迅速控制感染，尽快清除宫内残留物。

(1)轻度感染或阴道出血多，可在静脉滴注有效抗生素的同时进行刮宫，以达到止血的目的。

(2)感染较严重但出血不多时，可用广谱抗生素控制感染后再行刮宫术。刮宫时可用卵圆钳夹出残留组织，忌用刮匙全面搔刮，以免感染扩散。术后继续用广谱抗生素，待感染控制后再行彻底刮宫。

(3)对已合并感染性休克者，应积极进行抗休克治疗，待病情稳定后再行彻底刮宫；感染严重或盆腔脓肿形成者，应行引流手术，必要时切除子宫。

(徐凤芹)

第三节 过期妊娠

妊娠达到或超过42周称为过期妊娠。发生率为妊娠总数的5%～10%。过期妊娠的胎儿围产期发病率和死亡率增高，孕43周时围生儿死亡率为正常妊娠的3倍，孕44周时为正常妊娠的5倍。

一、原因

(一)雌、孕激素比例失调

可能与内源性前列腺素和雌二醇分泌不足及孕酮水平增高有关，导致孕激素优势，抑制前列腺素和缩宫素，使子宫不收缩，延迟分娩发动。

(二)胎儿畸形

无脑儿畸形不合并羊水过多时，由于胎儿无下丘脑，垂体-肾上腺轴发育不良，胎儿肾上腺皮质产生的肾上腺皮质激素及雌三醇的前身物质16α-羟基硫酸脱氢表雄酮不足，使雌激素形成减少，孕周可长达45周。

(三)遗传因素

某家族、某个体常反复发生过期妊娠，提示过期妊娠与遗传因素可能有关。胎盘硫酸酯酶缺乏症是罕见的常染色体隐性遗传病，可导致过期妊娠，这是因为胎儿肾上腺与肝脏虽能产生足量16α-羟基硫酸脱氢表雄酮，但胎盘缺乏硫酸酯酶，使其不能脱去硫酸根转变成雌二醇及雌三醇，从而血中雌二醇及雌三醇明显减少，致使分娩难以启动。

(四)宫缩刺激发射减弱

头盆不称或胎位异常，胎先露对宫颈内口及子宫下段的刺激不强，可致过期妊娠。

二、病理

(一)胎盘

过期妊娠的胎盘主要有两种类型，一种是胎盘的外观和镜检均与足月胎盘相似，胎盘功能基本正常；另一种表现为胎盘功能减退，如胎盘绒毛内的血管床减少，间质内纤维化增加，以及合体细胞结节形成增多；胎盘表面有梗死和钙化，组织切片显示绒毛表面有纤维蛋白沉淀，绒毛内有血管栓塞等。

(二)胎儿

1.正常生长

过期妊娠的胎盘功能正常，胎儿继续生长，约25%体重增加成为巨大胎儿，颅骨钙化明显，不易变形，导致经阴道分娩困难，使新生儿发病率相应增加。

2.成熟障碍

由于胎盘血流不足和缺氧及养分的供应不足，胎儿不易再继续生长发育。可分为3期：第Ⅰ期为过度成熟，表现为胎脂消失，皮下脂肪减少，皮肤干燥松弛、多皱褶，头发浓密，指(趾)甲长，身体瘦长，容貌似“小老人”。第Ⅱ期为胎儿缺氧，肛门括约肌松弛，有胎粪排出，羊水及胎儿皮肤黄染，羊膜和脐带绿染，围生儿发病率及围生儿死亡率最高。第Ⅲ期为胎儿全身因粪染历时较长而广泛着色，指(趾)甲和皮肤呈黄色，脐带和胎膜呈黄绿色。此期胎儿已经历和渡过Ⅱ期危险阶段，其预后反而比Ⅱ期好。

3.胎儿生长受限

小样儿可与过期妊娠共存，后者更增加胎儿的危险性。过期妊娠的诊断首先要应正确核实预产期，并确定胎盘功能是否正常。

三、过期妊娠对母儿的影响

(一)胎儿窘迫

胎盘功能减退、胎儿供氧不足是过期妊娠时的主要病理变化，同时胎儿越成熟，对缺氧的耐受能力越差，故当临产宫缩较强时，过期胎儿就容易发生窘迫，甚至在子宫内死亡。过期妊娠时胎儿宫内窘迫的发生率为13.1%～40.5%，为足月妊娠的1.5～10倍。

(二)羊水量减少

妊娠38周后，羊水量开始减少，妊娠足月羊水量约为800 mL，后随妊娠延长，羊水量逐渐减少。妊娠42周后约30%减少至300 mL以下；羊水胎盘粪染率明显增高，是足月妊娠的2～3倍，若同时伴有羊水过少，羊水粪染率增加。

(三)分娩困难及损伤

过期妊娠使巨大胎儿的发生率增加，达6.4%～15%；胎儿过熟，头颅硬、可塑性小，因此过期妊娠分娩时易发生困难，使手术难产的机会增加。

四、诊断

(一)核实预产期

(1)认真核实末次月经。

(2)月经不规则者，可根据孕前基础体温上升的排卵期来推算预产期；或根据早孕反应及胎动出现日期推算，或孕早期妇科检查子宫大小情况，综合分析判断。

(3)B超检查：早期或孕中期的超声检查协助明确预产期。

(4)临床检查子宫符合足月孕大小，孕妇体重不再增加或稍减轻，宫颈成熟，羊水逐渐减少，均应考虑过期妊娠。

(二)判断胎盘功能

判断胎盘功能的方法：①胎动计数。②人胎盘催乳素测定。③尿雌三醇比值测定。④B超检查，包括双顶径、胎盘功能分级、羊水量等。⑤羊膜镜检查。⑥无应激试验、缩宫素激惹试验等。现分别阐述。

1.胎动计数

胎动计数是孕妇自我监护胎儿情况的一种简易的手段，每个孕妇自感的胎动数差异很大，孕妇18～20周开始自感有胎动，夜间尤为明显，孕29～38周为胎动最频繁时期，接近足月略为减少。如胎动异常应警惕胎儿宫内窘迫。缺氧早期胎儿躁动不安，表现为胎动明显增加，当缺氧严重时，胎动减弱甚至消失，胎动消失后，胎心一般在24～48小时内消失。每天早、中、晚固定时间各数1小时，每小时>3次，反映胎儿情况良好。也可将早、中、晚3次胎动次数的和乘4，即为12小时的胎动次数。如12小时胎动达30次以上，反映胎儿情况良好；如果胎动少于10次，则提示胎儿宫内缺氧。

2.尿雌三醇及雌三醇/肌酐比值测定

如24小时尿雌三醇的总量<10 mg,或尿雌三醇/肌酐比值<10时,为子宫胎盘功能减退。

3.无应激试验及宫缩应激试验

(1)无应激试验反应型:①每20分钟内有两次及以上伴胎心率加速的胎动。②加速幅度15次/分以上,持续15秒以上。③胎心率长期变异正常,3～6周期/分,变异幅度为6～25次/分。

(2)无应激试验无反应型:①监测40分钟无胎动或胎动时无胎心率加速反应。②伴胎心率基线长期变异减弱或消失。

(3)无应激试验可疑型:①每20分钟内仅1次伴胎心加速的胎动;②胎心加速幅度<15次/分,持续<15秒;③基线长期变异幅度<6次/分;④胎心率基线水平异常,>160次/分或<120次/分;⑤存在自发性变异减速。符合以上任何1条即列为无应激试验可疑型。

4.胎儿超声生物物理相的观察

评价胎儿宫内生理状态采用五项胎儿生物物理指标。其最先由Manning提出,五项指标包括:①无应激试验;②胎儿呼吸样运动;③胎动;④胎儿肌张力;⑤羊水量。

胎儿生物物理活动受中枢神经系统支配,中枢神经的各个部位对缺氧的敏感性存在差异。胎儿缺氧时首先无应激试验为无反应型,胎儿呼吸样运动消失;缺氧进一步加重,胎动消失,最后为胎儿肌张力消失。参照此顺序可了解胎儿缺氧的程度,估计其预后,也可减少监测中的假阳性率与假阴性率。

五、处理

超过预产期时应更严密地监护宫内胎儿的情况,每周应进行两次产前检查。凡妊娠过期尚不能确定,胎盘功能又无异常的表现,胎儿在宫内的情况良好,宫颈尚未成熟,可在严密观察下待其自然临产。妊娠确已过期,并有下列任何一种情况时,应立即终止妊娠:①宫颈已成熟;②胎儿体重>4 000 g;③每12小时内的胎动计数<10次;④羊水中有胎粪或羊水过少;⑤有其他并发症;⑥妊娠已达43周。

根据宫颈成熟情况和胎盘功能及胎儿的情况来决定终止妊娠的方法。如宫颈已成熟者,可采用人工破膜;破膜时羊水多而清,可在严密监护下经阴道分娩。如胎盘功能不良或胎儿情况紧急,应及时行剖宫产。

目前促宫颈成熟的药物:前列腺素E_2制剂,如阴道内栓剂;前列腺素E_1制剂,如米索前列醇。地诺前列酮栓已被批准可用于妊娠晚期引产前的促宫颈成熟。而米索前列醇被广泛用于促宫颈成熟,证明合理使用是安全有效的,2003年美国食品和药品监督管理局已将米索前列醇禁用于晚期妊娠的条文删除。其他促宫颈成熟的方法有低位水囊、Foley导尿管、昆布条、海藻棒等,需要在阴道无感染及胎膜完整时才能使用。但是有潜在感染、胎膜早破、宫颈损伤的可能。

(一)前列腺素制剂

常用的促宫颈成熟的药物主要是前列腺素制剂。前列腺素促宫颈成熟的主要机制,一是通过改变宫颈细胞外基质成分,软化宫颈,如激活胶原酶,使胶原纤维溶解和基质增加;二是影响宫颈和子宫平滑肌,使宫颈平滑肌松弛,宫颈扩张,子宫体平滑肌收缩,牵拉宫颈;三是促进子宫平滑肌细胞间缝隙连接的形成。

目前临床使用的前列腺素制剂如下。

1.前列腺素 E_2 制剂

如阴道内栓剂地诺前列酮栓:是一种可控制释放的前列腺素 E_2 制剂,含有 10 mg 地诺前列酮,以 0.3 mg/h 的速度缓慢释放,低温保存。外阴消毒后将地诺前列酮栓置于阴道后穹隆深处,在药物置入后,嘱孕妇平卧位 20～30 分钟以利于吸水膨胀。2 小时后复查,仍在原位后可活动。可以控制药物释放,在出现宫缩过强或过频时能方便取出。出现以下情况时应及时取出:①临产;②放置 12 小时后;③如出现过强和过频宫缩、变态反应或胎心律异常时。如取出后宫缩过强、过频仍不缓解,可使用子宫收缩抑制剂。

2.前列腺素 E_1 制剂

米索前列醇是一种人工合成的前列腺素 E_1 类似物,有 100 μg 和 200 μg 两种片剂,主要用于治疗消化道溃疡,大量临床研究证实其可用于妊娠晚期促宫颈成熟。米索前列醇促宫颈成熟具有价格低、性质稳定易于保存、作用时间长等优点,尤其适合基层医疗机构应用。美国妇产科医师学会 2003 年和 2009 年又重申对米索前列醇在产科领域使用的规范:新指南提出的多项建议中最重要的是将 25 μg 作为促宫颈成熟和诱导分娩的米索前列醇初始剂量,频率不宜超过每 3～6 小时给药1 次;有关大剂量米索前列醇(每 6 小时给药 50 μg)安全性的资料有限且不明确,所以对大剂量米索前列醇仅定为 B 级证据建议。参考美国妇产科医师学会的规范标准并结合我国米索前列醇临床应用经验,中华医学会妇产科学分会产科学组成员与相关专家经过多次讨论,制定我国米索前列醇在妊娠晚期促宫颈成熟的应用常规:①用于妊娠晚期需要引产而宫颈条件不成熟的孕妇。②每次阴道内放药剂量为 25 μg,放药时不要将药物压成碎片。如 6 小时后仍无宫缩,在重复使用米索前列醇前应做阴道检查,重新评估宫颈成熟度,了解原放置的药物是否溶化、吸收。如未溶化和吸收,则不宜再放置。每天总量不得超过 50 μg,以免药物吸收过多。③如需加用缩宫素,应该在最后一次放置米索前列醇 4 小时以上,并阴道检查证实药物已经吸收。④使用米索前列醇者应在产房观察,监测宫缩和胎心率,一旦出现宫缩过强或过频,应立即进行阴道检查,并取出残留药物。⑤有剖宫产史者或子宫手术史者禁用。

(二)缩宫素

小剂量静脉滴注缩宫素为安全常用的引产方法,但在宫颈不成熟时,引产效果不好。其特点是可随时调整用药剂量,保持生理水平的有效宫缩,一旦发生异常可随时停药,缩宫素作用时间短,半衰期为 5～12 分钟。静脉滴注缩宫素推荐使用低剂量,最好使用输液泵,起始剂量为 2.5 mU/min,根据宫缩调整滴速,一般每隔 30 分钟调整 1 次,直至出现有效宫缩。有效宫缩的判定标准为 10 分钟内出现 3 次宫缩,每次宫缩持续 30～60 秒。最大滴速一般不得超过 10 mU/min,如达到最大滴速,仍不出现有效宫缩,可增加缩宫素浓度。增加浓度的方法是以 5%葡萄糖500 mL 中加 5 U 缩宫素即 1%缩宫素浓度,相当于每毫升液体含10 mU缩宫素,先将滴速减半,再根据宫缩情况进行调整,增加浓度后,最大增至20 mU/min,原则上不再增加滴速和浓度。

(三)人工破膜术

用人工的方法使胎膜破裂,引起前列腺素和缩宫素释放,诱发宫缩。适用于宫颈成熟的孕妇。缺点是有可能引起脐带脱垂或受压、母婴感染、前置血管破裂和胎儿损伤。不适用于胎头浮的孕妇。破膜前要排除阴道感染。应在宫缩间歇期破膜,以避免羊水急速流出引起脐带脱垂或胎盘早剥。破膜前、后要听胎心,破膜后观察羊水性状和胎心变化情况。单纯应用人工破膜术效果不好时,可加用缩宫素静脉滴注。

(四)其他

其他促宫颈成熟的方法主要是机械性扩张,种类很多,包括低位水囊、Foley 导尿管、昆布条、海藻棒等,需要在阴道无感染及胎膜完整时才能使用。主要是通过机械刺激宫颈管,促进宫颈局部内源性前列腺素合成与释放而促进宫颈管软化成熟。其缺点是有潜在感染、胎膜早破、宫颈损伤的可能。

(五)产时处理

临产后应严密观察产程进展和进行胎心监测,如发现胎心异常,产程进展缓慢,或羊水混有胎粪时,应立即行剖宫产。产程中应充分给氧。胎儿娩出前做好一切抢救准备,当胎头娩出后即应清除鼻腔及鼻咽部黏液和胎粪。过期产儿发病率及死亡率高,应加强其护理和治疗。

(徐凤芹)

第四节 异位妊娠

正常妊娠时受精卵着床于子宫体腔内膜生长发育,若受精卵在子宫体腔以外着床称为异位妊娠。异位妊娠根据受精卵种植的部位不同,分为输卵管妊娠、宫颈妊娠、卵巢妊娠、腹腔妊娠、阔韧带妊娠等,其中以输卵管妊娠最常见,占异位妊娠的 90%~95%。异位妊娠是妇产科常见的急腹症之一,发生率约为 1%,并有逐年增高的趋势,是孕产妇主要死亡原因之一,一直被视为是具有高度危险的妊娠早期并发症。

一、概述

输卵管妊娠是指受精卵在输卵管的某一部分着床并发育,其中壶腹部最多见,占 50%~70%,其次为峡部,占 25%~30%,伞部、间质部妊娠较少见。

二、病因

在正常情况下,卵子在输卵管壶腹部受精,然后受精卵在输卵管内缓慢移动,经历 3~4 天的时间进入宫腔。任何因素促使受精卵运行延迟,干扰受精卵的发育、阻碍受精卵及时进入宫腔都可以导致输卵管妊娠。

(一)输卵管异常

输卵管异常包括结构和功能上的异常,是引起异位妊娠的主要原因。

1.慢性输卵管炎

输卵管管腔狭窄,呈通而不畅的状态,影响受精卵的正常运行。

2.输卵管发育异常

影响受精卵运送过程及着床。

3.输卵管手术

行输卵管妊娠保守性治疗、输卵管整形术、输卵管吻合术等以后,均可引起输卵管妊娠。

4.输卵管周围疾病

不仅引起输卵管周围粘连,而且引起相关的内分泌异常、免疫异常,以及盆腔局部前列腺水平、巨噬细胞数量异常，使输卵管痉挛、蠕动异常。

(二)受精卵游走

卵子在一侧输卵管受精，经宫腔进入对侧输卵管后着床(受精卵内游走)；或游走于腹腔内，被对侧输卵管捡拾(受精卵外游走)，由于游走时间较长，受精卵发育增大，故着床于对侧输卵管而形成输卵管妊娠。

(三)避孕失败

1.宫内节育器

一旦带宫内节育器妊娠，则输卵管妊娠的可能性增加。

2.口服避孕药

低剂量的孕激素不能有效地抑制排卵，却能影响输卵管的蠕动，可能引起输卵管妊娠。应用大剂量雌激素的事后避孕，如果避孕失败，输卵管妊娠的可能性增加。

(四)辅助生育技术

辅助生育技术如人工授精、促排卵药物的应用、体外受精-胚胎移植、配子输卵管移植等应用后，输卵管妊娠的危险性增加。有报道施行辅助生育技术后，输卵管妊娠的发生率约为5%。

(五)其他

内分泌异常、精神紧张、吸烟等也可导致输卵管蠕动异常或痉挛而发生输卵管妊娠。

三、病理

(一)输卵管妊娠流产

多见于妊娠8～12周输卵管壶腹部妊娠。受精卵逐渐长大向管腔膨出，以发育不良的蜕膜组织为主形成的包膜难以承受胚胎的膨胀张力，胚胎及绒毛自管壁附着处分离，落入管腔。由于比较接近伞端，通过逆蠕动挤入腹腔，则为输卵管完全流产，流血往往不多。如受精卵仅有部分剥离排出，部分绒毛仍残留管腔内，形成输卵管不全流产。

(二)输卵管妊娠破裂

多见于输卵管峡部妊娠，少数见于输卵管间质部妊娠。输卵管峡部管腔狭窄，故发病时间较早，多在妊娠6周左右。绒毛侵蚀输卵管后穿破管壁，胚胎由裂口流出。输卵管肌层血管丰富。因此输卵管妊娠破裂的内出血较输卵管妊娠流产者严重，可致休克。亦可反复出血在阔韧带、盆腔和腹腔内形成较大的血肿。输卵管间质部局部肌肉组织较厚，妊娠可达12～16周才发生输卵管破裂，此处血管丰富，一旦破裂，出血极为严重，可危及生命。

输卵管妊娠流产或破裂患者中，部分患者未能及时治疗，由于反复腹腔内出血，形成血肿，以后胚胎死亡，内出血停止，血肿机化变硬，与周围组织粘连，临床上称陈旧性宫外孕。

四、临床表现

输卵管妊娠的临床表现与病变部位、有无流产或破裂、发病缓急及病程长短有关。典型临床表现包括停经、腹痛及阴道流血。

(一)症状

1.停经

除输卵管间质部妊娠停经时间较长外，多数停经为6～8周。少数仅月经延迟数天，20%～30%的患者无明显停经史，将异位妊娠时出现的不规则阴道流血误认为月经，或由于月经过期仅数天而不认为是停经。

2.腹痛

95%以上的患者以腹痛为主诉就诊。输卵管妊娠未发生流产或破裂前由于胚胎生长使输卵管膨胀而产生一侧下腹部隐痛或胀痛。当发生输卵管妊娠流产或破裂时,突感一侧下腹部撕裂样疼痛,常伴有恶心、呕吐。内出血积聚在直肠子宫陷凹,刺激直肠产生肛门坠胀感,进行性加重。随着病情的发展,疼痛可扩展至整个下腹部,甚至引起胃部疼痛或肩部放射性疼痛。血液刺激横膈,可出现肩胛部放射痛。

3.阴道流血

多为不规则点滴状流血,量较月经少,色暗红,5%的患者阴道流血量较多。流血可发生在腹痛出现前,也可发生在其后。阴道流血表明胚胎受损或已死亡,导致 HCG 下降,卵巢黄体分泌的激素难以维持蜕膜生长而发生剥离出血。一般常在异位妊娠病灶去除后才能停止。也有无阴道流血者。

4.晕厥与休克

其发生与内出血的速度和量有关。出血越多、越快,症状出现越迅速、越严重。由于骤然内出血及剧烈腹痛,患者常感头晕眼花、恶心、呕吐、心慌,并出现面色苍白、四肢发冷甚至晕厥,诊治不及时将导致患者死亡。

(二)体征

1.一般情况

内出血较多者呈贫血貌。大量出血时脉搏细速、血压下降。体温一般正常,休克患者体温略低。病程长、腹腔内血液吸收时可有低热。如合并感染,则体温可升高。

2.腹部检查

一旦发生内出血,腹部多有明显压痛及反跳痛,尤以下腹患侧最为显著,但腹肌紧张较轻。腹部叩诊可有移动性浊音,内出血多时腹部丰满膨隆。

3.盆腔检查

阴道内可有来自宫腔的少许血液,宫颈着色可有可无,停经时间较长未发生内出血的患者子宫变软,但增大不明显,部分患者可触及膨胀的输卵管,伴有轻压痛。一旦发生内出血,宫颈有明显的举痛或摇摆痛,此为输卵管妊娠的主要体征之一,是因加重对腹膜的刺激所致。内出血多时后穹隆饱满触痛,子宫有漂浮感。血肿多位于子宫后侧方或直肠子宫陷凹处,其大小、形状、质地常有变化,边界可不清楚。病程较长时血肿与周围组织粘连形成包块,机化变硬,边界逐渐清楚,当包块较大、位置较高时,可在下腹部摸到压痛的肿块。

五、诊断要点

根据上述临床表现,有典型破裂症状和体征的患者诊断并不困难,无内出血或症状不典型者则容易被忽略或误诊。当诊断困难时,可采用以下辅助诊断方法。

(一)妊娠试验

β-HCG 测定是早期诊断异位妊娠的重要方法,动态监测血 HCG 的变化,对诊断或鉴别宫内或宫外妊娠价值较大。由于异位妊娠时,患者体内的 β-HCG 水平较宫内妊娠低,正常妊娠时血 β-HCG 的倍增在 48 小时上升 60%以上,而异位妊娠 48 小时上升<50%。采用灵敏度较高的放射免疫法测定血 β-HCG,该试验可进行定量测定,对保守治疗的效果评价具有重要意义。

(二)超声诊断

超声诊断已成为诊断输卵管妊娠的重要方法之一。输卵管妊娠的声像特点:①子宫内不见妊娠囊,内膜增厚;②宫旁一侧可见边界不清、回声不均匀的混合性包块,有时可见宫旁包块内有妊娠囊、胚芽及原始血管搏动,为输卵管妊娠的直接证据;③直肠子宫陷凹处有积液。由于子宫内有时可见假妊娠囊,易误诊为宫内妊娠。

(三)阴道后穹隆穿刺术或腹腔穿刺术

阴道后穹隆穿刺术或腹腔穿刺术是简单可靠的诊断方法,适用于可疑有腹腔内出血的患者。由于直肠子宫陷凹是盆腔的最低点,少量出血即可积聚于此,当可疑有内出血时,可用穿刺针经阴道后穹隆抽吸直肠子宫陷凹,若抽出物为陈旧性血液或暗红色血液,放置10分钟左右仍不凝固,则内出血诊断较肯定。内出血量少、血肿位置较高、直肠子宫陷凹有粘连时,可能抽不出血,故穿刺阴性不能否定输卵管妊娠的存在。如有移动性浊音,亦可行腹腔穿刺术。

(四)腹腔镜检查

腹腔镜检查适用于早期病例及诊断困难者。大量内出血或休克患者禁用。近年来,腹腔镜在异位妊娠中的应用日益普及,不仅可用于诊断,而且可用于治疗。

(五)子宫内膜病理检查

目前很少依靠诊断性刮宫协助诊断,只是对阴道流血较多的患者用于止血,并借此排除宫内妊娠。病理切片中见到绒毛,可诊断为宫内妊娠,仅见蜕膜未见绒毛有助于诊断异位妊娠。

六、治疗方案

输卵管妊娠的治疗方法有手术治疗和非手术治疗。根据病情缓急,采取相应处理。内出血多而导致休克时,应进行快速备血、建立静脉通道、输血、吸氧等抗休克治疗,并立即进行手术。快速开腹后,迅速以卵圆钳钳夹患侧输卵管病灶,暂时控制出血,同时快速输血输液,纠正休克,清除腹腔积血后,视病变情况采取根治性或保守性手术方式。对于无内出血或仅有少量内出血、无休克、病情较轻的患者,可采用药物治疗或手术治疗。近年来,由于阴道超声检查、血β-HCG水平测定的广泛应用,80%的异位妊娠可以在未破裂前得到诊断,早期诊断给保守治疗创造了条件。因此,目前处理更多地趋向于保守性治疗,腹腔镜微创技术和药物治疗已成为输卵管妊娠治疗的主流。

(一)手术治疗

手术治疗是输卵管妊娠的主要治疗方法。如有休克,应在抗休克治疗的同时尽快手术,手术可开腹进行,也可在腹腔镜下进行。

1.根治性手术

对无生育要求的输卵管妊娠破裂者,可行患侧输卵管切除。开腹后迅速找到出血点,立刻钳夹止血,再进行患侧输卵管切除术,尽可能保留卵巢。腹腔镜下可以使用双极电凝、单极电凝及超声刀等切除输卵管。输卵管间质部妊娠手术应做子宫角部楔形切除及患侧输卵管切除,必要时切除子宫。

休克患者应尽量缩短手术时间。腹腔游离血多者可回收进行自体输血,但要求此类患者:①停经<12周,胎膜未破;②内出血<24小时;③血液未受污染;④镜检红细胞破坏率<30%。回收血操作时应严格遵守无菌原则,如无自体输血设备,每100 mL血液加3.8%枸橼酸钠10 mL(或肝素600 U)抗凝,经8层纱布过滤后回输。为防止枸橼酸中毒,每回输400 mL血液,

应补充10%葡萄糖酸钙10 mL。

2.保守性手术

主要用于未产妇及生育能力较低但又需保留其生育能力的妇女。包括:①年龄<35岁,无健康子女存活,或一侧输卵管已被切除者;②病情稳定,出血不急剧,休克已纠正者;③输卵管无明显炎症、粘连,无大范围输卵管损伤者。

手术仅清除妊娠物而保留输卵管。一般根据病变累及部位及其损伤程度选择术式,包括输卵管伞端妊娠物挤出术、输卵管切开妊娠物清除术、输卵管造口术及节段切除端端吻合输卵管成形术。①输卵管伞端妊娠物挤出术:伞部妊娠可挤压妊娠物自伞端排出,易导致持续性异位妊娠,应加以注意。②输卵管造口术:切开输卵管取出胚胎后缝合管壁,是一种最适合输卵管妊娠的保守性手术。适应证:患者有生育要求,生命体征平稳;输卵管的妊娠囊直径<6 cm;输卵管壶腹部妊娠者更适宜。禁忌证:输卵管妊娠破裂大出血,患者明显呈休克状态者。腹腔镜下可于局部注射稀释的垂体后叶素盐水或肾上腺素盐水,电凝切开的膨大部位,然后用电针切开输卵管1 cm左右,取出妊娠物,检查输卵管切开部位有无渗血,用双极电凝止血,切口可不缝合或仅缝合一针。③节段切除端端吻合输卵管成形术:峡部妊娠可切除病灶后再吻合输卵管,操作复杂,效果不明确,临床很少用。

输卵管妊娠行保守性手术者,若术中未完全清除囊胚或残留有存活的滋养细胞而继续生长,导致术后发生持续性异位妊娠风险增加,术后需β-HCG严密随访,可结合B超检查。治疗以及时给予甲氨蝶呤化学治疗(简称化疗)效果较好,如有腹腔大量内出血,需行手术探查。

(二)药物治疗

一些药物抑制滋养细胞,促使妊娠物最后吸收,避免手术及术后的并发症。

(1)适应证:①无药物治疗禁忌证;②患者生命体征平稳无明显内出血情况;③输卵管妊娠包块直径≤4 cm;④血β-HCG<2 000 IU/L。输卵管妊娠保守性手术失败:输卵管开窗术等保守性手术后4%~10%患者可能残留绒毛组织,异位妊娠持续存在,药物治疗可避免再次手术。

(2)禁忌证:患者如出现明显的腹痛已非早期病例,腹痛与异位包块的张力及出血对腹膜的刺激以及输卵管排异时的痉挛性收缩有关,常是输卵管妊娠破裂或流产的先兆;如B超已观察到有胎心,不宜药物治疗;有认为血β-HCG<5 000 IU/L均可选择药物治疗,但β-HCG的水平反映了滋养细胞增殖的活跃程度,随其滴度升高,药物治疗失败率增加;严重肝肾疾病或凝血机制障碍为禁忌证。

(3)目前用于药物治疗异位妊娠主要适用于早期输卵管妊娠,要求保留生育能力的年轻患者。

甲氨蝶呤治疗:甲氨蝶呤为药物治疗首选。甲氨蝶呤口服:0.4 mg/kg,每天1次,5天为1个疗程。目前仅用于保守性手术治疗失败后持续性输卵管妊娠的辅助治疗。甲氨蝶呤肌内注射:单次给药,剂量为50 mg/m^2,肌内注射1次,可不加用四氢叶酸,成功率达87%以上;分次给药,甲氨蝶呤0.4 mg/kg,肌内注射,每天1次,共5次。局部用药:局部注射具有用量小、疗效高、可提高局部组织的甲氨蝶呤浓度,有利于杀胚和促进胚体吸收等优点。①可采用在B超引导下穿刺,将甲氨蝶呤直接注入输卵管的妊娠囊内。②可在腹腔镜直视下穿刺输卵管妊娠囊,吸出部分囊液后,将甲氨蝶呤10~50 mg注入其中,适用于未破裂输卵管,血肿直径≤3 cm,血β-HCG≤2 000 IU/mL者。③宫腔镜直视下,经输卵管开口向间质部内注射甲氨蝶呤,甲氨蝶呤10~30 mg稀释于生理盐水2 mL中,经导管注入输卵管内。监测指标:用药后2周内,宜每隔3天复

查 β-HCG 及 B 超。β-HCG呈下降趋势并 3 次阴性，症状缓解或消失，包块缩小为有效。若用药后 1 周 β-HCG 下降 15%～25%、B 超检查无变化，可考虑再次用药。β-HCG 下降<15%，症状不缓解或反而加重，或有内出血，应考虑手术治疗。用药后 5 周，β-HCG 也可为低值(<15 mIU/mL)，也有至用药 15 周以上血 β-HCG 才降至正常者，故用药2 周后应每周复查 β-HCG，直至降至正常范围。

甲氨蝶呤的药物效应：①反应性血 β-HCG 升高。用药后 1～3 天半数患者血β-HCG升高，4～7 天时下降。②反应性腹痛。用药后 1 周左右，约半数患者出现一过性腹痛，多于 4～12 小时内缓解，可能为输卵管妊娠流产所致，应仔细鉴别，不要误认为是治疗失败。③约 50%患者存在附件包块增大。④异位妊娠破裂。与血 β-HCG 水平无明显关系，应及时发现，及时手术。

甲氨蝶呤的药物不良反应：甲氨蝶呤全身用药不良反应发生率为 10%～50%。主要表现为消化系统和造血系统不良反应，有胃炎、口腔炎、转氨酶升高、骨髓抑制等。多次给药不良反应高于单次给药，局部用药则极少出现上述反应。甲氨蝶呤对输卵管组织无伤害，治疗后输卵管通畅率达 75%。

氟尿嘧啶治疗：氟尿嘧啶是对滋养细胞极为敏感的化疗药物。在体内转变成氟尿嘧啶脱氧核苷酸，抑制脱氧胸苷酸合成酶，阻止脱氧尿苷酸甲基化转变为脱氧胸苷酸，从而干扰 DNA 的生物合成，致使滋养细胞死亡。

局部注射给药途径同甲氨蝶呤，可经宫腔镜、腹腔镜或阴道超声引导注射，剂量为全身用药量的 1/4 或 1/5，1 次注射氟尿嘧啶 250 mg。宫腔镜下行输卵管插管，注入氟尿嘧啶可使药物与滋养细胞直接接触，最大限度地发挥其杀胚胎作用。此外由于液压的机械作用，药液能有效地渗入输卵管壁和滋养层之间，促进滋养层的剥离，导致细胞坏死和胚胎死亡。氟尿嘧啶虽可杀死胚胎，但对输卵管的正常组织却无破坏作用，病灶吸收后可保持输卵管通畅。

其他药物治疗：①米非司酮为黄体期孕酮拮抗剂，可抑制滋养层发育，用法不一。口服 25～100 mg/d，共 3～8 天；或 1 次 25 mg，每天 2 次，总量 150 mg 或 200～600 mg 1 次服用。②局部注射前列腺素，尤其是前列腺素 $F_{2\alpha}$，能增加输卵管的蠕动及输卵管动脉痉挛，是一种溶黄体剂，使黄体产生的孕酮减少，可在腹腔镜下将前列腺素 $F_{2\alpha}$ 0.5～1.5 mg 注入输卵管妊娠部位和卵巢黄体部位治疗输卵管妊娠，如用量大或全身用药，易产生心血管不良反应。③氯化钾主要作用于心脏，可引起心脏收缩不全和胎儿死亡，可用于有胎心搏动的异位妊娠的治疗及宫内、宫外同时妊娠，保留宫内胎儿者。④高渗葡萄糖局部注射，引起局部组织脱水和滋养细胞坏死，进而使妊娠产物吸收。

此外，中医采用活血化瘀、消症杀胚药物，也有一定疗效。

(三)期待疗法

少数输卵管妊娠可能发生自然流产或溶解、吸收而自然消退，症状较轻无须手术或药物治疗。适应证：①无临床症状或症状轻微；②输卵管妊娠包块直径<3 cm 者；③血 β-HCG <1 000 IU/L，且持续下降者；④无腹腔内出血者。

无论药物治疗还是期待疗法，必须严格掌握指征，治疗期间密切注意临床表现、生命征，连续测定血β-HCG、B 超、血红蛋白含量和红细胞计数。如连续 2 次血 β-HCG 不下降或升高，不宜观察等待，应积极处理。个别病例血 β-HCG 很低时仍可能破裂，需警惕。

输卵管间质部妊娠、严重腹腔内出血、保守治疗效果不佳均应及早手术。手术治疗和非手术治疗均应注意合理使用抗生素。

(四)输卵管妊娠治疗后的生殖状态

1.生育史

既往有生育力低下或不孕史者,输卵管妊娠治疗后宫内妊娠率为37%～42%,再次异位妊娠率增加8%～18%。

2.对侧输卵管情况

对侧输卵管健康者,术后宫内妊娠率和再次异位妊娠率分别为75%和9%左右,对侧输卵管有粘连或损伤者为41%～56%和13%～20%。

3.开腹手术和腹腔镜手术

近年来大量研究表明,两者对异位妊娠的生殖状态没有影响。

4.输卵管切除与输卵管保留手术

行输卵管保守性手术后,存在持续性异位妊娠发生率者为5%～10%。

(徐凤芹)

第五节 胎盘早剥

20周以后或分娩期正常位置的胎盘,在胎儿娩出前部分或全部从子宫壁剥离,称为胎盘早剥。胎盘早剥是妊娠晚期严重并发症,具有起病急、发展快的特点,若处理不及时,可危及母儿生命。胎盘早剥的发病率国外报道为1%～2%,国内报道为0.46%～2.1%。

一、病因

胎盘早剥确切的原因及发病机制尚不清楚,可能与下述因素有关。

(一)孕妇血管病变

孕妇患严重妊娠期高血压疾病、慢性高血压、慢性肾脏疾病或全身血管病变时,胎盘早剥的发生率增高。妊娠合并上述疾病时,底蜕膜螺旋小动脉痉挛或硬化,引起远端毛细血管变性坏死甚至破裂出血,血液流至底蜕膜层与胎盘之间形成胎盘后血肿,致使胎盘与子宫壁分离。

(二)机械性因素

外伤尤其是腹部直接受到撞击或挤压;脐带过短(<30 cm)或脐带围绕颈、绕体相对过短时,分娩过程中胎儿下降牵拉脐带造成胎盘剥离;羊膜穿刺时刺破前壁胎盘附着处,血管破裂出血引起胎盘剥离。

(三)宫腔内压力骤减

双胎妊娠分娩时,第一个胎儿娩出过速;羊水过多时,人工破膜后羊水流出过快,均可使宫腔内压力骤减,子宫骤然收缩,胎盘与子宫壁发生错位剥离。

(四)子宫静脉压突然升高

妊娠晚期或临产后,孕妇长时间仰卧位,巨大妊娠子宫压迫下腔静脉,回心血量减少,血压下降。此时子宫静脉淤血、静脉压增高、蜕膜静脉床淤血或破裂,形成胎盘后血肿,导致部分或全部胎盘剥离。

(五)其他一些高危因素

如高龄孕妇、吸烟、可卡因滥用、孕妇代谢异常、孕妇有血栓形成倾向、子宫肌瘤(尤其是胎盘附着部位肌瘤)等与胎盘早剥发生有关。有胎盘早剥史的孕妇再次发生胎盘早剥的危险性比无胎盘早剥史者高 10 倍。

二、分类及病理变化

胎盘早剥主要病理改变是底蜕膜出血并形成血肿,使胎盘从附着处分离。按病理类型,胎盘早剥可分为显性、隐性及混合性 3 种(图 11-5)。若底蜕膜出血量少,出饱血很快停止,多无明显的临床表现,仅在产后检查胎盘时发现胎盘母体面有凝血块及压迹。若底蜕膜继续出血,形成胎盘后血肿,胎盘剥离面随之扩大,血液冲开胎盘边缘并沿胎膜与子宫壁之间经过宫颈管向外流出,称为显性剥离。若胎盘边缘仍附着于子宫壁或由于胎先露部固定于骨盆入口,使血液积聚于胎盘与子宫壁之间,称为隐性剥离。由于子宫内有妊娠产物存在,子宫肌不能有效收缩,以压迫破裂的血窦而止血,血液不能外流,胎盘后血肿越积越大,子宫底随之升高。当出血达到一定程度时,血液终会冲开胎盘边缘及胎膜外流,称为混合性出血。偶有出血穿破胎膜溢入羊水中成为血性羊水。

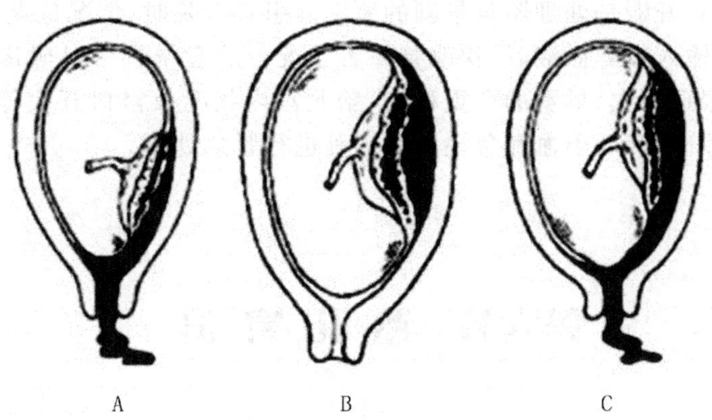

图 11-5 **胎盘早剥类型**

A.显性剥离;B.隐性剥离;C.混合性剥离

胎盘早剥发生隐性剥离时,血液积聚于胎盘与子宫壁之间,随着胎盘后血肿压力的增加,血液浸入子宫肌层,引起肌纤维分离、断裂甚至变性,当血液渗透至子宫浆膜层时,子宫表面呈现紫蓝色瘀斑,称为子宫胎盘卒中,又称为库弗莱尔子宫。有时血液还可渗入输卵管系膜及卵巢表面上皮下、阔韧带内。子宫肌层由于血液浸润、收缩力减弱,造成产后出血。

严重的胎盘早剥可以引发一系列病理生理改变。从剥离处的胎盘绒毛和蜕膜中释放大量组织凝血活酶,进入母体血循环,激活凝血系统,导致弥散性血管内凝血,肺、肾等脏器的毛细血管内微血栓形成,造成脏器缺血和功能障碍。胎盘早剥持续时间越长,促凝物质不断进入母血,激活纤维蛋白溶解系统,产生大量的纤维蛋白降解产物,引起继发性纤溶亢进。发生胎盘早剥后,消耗大量凝血因子,并产生高浓度纤维蛋白降解产物,最终导致凝血功能障碍。

三、临床表现

根据病情严重程度,Sher 将胎盘早剥分为 3 度。

(一)Ⅰ度

多见于分娩期,胎盘剥离面积小,患者常无腹痛或腹痛轻微,贫血体征不明显。腹部检查见子宫软,大小与妊娠周数相符,胎位清楚,胎心率正常。产后检查见胎盘母体面有凝血块及压迹即可诊断。

(二)Ⅱ度

胎盘剥离面为胎盘面积的1/3左右。主要症状为突然发生持续性腹痛、腰酸或腰背痛,疼痛程度与胎盘后积血量成正比。无阴道流血或流血量不多,贫血程度与阴道流血量不相符。腹部检查见子宫大于妊娠周数,子宫底随胎盘后血肿增大而升高。胎盘附着处压痛明显(胎盘位于后壁则不明显),宫缩有间歇,胎位可扪及,胎儿存活。

(三)Ⅲ度

胎盘剥离面超过胎盘面积的1/2。临床表现较Ⅱ度重。患者可出现恶心、呕吐、面色苍白、四肢湿冷、脉搏细数、血压下降等休克症状,且休克程度大多与阴道流血量不成正比。腹部检查见子宫硬如板状,宫缩间歇时不能松弛,胎位扪不清,胎心消失。

四、处理原则

纠正休克、及时终止妊娠是处理胎盘早剥的原则。患者入院时,情况危重、处于休克状态,应积极补充血容量,及时输入新鲜血液,尽快改善患者状况。胎盘早剥一旦确诊,必须及时终止妊娠。终止妊娠的方法根据胎次、早剥的严重程度、胎儿宫内状况及宫口开大等情况而定。此外,对并发症如凝血功能障碍、产后出血和急性肾衰竭等进行紧急处理。

(盛雅帆)

第六节 胎儿窘迫

胎儿在宫内有缺氧征象危及胎儿健康和生命者,称为胎儿窘迫。胎儿窘迫是一种由于胎儿缺氧而表现的呼吸、循环功能不全综合征,是当前剖宫产的主要适应证之一。胎儿窘迫主要发生在临产过程中,以第一产程末及第二产程多见,也可发生在妊娠后期。发病率各家报道不一,一般为10.0%～20.5%。产前及产时胎儿窘迫是围生儿死亡的主要原因。

一、病因

通过子宫胎盘循环,母体将氧输送给胎儿,CO_2 从胎儿排入母体,在输送交换过程中某一环节出现障碍,均可引起胎儿窘迫。

(一)母体血氧含量不足

如产妇患严重心肺疾病或心肺功能不全、妊娠期高血压疾病、高热、重度贫血、失血性休克、仰卧位低血压综合征等,均使母体血氧含量降低,影响对胎儿的供氧。导致胎儿缺氧的母体因素有:①微小动脉供血不足。如妊娠期高血压疾病等。②红细胞携氧量不足。如重度贫血、一氧化碳中毒等。③急性失血。如前置胎盘、胎盘早剥等。④各种原因引起的休克与急性感染发热。⑤子宫胎盘血运受阻。急产或不协调性宫缩乏力等,缩宫素使用不当引起过强宫缩;产程延长,特别是第二产程延长；子宫过度膨胀，如羊水过多和多胎妊娠；胎膜早破等。

（二）胎盘、脐带因素

脐带和胎盘是母体与胎儿间氧及营养物质的输送传递通道，其功能障碍必然影响胎儿获得所需氧及营养物质。常见胎盘功能低下有妊娠期高血压疾病、慢性肾炎、过期妊娠、胎盘发育障碍（过小或过大）、胎盘形状异常（膜状胎盘、轮廓胎盘等）和胎盘感染、胎盘早剥等。常见脐带血运受阻有脐带脱垂、脐带绕颈、脐带打结引起母儿间循环受阻。

（三）胎儿因素

严重的心血管疾病、呼吸系统疾病、胎儿畸形、母儿血型不合、胎儿宫内感染、颅内出血、颅脑损伤等。

二、病理生理

胎儿血氧降低、CO_2 蓄积出现呼吸性酸中毒。初期通过自主神经反射，兴奋交感神经，肾上腺儿茶酚胺及皮质醇分泌增多，血压上升及心率加快。若继续缺氧，则转为兴奋迷走神经，胎心率减慢。缺氧继续发展，刺激肾上腺分泌增加，再次兴奋交感神经，胎心由慢变快，说明胎儿已处于代偿功能极限，提示病情严重。无氧糖酵解增加，导致丙酮酸、乳酸等有机酸增加，转为代谢性酸中毒，胎儿血 pH 下降，细胞膜通透性加大，胎儿血钾增加，胎儿在宫内呼吸运动加强，导致混有胎粪的羊水吸入，出生后延续为新生儿窒息及吸入性肺炎。肠蠕动亢进，肛门括约肌松弛，胎粪得以排出。若在孕期慢性缺氧情况下，可出现胎儿发育及营养不正常，形成胎儿宫内发育迟缓，临产后易发生进一步缺氧。

三、临床表现

根据胎儿窘迫发生速度可分为慢性胎儿窘迫及急性胎儿窘迫两类。

（一）慢性胎儿窘迫

多发生在妊娠末期，往往延续至临产并加重。其原因多为孕妇全身性疾病或妊娠期疾病引起胎盘功能不全或胎儿因素所致。临床上除可发现母体存在引起胎盘供血不足的疾病外，还发生胎儿宫内发育受限。孕妇体重、宫高、腹围持续不长或增长很慢。

（二）急性胎儿窘迫

主要发生在分娩期，多因脐带因素（如脐带脱垂、脐带绕颈、脐带打结）、胎盘早剥、宫缩强且持续时间长及产妇低血压、休克引起。

四、诊断

根据病史、胎动变化及有关检查可以作出诊断。

五、辅助检查

（一）胎心率变化

胎心率是了解胎儿是否正常的一个重要标志，胎心率的改变是急性胎儿窘迫最明显的临床征象。①胎心率＞160 次/分，尤其是＞180 次/分，为胎儿缺氧的初期表现（孕妇心率不快的情况下）；②随后胎心率减慢，胎心率＜120 次/分，尤其是＜100 次/分，为胎儿危险征象；③胎心监护仪图像出现以下变化，应诊断为胎儿窘迫：出现频繁的晚期减速，多为胎盘功能不良，重度可变减速的出现，多为脐带血运受阻的表现，若同时伴有晚期减速，表示胎儿缺氧严重，情况紧急。

(二)胎动计数

胎动减少是胎儿窘迫的一个重要指标，每天监测胎动可预知胎儿的安危。妊娠近足月时，胎动>20 次/24 小时。胎动消失后，胎心在 24 小时内也会消失。急性胎儿窘迫初期，表现为胎动过频，继而转弱及次数减少，直至消失，应予以重视。

(三)胎心监护

首先进行无应激试验，无应激试验无反应型需进一步行宫缩应激试验或缩宫素激惹试验，宫缩应激试验或缩宫素激惹试验阳性高度提示存在胎儿宫内窘迫。

(四)胎儿脐动脉血流速度波形测定

胎儿脐动脉血流速度波形测定是一项胎盘功能试验，对怀疑有慢性胎儿窘迫者可进行此项监测。通过测定收缩期最大血流速度与舒张末期血流速度的比值表示胎儿胎盘循环的阻力情况，反映胎盘的血流灌注。脐动脉舒张期血流缺失或倒置，提示胎儿严重胎儿窘迫，应该立即终止妊娠。

(五)胎盘功能检查

测定血浆雌三醇测定并动态连续观察，若急骤减少 30%～40%，表示胎儿胎盘功能减退，胎儿可能存在慢性缺氧。

(六)生物物理象监测

在无应激试验监测的基础上应用 B 超仪监测胎动、胎儿呼吸、胎儿张力及羊水量，综合评分了解胎儿在宫内的安危状况。Manning 评分 10 分为正常；≤8 分可能有缺氧；≤6 分可疑有缺氧；≤4 分可以有缺氧；≤2分为缺氧。

(七)羊水胎粪污染

胎儿缺氧，兴奋迷走神经，肠蠕动亢进，肛门括约肌松弛，胎粪排入羊水中，羊水呈绿色、黄绿色、浑浊棕黄色，即对应羊水Ⅰ度、Ⅱ度、Ⅲ度污染。破膜可直接观察羊水性状及粪染程度。未破膜经羊膜镜窥检，透过胎膜了解羊水性状。羊水Ⅰ度污染无肯定的临床意义；羊水Ⅱ度污染，胎心音好者，应密切监测胎心，不一定是胎儿窘迫；羊水Ⅲ度污染，应及早结束分娩。

(八)胎儿头皮血气测定

头皮血气测定应在电子胎心监护异常的基础上进行。头皮血 pH 为 7.20～7.24，提示为病理前期，可能存在胎儿窘迫，应立即进行宫内复苏，间隔 15 分钟复查血气值；pH 为 7.15～7.19，提示胎儿酸中毒及窘迫，应立即复查，如 pH 仍≤7.19，除外母体酸中毒后，应在 1 小时内结束分娩；pH<7.15 是严重胎儿窘迫的危险信号，须迅速结束分娩。

六、鉴别诊断

对于胎儿窘迫，主要是综合考虑判断是否确实存在胎儿窘迫。

七、治疗

(一)慢性胎儿窘迫

应针对病因处理，视孕周、有无胎儿畸形、胎儿成熟度和窘迫的严重程度决定处理。

(1)定期做产前检查者，估计胎儿情况尚可，应嘱孕妇取侧卧位减少下腔静脉受压，增加回心血流量，使胎盘灌注量增加，改善胎盘血供应，延长孕周数。每天吸氧提高母血氧分压；静脉注射

50%葡萄糖40 mL加维生素 C 2 g，每天 2 次；根据情况做无应激试验检查；每天胎动计数。

(2)情况难以改善：接近足月妊娠，估计在娩出后胎儿生存机会极大者，为减少宫缩对胎儿的影响，可考虑行剖宫产。如胎肺尚未成熟，可在分娩前 48 小时静脉注射地塞米松 10 mg 促进胎儿肺泡表面活性物质的合成，预防呼吸窘迫综合征的发生。如果孕周小，胎儿娩出后生存可能性小，将情况向家属说明，做到知情选择。

(二)急性胎儿窘迫

(1)若宫内窘迫达严重阶段，必须尽快结束分娩，其指征是：①胎心率低于 120 次/分或高于 180 次/分，伴羊水Ⅱ～Ⅲ度污染；②羊水Ⅲ度污染，B 超显示羊水池<2 cm；③持续胎心缓慢达 100 次/分以下；④胎心监护反复出现晚期减速或出现重度可变减速，胎心 60 次/分以下持续 60 秒以上；⑤胎心图基线变异消失伴晚期减速。

(2)积极寻找原因并排除，如心力衰竭、呼吸困难、贫血、脐带脱垂等。改变体位，采取左侧或右侧卧位，以改变胎儿脐带的关系，增加子宫胎盘灌注量。①持续吸氧提高母体血氧含量，以提高胎儿的氧分压。静脉注射 50%葡萄糖 40 mL 加维生素 C 2 g。②宫颈尚未完全扩张，胎儿窘迫情况不严重者，可给予吸氧、左侧卧位，观察10 分钟，若胎心率变为正常，可继续观察。若因使用缩宫素宫缩过强造成胎心率异常减缓者，应立即停止静脉滴注或用抑制宫缩的药物，继续观察是否能转为正常。若无显效，应行剖宫产术。施术前做好新生儿窒息的抢救准备。③宫口开全，胎先露已达坐骨棘平面以下 3 cm，吸氧同时尽快助产经阴道娩出胎儿。

(李彦存)

第七节 胎 儿 畸 形

胎儿畸形指出生前胎儿期形成的各种异常，包括形态结构和功能方面的异常。形态结构的异常主要有 3 种：①先天畸形，指由于胚胎内部有异常而不能正常发育所致的结构缺陷。②先天变形，指胚胎内部无异常，本来可以发育成正常的胎儿，由于外界有不正常压力压迫胎儿造成的结构改变。③羊膜破裂序列征，指原来已经正常发育好的组织又受到了宫内的损坏。本节主要介绍的是胎儿先天畸形，其发生的原因很多，主要与遗传、环境、食物、药物、微生物感染、母儿血型不合等有关。在围生儿死亡中胎儿畸形占第一位。

一、染色体异常综合征

(一)21-三体综合征

21-三体综合征即先天愚型，是人类最常见的一种染色体病，也是人类第 1 个被确诊的染色体病。自 1866 年由英国医师 Langdom Down 首次对此病作出过临床描述，故称唐氏综合征。1959 年法国 Lejeune 首先发现此病是由于多了一条 21 号染色体，故称 21-三体综合征。1965 年 Yunis 用放射自显影及染色体显带技术确定，这条额外的染色体根据大小应是第 22 号染色体，但考虑到临床上21-三体这一名称已习为所用，因此在 1971 年的巴黎会议决定仍沿用 21-三体这一名称，但在 Denver 体制的排号配对中，第 21、22 号排序颠倒一下，即将较小的一对算作第 21 号，排在 22 号前面，而较大的 22 号排在后面。该病发生的主要原因是由于父母的生殖细胞减数分裂时染色体不分离。其发生也与母亲的年龄、射线接触、病毒感染、服用致畸药物及遗传因素等有关(表 11-2、表 11-3)。

表 11-2　21-三体综合征的主要特征

发病情况	症状	出现频率
发病率		1/800～1/600 新生儿
一般情况	男女均可发病，寿命长短不一。如无严重的心脏畸形，可活至成年。成活者有患白血病的倾向	
精神、神经	严重智力低下，智商最低＜25	100%
	肌张力低下	100%
头部	小头畸形	50%
	枕骨扁平	53%～82%
	秃发	极为常见
	发际低	80%
颈部	皮肤赘生褶	80%
面部	戏剧性表情(无意识的做鬼脸)	90%
眼	眼距宽、外眼角上斜	80%
	内眦赘皮	50%
鼻	鼻根地平	90%
口	伸舌(有时流涎，特别是婴幼儿)	100%
	上颌发育差，腭弓高、短而窄	95%
心脏	各种先天性心脏病(常见室间隔缺损)	50%
手	手短而宽	60%
脚	第 1 和第 2 趾间距宽	65%

表 11-3　母亲年龄与 21-三体综合征发生率的关系

母亲年龄(岁)	21 三体综合征发生率
＜25	1∶1 800
25～29	1∶1 500
30～34	1∶800
35～39	1∶250
40～44	1∶100
＞45	1∶50
平均	1∶650

此病男性患者无生育能力，50%为隐睾。女性患者偶有生育能力，所生子女 1/2 将发病，故须注意加强优生指导。另外，该病患者免疫球蛋白 E 较低，易发生呼吸道感染等，死亡率高。已经证明超氧化物歧化酶-1基因位于第 21 号染色体上，而此病患者的超氧化物歧化酶要比正常人高(1.45∶1)。故认为此酶的增高与 21-三体患者的痴呆症状有关。

目前，该病的诊断必须依靠产前胎儿细胞或产后新生儿染色体核型分析才能够确定诊断。

由于该病仍无法治疗，所以应依靠及时、准确的产前筛查，以尽早终止妊娠而减少该病患儿的出生。

近年来，对21-三体综合征的产前筛查一直受到学者的重视，使得该领域的进展很快。从最初的孕妇年龄筛查发展到母体血清标志物筛查和超声筛查；从羊膜腔穿刺检查发展到早期绒毛膜活体组织检查和非创伤性母血中直接分离胎儿细胞；从胎儿细胞的染色体核型分析发展到现在可用荧光原位杂交技术来诊断胎儿细胞的染色体异常。

妊娠早期，21-三体综合征与胎儿颈后透明层厚度增高（B超测定）和孕妇血清HCG升高，以及妊娠相关蛋白有关。胎儿颈后透明层厚度已被单独结合另外两项血清标志物（结合试验）应用于其他筛查报告中。尽管这两项的血清标志物筛查试验的可靠性很高，但胎儿颈后透明层厚度检查的可靠性是不确定的，这种不确定性导致妊娠早、中期筛查试验是否完善存在争论。

妊娠中期筛查21-三体综合征，在过去的几十年当中已被广泛采用，即根据就诊孕妇的不同血清标志物，再结合孕妇年龄得出该孕妇妊娠21-三体综合征胎儿的危险度。怀有患病胎儿时，孕妇血清中甲胎蛋白和游离雌三醇降低，而HCG升高。测定该3种标志物的浓度，再结合年龄，组成了被广泛使用的3项试验。在通常的试验情况下，大约5%或更多已接受筛查试验的孕妇，需做羊水穿刺以保证60%～80%患病的胎儿被查出。大部分筛查试验为阴性的孕妇的胎儿是正常的，但假阳性结果仍然引起一定的恐慌。但通过联合筛查试验，这样的孕妇人数大为降低了，故其被认为是较为可行的一种方法。

21-三体综合征的产前筛查是一种造福社会与家庭的事情，与肿瘤等疾病的早期筛查相比，明显地经济与高效。

（二）18-三体综合征

该病于1960年被首先报道，发生率占新生儿的0.3%，女∶男为3∶1，多数在胚胎期流产。该病的发生一般认为是由于母亲卵子减数分裂发生不分离所致，与母亲年龄、遗传、射线及病毒感染等有关。

1.诊断要点

(1)临床表现：生长发育迟缓、眼裂狭小、耳畸形低位、小颌、胸骨短小、骨盆小、船形足，手呈特殊指交叉握拳状，即拇指紧贴掌心，3、4指紧贴手掌，2、5指压于其上，肌张力高，90%有先天性心脏病，以室间隔缺损及动脉导管未闭多见。25%的患者表现为有通贯手。

(2)染色体诊断同上。

(3)行超声检查以明确诊断。

2.治疗

90%以上在胚胎早期自然流产而淘汰，除极少数患儿存活较长时间外，一般患儿于出生后仅存活2个月左右。肺炎、心脏畸形及多种其他畸形是导致患儿死亡的主要原因。产前诊断一旦确立，应征求孕妇及家属的意见进行引产。

二、单基因异常综合征

单基因异常综合征即单基因畸形综合征，临床可根据染色体结构改变并结合家族分析进行诊断，这里对可能造成分娩困难的X连锁脑积水综合征（家族性脑积水）进行简单介绍，X连锁脑积水综合征为X连锁隐性遗传病，因大脑导水管狭窄造成脑室内、外有大量脑脊液（500～3 000 mL）蓄积于颅腔内，致颅腔体积增大，颅缝明显变宽，囟门显著增大。

(一)诊断要点

(1)若为头先露,在耻骨联合上方触到宽大、骨质薄软、有弹性的头。胎头大于胎体并高浮,胎头跨耻征阳性。阴道检查可见盆腔空虚,胎先露部过高,颅缝宽,囟门大且紧张,颅骨软而薄,触之有如乒乓球的感觉。

(2)辅助检查:B超在孕 20 周后,若脑室率(中线至侧脑室侧壁距离/中线致颅骨内缘距离)>0.5,应考虑脑积水的存在。胎头周径明显大于腹周径,颅内大部分被液性暗区占据,中线漂动。

(二)处理

应主要考虑母亲安全,若为头先露,确诊后应引产。宫口开大 3 cm 行穿颅术,放出脑脊液。

三、多基因异常

神经管缺陷为在胚胎发育早期(妊娠 21～28 天),由于受到某些致畸因子的作用,使神经管不闭合所出现的一系列先天畸形。主要包括无脑儿、脑膜或脑膨出、脊柱裂。无脑儿生下后即死亡,而脊柱裂根据病变的部位及程度可存活。神经管缺陷是国内最高发的先天畸形,全国发生率为 2.7‰,许多发达国家神经管缺陷发生率平均在 1‰左右。神经管缺陷主要为多基因遗传病,发病与环境关系密切,在我国北方 7 省中神经管缺陷发生率为 7‰,最高发生地为山西省。本病女胎多见,有人认为与 HCG 不足或胚胎受体细胞对 HCG 不敏感有关。现研究认为,妊娠早期多种维生素及叶酸或维生素 B_{12} 的缺乏,以及高热或接触高温、桑拿浴等都与本病发生有关。本病可以在妊娠中期做母血清甲胎蛋白测定,并辅以B超诊断,必要进行羊水穿刺做甲胎蛋白及乙酰胆碱酯酶的测定。甲胎蛋白是糖蛋白,由胎儿肝脏及卵黄囊合成,其产生在胎儿中具有时间规律,在母体中也有相似的规律。一般妊娠 16 周就可以从母血中检测到,32 周达高峰,以后逐渐降低。胚胎发育到 23～25 天前、后神经孔相继封闭,形成一个不与外周相通的神经管,如未能正常闭合,则形成开放性神经管畸形如无脑儿、脊柱裂等。当胎儿存在这类畸形时,脑脊液中的甲胎蛋白可直接进入羊水,造成羊水甲胎蛋白水平显著升高。胎儿期神经尚未分化成熟,可溶性胆碱酯酶进入脑脊液较成人多,故通过检测此酶,也可诊断神经管缺陷,并且其准确性较甲胎蛋白更高。

(一)无脑儿

无脑儿是先天畸形胎儿中最常见的一种,女胎比男胎多 4 倍。

1.诊断要点

(1)临床表现:特殊外观为无颅盖骨,双眼突出,颈短,若伴羊水过多常早产,否则为过期产。分两种类型,一种是脑组织变性坏死突出颅外,另一种类型是脑组织未发育。

(2)体征:腹部检查时,感觉胎头较小。肛门检查和阴道检查时,可扪及凹凸不平的颅底部。

(3)辅助检查:如上所述,孕母血清标志物甲胎蛋白、HCG 等结合 B 超多可确诊。超声可在孕10 周对无脑儿作出诊断。

(4)鉴别诊断:应与面先露、小头畸形、脑脊膜膨出相区别。大的脑脊膜膨出常伴有大面积颅骨缺损。孕 14 周后 B 超探查见不到圆形颅骨光环,头端有不规则瘤结。也可行 X 线检查,无颅盖骨即可确诊。

2.处理

无脑儿无存活可能,一经确诊应引产,分娩多无困难,偶尔因头小不能充分扩张软产道而致胎肩娩出困难,需耐心等待。如伴有脑脊膜膨出造成分娩困难,可行毁胎术或穿颅。

(二)脊柱裂

脊柱裂属脊椎管部分未完全闭合的状态。胎儿脊柱在孕 8～9 周开始骨化,骨化过程若椎体两半不融合,则形成脊椎裂,多发生在胸腰段,孕 18 周是发现的最好时机,20 周后表现明显,B 超可见脊柱间距变宽或形成角度呈 V 或 W 形,脊柱短小、不规则弯曲、不完整。严重者应终止妊娠。

四、其他

如环境、药物、微生物感染等所致的畸形,本节不进行介绍。

(曹景云)

第八节 巨大胎儿

巨大胎儿国内外尚无统一的标准,有多种不同的域值标准,如 3.8 kg、4 kg、4.5 kg、5.0 kg。美国妇产科医师学会提出新生儿出生体重≥4 500 g者为巨大胎儿,我国以≥4 000 g 为巨大胎儿。生活水平的提高,加之对孕期营养的重视,巨大胎儿的出生率越来越高。若产道、产力及胎位均正常,仅表现为胎儿巨大,即可出现头盆不称而发生分娩困难,如肩难产。

一、高危因素

巨大胎儿是多种因素综合作用的结果,很难用单一的因素解释。临床资料表明仅有 40%的巨大胎儿存在各种高危因素,其他 60%的巨大胎儿无明显的高危因素存在。根据 Williams 产科学的描述,巨大胎儿常见的发生因素有糖尿病、父母肥胖(尤其是母亲肥胖)、经产妇、过期妊娠、孕妇年龄、男胎、前一胎为巨大胎儿、种族和环境等。

(一)孕妇糖尿病

孕妇糖尿病包括妊娠合并糖尿病和妊娠糖尿病,甚至糖耐量受损,巨大胎儿的发病率明显升高。在胎盘功能正常的情况下,孕妇血糖升高,通过胎盘进入胎儿血循环,使胎儿的血糖浓度升高,刺激胎儿胰岛 β 细胞增生,导致胎儿胰岛素分泌反应性升高,进而引发胎儿高糖血症和高胰岛素血症,促进糖原、脂肪和蛋白质合成,使胎儿脂肪堆积、脏器增大、体重增加,故胎儿巨大。糖尿病孕妇巨大胎儿的发病率可达 26%,而正常孕妇中巨大胎儿的发生率仅为 5%。但是,并不是所有糖尿病孕妇的巨大胎儿的发病率都升高。当糖尿病合并妊娠的 White 分级在 B 级以上时,由于胎盘血管的硬化、胎盘功能降低,反而使胎儿生长受限的发病率升高。

(二)孕前肥胖及孕期体重增加过快

当孕前体重指数＞30 kg/m^2、孕期营养过剩、孕期体重增加过快时,巨大胎儿发生率均明显升高。有学者对 588 例体重＞113.4 kg 及 588 例体重＜90.7 kg 妇女的妊娠并发症进行比较,发现前者的妊娠糖尿病、巨大胎儿及肩难产的发病率分别为 10%、24%和 5%,明显高于后者的 0.7%、7%和0.6%。当孕妇体重＞136 kg 时,巨大胎儿的发生率高达 30%。可见孕妇肥胖与妊娠糖尿病、巨大胎儿和肩难产等均有密切的相关性。这可能与能量摄入大于能量消耗导致孕妇和胎儿内分泌代谢平衡失调有关。

(三)经产妇

有资料报道胎儿体重随分娩次数增加而增加,妊娠 5 次以上者胎儿平均体重增加 80～120 g。

(四)过期妊娠

与巨大胎儿有明显的相关性。孕晚期是胎儿生长发育最快的时期,过期妊娠而胎盘功能正常者,子宫胎盘血供良好,持续供给胎儿营养物质和氧气,胎儿不断生长,以致孕期越长,胎儿体重越大,过期妊娠巨大胎儿的发生率是足月儿的 3～7 倍,肩难产的发生率比足月儿增加 2 倍。有学者报道>41 周巨大胎儿的发生率是 33.3%。也有学者报道孕 40～42 周时,巨大胎儿的发生率是 20%,而孕 42～42 周末时发生率升高到 43%。

(五)孕妇年龄

高龄孕妇并发肥胖和糖尿病的机会增多,因此分娩巨大胎儿的可能性增大。Stotland 等报道孕妇30～39 岁巨大胎儿发生率最高,为 15.3%;而 20 岁以下发生率最低,为 8.4%。

(六)上胎巨大胎儿

曾经分娩过超过 4 000 g 新生儿的妇女与无此病史的妇女相比,再次分娩超过 4 500 g 新生儿的概率增加 5～10 倍。

(七)羊水过多

巨大胎儿往往与羊水过多同时存在,两者的因果关系尚不清楚。

(八)遗传因素

遗传基因是决定胎儿生长的前提条件,它控制细胞的生长和组织分化。但详细机制还不清楚。遗传因素包括胎儿性别、种族及民族等。在所有有关巨大胎儿的资料中都有男性胎儿发生率增加的报道,通常占 60%～65%。这是因为在妊娠晚期的每一孕周男性胎儿的体重比相应的女性胎儿重 150 g。身材高大的父母其子女为巨大胎儿的发生率高;不同种族、不同民族巨大胎儿的发生率各不相同。有学者报道排除其他因素的影响,原为加拿大民族的巨大胎儿发生率明显高于加拿大籍的外民族人群的发生率。也有学者报道美国白种人巨大胎儿发生率为 16%,而非白种人(包括黑色人种、西班牙裔和亚裔)为 11%。

(九)环境因素

高原地区由于空气中氧分压低,巨大胎儿的发生率较平原地区低。

二、对母儿的影响

分娩困难是巨大胎儿主要的并发症。由于胎儿体积的增大,胎头和胎肩是分娩困难的主要部位。难产率明显增高,带来母儿的一系列并发症。

(一)对母体的影响

有学者报道新生儿体重>3 500 g,母体并发症开始增加,且随出生体重增加而增加,在新生儿体重为4 000 g时,肩难产和剖宫产率明显增加,4 500 g 时再次增加。其他并发症增加缓慢而平稳(图 11-6)。

1.产程延长或停滞

由于巨大胎儿的胎头较大,造成孕妇的骨盆相对狭窄,头盆不称的发生率增加。在胎头双顶径较大者,直至临产后胎头始终不入盆,若胎头搁置在骨盆入口平面以上,称为骑跨征阳性,表现为第一产程延长;若双顶径相对小于胸腹径,胎头下降受阻,易发生活跃期延长、停滞或第二产程延长。由于产程延长易导致继发性宫缩乏力;同时巨大胎儿的子宫容积较大,子宫肌纤维的张力较高，肌纤维的过度牵拉，易发生原发性宫缩乏力；宫缩乏力反过来又导致胎位异常、产程延长。巨大胎儿双肩径大于双顶径，尤其是糖尿病孕妇的胎儿，若经阴道分娩，易发生肩难产。

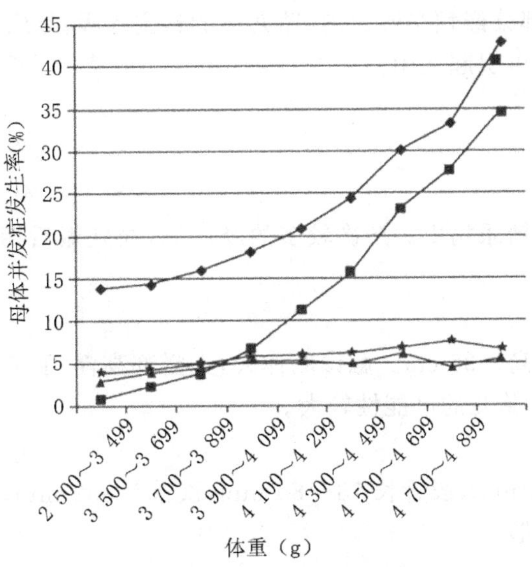

图 11-6　母体并发症与胎儿出生体重的关系

2.手术产发生率增加

巨大胎儿头盆不称的发生率增加，容易产程异常，因此手术产概率增加，剖宫产率增加。

3.软产道损伤

由于胎儿大，胎儿通过软产道时可造成宫颈、阴道、会阴裂伤，严重者可裂至阴道穹隆、子宫下段甚至盆壁，形成腹膜后血肿或阔韧带内血肿。如果梗阻性难产未及时发现和处理，可以导致子宫破裂。

4.尾骨骨折

由于胎儿大、胎头硬，当通过骨盆出口时，为克服阻力或阴道助产时，可能发生尾骨骨折。

5.产后出血及感染

巨大胎儿子宫肌纤维过度牵拉，易发生产后宫缩乏力，或因软产道损伤引起产后出血，甚至出血性休克。上述各种因素造成产褥感染率增加。

6.生殖道瘘

由于产程长甚至滞产，胎儿头长时间压于阴道前壁、膀胱、尿道和耻骨联合之间，导致局部组织缺血坏死形成尿瘘，或直肠受压坏死形成粪瘘；或因手术助产直接损伤所致。

7.盆腔器官脱垂

产后可因分娩时盆底组织过度伸长或裂伤，发生子宫脱垂或阴道前、后壁膨出。

(二)对新生儿的影响

1.新生儿产伤

巨大胎儿肩难产率增高，据统计肩难产的发生率为 0.15%～0.60%，体重≥4 000 g 巨大胎儿肩难产的发生率为 3%～12%，≥4 500 g 者肩难产的发生率为 8.4%～22.6%。有学者报道当出生体重＞4 000 g，肩难产发生率为 13%。加上巨大胎儿手术产发生率增加，新生儿产伤发生率高。如导致新生儿臂丛神经损伤及麻痹、颅内出血、锁骨骨折、胸锁乳突肌血肿等。

2.胎儿窘迫、新生儿窒息

胎头娩出后胎肩以下部分嵌顿在阴道内，胎儿不能自主呼吸，导致胎儿窘迫、新生儿窒息，如脐带停止搏动或胎盘早剥，可引起死胎。

三、诊断

(一)病史及临床表现

多有巨大胎儿分娩史、糖尿病史。产次较多的经产妇，在妊娠后期出现呼吸困难，自觉腹部沉重及两胁部胀痛。

(二)腹部检查

视诊腹部明显膨隆，宫高>35 cm。触诊胎体大，先露部高浮，胎心正常但位置稍高，当子宫高加腹围≥140 cm时，巨大胎儿的可能性较大。

(三)B超检查

胎头双顶径长98～100 mm，股骨长78～80 mm，腹围>330 mm，应考虑巨大胎儿，同时排除双胎、羊水过多及胎儿畸形。

四、处理

(一)妊娠期

检查发现胎儿大或既往分娩巨大胎儿者，应检查孕妇有无糖尿病。若为糖尿病孕妇，应积极治疗，必要时予以胰岛素治疗控制胎儿的体重增长，并于妊娠36周后，根据胎儿成熟度、胎盘功能检查及糖尿病控制情况，择期引产或剖宫产。不管是否存在妊娠糖尿病，有巨大胎儿可能的孕妇均要进行营养咨询，以合理调节膳食结构，每天摄入的总能量以8 790～9 210 kJ(2 100～2 200 kcal)为宜，适当降低脂肪的摄入量。同时适当的运动可以降低巨大胎儿的发病率。

(二)分娩期

估计非糖尿病孕妇胎儿体重≥4 500 g，糖尿病孕妇胎儿体重≥4 000 g，即使骨盆正常，为防止母儿产时损伤应行剖宫产。临产后，不宜试产过久。若产程延长，估计胎儿体重>4 500 g，胎头停滞在中骨盆，也应剖宫产。若胎头双顶径已达坐骨棘下3 cm，宫口已开全者，应做较大的会阴后侧切开，予以产钳助产，同时做好处理肩难产的准备工作。分娩后应行宫颈及阴道检查，了解有无软产道损伤，并预防产后出血。若胎儿已死，行穿颅术或碎胎术。

(三)新生儿处理

新生儿应预防低血糖发生，生后1～2小时开始喂糖水，及早开奶；积极治疗高胆红素血症，多选用蓝光治疗；新生儿易发生低钙血症，多用10%葡萄糖酸钙1 mL/kg加入葡萄糖液中静脉滴注补充钙剂。

(蔡雪梅)

第十二章

妊娠合并症

第一节　妊娠合并高血压

妊娠合并高血压指妊娠期高血压疾病,包括妊娠高血压、子痫前期、子痫、慢性高血压并发子痫前期及慢性高血压合并妊娠。过去我国称妊娠高血压综合征(妊高征)是妊娠期特有的疾病。其主要特点是生育年龄妇女在妊娠期20周以后出现高血压、蛋白尿等症状,在分娩后随之消失。该病是孕产妇和围生儿病率及死亡率的主要原因,严重影响母婴健康。与出血、感染、心脏病一起构成了致命的四大妊娠合并症,成为孕产妇死亡的主要原因之一。据估计,全世界每年因子痫而死亡的妇女大约有5万。这种死亡在发达国家并不多见,可能与普通的良好的产前检查和治疗有关。在我国,特别是边远地区,妊高征的发病率与死亡率较高。

一、病因学

妊娠期高血压疾病的发病原因非常复杂,虽然各方学者100多年的研究,迄今尚未阐明。近年来,集中于滋养细胞浅着床,胎盘缺血缺氧及具有生物活性的内皮细胞功能障碍的研究,即损伤、功能障碍,导致血管舒缩物质失衡,增加血管对舒缩物质的敏感性,但导致血管内皮损伤的机制有待进一步研究。最近,有研究认为胎盘免疫复合物的超负荷所致的血管免疫炎症是先兆子痫发病的主要原因之一。以下介绍目前认为与发病可能有关的几种因素与病因学说。

(一)子宫胎盘缺血学说

胎盘滋养细胞侵入蜕膜的功能减退是引起子痫前期的关键因素,也是导致胎盘缺血/缺氧的主要原因之一。近年来的研究多集中于母体接触的滋养细胞,在妊娠12周滋养细胞穿破蜕膜与子宫肌层连接部;妊娠18周可进入子宫肌层动脉。由于滋养层细胞入侵,螺旋动脉远端的结构与功能发生改变,重新塑形的螺旋动脉失去血管平滑肌及弹性结构,变成充分扩张、曲折迂回的管型,管壁内许多弥散的细胞滋养细胞代替了血管内皮细胞。覆盖在螺旋动脉中的滋养层细胞对血管紧张素的敏感性降低,使螺旋动脉扩张,子宫胎盘血流量增加。先兆子痫滋养层细胞在血管内移行受抑制,仅在螺旋动脉蜕膜顶部可见少量滋养层细胞,子宫肌层的螺旋动脉维持其平滑肌层及弹性结构。分娩时做胎盘病理,找不到通常所见的浸润的滋养层细胞。

重度先兆子痫时见:①胎盘滋养叶细胞于孕中晚期仍存在大量抗原性较强的未成熟滋养层细胞,滋养叶抗原超负载。②滋养层细胞HLA-G抗原表达明显减弱,可使母体保护免疫反应减弱，从而可导致孕早期滋养细胞受到免疫损伤，以致浸润能力受限，导致子宫螺旋小动脉发育受阻于黏膜段，即所谓胎盘浅着床，造成胎盘缺血，并且螺旋小动脉管壁出现急性粥样硬化病变。③先兆子痫时胎盘灌注减少导致产妇血管内皮细胞广泛功能障碍，滋养细胞浸润不足，从而导致子宫螺旋动脉不完全重构，进一步引起胎盘缺血缺氧。子宫胎盘缺血被认为是妊娠期高血压疾病的首要原因。胎盘灌注不良和缺氧时合成和释放大量因子，其中有抗血管生成因子（sFLt-1）和 endoglin（sEng），缺血性胎盘可能提高这些因子的结合力，使孕妇肾脏血管内皮细胞和其他器官引起广泛的激活和（或）功能障碍，最终导致高血压。

（二）胎盘免疫理论学说

子痫前期免疫适应不良可能导致滋养细胞浸润螺旋动脉受到干扰；入侵不足和滋养细胞抑制血管扩张，降低产妇绒毛间血液供应空间，从而减少灌注或造成缺氧。近年研究认为子痫发病的胎盘免疫学有关因素有以下几方面。

（1）精浆-囊泡源性转化生长因子，它可以抑制Ⅰ型免疫反应的产生，被认为与胎盘胎儿发育不良有关。由于母胎免疫适应不良，可使胎盘浅表，随后增加滋养细胞脱落，可能触发一个系统的炎症反应。抗原刺激导致大量辅助 Th_1 细胞活化、内皮细胞活化和炎症缺血再灌注或母亲不适当地对存在的滋养层过度炎症反应。

（2）多态性的 HLA-G 在滋养叶细胞介导的细胞毒方面也起着重要的作用。

（3）自然杀伤细胞产生细胞因子，它们是与血管生成和结构有关的因子，包括血管内皮生长因子、胎盘生长因子和血管生成素Ⅱ与胎盘缺血有关。可见精浆-囊泡原性免疫因素、HLA-G 活性、自然杀伤细胞的活性等与胎盘血管的重铸有着重要的关系，免疫机制控制着滋养层细胞的浸润，在子痫前期发病中起着重要的作用。

胎盘免疫复合物超负荷所致的炎症反应是先兆子痫发病的重要原因，先兆子痫的流行病学显示胎盘是免疫的源头，随着正常妊娠的进展，滋养细胞凋亡显著增加，释放合胞体滋养层碎片，其中包括合胞体滋养层微小碎片，游离胎儿 DNA，细胞角质蛋白片段，这些细胞碎片导致循环免疫复合物形成，发起一连串的炎症反应。正常妊娠体内可以平衡免疫复合物的产生与清除。如果滋养细胞碎片过多，超过了产妇清除能力，体内发生氧化应激过程导致炎症进程。产妇体内氧化应激不断刺激胎盘细胞进一步凋亡、坏死。理论上，胎盘细胞某些过程，如滋养细胞脱落，排出，免疫复合物产生，炎症反应，氧化应激等均加重胎盘细胞凋亡。免疫复合物易沉积在血管壁，吸附在白细胞 Fe 受体，导致白细胞激活和组织损伤，许多数据表明先兆子痫发生血管炎症反应。在先兆子痫患者的肝脏、肾脏、子宫脱膜、皮肤组织的活检中证明有免疫复合物存在和补体沉积。动脉血管活检显示内皮细胞纤维素样坏死，急性动脉粥样硬化，这类似于器官免疫排斥改变。因此，认为先兆子痫病理生理基础是循环免疫复合物超负荷的形成，介导血管损伤和炎症过程。

（三）血管生成因子

现在认为子痫前期发病中胎盘血管改变是一个重要因素，最近研究可溶性酪氨酸激酶-1（sFIt-1），可结合循环血管内皮生长因子（VEGF）和胎盘生长因子（PIGF），阻止它们对血管内皮细胞的作用，从而导致对内皮细胞功能障碍。最近的一项研究中，在孕妇容易发展子痫前期情况下，表现出更高水平的酪氨酸激酶-1，相反，胎盘生长因子和血管内皮生长因子减少。血管内皮生长因子（VEGF）被公认为有效的血管生成和增殖的影响因子；它被确认为细胞平衡一个重要因素，特别是在平衡氧化应激上。可溶性的内源性 sFIt-1 主要来源于胎盘，可能破坏血管内皮生长因子的信号。大量的临床证据说明子痫前期产妇循环因素与血管生成(VEGF 和 PIGF)和抗血管生成(sFIt-1)不平衡是密切相关的。子痫前期患者血浆和羊水 sFIt-1 的浓度升高,以及胎盘 sFIt-1 mRNA 的表达增强。此外,子痫前期妇女血液循环中高水平 sFIt-1 与 PIGF 和 VEGF 水平下降相关。最近研究报道认为 sFIt-1 升高可能有预测子痫前期价值,因为在出现临床症状高血压和蛋白尿之前血浓度似乎已增加。另外有人建议用 sFIt-1 与 PIGF 比率可能是预测子痫前期最准确的方法之一。

另一种抗血管生长因子,Endoglin(sEng)是子痫前期发病中的一个因素,sEng 是转化生长因子(TGF-β)受体复合物一个组成部分。是一个与缺氧诱导蛋白、细胞增殖和一氧化氮(nitricoxide,NO)信号相关的因子。sEng 也被证明与抗血管生成有关,它能损害 TGF-β 结合细胞表面受体。

(四)血管内皮细胞损伤

近年来研究认为,血管内皮细胞除具有屏障作用外,更是机体最大的内分泌组织,通过自分泌释放血管活性物质如 NO、内皮素、前列环素等调节血管舒缩,协调凝血和抗凝血之间的平衡,参与组织间与血液间的物质交换、吞噬细菌,起到血液净化器的作用。妊娠期高血压疾病时胎盘滋养层细胞迁移至蜕膜及子宫肌层螺旋小动脉的功能减退,使螺旋小动脉对血管紧张素敏感性增加,导致了胎盘单位灌注不足。这使一些因子分泌入母血,从而活化血管内皮细胞,内皮细胞功能广泛改变。在妊娠期高血压疾病中血管内皮细胞形态受损,导致:①造成血管内皮细胞连接破坏,致使血管内的蛋白和液体外渗;②激活凝血系统造成 DIC,并释放血管活性因子;③增加血管收缩因子如内皮素(ET-1)的生成与释放,并减少血管扩张因子,如 NO、前列环素的生成与释放,导致 NO、PGI_2 合成及成分减少,而 ET 合成或分泌量增加,小动脉平滑肌的兴奋性和对血管收缩物质(如血管紧张素)的敏感度增加,造成全身的小动脉痉挛,导致妊娠期高血压疾病病理发生。

(五)氧化应激学说

在氧化应激升高状态,不平衡的抗氧化因子导致血管内皮功能障碍或是通过对血管直接作用或通过减少血管舒张剂生物活性。在子痫前期,氧化应激可能是由于产妇原先存在的条件,如肥胖、糖尿病和高脂血症。胎盘中超氧化物歧化酶(SOD)水平减少和超氧化物转化酶活性降低,总抗氧化保护能力降低。有研究认为过氧化脂质是毒性物质,损害内皮细胞,增加末梢血管收缩和增加血栓合成,以及减少前列腺环素的合成。现认为过氧化脂质不是起因,而是氧化压力导致的胎盘缺血和细胞激活作用的结果,局部过氧化脂质的积蓄导致了自由基产物的增加,它改变了前列环素/血栓素的合成,过氧化脂质、血栓素和(或)细胞激酶的增加激发了血管和器官的功能破坏。脂质蛋白代谢的改变主要是极低密度脂蛋白(VLDL)和氧化低密度脂蛋白的增加,还有甘油三酯磷脂蛋白可能导致内皮细胞损害。过氧化脂质和它的相关性自由基已成为子痫前期患者胎盘功能损害的发病因素。目前的研究证实:母血中增高的过氧脂质主要来源于胎盘,它可以损害滋养层细胞的线粒体蛋白,使滋养细胞功能衰退,这是子痫前期病理生理学的一个因素。

(六)凝血与纤溶系统变化

血液凝血机制和纤溶酶的改变被认为在子痫前期病理中起着一个重要的作用。正常妊娠时处于全身性血液高凝和胎盘局部血凝亢进状态,机体为适应这一变化,充分发挥了血管内皮细胞的抗凝功能,进行代偿。子痫前期时,血管内皮细胞代偿功能不全,所分泌的前列环素(PGI_2)、血栓调节蛋白(TM)、组织纤溶酶原激活物(tPA)、纤维结合蛋白(Fn)、抗凝血酶(AT-Ⅲ)比例失调,使凝血纤溶活性、凝血功能与抗凝血功能失调,难以对抗血液高凝,至血凝亢进,呈慢性 DIC 改变。近年来发现子痫前期尤其是重度子痫前期患者常有出血倾向,机体存在凝血因子不同程度的减少及纤维蛋白降解产物明显升高,血浆中低水平的纤溶酶原激动抑制因子Ⅱ与重度子痫前期及 FGR 有关。肾、胎盘免疫荧光技术亦证实肾和胎盘局部 DIC 改变,但 DIC 和妊娠期高血压疾病的因果关系尚待阐明。

另一个重要因素是血小板、血小板的活性因子(PAF),血小板颗粒膜蛋白(GMP-140)的变化、活性增加与妊娠期高血压疾病发生及病情有关。有研究提出,用流式细胞仪测定血小板活化可预测子痫前期的发生,测定 CD63 表达增加是发生子痫前期的危险因素,但这种方法仍处于研究状态。血小板内皮细胞黏附分子-Ⅰ表达增强是鉴别妊娠期高血压疾病与正常妊娠最好的标志物。

(七)DDAH/ADMA/L-arg-NO 系统

近年来,有学者开始关注到一氧化氮合酶抑制物及其水解酶在子痫前期发病中的作用。有研究结果提示:一氧化氮合酶抑制物 L-精氨酸的同系物一非对称性二甲基精氨酸是 NOS 的内源性抑制剂,可与 L-精氨酸竞争性地抑制 NOS,减少 NO 合成。同时研究提示ADMA不是通过肾脏滤过清除,而是主要由 NO 合酶抑制的水解酶分解代谢,此种酶称为二甲基精氨酸二甲胺水解酶。DDAH 广泛存在于人的血管内皮细胞和其他组织细胞。DDAH 有两种异构体:1 型和 2 型。DDAH1 型主要存在于表达 nNOS 的组织中,$DDAH_2$ 型则在表达 eNOS 的组织中占优势,在胎儿组织中高度表达。$DDAH_2$ 表达或活性的改变可能是内皮细胞局部或机体全身性 ADMA 浓度变化的重要机制。现研究已证实改变 DDAH 活性可影响ADMA的水平。

国外最新研究认为 NO 合成减少受到 DDAH/ADMA/NOS 途径的调节。ADMA 抑制 NOS 的生物活性,而 ADMA 主要由 DDAH 代谢降解,子痫前期患者 DDAH 的表达减少,使血浆 ADMA 的分解代谢减少;血浆 ADMA 水平升高,导致 eNOS 的活性降低,使 NO 的生物合成减少,体内血管舒缩因子的平衡失调,血管收缩因子占优势,机体的小血管发生收缩,外周血管阻力增加,而产生子痫前期的病理改变。

有研究显示子痫前期血小板 L-arg-NO 通路损伤,引起血小板聚集和黏附增强,呈一种血栓状态,血栓状态不仅仅是子痫前期的特征,而且可能是其发病原因。有学者研究见抑制 NO 合成时,孕鼠血浆内皮素、血栓素、TXA_2、血管紧张素Ⅱ水平升高,而前列环素、PGI_2 则降低,提示 NOS 的抑制剂 ADMA 通过抑制 NOS 的合成,影响孕鼠的血管调节因子,造成内皮细胞损伤,可能是妊娠期高血压疾病的病因。

另一方面 $DDAH_2$ 的低表达也可能导致血管内皮生长因子-mRNA 表达下调,引起胎盘血管构建的改变,使血管内膜的完整性受到损害,并影响内皮细胞的生长分化,致使胎盘新生血管的生成减少,胎盘血流灌注不足,而进一步加重血管内膜的损伤,使血管舒缩因子失衡,引起小动脉痉挛,发生子痫前期的病理生理改变。ADMA 不仅可以抑制 NOS 活性,而且还可以在内皮细胞膜的转运过程中与 L-精氨酸竞争,降低 L-精氨酸的转运率,NOS 作用的底物 L-精氨酸减少,使 NO 的合成减少,导致血压升高,基于对ADMA在高血压及子痫前期等血管内皮损伤性疾病发病中重要作用的认识,启发了人们应用L-精氨酸及 NO 释放剂治疗原发性高血压和子痫前期,并获得了较好的疗效。

有学者报道了子痫前期与 DDAH/ADMA/NOS 系统的研究,提示此途径失调可能是子痫前期发病的重要因素。该研究结果见子痫前期组与正常妊娠组比较胎盘中 $DDAH_2$-mRNA 的表达明显降低；相反血浆 ADMA 水平升高；胎盘中 eNOS 含量呈低表达。推测子痫前期发病与 DDAH-ADMA-NOS 失调有关。

二、病理生理

妊娠期高血压疾病的病理生理改变广泛而复杂，由于不正常的滋养细胞浸润和螺旋动脉重铸失败，使胎盘损害。各种损伤因子通过血管内皮细胞受体，引起内皮细胞损伤；使全身血管痉挛、凝血系统的激活，止血机制异常、前列环素与血栓素比值改变等。这些异常改变导致视网膜、肝、肾、脑血液等多器官系统的病理性损害。

(一)子宫胎盘病理改变

正常妊娠时，滋养层细胞浸润蜕膜及子宫肌层内 1/3 部分的螺旋动脉，螺旋动脉的生理及形态改变，使子宫胎盘动脉血管床变成低阻、低压、高流量系统。而妊娠期高血压疾病时，螺旋动脉生理改变仅限于子宫蜕膜层，肌层的血管没有扩张，子宫螺旋动脉直径仅为正常妊娠的 40%。并出现胎盘血管急性粥样病变。电镜下观察发现，妊娠期高血压患者子宫胎盘血管有广泛的血管内皮细胞超微结构损伤。临床上常见有胎儿发育迟缓、胎盘早剥、胎死宫内。

(二)肾脏改变

妊娠高血压疾病时，由于肾小动脉痉挛，使肾血流量减少 20%，GFR 减少 30%。低的过滤分数，肾小球滤过率和肾的灌注量下降，尿酸清除率下降在子痫前期是一个重要的标志。肾小球血管内皮增殖是妊娠期高血压疾病特征性肾损害，肾小球毛细血管内皮细胞肿胀，体积增大、血流阻滞。肾小球可能有梗死，内皮下有纤维样物质沉积，使肾小球前小动脉极度狭窄，肾功能改变。在妊娠期高血压疾病早期血尿酸即增高，随着妊娠期高血压疾病的发展，血尿素氮和肌酐均增高。严重者少尿(日量≤400 mL)，无尿(日量≤100 mL)及急性肾衰竭。

(三)中枢神经系统改变

脑部损害在子痫前期很多见，临床表现包括头痛、视力模糊和皮质盲，所有改变是瞬时的，是受血压和树突状的传递控制。出血是由于血管痉挛和缺血，血管被纤维蛋白渗透，导致水肿、血管破裂。脑血流灌注有自身调节，在较大血压波动范围内仍能保持正常血流，当脑动脉血管痉挛，血压超过自身调节上限值或痉挛导致脑组织水肿、血管内皮细胞间的紧密连接就会断裂，血浆及红细胞渗透到血管外间隙，引起脑内点状出血，甚至大面积渗出血，脑功能受损。脑功能受损表现为脑水肿、抽搐、昏迷，甚至脑出血、脑疝。有资料说 MABP≥18.7 kPa(140 mmHg)时脑血管自身调节功能丧失而易致脑出血。

最近，用 MRI 检查发现在重度子痫前期和子痫的脑出血有 2 种类型，大多数是遍及脑部的分散性出血和枕叶皮质，与收缩压和舒张压严重升高有关。在许多脑出血继发死亡的病例，与不少脑血管破裂的原因与脑深部微小动脉穿透有关，称夏科-布沙尔瘤，特别是在基底结、丘脑和深白质多见，并发现这种脑血管微小动脉瘤的破裂直接与血压升高有关。

(四)心血管系统改变

一些临床研究报道，妊娠高血压疾病患者有左心室重量增加与舒张功能不全的迹象，在子痫前期心排血量和血浆容量是下降的。胎盘灌注减少导致产妇血管内皮细胞广泛功能障碍，胎盘灌注不良和缺氧时合成和释放大量的因子如 sFIt-1 和 sFng。这些因子在产妇肾脏和其他器官引起广泛的氧化激活或血管内皮细胞功能障碍，最终导致高血压。血管系统的抵抗力增加是由

于 PGI_2/TXA_2 的增加，内皮依赖性舒张受损。冠状动脉痉挛，可引起心肌缺血、间质水肿及点状出血与坏死，偶见毛细血管内栓塞，心肌损害严重可引起妊娠期高血压疾病性心脏病、心功能不全甚至心力衰竭、肺水肿。急性心力衰竭肺水肿患者的临床上可见肺淤血、肺毛细血管压增高、肺间质水肿、肺泡内水肿。心力衰竭的临床表现有脉率速、呼吸困难、胸闷、肺部啰音，甚至端坐呼吸。对全身水肿严重的患者，虽无端坐呼吸，应警惕右心衰竭。扩容治疗使用不当可产生医源性左心衰竭、肺水肿。

(五)肝脏改变

病情严重时肝内小动脉痉挛与舒张，肝血管内层突然充血，肝静脉窦的内压力骤然升高，门静脉周围组织内可能发生出血。若肝血管痉挛收缩过久，肝血管内纤维蛋白的沉积和缺血，引起的肝周围和区域的坏死，则可导致肝实质细胞不同程度损害。妊娠期高血压疾病致肝细胞缺血、缺氧、细胞肿胀，可单项转氨酶增高，轻度黄疸，胆红素可超过 51.3 mmol/L。严重者甚至出现肝区毛细血管出血，可致肝被膜下血肿。

(六)微血管病性溶血

妊娠期高血压疾病时由于微循环淤血，可并发微血管病性溶血，其发生的原因是：①红细胞变形力差；②血管内皮受损，血小板被激活，血小板计数下降；③细胞膜饱和脂肪酸多于不饱和脂肪酸，比值失衡，细胞易裂解；肝细胞内 SGOT 释放至血液循环。

有报道重度子痫前期并发微血管病性溶血，并根据其临床三个主要症状：①溶血性贫血；②转氨酶高；③血小板减少，命名为 HELLP 综合征。临床表现有上腹痛、肠胃症状、黄疸等。严重者发展为 DIC，有 DIC 的临床及实验指标。这些病理改变发生在肾脏可出现由于肾血管内广泛性纤维蛋白微血栓形成所致的产后溶血性尿毒症性综合征。

(七)眼部改变

由于血管痉挛可发生视网膜剥离或皮质盲。视力模糊至双目失明，视网膜水肿至视网膜剥离失明，或大脑后动脉严重的血管痉挛性收缩致视觉皮质中枢受损失明。

(八)血流动力学改变

正常妊娠是心排血量(CO)随心率及搏出量增加而增加，系统血管阻力(SVR)则下降，而肺血管阻力(PVR)、中心静脉压(CVP)、肺动脉楔压(PCWP)及平均动脉压都没有明显改变，左心室功能保持正常水平，但未治疗的子痫前期患者，CO、PCWP 下降，SVR 可以正常或增高显示低排高阻的改变。

三、临床监测

(一)一般临床症状

过去通常将高血压、蛋白尿、水肿认为是妊娠期高血压疾病三大症状，作为监测主要项目。随着对妊娠高血压疾病病理生理的进一步认识，认为应将脏器损害的有关症状，特别是将心、肺、肾、脑、视觉、肝及血液系统损害的有关症状作为常规重点监测。

1.血压

血压升高是妊娠期高血压疾病诊断的重要依据，血压升高至少应出现两次以上，间隔 6 小时。基础血压较前升高，但血压低于 18.7/12.0 kPa(140/90 mmHg)不作为诊断标准，必要时监测24～48 小时的动态血压。

2.尿蛋白

尿蛋白是指24小时内尿液中的蛋白含量≥300 mg或在至少相隔6小时的两次随机尿液检查中尿蛋白浓度为0.1 g/L(定性+)。尿蛋白通常发生在高血压之后，与病情及胎儿的病率和死亡率有密切相关，以24小时尿蛋白总量为标准。

3.水肿

水肿是妊娠期高血压疾病的早期症状，但不是特有的症状，1周体重增加超过2.5 kg是妊娠期高血压疾病的明显症状。

4.心率和呼吸

休息时心率≥110次/分，呼吸≥20次/分，肺底细湿啰音，是早期心力衰竭的表现。

5.肾脏

肾小动脉痉挛在妊娠期高血压疾病患者是很常见的，在肾活检中有85%存在小动脉痉挛或狭窄，肾活检有助于鉴别诊断。

6.神经系统症状

头痛、头晕、眼花、耳鸣、嗜睡和间歇性突发性抽搐是常见的。在重度妊娠期高血压疾病，这些症状是由于脑血流灌注不足或脑水肿所致。

7.视觉

视力模糊、复视、盲点、失明，这些病变是由于视网膜小动脉痉挛，水肿，其病理变化可以是枕部皮质局部缺血和出血所致。

8.消化系统症状

恶心、呕吐、上腹部或右上腹部疼痛和出血可能是由于肝纤维囊水肿和出血。是子痫前期的严重症状，可以发生肝破裂和抽搐。

(二)实验室检查

根据症状、体征及实验室检查判定疗效及病情，主要实验室检查有以下几个方面。

1.血液及出凝血功能

常规检查血常规、网织红细胞、外周血涂片异常变形红细胞、红细胞碎片。凝血功能检查包括凝血酶原时间(PT)、活性部分凝血酶原时间(APTT)、纤维蛋白原和纤维蛋白原降解产物、*D*-二聚体。血液黏稠度检测包括血黏度、血细胞比容、血浆黏度等。血小板计数对子痫的监测非常重要；血小板减少是严重妊娠期高血压疾病的特征，血小板计数少于100×10^9/L可能是HELLP综合征的症候之一。重度子痫前期常见有血小板减少，纤维蛋白降解产物升高，凝血酶原时间延长，提示可能有弥漫性血管内凝血(DIC)存在。无论何种原因，全身溶血的证据如血红蛋白血症，血红蛋白尿或高胆红素血症都是疾病严重的表现，可能是由于严重血管痉挛引起的微血管溶血所致。

2.肾功能

肌酐清除率应列为肾功能常规检查，是检测肾小球滤过率的很有价值的指标。肌酐清除率降低表示妊娠期高血压疾病严重性增加。血清尿酸、肌酐和血尿素氮也是评价肾功能的有价值的试验。

3.肝功能

血清天冬氨酸氨基转移酶(SGOT)，谷丙转氨酶(SGPT)和乳酸脱氢酶升高是重度子痫前期和HELLP综合征的主要症状之一。肝功能异常，转氨酶升高提示有肝细胞损害、坏死，严重者可有肝包膜下血肿和急性肝破裂的可能。

4.脑电图、脑血流图、脑部计算机断层扫描等检查常有异常表现

脑损害主要的提示是水肿、充血、局部缺血、血栓和出血。子痫发作后常有异常发现。最常见的发现是皮质区的低密度，这些表现是大脑缺血和瘀点伴皮质下损害的结果。昏迷患者的CT 检查或 MRI 常见有广泛性的脑水肿，散在脑出血。

5.心脏

心脏和超声心电图可了解心血管系统的情况。子痫患者常伴随血流动力学变化。在评价心功能时注意 4 个方面：①前负荷，舒张末期压力和心腔容积；②后负荷，心肌收缩张力或射血的阻力；③心肌的收缩或变力状态；④心率。应用非介入性心血管监测，子痫前期患者得到的血流动力学指标变化范围从高心输出伴有低血管阻力到低心输出伴有高血管阻力。不同的血流动力学改变与病情严重程度、患者慢性潜在的疾病和治疗的介入有关。心血管系统功能的评估对诊断和治疗方法的选择是需要的。至于介入性监测手段，如中心静脉压，肺动脉楔压的测定不应作为常规。中心静脉压只适用于重症抢救的患者，特别是少尿、肺水肿的患者。

介入性监测的指征可参考：①不明原因的肺水肿；②少尿，输液后无变化；③应用肼苯达嗪及强降压药后仍难以治疗的高血压；④有其他需血流动力学监测的医学指标。至于肺毛细血管楔状压测定的指征尚未建立。

6.眼底检查

眼底检查应作为常规检查，常见有视网膜痉挛、水肿、出血及视网膜剥离。失明有时是由于脑部缺血和出血所致，称皮质盲。CT 检查可显示。

7.电解质

妊娠期高血压疾病患者电解质浓度与正常孕妇比较无明显差异，但应用了较强的利尿剂、限制钠盐和大量缩宫素液体以致产生抗利尿作用而致低钾、低钠。子痫发作后乳酸性酸中毒和代偿性的呼出二氧化碳，重碳酸盐的浓度降低，导致酸中毒。酸中毒的严重程度与乳酸产生量和代谢速率有关，也与二氧化碳呼出的速率有关。因而，在妊娠期高血压疾病患者，特别是重度子痫前期患者作血电解质测定及血气分析检查非常必要。

8.胎儿宫内状况监测

妊娠期高血压疾病患者因血管痉挛导致胎盘灌注受损，是围生儿病率和死亡率升高的原因。因此对胎儿宫内情况监测很重要。胎儿宫内状况监测包括：妊娠图、宫底高度、胎动监测、电子胎心监护。

胎盘功能监测包括 24 小时尿雌激素/肌酐（E/C）比值、雌三醇 E_3。胎肺成熟度测定包括卵磷脂/鞘磷脂（L/S）、磷脂酰甘油（PG）、泡沫试验。B 超检查包括羊水量、胎儿生长发育情况、胎盘成熟度、胎盘后血肿、脐血流及胎儿大脑中动脉血流频谱、生物物理几项评分等。

四、预测

子痫前期是妊娠期特有的疾病，常在妊娠 20 周后出现症状，此时严重影响母婴健康，然而在出现明显症状前，患者往往已有生化方面的改变，近年来许多学者都在研究预防子痫前期的方法，旨在降低子痫前期的发生率，目前预测方法主要有：生化指标的预测，生物指标的预测，但在预测准确度上差异很大。

(一)生化指标

1.血 β-HCG

现认为妊娠期高血压疾病为一血管内皮损伤性疾病,胎盘血管受累时胎盘绒毛血供减少,绒毛变性坏死,促使新的绒毛滋养层细胞不断形成,而β-HCG值升高。孕15~18周β-HCG值≥2倍正常孕妇同期β-HCG中位数时,其预测妊娠期高血压疾病的特异度为100%,灵敏度为50%。孕中期血β-HCG升高的妇女,其孕晚期妊娠期高血压疾病发生率明显增加,故认为孕中期测β-HCG预测妊娠期高血压疾病具有一定的实用价值。近年研究结果提示,妊娠早期滋养细胞侵蚀性侵入过程中,HCG的主要形式是高糖基化HCG(HHCG),以正常人群HHCG中位数倍数MoM作为检验结果的标准,正常人群为1.0 MoM。在妊娠14~21周,妊娠期高血压疾病患者尿HHCG均值明显低于正常妊娠;当HHCG≤0.9 MoM,相对危险度为1.5;当HHCG≤0.1 MoM时,相对危险度上升至10.42。

2.类胰岛素样生长因子连接蛋白-1(IGFBF-1)

IGFBF-1是蜕膜基底细胞分泌的一种蛋白质,其水平高低可反映滋养层侵入深度。有研究结果认为类胰岛素样生长因子连接蛋白-1在合体滋养细胞、细胞滋养细胞和蜕膜中高表达,但在胎盘的纤维组织中低表达。有研究发现在重度子痫前期血液循环中的胰岛素样生长因子接连蛋白-1水平是(428.3±85.9)ng/mL,而正常对照组是(76.6±11.8)ng/mL(P=0.000 7)。血液胰岛素样生长因子水平是(80.9±17.2)ng/mL。而正常对照组是(179.4±28.2)ng/mL(P=0.100 1)。认为低水平的类胰岛素样生长因子-1和高水平的类胰岛素样生长因子连接蛋白质可能造成胎盘和胎儿发育迟缓。

3.纤维连接蛋白(Fn)

Fn广泛存在于机体各系统中,为网状内皮系统的调理素,当血管内皮受损时,功能失调,Fn过度分泌入血,故血浆Fn升高可反映血管内皮受损情况。一般在血压升高前4周就有Fn增高,有人认为Fn水平升高是预测妊娠期高血压疾病较为敏感的指标。当其<400 μg/L时不可能发生子痫前期,阴性测值96%。

4.尿钙

目前研究认为,妊娠期高血压疾病时肾小球过滤率降低,而肾小管重吸收钙正常,其尿钙水平明显低于正常孕妇或非孕妇。尿Ca/Cr比值≤0.04时预测价值大,现认为此种预测方法是简单实用的方法。

5.尿酸

尿酸由肾小管排泄,当肾小管损害时血中尿酸水平增高,妊娠期高血压疾病肾小管损害甚于肾小球的损害。尿酸水平和病变发展程度有关,亦是监测妊娠期高血压疾病的主要指标之一。

6.血浆非对称二甲基精氨酸(ADMA)水平测定

近年国外有学者研究结果认为NO合酶抑制物-ADMA是NOS的内源性抑制物,可与L-精氨酸竞争性地抑制NOS,减少NO合成。国内黄艳仪、姚细保等研究显示,在子痫前期患者孕期外周血ADMA的浓度比正常孕晚期有显著升高;分别是(17.9±7.25)μg/mLvs,(10.27±1.6)μg/mL(P<0.01),认为外周血ADMA浓度或动态变化可作为妊娠期高血压疾病预测。最近,国外许多研究都认为在23~25周孕妇ADMA浓度增加可随后发展为子痫前期。在早发型子痫前期ADMA明显增高。

7.血管生长因子

近年国外学者研究认为抗血管生成因子 sFIt-1 和抗血管生长因子 Endoglin 是子痫前期发生中的关键因素，与缺氧诱导蛋白与细胞增生和一氧化氮信号相关，可作为妊娠期高血压疾病的预测。孕中期 sFLt-1 的水平增高是预测子痫前期的敏感指标。

8.预测子痫前期新方法

最近两年，基于对妊娠高血压疾病病因学研究的进展，美国提出应用新的生物标志物和物理标志物单独或联合预测子痫前期的发生，这些标志物包括：血清胎盘生长因子(PLGF)、酪氨酸激酶-1 受体(sFIt-1)、血清抗血管生长因子、胎盘蛋白-13、子宫动脉多普勒测量及尿足突状细胞排泄等。最近几个报道提出以下几个预测方法。①PLGF/sFIt-1：在子痫前期发病前后血清胎盘生长因子(PLGF)减少，而 sFIt-1 和Endoglin水平升高，一些研究还发现血清 sFIt-1 和血清 PLGF(sFIt：PLGF)的比例不平衡与疾病严重程度和早发型子痫前期相关。②胎盘蛋白 13(PP-13)：PP-13 是胎盘产生的，认为它参与胎盘血管重塑和种植。Chafetz 及同事进行了一项前瞻性巢式病例对照研究，有学者发现，子痫前期孕三个月时 PP-13 中位数水平明显降低。他们建议孕三个月产妇筛查 PP-13 水平可能预测子痫前期。③尿足突状细胞排泄；足突状细胞存在于各种急性肾小球疾病患者的尿中，子痫前期的特点是急性肾小球损伤。Garovic 等研究44 例子痫前期和 23 例正常孕妇测定血清血管生成因子，尿足突细胞和尿 PLGF100%，子痫前期患者出现尿足迹突状细胞，其特异性为 100%，预测价值优于血管生成因子，临床应用效果仍需进一步深入研究。

(二)生物指标

1.心血管特异性的测定

利用血压动态监测系统对孕妇进行血压监测，当孕 20 周后血压基线仍随孕周增加而无暂时下降趋势者，提示有妊娠期高血压疾病。

2.子宫胎盘血液循环的观察

妊娠早期，位于内膜的胚泡在发育的同时，滋养层细胞继续侵蚀血管，子宫螺旋动脉使管壁肌肉消失，管腔扩大，失去收缩能力，血管阻力下降。妊娠期间，子宫动脉分离出近百条螺旋动脉分布在子宫内膜中，血液充满了绒毛间隙，形成了子宫胎盘局部血供的“高流低阻”现象。在妊娠高血压疾病患者，滋养层细胞对螺旋小动脉的侵蚀不够，血管阻力不下降，或下降较少，舒张期子宫胎盘床血供不足，子宫胎盘循环高阻力。因此，用超声多普勒测量子宫胎盘的循环状态，可预测妊娠高血压疾病。常用的方法主要有两种。①脐动脉血流速度波形测定：测定动脉血流收缩期高峰与舒张高峰比值(S/D)，在孕≤24 周时 S/D≥4，孕后期 S/D<3。凡脐动脉 S/D 比值升高者，妊娠期高血压疾病的发生率为 73%。②子宫动脉多普勒测量：观察是否存在舒张早期切迹，当双侧子宫动脉都存在舒张早期切迹，预测妊娠高血压疾病的敏感性、特异性较高，孕 24 周时敏感度为 76.1%，特异性为 95.1%。

3.孕中期平均动脉压(MABP)

孕 22～26 周 MABP≥11.3 kPa(85 mmHg)时，妊娠期高血压疾病发生率 13%(一般人群为 5%～8%)[MABP=(收缩压+2×舒张压)÷3)]。

4.翻身试验

血压反应阳性，其中 93%的孕妇以后可能发生妊娠期高血压疾病。测定方法为：孕妇左侧卧位测血压直至血压稳定后，翻身仰卧 5 分钟，再测血压，若仰卧舒张压较左侧卧位≥2.7 kPa

(20 mmHg),提示有发生子痫前期倾向。

5.血液流变学试验

低血容量(HCT≥0.35)及高血黏度,全血黏度比值≥3.6,血浆黏度比值≥1.6 者,提示孕妇有发生妊娠期高血压疾病倾向。

五、预防

目前对妊娠高血压疾病缺乏有效的治疗措施,预防工作对降低疾病的发生发展显得更重要。预防工作主要包括几方面。

(一)围产期保健

(1)建立健全的三级保健网,开展围妊娠期和围产期保健工作。

(2)坚持左侧卧位,增加胎盘和绒毛的血液供应,避免胎盘灌注不良和缺血缺氧。

(3)针对高危因素进行预防,保持合理的体重指数,肥胖妇女适当减肥,避免多胎妊娠、高龄妊娠和低龄妊娠、捐赠精子、卵子的怀孕;有复发性流产史;抗心磷脂抗体综合征、易栓症等妊娠高血压疾病危险性增加。

(二)药物、微量元素、营养素的预防作用

1.阿司匹林和其他抗血小板药物

阿司匹林可以选择性抑制环氧合酶,减少血栓素 TXA_2 的合成。在 20 世纪 80 年代一些临床试验也取得可喜的成果;于孕 22 周以前预防性使用低剂量的阿司匹林 50～100 mg 可使该病的风险度下降,阿司匹林治疗 23 周后妊娠不能预防先兆子痫。然而,至 20 世纪 90 年代三个独立的大规模的调查,认为阿司匹林不能降低妊娠高血压疾病的发生率,反而增加胎盘早剥的发生率。一个大型的多中心研究,其中包括2 539 例高风险的妇女,包括糖尿病、慢性高血压、多胎妊娠或先兆子痫,使用低剂量的阿司匹林(60 mg)没有降低子痫前期发生率。现在阿司匹林不建议常规使用预防子痫前期,而应该个体化。对高危患者选择性用药是可以接受的。

2.妊娠期补钙

补钙可稳定细胞膜的结构,控制膜离子的通透性,减少钙离子内流的积聚,可预防妊娠高血压疾病的发生。国外有学者报道从妊娠 20～24 周/24～28 周开始服用钙元素 1 200 mg 增至 2 g,经观察不补钙组妊娠高血压疾病的发病率为 18%,补钙不足 2 g 组妊娠高血压疾病发病率为 7%～9%,补钙 2 g 组发病率为 4%,效果最佳,对母婴无不良影响。

3.抗氧化剂维生素 C 和维生素 E 的补充

多个中心随机试验结果显示,孕期补充维生素 C 和维生素 E 不能降低子痫前期的发生。

4.左旋精氨酸(L-Arginine,L-Arg)的补充

L-Arg 是合成一氧化氮(NO)的底物,它可以刺激血管内皮细胞的 NO 合成酶(NOS),而增加NO 的合成和释放,减轻微血管的损伤,改善子宫胎盘的血流。已有报道用于妊娠高血压疾病的治疗和预防;用 A-Lrg 口服 4 g/d,连用 2 周,可以延长孕周和降低低体重儿的发生率。虽然左旋精氨酸在预防子痫前期的发生方面还缺乏大样本的研究,但随着人们对 NO 了解的逐步深入,L-Arg 在临床应用将更加广泛,用于预防妊娠高血压疾病已初露前景。

5.中医中药在妊娠高血压疾病预防中的应用

自 20 世纪 80 年代起,我国已有关于应用中药丹参、川芎、小剂量熟大黄等中药预防妊娠高血疾病。其中以丹参研究较多;丹参的有效成分丹参酮,有抗血小板聚集、保护内皮细胞的功能,

可增强子宫胎盘的血液灌注，在预防和辅助治疗子痫前期中有一定效果。

我国学者段涛对妊娠高血压疾病提出三级预防措施：一级预防——针对高危因素的预防；二级预防——药物、微量元素、营养素的补充；三级预防——良好的产前检查，及早发现高危因素和早期临床表现，及早处理。

六、治疗

（一）治疗目的

（1）预防抽搐，预防子痫发生。

（2）预防合并脑出血、肺水肿、肾衰竭、胎盘早期剥离和胎儿死亡。

（3）降低孕产妇及围生儿发病率、死亡率及严重后遗症，延长孕周，以对母儿最小创伤的方式终止妊娠。

对其治疗基于以下几点：①纠正病理生理改变；②缓解孕妇症状，及早发现并治疗，保证母亲安全；③监测及促进胎儿生长，治疗方法尽量不影响胎儿发育；④以解痉、降压、镇静、适时终止妊娠为原则。

（二）一般治疗

（1）左侧卧位、营养调节休息（但不宜过量）。

（2）每天注意临床征象的发展，包括头痛、视觉异常、上腹部痛和体重增加过快。

（3）称体重，入院后每天1次。

（4）测定尿蛋白，入院后至少每2天1次。

（5）测定血肌酐、转氨酶、血细胞比容、血小板、测定的间隔依高血压的程度而定，经常估计胎儿的宫内情况。

（三）降压治疗

1.治疗时机

长期以来学者认为降压药虽可使血压下降，但亦可同时降低重要脏器的血流量，还可降低子宫胎盘的血流量，对胎儿有害。故提倡当SBP＞21.3 kPa（160 mmHg）或DBP≥14.7 kPa（110 mmHg）时，为防止脑血管意外，方行降压治疗。近年循证医学分析，表明降低血压不改善胎儿的结局，但减少严重高血压的发生率，并不会加重子痫前期恶化。因此，认真血压控制和适当的生化和血液系统的监测，在妊娠期高血压疾病的治疗中是需要的。

2.轻中度高血压处理

（1）甲基多巴：可兴奋血管运动中枢的α受体，抑制外周交感神经而降低血压。作为降压剂尽管疗效有限，但仍是孕期长期控制血压的药物。甲基多巴是唯一的没有影响胎儿胎盘循环的降压药。常用剂量250 mg，口服，每天3次。

（2）β受体阻滞剂：α、β受体阻滞剂如盐酸拉贝洛尔，能降低严重的高血压发生率，可能通过降低产妇心排血量，降低外周阻力。不影响肾及胎盘的血流量，有抗血小板聚集作用，并能促胎肺成熟。常用剂量100 mg，口服，每天2次，轻中度高血压的维持量一般为每天400～800 mg。其他β受体阻滞剂，尤其是阿替洛尔减少子宫胎盘灌注可导致胎儿宫内生长受限。

（3）硝苯地平：为钙通道阻滞剂，具有抑制钙离子内流的作用，直接松弛血管平滑肌，可解除血管痉挛，扩张周围小动脉，可选择性的扩张脑血管。研究表明硝苯地平能够有效地降低脑动脉压。用法：10 mg口服，每天3次，24小时总量不超过60 mg。孕妇血压不稳定可使用长效硝苯地平;常用氨氯地平,一般剂量 5 mg,每天 1 次,或每天 2 次。硝苯地平控释片(拜新同,拜心同),常用剂量 30 mg,每天 1 次。

(4)尼莫地平:钙通道阻滞剂,选择性扩张脑血管。用法:20～60 mg,口服,每天 2～3 次。

3.重度高血压处理

血压>22.6/14.7 kPa(170/110 mmHg)的结果是直接血管内皮损伤,当血压水平在 24.0～25.3/16.0～17.3 kPa(180～190/120～130 mmHg)时脑血管自动调节功能失衡,从而增加脑出血的危险,也增加胎盘早剥或胎儿窘迫的风险。因此,血压>22.6/14.7 kPa(170/110 mmHg)迫切需要处理。应选用安全有效、不良反应较少的药物,既能将孕妇血压降低到安全水平,又不会造成突然血压下降,因这可能减少子宫胎盘灌注,导致胎儿缺氧。严重急性高血压管理应是一对一护理;连续血压、心率监测,至少每 15 分钟 1 次。

(1)肼屈嗪:直接动脉血管扩张剂,舒张周围小动脉血管,使外周阻力降低,从而降低血管压。并能增加心搏出量、肾血流量及子宫胎盘血流量。降压作用快,舒张压下降明显,是妊娠高血压疾病最常用的控制急性重度高血压的药物。用法如下。①静脉注射:先给 1 mg 静脉缓注试验剂量,如 1 分钟后无不良反应,可在 4 分钟内给 4 mg 静脉缓慢注射。以后根据血压情况每 20 分钟用药 1 次,每次 5～10 mg 稀释缓慢静脉注射,10～20 分钟内注完,最大剂量不超过 30 mg。一般以维持舒张压在 12.0～13.3 kPa(90～100 mmHg)为宜,以免影响胎盘血流量。静脉注射方法比较烦琐,且难以监测,较少采用。②静脉滴注:负荷量 10～20 mg,加入 5%葡萄糖 250 mL,从 10～20 滴/分开始;将血压降低至安全水平,再给予静脉滴注 1～5 mg/h,需严密监测血压。③或 40 mg 加入 5%葡萄糖 500 mL 内静脉滴注。④口服:25～50 mg,每天 3 次。有妊娠期高血压疾病性心脏病、心力衰竭者不宜应用此药。常见不良反应有头痛、心慌、气短、头晕等。但最近 Meta 分析发现,肼屈嗪比硝苯地平或拉贝洛尔更容易发生产妇低血压、胎盘早剥、剖宫产和胎心率变化等不利因素。多年来在国外一般选用肼屈嗪,但目前在欧洲、南非等地区肼屈嗪已不作为治疗子痫前期的一线药物。

(2)拉贝洛尔:拉贝洛尔又称柳胺苄心定,结合 α 和 β-肾上腺素受体阻滞剂,已成为最常用治疗急性重症高血压的药物。用药方案有以下几种方法可参考:①首次剂量可给口服,20 mg,若 10 分钟内无效后再给予 40 mg,10 分钟后仍无效可再给 80 mg,总剂量不能超过 240 mg。②静脉用药首剂可给 20～40 mg,稀释后 10～15 分钟静脉缓慢推注,随后静脉滴注 20 mg/h。根据病情调整滴速、剂量,每天剂量控制在200～240 mg。③也可用拉贝洛尔 200 mg 加入生理盐水 100 mL,以输液泵输入,从0.1～0.2 mg/min低剂量开始,5～10 分钟根据血压调整剂量,每次可递增 0.1～0.2 mg/min,用药时需严密监测血压,24 小时总量不超过 220 mg。④血压平稳后改为口服,100 mg,每 8 小时 1 次。心脏及肝、肾功能不全者慎用,给药期间患者应保持仰卧位,用药后要平卧 3 小时。不良反应有头晕、幻觉、乏力,少数患者可发生直立性低血压。

(3)硝苯地平:钙通道阻滞剂,是有效的口服控制急性重症高血压药,在怀孕期间不能舌下含服,以免引起血压急剧下降,减少子宫胎盘血流,造成胎儿缺氧。此药商品名为“心痛定”,在急性高血压时首剂用 10 mg,30 分钟后血压控制不佳再给 10 mg,每天总量可用 60 mg。亦可考虑用长效硝苯地平,口服,5～10 mg,每天 1 次。不良反应包括头痛、头晕、心悸。

(4)防止惊厥和控制急性痉挛药物:镁离子作为一种外周神经肌肉连接处兴奋阻滞剂,抑制运动神经末梢释放乙酰胆碱,阻断神经肌肉接头间的信息传导,可作为 N-甲基右旋天门冬氨酸受体阻滞剂发挥抗惊厥作用。镁离子竞争结合钙离子,使平滑肌细胞内钙离子水平下降,从而解除血管痉挛,减少血管内皮损伤。镁离子刺激血管内皮细胞合成前列环素,抑制内皮素合成,降低机体对血管紧张素Ⅱ的反应,从而缓解血管痉挛状态。随机对照试验比较使用硫酸镁治疗重度子痫前期防止惊厥,表明在重度子痫前期硫酸镁预防与安慰剂相比会大大降低子痫的发病率。

硫酸镁用药指征:①控制子痫抽搐及防止再抽搐;②预防重度子痫前期发展为子痫;③子痫前期临产前用药预防抽搐。

硫酸镁用药方法:根据我国妊高征协作组及中华医学会推荐治疗方案如下。①首次负荷剂量:静脉给药,25%硫酸镁 2.5~4 g 加于 10%葡萄糖 20~40 mL,缓慢静脉注入,10~15 分钟推完。或用首剂 25%硫酸镁 20 mL(5 g)加入 10%葡萄糖 100~200 mL 中,1 小时内滴完。②维持量:继之 25%硫酸镁60 mL加入 5%葡萄糖液 500 mL 静脉滴注,滴速为 1~2 g/h,用输液泵控制滴速。③根据病情严重程度,决定是否加用肌内注射,用法为 25%硫酸镁 10~20 mL(2.5~5 g),臂肌深部注射,注射前先于肌内注射部位注射 2%利多卡因 2 mL。第 1 个24 小时硫酸镁总量为 25 g,之后酌情减量。24 小时总量控制在22.5~25 g。

有医院自 20 世纪 80 年代初使用硫酸镁静脉滴注治疗重度子痫前期,硫酸镁用量在第 1 个 24 小时用 22.5~25 g,用法:①硫酸镁 2.5 g,稀释在 5%的葡萄糖溶液 20 mL 中缓慢静脉注射。②或者不用静脉注射,改用硫酸镁 5 g 加入 5%葡萄糖液 100~200 mL 中静脉滴注,1 小时内滴完。这样既可使血镁迅速达止痉的有效浓度,又可避免高浓度的硫酸瞬时进入心脏引起房室传导阻滞,致心搏骤停。③继之以硫酸镁 15 g 加入 5%葡萄糖液 500~1 000 mL 静脉滴注,1.5~2 g/h。④夜间(约晚上 10 pm)肌内注射硫酸镁2.5~5.0 g,一般在静脉用药后 5~6 小时以上,或前次用药 5~6 小时后始能加用肌内注射,因硫酸镁的半衰期为 6 小时。⑤用药1~2 天后,若病情稳定,而孕周未达 34 周,胎儿未成熟,需延长孕周者,可用硫酸镁15 g加入 5%葡萄糖液 500~1 000 mL 静脉滴注,1.5~2 g/h,用药天数酌情而定。

我国学者丛克家研究各种治疗方案患者血中镁浓度,硫酸镁用量每天浓度 20.0~22.5 g,在不同时间段血镁浓度均达有效浓度(1.73~2.96 mmol),用首剂负荷量后血镁浓度迅速上升至 1.76 mmol/L,达到制止抽搐的有效血镁浓度。静脉滴注后 5 小时,血镁浓度已下降到 1.64 mmol/L,接近基础值,药效减弱,故主张静脉滴注后加用肌内注射。我院也曾监测血镁浓度,按上述我院的使用方法,在用药 2~4 小时后,血镁浓度达 4.8~5 mEq/L,在连续静脉滴注 6 小时后血镁浓度 4.6 mEq/L,能维持有效治疗量。我院硫酸镁用量多控制在 20 g/d 左右,亦收到治疗效果,未发生过镁中毒反应。我国南方人、北方人体重差异较大,用药时注意按患者体重调整用量。我们认为,国外学者提出的硫酸镁每天用量可达 30 g 以上,甚至更高,不适合亚洲低体重人群,临床中应注意,以免引起镁毒性反应。

硫酸镁主要是防止或控制抽搐,用于紧急处理子痫或重度子痫前期患者,用药天数视病情而定,治疗或防止抽搐有效浓度为 1.7~2.96 mmol/L,若血清镁离子浓度超过 3 mmol/L,即可发生镁中毒。正常人血镁浓度为 1 mmol/L 左右,当血镁≥3 mmol/L 膝反射减弱,≥5 mmol/L 可发生呼吸抑制,≥7 mmol/L可发生传导阻滞,心跳骤然。硫酸镁中毒表现首先是膝反射减弱至消失,全身张力减退,呼吸困难、减慢,语言不清,严重者可出现呼吸肌麻痹,甚至呼吸、心跳停止,危及生命。曾有因硫酸镁中毒,呼吸抑制而死亡之病例发生。应引起临床医师的高度重视,严格掌握硫酸镁用药的指征、剂量、持续时间,严密观察,使既达疗效,又能防毒性反应的发生。

硫酸镁用药注意事项:用药前及用药中需定时检查膝反射是否减弱或消失;呼吸不少于 16 次;尿量每小时不少于 25 mL;或每 24 小时不少于 600 mL。硫酸镁治疗时需备钙,一旦出现中毒反应，应立即静脉注射10％葡萄糖酸钙10 mL。我国近年来广泛应用硫酸镁治疗重度子痫前期及子痫。但大剂量的硫酸镁(22.5～25 g)稀释静脉滴注，必然会增加患者细胞外组织液、明显水肿和造成血管内皮通透性增加，可导致肺水肿。在应用硫酸镁的同时应控制液体输入量，每小时不应超过80 mL，在使用硫酸镁静脉滴注期间应记录每小时尿量，如果患者尿少，需要仔细评定原因，并考虑中心静脉压(CVP)/肺毛细血管压监测。根据病情结合CVP调整液体的出入量。如果出现肺水肿的迹象，应给予20 mg的呋塞米。

(5)血管扩张剂：血管扩张剂硝酸甘油、硝普钠、酚妥拉明，是强有力的速效的血管扩张剂，扩张周围血管使血压下降，可应用于妊娠期高血压疾病，急进性高血压。

具体用法：①硝酸甘油。硝酸甘油为静脉扩张剂，常用20 mg溶于5％葡萄糖250 mL静脉滴注，滴速视血压而调节，血压降至预期值时调整剂量至10～15滴/分，或输液泵调节滴速，为5～20 μg/min。或用硝酸甘油20 mg溶于5％葡萄糖50 mL用微量泵推注，开始为5 μg/min，以后每3～5分钟增加5 μg，直至20 μg/min，即有良好疗效。用药期间应每15分钟测1次血压。②酚妥拉明：酚妥拉明为小动脉扩张剂，可选择性扩张肺动脉，常用10～20 mg溶于5％葡萄糖液250 mL中静脉滴注，以0.04～0.1 mg/min速度输入，严密观察血压，根据血压调节滴速。或用10～20 mg溶于5％葡萄糖液50 mL中用微量泵推注。先以0.04～0.1 mg/min速度输入，根据血压调整滴速。酚妥拉明有时会引起心动过速，心律异常，特别是用静脉泵推注，现已少用。③硝普钠：硝普钠兼有扩张静脉和小动脉的作用，常用25～50 mg加入5％葡萄糖液500 mL中静脉滴注(避光)或25 mg溶于5％葡萄糖液50 mL中用微量泵静脉注射。开始剂量为8～16 μg/min，逐渐增至20 μg/min，视血压与病情调整剂量。用药期间严密观察病情和血压。每个剂量只用6小时，超过6小时需更换新药液。24小时用药不超过100 mg，产前用药不超过24小时，用药不超过5天，仅用于急性高血压或妊娠高血压疾病合并心力衰竭的患者。硝普钠能迅速通过胎盘进入胎儿体内，其代谢产物氰化物对胎儿有毒性作用，不宜在妊娠期使用。

(6)利尿：利尿剂仅在必要时应用，不做常规使用。

利尿指征：①急性心力衰竭、肺水肿、脑水肿。②全身性水肿。③慢性血管性疾病如慢性肾小球肾炎、慢性高血压等。④血容量过高，有潜在性肺水肿发生者。

药物：①呋塞米。20～40 mg溶于5％葡萄糖液20～40 mL中缓慢静脉注射(5分钟以上)。必要时可用呋塞米160～200 mg静脉滴注，可同时应用酚妥拉明10～20 mg静脉滴注。适用于肺水肿、心、肾衰竭。②甘露醇：20％甘露醇250 mL静脉滴注(30分钟滴完)。仅适用于脑水肿，降低脑内压、消除脑水肿。心功能不全者禁用。

(7)镇静：镇静剂兼有镇静及抗惊厥作用，不常规使用，对于子痫前期和子痫，或精神紧张、睡眠不足时可选择镇静剂。①地西泮(安定)：具有较强的镇静和止惊作用，用法：10 mg肌内注射或静脉注射(必须在2分钟以上)，必要时可重复1次，抽搐过程中不可使用。②冬眠药物：一般用氯丙嗪、异丙嗪各50 mg，哌替啶100 mg混合为一个剂量，称冬眠Ⅰ号。一般用1/3～1/2量肌内注射或稀释静脉注射，余下2/3量做静脉缓慢滴注，维持镇静作用。用异丙嗪25 mg、哌替啶50 mg配合称“杜非合剂”，肌内注射有良好的镇定作用，间隔12小时可重复1次。氯丙嗪可使血压急剧下降，导致肾及子宫胎盘供血不足，胎儿缺氧，且对母亲肝脏损害，目前仅用于应用安定、硫酸镁镇静无效的患者。③苯巴比妥：100～200 mg肌内注射，必要时可重复使用。用于镇静口服剂量30～60 mg，3次/天，本药易蓄积中毒，最好在连用4～5天后停药1～2天。目前已较少用。

(8)抗凝和扩容:子痫前期存在血凝障碍,某些患者血液高凝,呈慢性 DIC 改变,需进行适当的抗凝治疗。

抗凝参考指征:①多发性出血倾向。②高血黏度血症,血液浓缩。③多发性微血管栓塞之症状、体征,如皮肤皮下栓塞、坏死及早期出现的肾、脑、肺功能不全。④胎儿宫内发育迟缓、胎盘功能低下、脐血流异常、胎盘梗死、血栓形成的可能。⑤不容易以原发病解释的微循环衰竭与休克。⑥实验室检查呈 DIC 高凝期,或前 DIC 改变:如血小板<100×10^9/L 或进行性减少;凝血酶原时间比正常对照延长或缩短3 秒;纤维蛋白原低于 1.5 g/L 或呈进行性下降或超过 4 g/L;3P 试验阳性,或 FDP 超过 0.2 g/L,D-二聚体阳性(20 μg/mL)并是进行性增高;血液中红细胞碎片比例超过 2%。

推荐用药:①丹参注射液 12~15 g 加入 5%葡萄糖液 500 mL 静脉滴注。②川芎嗪注射液 150 mg加入 5%葡萄糖液滴注。以上二药适用于高血黏度、血液浓缩者,或胎儿发育迟缓,病情较轻者。③低分子肝素:分子量<10 000 的肝素称低分子肝素,即 LMH0.2 mL(1 支)皮下注射。适用于胎儿宫内发育迟缓、胎盘功能低下、胎盘梗死,或重度子痫前期、子痫有早期 DIC(前-DIC)倾向者。④小剂量肝素:普通肝素12.5~25 mg 溶于 5%葡萄糖液 250 mL 内缓慢静脉滴注,或 0.5~1.0 mg/kg,加入葡萄糖溶液 250 mL 分段静脉滴注,每 6 小时为一时间段。滴注过程中需监测 DIC 指标,以调剂量。普通肝素用于急性及慢性 DIC 患者。产前 24 小时停用肝素,产后肝素慎用、量要小,以免产后出血。⑤亦可用少量新鲜冰冻血浆200~400 mL。

液体平衡:研究认为妊娠高血压疾病,特别是重度子痫前期患者,存在血液浓缩,胎盘有效循环量下降,故提出扩充血容量稀释血液疗法。多年来,在临床实践中发现,有因液体的过多注入,加重心脏负担诱发肺水肿的报道。产妇的死亡率与使用过多的侵入性液体相关。对于有严重低蛋白血症贫血者,可选用人血清蛋白、血浆、全血等。对于某些重度子痫前期、子痫妇女,有血液浓缩,有效循环量下降、胎盘血流量下降或水电解质紊乱情况,可慎重的使用胶体或晶体液。现一般不主张用扩容剂,认为会加重心肺负担,若血管内负荷严重过量,可导致脑水肿与肺水肿。多项调查结果表明,扩容治疗不利于妊娠高血压疾病患者。尿量减少的处理应采用期待的方法,必要时用 CVP 监测,而不要过多的液体输入。重度子痫前期患者,施行剖宫产术麻醉前不必输入过多的晶体液,因没有任何证据表明晶体液可以预防低血压。

4.子痫的治疗原则

(1)控制抽搐:①安定 10 mg 缓慢静脉推注;继之以安定 20 mg 加入 5%葡萄糖 250 mL 中缓慢静脉滴注,根据病情调整滴速。②亦可选用冬眠合剂Ⅰ号(氯丙嗪、异丙嗪各 50 mg、哌替啶 100 mg)1/3~1/2量稀释缓慢静脉注射,1/2 量加入 5%葡萄糖 250 mL 中缓慢静脉滴注,根据病情调整速度。③或用硫酸镁2.5 g 加5%葡萄糖 40 mL 缓慢推注;或 25%硫酸镁 20 mL 加入 5%葡萄糖 100 mL 中快速静脉滴注,30 分钟内滴完,后继续静脉点滴硫酸镁,以 1~2 g/h 速度维持。注意硫酸镁与镇静剂同时应用时,对呼吸抑制的协同作用。

(2)纠正缺氧和酸中毒:保持呼吸道通畅,面罩给氧,必要时气管插管,经常测血氧分压,预防脑缺氧;注意纠正酸中毒。

(3)控制血压:控制血压方法同重度子痫前期。

(4)终止妊娠:抽搐控制后未能分娩者行剖宫产。

(5)降低颅内压:20%甘露醇 0.5 mL/kg,静脉滴注,现已少用,因会加重心脏负担。现常用呋塞米20 mg静脉注射,能快速降低颅内压。

(6)必要时作介入性血流动力学监测(CVP),特别在少尿及有肺水肿可能者。

(7)其他治疗原则同重度子痫前期。Richard 子痫昏迷治疗方案:①立即用硫酸镁控制抽搐,舒张压>14.7 kPa(110 mmHg),加用降压药。②24 小时内常规用地塞米松 5～10 mg,莫斐管内滴注,以减轻脑水肿。③监测血压、保持呼吸道通畅、供氧,必要时气管插管。④经常测血氧分压,预防脑缺氧。⑤终止妊娠,已停止抽搐 4～6 小时不能分娩者急行剖宫产。⑥置患者于30°半卧位,降低颅内静脉压。⑦产后如仍不清醒,无反应,注意与脑出血鉴别,有条件医院作 CT 检查。⑧神经反射监护。⑨降低颅内压,20%甘露醇0.5 mL/kg静脉滴注降低颅内压。

(8)终止妊娠:因妊娠期高血压疾病是孕产妇特有的疾病,随着妊娠的终止可自行好转,故适时以适当的方法终止妊娠是最理想的治疗途径。

终止妊娠时机:密切监护母亲病情和胎儿宫内健康情况,监测胎盘功能及胎儿成熟度,终止妊娠时机;①重度子痫前期积极治疗 2～3 天,为避免母亲严重并发症,亦应积极终止妊娠。②子痫控制 6～12 小时的孕妇,必要时子痫控制 2 小时后亦可考虑终止妊娠。③有明显脏器损害,或严重并发症危及母体者应终止妊娠。④孕 34 周前经治疗无效者,期待治疗延长孕周虽可望改善围生儿的死亡率,但与产妇死亡率相关。对早发型子痫前期孕 32 周后亦可考虑终止妊娠。⑤重度子痫经积极治疗,于孕 34 周后可考虑终止妊娠。

终止妊娠指征:多主张以下几点。①重度子痫前期患者经积极治疗 24～72 小时仍无明显好转;病情有加剧的可能,特别是出现严重并发症者。②重度子痫前期患者孕周已超 34 周。③子痫前期患者,孕龄不足 34 周,胎盘功能减退,胎儿尚未成熟,可用地塞米松促胎肺成熟后终止妊娠。④子痫控制后 2 小时可考虑终止妊娠。⑤在观察病情中遇有下列情况应考虑终止妊娠:胎盘早剥、视网膜出血、视网膜剥离、皮质盲、视力障碍、失明、肝酶明显升高、血小板减少、少尿、无尿、肺水肿、明显胸腹水等、胎儿窘迫;胎心监护出现重度变异减速、多个延长减速和频发慢期减速等提示病情严重的症候时应考虑终止妊娠。

终止妊娠的方法:①阴道分娩。病情稳定,宫颈成熟,估计引产能够成功已临产者,不存在其他剖宫产产科指征者,可以选用阴道分娩。②剖宫产。病情重,不具备阴道分娩条件者,宜行剖宫产术。子痫前期患者使用麻醉方式是有争议的,但是如果母亲凝血功能正常,没有存在低血容量,使用硬膜外麻醉是安全、有效的,不会引起全身麻醉所致的血压升高。

产褥期处理:重症患者在产后 24～72 小时,尤其 24 小时内,仍有可能发生子痫,需继续积极治疗,包括应用镇静、降压、解痉等药物。产后检查时,应随访血压、蛋白尿及心肾功能情况,如发现异常,应及时治疗,防止后遗症发生。

(9)其他药物治疗。

心钠素:是人工合成的心钠衍化物,为心肌细胞分泌的活性物质,具有很强的降压利尿作用。主要作用是增加肾血流量,提高肾小球滤过率,降低血管紧张素受体的亲和力,可对抗 AⅡ的缩血管作用。具有强大的利钠、利尿及扩张血管活性。有报道经临床应用人心钠素Ⅲ治疗妊娠期高血压疾病并发心力衰竭,心力衰竭可获得控制,血压下降,水肿消退,蛋白尿转阴,是治疗妊娠期高血压疾病引起心力衰竭的理想药物,近年应用较少,临床资料报道不多。

抗凝血酶(AT-Ⅲ):抗凝血酶对各种凝血机制中的酶具有抑制作用,实验证明抗凝血可以预防妊娠期高血压疾病动物模型上的血压升高和蛋白尿的发生,因此 AT-Ⅲ很可能可以有效地处理子痫前期患者的临床症状和体征。重度子痫前期时 AT-Ⅲ下降,如 AT-Ⅲ/C 下降 70%以下则有出现血栓的危险。一般可静脉滴注,AT-Ⅲ 1 000～3 000 U,血中 AT-Ⅲ/C 上升至130%～

140%。如同时应用小剂量肝素可提高抗凝效果。

血管紧张素转换酶(ACE)抑制剂:卡托普利或厄贝沙坦,其作用是抑制血管紧张素转换酶(ACE)活性,阻止血管紧张素Ⅰ转换成血管紧张素Ⅱ,有明显降低外周阻力,增加肾血流量的作用。但这些药物可导致胎儿死亡、羊水少、新生儿无尿、肾衰竭、胎儿生长迟缓、新生儿低血压和动脉导管未闭,因此任何妊娠妇女均禁忌用血管紧张素转换酶(ACE)抑制剂,孕期禁止使用。

L-精氨酸(L-Arginine,L-Arg):最近的报道认为NO和前列环素的减少可能是妊娠期高血压疾病发病机制的主要原因,与血管舒张因子和收缩因子的不平衡有关。L-Arg是合成NO的底物,它可以刺激血管内皮细胞的NO合成酶(NOS)而增加NO的合成和释放,通过扩张外周血管发挥降压作用。随着人们对NO的了解逐步深入,L-Arg在临床和基础的研究和应用更加广泛。近年国外已有应用L-Arg治疗或辅助治疗高血压的报道。

国内有学者报道:高血压患者静脉滴注L-Arg(20 g/150 mL/30 min)5分钟后血压开始下降,15分钟达稳定值,平均动脉压以(15.4±1.3)kPa[(115.4±9.9)mmHg]降至11.8±1.0 kPa[(88.5±7.6) mmHg]。2007年国外有学者对尿蛋白阴性的妊娠高血压患者及尿蛋白>300 mg/24 h的子痫前期患者各40例用L-Arg治疗;L-Arg20 g/500 mL静脉滴注,每天1次,连续用5天,再跟随4 g/d,口服2周,或安慰剂治疗。结果见在用L-Arg治疗组的患者收缩压与安慰剂组相比有明显下降,认为应用L-Arg治疗有希望可以延长孕周和降低低体重儿的发生率。但左旋精氨酸在预防子痫前期的发生方面还缺乏大样本的研究。

Rytiewski报道,应用L-Arginine治疗子痫前期,口服L-arginine3 g/d(L-Arg组)40例,安慰剂组41例。结果提示应用L-Arg组病例的胎儿大脑中动脉的灌注量增加,脑-胎盘血流量比率增加,分娩新生儿Apgar评分较高,提供口服L-Arg治疗子痫前期的患者似乎有希望延长孕周改善新生儿结局。但还需要大样本的研究以进一步得到证实。总的认为,对子痫前期患者给予L-Arg治疗可能通过增加内皮系统和NO的生物活性降低血压,认为应用L-Arg治疗可能改善子痫前期患者内皮细胞的功能,是一种新的、安全、有效的治疗预防子痫前期的方法。

硝酸甘油(NG):用于治疗心血管疾病已多年,随着NO的研究不断深入,其作用机制得到进一步的认识,目前认为NG在体内代谢和释放外源性NO,促进血管内生成一氧化氮,通过一系列信使介导,改变蛋白质磷酸化产生平滑肌松弛作用。由于有强大的动静脉系统扩张作用,使其对其相关的组织器官产生作用。NG还能有效地抑制血小板聚集。在先兆子痫患者应用NG能降低患者血压和脐动脉搏动指数(PI)。

苏春宏等报道应用NG治疗子痫前期,用硝酸甘油20 mg加入生理盐水50 mL用静脉泵推注,注速5~20 μg/min,5~7天,与用$MgSO_4$病例比较,见前者SBP、DBP、MAP均较后者低,新生儿低Apgar评分,新生儿入NICU数NG组较$MgSO_4$组低。母亲急性心力衰竭、肺水肿的发生率NG组较$MgSO_4$组明显降低。但硝酸甘油作用时间短,停药后数分钟降压作用消失,故宜与长效钙通道阻滞剂合用。

姚细保、黄艳仪等应用NG治疗没有并发症的子痫前期,方法为硝酸甘油25 mg加入5%葡萄糖20~30 mL用静脉泵推注,以5~20 μg/min,5~7天后改用缓释的钙通道阻滞剂拜心酮口服,直至分娩,平均治疗时间2周。由于孕周延长,新生儿低Apgar评分,入NICU的病例比用$MgSO_4$治疗组低,母婴预后较好,母体无严重并发症发生。

多项研究认为,NG治疗子痫前期不仅可扩张母体血管,还可明显降低脐-胎盘血管阻力,有助于改善宫内环境,而且未发现胎心有变化;但NG是否会对胎儿的血管张力、血压、外周血管阻力和血小板、左旋精氨酸功能产生不良影响，及其确切疗效有待于进一步的研究。

(10)免疫学方面的治疗：目前研究认为先兆子痫是胎盘免疫复合物的产生超过消除能力而引发的炎症反应，促使大量滋养层细胞凋亡、坏死和氧化应邀。这观点引起新的治疗方案的产生，目前针对免疫学的治疗有以下几点研究进展：①抑制补体活化、调整补体治疗炎症反应：认为单克隆抗体 C_3 抑制剂、多抑制素、C_5 结合抗体、C_{5a}受体阻滞剂可能是预防和治疗先兆子痫的理想药物。②降低免疫复合物的产生：在先兆子痫最有效减少免疫复合物的产生自然方法是娩出胎盘。理论上，减少免疫复合物水平的药物治疗，可以减少患者体内抗体的产生。目前研究认为，通过 CD20 单克隆抗体实现中断 B 细胞抗体产生，美国有研究者用一种治疗自身免疫性疾病的药物——单克隆抗体用于先兆子痫的治疗，推测此单克隆抗体可减少 B 细胞抗体水平，以减少免疫复合物的产生。③免疫炎症反应的调控：控制先兆子痫免疫反应的方法包括抗炎症药物(如地塞米松)及单克隆抗细胞因子抗体，如肿瘤坏死因子(TNF)-α 抗体可溶性肿瘤坏死因子受体(抑制性肿瘤坯死因子)；白细胞介素-1(IL-1)受体阻滞剂已用于试验治疗脓毒症的全身炎症反应。有研究报道指出先兆子痫存在胎盘功能和血清抑制性细胞因子水平如 IL-10 的不足。因此，抑制细胞因子可能对治疗有效。④抑制粒细胞活性：免疫复合物直接活化效应细胞，参与错综复杂的炎症结局过程，在这过程中粒细胞 Fcγ 受体起关键性作用，有研究认为，抑制性受体 FcγRⅡB 上调，提高免疫复合物刺激阈从而与 IgG 抗体反应抑制了炎症反应。临床上有使用静脉注射免疫球蛋白(IVIG)诱导抑制FcγRⅡB受体的表达，从而提高免疫复合物激活 FcγRⅡ受体的刺激阈。Branch 等人研究初步确定了 IVIG 对抗磷脂综合征妊娠妇女及其新生儿的治疗有显著效果。

七、并发症的诊断和治疗

(一)妊娠期高血压疾病并发心功能衰竭

1.妊娠期高血压疾病并发心力衰竭的诱因及诊断

妊娠期高血压疾病时冠状动脉痉挛，可引起心肌缺血、间质水肿及点状出血与坏死，偶见毛细血管内栓塞，心肌损害严重可引起妊娠期高血压疾病性心脏病，心功能不全，甚至心力衰竭、肺水肿。不适当的扩容、贫血、肾功能损害、肺部感染等常为心力衰竭的诱发因素。心力衰竭的临床表现可有脉率快，部分患者可听到舒张期奔马律、肺动脉瓣区 P2 亢进、呼吸困难、胸肺部啰音，颈静脉充盈、肝脏肿大，甚至端坐呼吸。对全身水肿严重的患者，虽无端坐呼吸，应警惕右心衰竭。心电图提示心肌损害，有 T 波改变、减低或倒置，有时呈现 ST 倒置或压低。X 线检查可见心脏扩大及肺纹理增加，甚至肺水肿表现。

妊娠期高血压疾病并发心力衰竭需与各科原因所致心力衰竭鉴别。包括孕前不健康的心脏：如先天性心脏病、风湿性心脏病、贫血、甲亢心、胶原组织性疾病引起的心肌损害；如红斑狼疮等。孕前健康的心脏，如围生期心肌病、羊水栓塞或肺栓塞可根据不同病史及心脏特征加以鉴别。围生期心肌病易与妊娠期高血压疾病性心脏病混淆。妊娠期高血压疾病时全身小动脉痉挛，影响冠脉循环，心脏供血不足、间质水肿，致心功能受损，是发生围生期心脏病的原因之一，发生率为 27.2%，为正常孕妇的5 倍。国外报道发生率高达 60%，说明两者有密切相关。围生期心肌病患者可能会有中度血压升高，中度蛋白尿常诊断为妊娠期高血压疾病。鉴别主要依靠病史及心脏体征。围生期心肌病除有心力衰竭的临床表现外，主要体征包括两肺底湿啰音、奔马律及第三心音、二尖瓣区有收缩期杂音。超声心动图检查所有病例均有左心室扩大，腔内径增大，以左心室腔扩大最为显著。部分病例由于心腔内附壁血栓脱落，可导致肺动脉栓塞，病情急剧恶化。本院曾有一例重度子痫前期合并围生期心肌病患者，产后第4天死于肺栓塞。妊娠期高血压疾病心力衰竭临床表现有较严重高血压、蛋白尿、水肿，当血压显著升高时，冠状动脉痉挛导致心肌缺血，甚至灶性坏死而诱发心功能不全，但无心脏显著扩大，无严重心律失常，常伴有肾损害。妊娠期高血压疾病心力衰竭患者的预后较好。

2.妊娠期高血压疾病心力衰竭的治疗

(1)积极治疗妊娠期高血压疾病：解除小动脉痉挛，纠正低排高阻，减轻心脏前后负荷。

(2)可选用以下一种或两种血管扩张剂：酚妥拉明，10 mg加入5%葡萄糖液250 mL内，静脉滴注，0.1～0.3 mg/min；硝酸甘油10 mg，加入5%葡萄糖25～50 mL内，微量泵推注，5～20 μg/min，根据血压调整速度；硝普钠25～50 mg，加入5%葡萄糖50 mL内，微量泵推注，10～20 μg/min，根据血压调整速度。扩血管治疗后能迅速降压，降低心脏的后负荷，改善心肌缺氧，是治疗妊娠高血压疾病心力衰竭的主要手段。

(3)增强心脏收缩力：用毛花苷C 0.4 mg，加入5%葡萄糖液20 mL内，稀释缓慢静脉注射。也可用地高辛，每天0.125～0.25 mg，口服。非洋地黄类正性肌力药物，如多巴胺、多巴酚丁氨、前列腺素E(米力农)、门冬氨酸钾镁等。血压高者慎用多巴胺类药物或用小剂量，并与血管扩张剂合用。

(4)利尿剂：呋塞米20～40 mg，加入5%葡萄糖液20 mL，静脉注射，快速利尿。

(5)有严重呼吸困难，可用吗啡3～5 mg，稀释，皮下注射。

(6)心力衰竭控制后宜终止妊娠。

(7)限制液体入量。

(二)HELLP综合征

1982年Weinstein报道了重度子痫前期并发微血管病性溶血，并根据其临床三个主要症状：溶血性贫血、转氨酶升高、血小板减少命名为HELLP综合征。

(三)溶血性尿毒症性综合征(HUS)

溶血性尿毒症性综合征是以急性微血管病性溶血性贫血、血小板减少及急性肾衰竭三大症状为主的综合征。其发病机制是由于妊娠期，特别是妊娠期高血压疾病时血液处于高凝状态，易有局限性微血栓形成，当红细胞以高速度通过肾小球毛细血管及小动脉时，受血管内纤维网及变性的血管壁内膜的机械性阻碍，红细胞变形、破裂，造成血管内溶血与凝血活酶的释放，促进了血管内凝血的进行。由于纤维沉积于肾小球毛细血管与小动脉内，减少了肾小球的血流灌注量，最终肾衰竭。另外免疫系统的变化及感染因素可诱发HUS。

1.诊断

(1)临床表现：溶血性贫血、黄疸、阴道流血和瘀斑、瘀点，有些患者会发生心律不齐、心包炎、心力衰竭、心肌梗死、支气管肺炎、抽搐发作等。同时有一过性血尿及血红蛋白尿，尿少，可发展到急性肾衰竭至少尿、无尿。

(2)实验室检查：①末梢血常规显示贫血、红细胞异常、出现形态异常、变形的红细胞及红细胞碎片、网织红细胞增多。②血小板减少，常降至100×10^9/L以下。③黄疸指数升高：血清胆红素及肝功能SGPT增高。④乳酸脱氢酶(HPL)升高达600 μg/L以上，表示体内有凝血存在。⑤血红蛋白尿或血尿，尿蛋白及各种管型。⑥氮质血症：血尿素氮、肌酐及非蛋白氮增高。

2.鉴别诊断

(1)单纯性妊娠期高血压疾病:不出现 HUS 的进行性溶血、血小板下降、血红蛋白尿等临床表现和实验室结果。

(2)HELLP 综合征:HUS 和 HELLP 综合征均可在妊娠期高血压疾病患者中出现。而 HUS 以肾损害表现为主,急性肾功损害和血红蛋白尿。而 HELLP 综合征常以肝损害为主。以肝功能转氨酶升高、溶血性黄疸为主。根据临床及实验室检查可以鉴别。

(3)与系统性红斑狼疮性肾炎及急性脂肪肝引起的肾衰竭应以区别。

3.HUS 肾衰竭治疗原则

(1)积极治疗妊娠期高血压疾病。

(2)保持肾功能,血管扩张药物应用,新利尿合剂:酚妥拉明 10～20 mg、呋塞米 100 mg 各自加入 5%葡萄糖 250 mL 静脉滴注(根据病情调整剂量)。

(3)严重少尿、无尿可用快速利尿剂。

(4)终止妊娠。

(5)透析:应早期透析,如少尿、无尿,血钾升高＞5.5 mmol/L;血尿素氮＞17.8 mmol/L(50 mg/L);血肌酐＞442 μmol/L(50 mg/L),需用透析治疗,或用连续性肾滤过替代治疗(CRRT)、静脉-静脉连续滤过(CVVH)。

(四)弥漫性血管内凝血(DIC)

子痫前期、子痫与 DIC 关系密切,重度子痫前期时,全身血管明显痉挛,血液黏度升高,全身组织器官血流量减少,血管内皮损伤引起血管内微血栓形成,患者血液中凝血因子消耗多引起凝血因子减少。子痫前期、子痫本身是一种慢性 DIC 状态。严重 DIC 或产后即会发生出血倾向,如血尿、产后出血等。

1.子痫前期、子痫并发 DIC 的早期诊断

子痫前期、子痫并发 DIC 的临床表现常见有:①多发性出血倾向如血尿、牙龈出血、皮肤瘀斑、针眼出血、产后出血等。②多发性微血管血栓之症状体征,如皮肤皮下栓塞、坏死及早期出现的肾、脑、肺功能不全。

子痫前期、子痫并发 DIC 实验室检查包括:①血小板减少＜100×10^9/L 或呈进行性减少。②凝血酶原时间比正常延长或缩短 3 秒。③纤维蛋白低于 1.5 g/L(150 mg/dL)或呈进行性下降或超过4 g/L。④*D*-二聚体阳性,FDP 超过 0.2 g/L(20 μg/mL),血液中的红细胞碎片超过 2%。⑤有条件可查抗凝血酶Ⅲ(ATⅢ)活性。

2.妊娠期高血压疾病并发 DIC 的治疗

妊娠期高血压疾病并发 DIC 的早期表现主要是凝血因子改变,若能及早检查这些敏感指标,即可早期发现慢性 DIC。及早处理,预后良好。妊娠期高血压疾病合并严重 DIC 发生率不高。治疗以积极治疗原发病,控制子痫前期及子痫的发展,去除病因,终止妊娠为主。根据病情可适当使用新鲜冰冻血浆,低分子肝素或小剂量的肝素(25～50 mg/d),血压过高时不适宜使用肝素,以免引起脑出血。子痫前期、子痫并发 DIC 多较轻,积极治疗后终止妊娠,多能治愈。

(五)胎盘早期剥离

妊娠期高血压疾病患者的子宫底蜕膜层小动脉痉挛而发生急性动脉粥样硬化,毛细血管缺血坏死而破裂出血,产生胎盘后血肿,引起胎盘早期剥离。有人认为在胎盘早期剥离患者中 69%有妊娠期高血压疾病,可见妊娠期高血压疾病与胎盘早期剥离关系密切。

胎盘早期剥离诊断并不困难，根据腹痛、子宫肌张力增高、胎心消失、阴道少量出血、休克等典型症状可作出诊断。然而典型症状出现时，母婴预后较差。而B超往往可早期发现胎盘后血肿存在，而早期诊断胎盘剥离，故妊娠期高血压疾病患者必须常规做腹部B超检查，以早期作出有无合并胎盘早期剥离的诊断。

胎盘早剥引起弥漫性血管内凝血一般多在发病后6小时以上，胎盘早剥时间越长，进入母体血液循环内的促凝物质越多。被消耗的纤维蛋白原及其他凝血因子也越多。因此早期诊断及时终止妊娠对预防及控制DIC非常重要，治疗原则以积极治疗妊娠期高血压疾病、终止妊娠去除病因、输新鲜血、新鲜冰冻血浆、补充凝血因子(包括纤维蛋白原)等措施，可阻断DIC的发生、发展。

(六)脑血管意外

脑血管意外包括脑出血、脑血栓形成、蛛网膜下腔出血和脑血栓，是妊娠期高血压疾病最严重的并发症，也是妊娠期高血压疾病最主要的死亡原因。脑血管灌注有自身调节，在较大血压波动范围内仍能保持正常血流。当脑血管痉挛，血压超过自身调节上限值或痉挛导致脑组织水肿、脑血管内皮细胞间的紧密连接就会断裂，血浆及红细胞会渗透到血管外间隙引起脑内点状出血，甚至大面积渗血，脑功能受损。当MABP≥18.7 kPa(140 mmHg)时脑血管自身调节功能消失。脑功能受损的临床表现为脑水肿、抽搐、昏迷、呼吸深沉、瞳孔缩小或不等大、对光反射消失、四肢瘫痪或偏瘫。应做仔细的神经系统检查。必要时做脑CT或B超可明确诊断。

脑水肿、脑血管意外的处理：有怀疑脑出血或昏迷者应做CT检查、脑水肿可分次肌内注射或静脉注射地塞米松20～30 mg/d，减轻脑血管痉挛和毛细血管的通透性，改善意识状态，并可使用快速利尿剂，降低颅内压。大片灶性脑出血在脑外科密切配合下行剖宫产，结束妊娠后遂即行开颅术，清除血肿、减压、引流，则有生存希望。

(盛雅帆)

第二节　妊娠合并病毒性肝炎

病毒性肝炎是孕妇并发的最常见的肝脏疾病，妊娠期感染可严重地危害孕妇及胎儿，病原发病率为非妊娠期妇女的6～9倍，急性重型肝炎发生率为非孕期妇女的65.5倍。常见的病原体有甲型(HAV)、乙型(HBV)、丙型(HCV)、丁型(HDV)、戊型(HEV)等肝炎病毒。近年来还提出已型(HFV)、庚型病毒性肝炎(HGV)，以及输血传播病毒(TTV)感染等。这些病毒在一定条件下都可造成严重肝功能损害甚至肝衰竭。对病毒性肝炎孕妇的孕期保健及阻止肝炎病毒的母儿传播已成为围产医学研究的重要课题。

一、病因和分类

(一)甲型病毒性肝炎

由甲型肝炎病毒(HAV)引起，HAV是一种直径27～28 nm、20面立体对称的微小核糖核酸病毒，病毒表面无包膜，外层为壳蛋白，内部含有单链RNA。病毒基因组由7 478个核苷酸组成，分子量为2.25×10^{8}。病毒耐酸、耐碱、耐热、耐寒能力强，经高热100 ℃，5分钟、紫外线照射

1 小时、1∶400,37 ℃甲醛浸泡 72 小时等均可灭活。

甲型肝炎主要经粪-口直接传播,病毒存在于受感染的人或动物的肝细胞质、血清、胆汁和粪便中。在甲型肝炎流行地区,绝大多数成人血清中都有甲肝病毒,因此,婴儿在出生后 6 个月内,由于血清中有来自母体的抗-HAV 而不易感染甲型肝炎。

(二)乙型病毒性肝炎

由乙型肝炎病毒(HBV)引起,孕妇中 HBsAg 的携带率为 5%～10%。妊娠合并乙型肝炎的发病率为 0.025%～1.6%,70.3%产科肝病是乙型肝炎,乙型肝炎表面抗原携带孕妇的胎儿宫内感染率为 5%～15%。

乙型肝炎病毒又称 Dane 颗粒,因被 Prince 在澳大利亚发现,也称澳大利亚抗原。乙型肝炎病毒是一种直径 42 nm、双层结构的嗜肝 DNA 病毒,由外壳蛋白和核心成分组成。外壳蛋白含有表面抗原(HBsAg)和前 S 基因的产物;核心部分主要包括核心抗原(HBcAg)、e 抗原(HBeAg)、DNA 及 DNA 多聚酶,是乙型肝炎病毒复制部分。

乙型肝炎的传播途径主要有血液传播、唾液传播和母婴垂直传播等。人群中 40%～50%的慢性 HBsAg 携带者是由母婴传播造成的。母婴垂直传播的主要方式:宫内感染、产时传播和产后传播。

(三)丙型病毒性肝炎

由丙型肝炎病毒(HCV)引起,HCV 与乙肝病毒的流行病学相似,感染者半数以上发展成为慢性,可能是肝硬化和肝癌的原因。

HCV 经血液和血液制品传播是我国丙型肝炎的主要传播途径,据国外报道,90%以上的输血后肝炎是丙型肝炎,吸毒、性混乱、肾透析和医源性接触都是高危人群,除此之外,仍有 40%～50%的 HCV 感染无明显的血液及血液制品暴露史,其中母婴传播是研究的热点。

(四)丁型病毒性肝炎

又称 δ 病毒,是一种缺陷的嗜肝 RNA 病毒。病毒直径 38 nm,含 1 678 个核苷酸。HDV 需依赖 HBV 才能复制,常与 HBV 同时感染或在 HBV 携带情况下重叠发生,导致病情加重或慢性化。国内各地的检出率为 1.73%～25.66%。

HDV 主要经输血和血制品、注射和性传播,也存在母婴垂直传播,研究发现,HBV 标志物阴性,HDV 阳性母亲的新生儿也可能有 HDV 感染。

(五)戊型病毒性肝炎

又称流行性或肠道传播的非甲非乙型肝炎。戊型肝炎病毒(HEV)直径 23～37 nm,病毒基因组为正链单股 RNA。

戊肝主要通过粪-口途径传播,输血可能也是一种潜在的传播途径,目前尚未见母婴垂直传播的报道。

(六)其他病毒性肝炎

除以上所列各种病毒性肝炎外,还有 10%～20%的肝炎患者病原不清,这些肝炎主要有已型病毒性肝炎、庚型病毒性肝炎、单纯疱疹病毒性肝炎和巨细胞病毒性肝炎等。已型病毒性肝炎病情和慢性化程度均不如输血后肝炎严重,目前缺少特异性诊断方法。庚型病毒性肝炎主要通过输血等肠道外途径传播,也可能经母婴和性传播,有待进一步证实。单纯疱疹病毒性肝炎和巨细胞病毒性肝炎文献报道少见。

二、病毒性肝炎对妊娠的影响

(一)对母体的影响

妊娠早期发生病毒性肝炎可使妊娠反应如厌食、恶心、呕吐等症状加重。妊娠晚期由于肝病使醛固酮灭活能力下降,较易发生妊娠高血压综合征,发生率可达30%。分娩时,由于肝功能受损,凝血因子合成功能减退,易发生产后出血。如为重症肝炎,极易并发DIC,导致孕产妇死亡。HCV感染较少增加产科并发症的危险,戊型肝炎暴发流行时,孕妇感染后,可导致流产、死胎、产后出血。妊娠后期易发展为重症肝炎、肝功能衰竭,病死率可达30%。

妊娠合并病毒性肝炎孕产妇病死率各地报道不同,上海地区为1.7%~8.1%;武汉地区为18.3%;欧洲仅1.8%;北非则高达50%。

(二)对胎儿的影响

目前尚无HAV致畸的报道。

妊娠早期患病毒性肝炎,胎儿畸形率约增高2倍。患乙型肝炎和慢性无症状HBV携带者的孕妇,均可能导致胎儿畸形、流产、死胎、死产,新生儿窒息率、病死率明显增加,也可能使新生儿成为HBV携带者,部分导致慢性肝炎、肝硬化和肝癌。妊娠晚期合并病毒性肝炎时,早产率和围产儿病死率亦明显增高。

(三)母婴传播

1.甲型肝炎

无宫内传播的可能性,分娩时由于吸入羊水可引起新生儿感染及新生儿监护室甲型肝炎的暴发流行。

2.乙型肝炎

乙型肝炎母婴传播可分为宫内感染、产时传播、产后传播。

(1)宫内感染:主要是子宫内经胎盘传播,是母婴传播中重要的途径。脐血HBV抗原标志物阳性则表示可能有宫内感染。Sharma等报道单纯HBsAg阳性的孕妇胎儿受感染率为50%~60%;合并HBeAg阳性和抗HBc阳性孕妇宫内感染率可为88%~90%。

HBV经胎盘感染胎儿的机制可能有:①HBV使胎盘屏障受损或通透性改变,通过细胞与细胞间的传递方式实现的母血HBV经蜕膜毛细血管内皮细胞和蜕膜细胞及绒毛间隙直接感染绒毛滋养层细胞,然后进一步感染绒毛间质细胞,最终感染绒毛毛细血管内皮细胞而造成胎儿宫内感染的发生。②HBV先感染并复制于胎盘组织。③HBV患者精子中存在HBV DNA,提示HBV有可能通过生殖细胞垂直传播,父系传播不容忽视。

(2)产时传播:是HBV母婴传播的主要途径,约占50%。其机制可能是分娩时胎儿通过产道吞咽或接触了含有HBV的母血、羊水和阴道分泌物,也有学者认为分娩过程中,胎盘绒毛血管破裂,少量血渗透入胎儿血中,引起产时传播。

(3)产后传播:主要与接触母亲唾液、汗液和乳汁有关。HBV可侵犯淋巴细胞和精细胞等,而早期母乳中有大量淋巴细胞,所以不能排除HBV DNA在母乳中整合和复制成HBV的可能。当新生儿消化道任何一处黏膜因炎症发生水肿、渗出,导致通透性增加或黏膜直接受损时,母乳中该物质就可能通过毛细血管网进入血液循环而引起乙肝感染。研究发现,当HBsAg阳性母亲唾液中HBsAg也阳性时,其婴儿的感染率为22%。母血中乙肝三项阳性者和HBeAg及抗-HBc阳性者因其初乳中HBV DNA的阳性率为100%,故不宜哺乳;血中HBsAg及HBeAg、

HBsAg 及抗-HBc 和HBeAg 阳性者其初乳中排毒率达 75%以上，所以应谨慎哺乳。如果初乳中单纯抗-HBs 和(或)抗-HBe 阳性者，因其排毒率为零，可以哺乳。

3.丙型肝炎

有关 HCV 母婴传播的感染率各家报道不一(0～100%)，可能与母体血中 HCV RNA 水平不同、研究方法不同、婴儿追踪观察的时间不同等有关。研究证实，孕妇的抗 HCV 可通过胎盘到达婴儿体内，母婴感染的传播可发生于产前妊娠期，即 HCV 感染子宫内胎儿，并定位于胎儿肝脏。白钢钻等研究发现，抗 HCV 或 HCV RNA 任意一项阳性孕妇所分娩的新生儿 HCV 感染率极高，有输血史和丙型肝炎病史者，发生宫内传播的危险性更大。HCV 可能通过宫内感染、分娩过程中感染，也可于产后母乳喂养的过程中感染。

4.其他类型的肝炎

HDV 存在母婴传播，其传播机制可能是经宫内感染，也有可能类似某些 RNA 病毒经生殖细胞传播。目前尚未见 HEV 母婴传播的报道。庚型病毒性肝炎可经母婴传播和性传播，其途径可能是分娩过程或产后哺乳。

三、妊娠对病毒性肝炎的影响

肝脏代谢在妊娠期有别于非妊娠期，一旦受到肝炎病毒侵袭，其损害就较为严重，原因：①妊娠期新陈代谢旺盛，胎儿的呼吸排泄等功能均需母体完成；②肝脏是性激素代谢及灭活的主要场所，孕期内分泌变化所产生的大量性激素需在肝内代谢和灭活，加重肝脏的负担；③妊娠期机体所需热量较非妊娠期高 20%，铁、钙、各种维生素和蛋白质需求量大大增加，若孕妇原有营养不良，则肝功能减退，加重病情；④妊娠期高血压疾病可引起小血管痉挛，使肝、肾血流减少，而肾功能损害，代谢产物排泄受阻，可进一步加重肝损害，若合并肝炎，易致肝细胞大量坏死，诱发重症肝炎；⑤由于妊娠期的生理变化和分娩、手术创伤、麻醉影响、上行感染等因素，不可避免地对已经不健康的肝脏造成再损伤，使孕妇患肝炎较普通人更易发生严重变化；⑥为了适应妊娠的需要，循环系统血液再分配使孕期的肝脏处于相对缺血状态，使原本不健康的肝脏更加雪上加霜甚至不堪重负。所以，肝炎产妇更易加重肝损害，甚至诱发重症肝炎。国内外的资料显示，约 8%的妊娠肝炎患者发展为重症肝炎，大大高于非孕人群乙型肝炎诱发重症肝炎的发生率(1%～5%)。

四、临床表现

甲型肝炎临床表现均为急性，好发于秋冬季，潜伏期为 2～6 周。前期症状可有发热、厌油、食欲下降、恶心呕吐、乏力、腹胀和肝区疼痛等，一般于 3 周内好转。此后出现黄疸、皮肤瘙痒、肝脏肿大，持续 2～6 周或更长。多数病例症状轻且无黄疸。

乙型肝炎分急性乙型肝炎、慢性乙型肝炎、重症肝炎和 HBsAg 病毒携带者。潜伏期一般为 1～6 个月。

急性期妊娠合并乙肝的临床表现出现不能用妊娠反应或其他原因解释的消化道症状，与甲肝类似，但起病更隐匿，前驱症状可能有急性免疫复合物样表现，如皮疹、关节痛等，黄疸出现后症状可缓解。乙型肝炎病程长，5%左右的患者转为慢性。极少数患者起病急，伴高热、寒战、黄疸等，如病情进行性加重，演变为重症肝炎则黄疸迅速加深，出现肝性脑病症状，凝血机制障碍，危及生命。妊娠时更易发生重症肝炎，尤其是妊娠晚期多见。

其他类型的肝炎临床表现与乙型肝炎类似,症状或轻或重。丙型肝炎的潜伏期为2～26周,输血引起者为2～16周。丁型肝炎的潜伏期为4～20周,多与乙型肝炎同时感染或重叠感染。戊型肝炎与甲肝症状相似,暴发流行时,易感染孕妇,妊娠后期发展为重症肝炎,导致肝衰竭,病死率可达30%。有学者报道散发性戊型肝炎合并妊娠,起病急,症状轻,临床预后较好,不必因此终止妊娠。

五、诊断

妊娠合并病毒性肝炎的前驱症状与妊娠反应类似,容易被忽视,诊断需要根据病史、症状、体征和实验室检查等综合分析。

(一)病史

要详细了解患者是否有与肝炎患者密切接触史;是否接受输血、血液制品、凝血因子等治疗;是否有吸毒史。

(二)症状和体征

近期内有无其他原因解释的消化道症状、低热、肝区疼痛、不明原因的黄疸。体格检查肝脏肿大、压痛,部分患者可有脾大。重症肝炎出现高热、烦躁、谵妄等症状,黄疸迅速加深,伴有肝性脑病,可危及生命。查体肝浊音界明显减小,有腹水形成。

(三)实验室检查

1.血常规检查

急性期白细胞多减低,淋巴细胞相对增多,异常淋巴细胞不超过10%。急性重型肝炎白细胞总数及中性粒细胞百分比均可显著增多。合并弥漫性血管内凝血时,血小板急骤减少,血涂片中可发现形态异常的红细胞。

2.肝功能检查

(1)血清酶活力测定:血清丙氨酸氨基转移酶(ALT),即谷丙转氨酶(GPT)及血清羧门冬氨酸氨基转移酶(AST),即谷草转氨酶(GOT)是临床上常用的检测指标。肝细胞有损害时,ALT增高,为急性肝炎早期诊断的敏感指标之一,其值可高于正常十倍至数十倍,一般于3～4周下降至正常。若ALT持续数月不降,可能发展为慢性肝炎。急性重型肝炎ALT轻度升高,但血清胆红素明显上升,为酶胆分离现象,提示有大量肝细胞坏死。当肝细胞损害时AST亦增高,急性肝炎升高显著,慢性肝炎及肝硬化中等升高。急性黄疸出现后很快下降,持续时间不超过3周,乙肝则持续较长。AST/ALT的比值对判断肝细胞损伤有较重要意义。急性重型肝炎时AST/ALT<1,提示肝细胞有严重坏死。

(2)胆色素代谢功能测定:各类型黄疸时血清胆红素增高,正常时<17 μmol/L,重型肝炎、淤胆型肝炎均明显增高>170 μmol/L,以直接胆红素为主,黄疸消退时胆红素降低。急性肝炎时尿胆红素先于黄疸出现阳性,在黄疸消失前转阴。尿胆原在黄疸前期增加,黄疸出现后因肝内胆红素排出受阻,尿胆原则上减少。

(3)慢性肝炎时白/球比例倒置或丙种球蛋白增高。麝香草酚浊度及絮状试验,锌浊度试验反映肝实质病变,重症肝炎时氨基酸酶谱中支链氨基酸/芳香族氨基酸摩尔比值降至1.0～1.5。病毒性肝炎合并胆汁淤积时碱性磷酸酶(AKP)及胆固醇测定明显升高。有肝细胞再生时甲胎蛋白(AFP)增高。

3.病原学检查

对临床诊断、治疗、预后及预防等方面有重要意义。最常用且敏感的为酶联免疫法(EIA)及放射免疫法(RIA)检测抗原和抗体。

(1)甲型肝炎:急性期抗-HAV IgM 阳性,抗 HAV IgG 阳性表示既往感染。一般发病第1周抗-HAV IgM 阳性,1～2个月后抗体滴度下降,3～6个月后消失。感染者粪便免疫电镜可检出 HAV 颗粒。

(2)乙型肝炎:有多种抗原抗体系统。临床常用有乙型肝炎表面抗原 HBsAg、e抗原 HBeAg 和核心抗原 HBcAg 及其抗体系统。HBsAg 阳性是乙型肝炎的特异性标志,急性期其滴度随病情恢复而下降,慢性及无症状携带者 HBsAg 可长期阳性。HBeAg 阳性表示 HBV 复制,这类患者临床有传染性,抗 HBe 出现则表示 HBV 复制停止。HBcAg 阳性也表示 HBV 复制,慢性 HBV 感染者,抗 HbcAg 可持续阳性。有条件者测前 S_1、前 S_2 和抗前 S_1、抗前 S_2,对早期诊断乙型肝炎和判断转归有重要意义。

(3)丙型肝炎:抗-HCV 阳性出现于感染后期,即使抗体阳性也无法说明现症感染还是既往感染,需结合临床。判断困难时可用反转录聚合酶链反应(RT-PCR)检测 HCVRNA。

(4)丁型肝炎:血清抗-HD 或抗-HD IgM 阳性,一般出现在肝炎潜伏期后期和急性期早期;亦可测 HDV RNA,均为 HDV 感染的标志。

(5)戊型肝炎:急性期血清抗-HEV IgM 阳性;或发病早期抗-HEV 阴性,恢复期转为阳性。患者粪便内免疫电镜可检出 HEV 颗粒。

4.其他检测方法

B超诊断对判断肝硬化、胆管异常、肝内外占位性病变有参考价值;肝活检对确定弥漫性肝病变及区别慢性肝炎临床类型有重要意义。

六、鉴别诊断

(一)妊娠剧吐引起的肝损害

妊娠剧吐多发生在妊娠早期,由于反复呕吐,可造成脱水、尿少、酸碱失衡、电解质失调、消瘦和黄疸等。实验室检查血胆红素和转氨酶轻度升高、尿酮体阳性。与病毒性肝炎相比,妊娠剧吐引起的黄疸较轻,经过治疗如补足液体、纠正电解质紊乱和酸中毒后,症状迅速好转。

(二)妊娠高血压综合征引起的肝损害

重度妊高征子痫和先兆子痫常合并肝功能损害,恶心、呕吐、肝区疼痛等临床症状与病毒性肝炎相似。但妊高征症状典型,除有高血压、水肿、蛋白尿和肾损害及眼底小动脉痉挛外,还可有头痛、头晕、视物模糊与典型子痫抽搐等,部分患者转氨酶升高,但妊娠结束后可迅速恢复。如合并 HELLP 综合征,应伴有溶血、肝酶升高及血小板减少。妊娠期肝炎合并妊高征时,两者易混淆,可检测肝炎病毒抗原抗体帮助鉴别诊断。

(三)妊娠期急性脂肪肝

临床罕见,多发生于妊娠28～40周,妊娠高血压综合征、双胎等多见。起病急,以忽然剧烈、持续的呕吐开始,有时伴上腹疼痛及黄疸。1～2周后,病情迅速恶化,出现弥漫性血管内凝血、肾衰竭、低血糖、代谢性酸中毒、肝性脑病、休克等。其主要病理变化为肝小叶弥漫性脂肪变性,但无肝细胞广泛坏死,可与病毒性肝炎鉴别。实验室检查转氨酶轻度升高,血清尿酸、尿素氮增高,直接胆红素明显升高,尿胆红素阴性。B超为典型的脂肪肝表现,肝区内弥漫的密度增高区,呈雪花状，强弱不均；CT 为肝实质呈均匀一致的密度减低。

(四)妊娠期肝内胆汁淤积综合征

又称妊娠期特发性黄疸、妊娠瘙痒症等，是发生于妊娠中、晚期，以瘙痒和黄疸为特征的疾病。其临床特点为先有皮肤瘙痒，进行性加重，黄疸一般为轻度。分娩后 1～3 天黄疸消退，症状缓解。患者一般情况好，无病毒性肝炎的前驱症状。实验室检查转氨酶正常或轻度升高，血胆红素轻度增加。肝组织活检无明显的实质性肝损害。

(五)药物性肝炎

妊娠期易引起肝损害的药物主要有氯丙嗪、异烟肼、利福平、对氨基水杨酸钠、呋喃妥因、磺胺类、四环素、红霉素、地西泮和巴比妥类药物等。酒精中毒、氟烷、氯仿等吸入也可能引起药物性肝炎。有时起病急，轻度黄疸和转氨酶升高，可伴有皮疹、皮肤瘙痒、蛋白尿、关节痛和嗜酸性粒细胞增多等，停药后可自行消失。诊断时应详细询问病史，尤其是用药史。妊娠期禁用四环素，因其可引起肝脏急性脂肪变，出现恶心呕吐、黄疸、肌肉酸痛、肝肾衰竭，并可致死胎、早产等。

七、治疗

原则上与非孕期病毒性肝炎治疗相同，目前尚缺乏特效治疗，治疗应以中西医药结合为主，对没有肯定疗效的药物，应慎重使用，尽量少用药物，以防增加肝脏负担。

(一)一般处理

急性期应充分卧床休息，减轻肝脏负担，以利于肝细胞的修复。黄疸消退症状开始减轻后，逐渐增加活动。合理安排饮食，以高糖、高蛋白和高维生素“三高饮食”为主，对有胆汁淤积或肝性脑病者应限制脂肪和蛋白质。禁用可能造成肝功能损害的药物。

(二)保肝治疗

以对症治疗和辅助恢复肝功能为原则。给予大量的维生素和葡萄糖，口服维生素以维生素 C、B 族维生素或酵母为主。如黄疸较重、凝血酶原时间延长或有出血倾向，可给予维生素 K；黄疸持续时间较长者还应增加维生素 A。病情较重、食欲较差或有呕吐不能进食者，可以静脉滴注葡萄糖、维生素 C。三磷酸腺苷(ATP)、辅酶 A 和细胞色素等可促进肝细胞的代谢，新鲜血、血浆和人体清蛋白等可改善凝血功能，纠正低蛋白血症起到保肝作用。另外，一些药物如二异丙胺、肝宁、肌苷等也有保肝作用。

(三)免疫调节药物

免疫调节药物糖皮质激素目前仅用于急性重型肝炎、淤胆型肝炎及慢性活动性肝炎。常用药物为泼尼松、泼尼松龙及地塞米松。疗程不宜过长，急性者 1～2 周；慢性肝炎疗程较长，用药过程中应注意防止并发感染或骨质疏松等，停药时需逐渐减量。转移因子、左旋咪唑、白细胞介素-2(IL-2)、干扰素及干扰素诱导剂等免疫促进剂，效果均不肯定。

(四)抗病毒制剂

近年国外应用白细胞干扰素或基因重组 α，干扰素 β 或 γ 或阿糖腺苷或单磷酸阿糖腺苷、阿昔洛伟，单独或与干扰素合用，可使血清 HBV-DNA 及 HBeAg 缓慢下降，同时肝内 DNA 形成及 HBeAg 减少，病毒停止复制，肝功渐趋正常。

(五)中医治疗

根据症状辨证施治，以疏肝理气、清热解毒、健脾利湿、活血化瘀的重要治疗为主。黄疸型肝炎需清热、佐以利湿者，可用茵陈蒿汤加味。需利湿佐以清热者可用茵陈五苓散加减。如慢性肝炎、胆汁淤积型肝炎后期等,应以温阳去寒,健脾利湿,用茵陈术附汤。如急性、亚急性重型肝炎应以清热解毒,凉血养阴为主,用犀角地黄汤加味等。另外,联苯双酯、强力宁、香菇多糖等中成药也有改善肝细胞功能的作用。

(六)产科处理

1.妊娠期

早期妊娠合并急性甲型肝炎,因 HAV 无致畸依据,也没有宫内传播的可能性,如病程短、预后好,则原则上可继续妊娠,但有些学者考虑到提高母婴体质,建议人工流产终止妊娠。合并乙型肝炎者,尤其是慢性活动性肝炎,妊娠可使肝脏负担加重,应积极治疗,病情好转后行人工流产。中晚期妊娠合并肝炎则不主张终止妊娠,因终止妊娠时创伤、出血等可加重肝脏负担,使病情恶化,可加强孕期监护,防止妊娠高血压综合征。对个别重症患者,经各种保守治疗无效,病情继续发展时,可考虑终止妊娠。

2.分娩期及产褥期

重点是防治出血和感染。可于妊娠近预产期前一周左右,每天肌内注射维生素 K 20～40 mg,临产后再加用 20 mg 静脉注射。产前应配好新鲜血,做好抢救休克及新生儿窒息的准备,如可经阴分娩,应尽量缩短第二产程,必要时可行产钳或胎头吸引助产。产后要防止胎盘剥离面严重出血,及时使用宫缩剂,必要时给予补液和输血。产时应留脐血做肝功能及抗原的测定。如有产科指征需要行剖宫产时,要做好输血准备。选用大剂量静脉滴注对肝脏影响小的广谱抗生素如氨苄西林、第三代头孢类抗生素等防止感染,以免病情恶化。产褥期应密切检测肝功变化,给予相应的治疗。

3.新生儿的处理

新生儿出生后应隔离 4 周,产妇为甲型肝炎传染期的新生儿,可于出生时及出生后 1 周内各接受 1 次丙种球蛋白注射。急性期禁止哺乳。乙肝等存在垂直传播的肝炎不宜哺乳。

(七)急性重型肝炎的治疗

(1)限制蛋白质,尤其是动物蛋白摄入,每天蛋白质摄入量限制在 0.5 g/(kg·d)以下。给予大量葡萄糖和适量 B 族维生素、维生素 C、维生素 K、维生素 D、维生素 E 及 ATP、辅酶 A 等。口服新霉素、庆大霉素、头孢菌素类抗生素或甲硝唑抑制肠道内细菌,盐水清洁灌肠和食醋保留灌肠清除肠道内积存的蛋白质或血液,减少氨的吸收。

(2)促进肝细胞再生,保护肝脏。①人血清蛋白或血浆:有助于肝细胞再生,提高血浆胶体渗透压,减轻腹水和脑水肿,清蛋白还可结合胆红素,减轻黄疸。每次 5～10 g,每周 2～3 次。输新鲜血浆可补充调理素、补体及多种凝血因子,增强抗感染能力,可与清蛋白交替,每天或隔天 1 次。②胰高血糖素-胰岛素疗法:有防止肝细胞坏死,促进肝细胞再生,改善高氨血症和调整氨基酸代谢失衡的作用。用法:胰高血糖素 1～2 mg 加胰岛素 6～12 个单位,溶于 5%或 10%葡萄糖溶液 250～500 mL 中静脉滴注,2～3 周为 1 个疗程。③其他:近年国内有些医院用新鲜制备的人胎肝细胞悬液治疗重症肝炎,有一定效果。选用精氨酸或天门冬氨酸钾镁,可促进肝细胞再生,控制高胆红素血症。剂量 400 mL 的天门冬氨酸钾镁溶液,加入葡萄糖液中静脉滴注,每天 1～2 次。

(3)控制脑水肿、降低颅内压、治疗肝性脑病:糖皮质激素应用可降低颅内压,改善脑水肿。用 20%甘露醇或 25%山梨醇静脉滴注,脱水效果好。应用以支链氨基酸为主要成分的复合氨基酸液可防止肝性脑病,提供肝细胞的营养素。如 6 氨基酸-520 250 mL 与等量 10%葡萄糖液,内加 L-乙酰谷氨酰胺 500 mg，缓慢滴注，5～7 天为 1 个疗程，主要用于急性重型肝炎肝性脑病。14 氨基酸-800 500 mL 每天应用可预防肝性脑病。左旋多巴可通过血-脑屏障，进入脑组织内衍化为多巴胺，提供正常的神经传递介质，改善神经细胞的功能，促进意识障碍的恢复。可用左旋多巴 100 mg 加多巴脱羧酶抑制剂卡比多巴 20 mg，静脉滴注，每天 1～2 次。

(4)出血及 DIC 的治疗：出血常因多种凝血因子合成减少；或 DIC 凝血因子消耗过多所致。可输新鲜血液、血浆；给予维生素 K_1、凝血酶复合因子注射。一旦发生 DIC，应用肝素要慎重，用量一般为 25 mg 静脉滴注，根据患者病情及凝血功能再调整剂量，使用过程应加强凝血时间监测，以防肝素过量出血加剧。临产期间及产后 12 小时内不宜应用肝素，以免发生致命的创面出血。有消化道出血时可对症服云南白药或西咪替丁、奥美拉唑等。

(5)改善微循环，防止肾衰竭：可用肝素、654-2 等，能明显改善微循环，减轻肝细胞损伤。川芎嗪注射液有抑制血小板聚集，扩张小血管及增强纤维蛋白溶解等作用；双嘧达莫可抑制血小板聚集及抑制免疫复合物形成的作用；右旋糖酐-40 可改善微循环。

八、预防

病毒性肝炎尚无特异性治疗方法，除乙肝外其他型肝炎也尚无有效主动免疫制剂，故采取以切断传播途径为主的综合防治措施极为重要。

(一)加强宣教和围产期保健

急性期患者应隔离治疗。应特别重视防止医源性传播及医院内感染，产房应将 HBsAg 阳性者床位、产房、产床及器械等严格分开；肝炎流行区孕妇应加强营养，增加抵抗力预防肝炎的发生。对最近接触过甲型肝炎的孕妇应给予丙种球蛋白。患肝炎妇女应于肝炎痊愈后半年、最好 2 年后怀孕。HBsAg 及 HBeAg 阳性孕妇分娩时应严格实行消毒隔离制度，缩短产程、防止胎儿窘迫、羊水吸入及软产道裂伤。

(二)免疫预防

甲型肝炎灭毒活疫苗可对 1 岁以上的儿童或成人预防接种，如注射过丙种球蛋白，应于 8 周后再注射。

乙型肝炎免疫球蛋白(HBIG)是高效价的抗 HBV 免疫球蛋白，可使母亲或新生儿获得被动免疫，是预防乙肝感染有效的措施。产前 3 个月每月给 HBsAg 携带孕妇肌内注射 HBIG，可使其新生儿的官内感染明显减少，随访无不良反应。新生儿注射时间最好在生后 24 小时以内，一般不超过 48 小时。注射次数多效果好，可每月注射一次，共 2～3 次，剂量每次 0.5 mL/kg，或每次 1～2 mL。意外暴露者应急注射一般为 1～2 mL。最后 1 次同时开始注射乙肝疫苗。乙肝疫苗有血源疫苗及基因重组疫苗两种。基因重组疫苗免疫原性优于血源性疫苗。两种疫苗的安全性、免疫原性、保护性及产生抗体持久性相似。疫苗的免疫对象以 HBV 携带者、已暴露于 HBV 的易感者及其新生儿为主，保护率可达 80%。对 HBsAg 及 HBeAg 均阳性母亲的新生儿联合使用 HBIG 可提高保护率达 95%。全程免疫后抗体生成不好者可再加强免疫 1 次。HCV DNA 疫苗的研制尚停留在动物实验基础上，但可用来源安全可靠的丙种球蛋白对抗-HCV 阳性母亲的婴儿在 1 岁前进行被动免疫。丁、戊等型肝炎尚无疫苗。

(李彦存)

第三节 妊娠合并缺铁性贫血

缺铁性贫血是指体内可用来制备血红蛋白的储存铁不足，红细胞生成障碍所发生的小细胞低色素性贫血，是铁缺乏的晚期表现。由于妊娠期妇女的生理改变，66%的孕妇可发生缺铁性贫血，占妊娠期贫血的95%。铁是人体最重要的微量元素之一，是构成血红蛋白必需的原料。人体血红蛋白铁约占机体总铁量的70%，剩余的30%以铁蛋白及含铁血黄素的形式储存在肝、脾、骨髓等组织，称储存铁，当铁供应不足时，储存铁可供造血需要，所以铁缺乏早期无贫血表现。当铁缺乏加重，储存铁耗竭时，才表现出贫血症状和体征，故缺铁性贫血是缺铁的晚期表现。

体内许多含铁酶和铁依赖酶控制着体内重要代谢过程，因此，铁与组织呼吸、氧化磷酸化、胶原合成、卟啉代谢、淋巴细胞及粒细胞功能、神经递质的合成与分解、躯体及神经组织的发育都有关系。铁缺乏时因酶活性下降导致一系列非血液学的改变，如上皮细胞退变、萎缩、小肠黏膜变薄致吸收功能减退、神经功能紊乱、抗感染能力降低等。

一、病因

(一)铁的需要量增加

由于胎儿生长发育需要铁250～350 mg，妊娠期增加的血容量需要铁650～750 mg，故整个孕期共需增加铁1 000 mg左右。

(二)孕妇对铁摄取不足或吸收不良

孕妇每天至少需要摄入铁4 mg。按正常饮食计算，每天饮食中含铁10～15 mg，而吸收率仅为10%，远不能满足妊娠期的需要。即使是在妊娠后半期，铁的最大吸收率达40%，仍不能满足需要，若不给予铁剂补充，容易耗尽体内的储存铁而造成贫血。

(三)不良饮食习惯

蔬菜摄入量少、长期偏食和饮浓茶不但使铁的摄入减少，而且吸收也不足。

(四)其他

既往月经过多、多产或分娩过于频密等使铁的丢失过多，早孕反应重使得铁的摄入不足。

二、发病机制

孕妇缺铁使体内长期处于铁的负平衡，机体便动用储备铁，继之使血清铁、血铁蛋白逐渐下降到最低点。当体内的铁耗尽，发生红细胞内缺铁时，便会导致红细胞生成障碍。

三、贫血对妊娠的影响

慢性或轻度贫血机体能逐渐适应而无不适，对妊娠和分娩影响不大。中度以上的贫血由于组织对缺氧的代偿可出现心率加快，心排血量增加，继续发展则心脏代偿增大，心肌缺血，当血红蛋白<50 g/L时易发生贫血性心脏病。贫血的孕妇由于子宫胎盘缺血极易合并妊娠高血压疾病；由于抵抗力降低易导致感染的发生；缺血的子宫易引起宫缩不良而导致产程延长和产后出血；因氧储备不足，对出血的耐受性差，即使产后出血不多也容易引起休克而危及生命；对产科手

术的麻醉耐受性差,容易发生麻醉意外。

贫血孕妇氧储备不足可影响胎儿的生长发育和胎儿的储备能力,故胎儿生长受限、低出生体重儿、胎儿窘迫、新生儿窒息的发生率升高。

铁通过胎盘单方向源源不断运输给胎儿,轻、中度的贫血对胎儿没有影响,但严重缺铁性贫血的孕妇没有足够的铁供给胎儿,胎儿出生后同样表现为小细胞低色素性贫血。

四、诊断依据

(一)病史

既往有月经过多、钩虫病等慢性失血的病史;长期偏食、胃肠功能紊乱、营养不良;合并肝肾疾病和慢性感染。经铁剂治疗有效对诊断有重要的辅助价值。

(二)临床表现

缓慢起病,轻者常无明显症状。随着贫血的出现皮肤黏膜逐渐苍白,以唇、甲床最明显,也可出现头发枯黄、倦怠乏力、不爱活动或烦躁、注意力不集中、记忆力减退。重者表现为口腔炎、舌乳头萎缩、反甲、心悸、气短、头昏、耳鸣、腹泻、食欲缺乏、少数有异食癖等,严重的可见水肿、心脏扩大或心力衰竭。

(三)实验室检查

这是诊断缺铁性贫血的重要依据。

1.血常规

血常规表现为小细胞低色素性贫血,血红蛋白<100 g/L,网积红细胞正常或略高,轻度患者白细胞及血小板计数均在正常范围,严重时三系均降低。红细胞平均体积(MCV)<80 fL,红细胞平均血红蛋白量(MCH)<27 pg,红细胞平均血红蛋白浓度(MCHC)<30%。

2.血清铁和总铁结合力

当孕妇血清铁<8.95 μmol/L(50 μg/dL),总铁结合力>64.44 μmol/L(360 μg/dL)时,有助于缺铁性贫血的诊断。

3.血清铁蛋白

血清铁蛋白是反映体内铁储备的主要指标,血清铁蛋白<14 μg/L(<20 μg/L 为贮铁减少,<12 μg/L为贮铁耗尽)可作为缺铁的依据。

4.骨髓常规

红系造血呈轻度或中度活跃,以中晚幼红细胞增生为主,骨髓铁染色可见细胞内外铁均减少,尤以细胞外铁减少更有诊断意义。

五、治疗

(一)补充铁剂

主要方法是口服铁剂,常用硫酸亚铁片剂 0.2~0.3 g,每天 3 次,饭后服用,以减少对胃肠道的刺激。琥珀酸亚铁 0.2~0.4 g,每天 3 次,其含铁量高,且吸收好,生物利用度高,不良反应小。同时服用维生素 C 可保护铁不被氧化,促进铁吸收。

注射铁剂的应用指征:①口服铁剂消化道反应严重。②原有胃肠道疾病或妊娠剧吐。③贫血严重。④妊娠中、晚期需要快速补铁。

注射用铁剂有右旋糖酐铁及山梨醇枸橼酸铁两种剂型。

(1)右旋糖酐铁：首剂 20～50 mg，深部肌内注射，如无反应，次日起每天或隔 2～3 天注射 100 mg。右旋糖酐铁也可供静脉注射，由于反应多而严重，一般不主张，初用者使用前需作皮内过敏试验。总剂量为每提高 1g 血红蛋白需右旋糖酐铁 300 mg，也可按以下方法计算：右旋糖酐铁总剂量(mg)＝300×(正常血红蛋白克数－患者血红蛋白克数)＋500 mg(补充部分贮存铁)。

(2)山梨醇铁剂有吸收快、局部反应小的特点，115 mg/(kg·次)，肌内注射。每升高 1 g 血红蛋白需山梨醇铁 200～250 mg，总剂量可参考上述公式。

(二)输血

缺铁性贫血一般不需输血，仅适用于严重病例和症状明显者，当血红蛋白＜60 g/L，接近预产期或短期内需分娩者应少量多次输注浓缩红细胞悬液，每次输 1 单位，输注时必须掌握速度避免加重心脏负担或诱发急性左心衰竭，对有心功能不全者更应注意。

(三)产科处理

1.临产后应配血

以防出血多时能及时输血。

2.预防产后出血

严密监测产程，第一产程避免时间过长，第二产程尽可能缩短，必要时予以助产；胎儿前肩娩出后，药物促进子宫收缩，促进第三产程；产后尽快仔细检查和缝合损伤的软产道，减少产后出血量。

3.预防感染

产程中严格无菌操作，产后应用广谱抗生素。

六、预防

为满足孕期对铁需要量的增加，鼓励孕妇多进食含铁丰富的食物，如牛肉、动物内脏、苹果、大枣、荔枝、香蕉、黑木耳、香菇、黑豆、芝麻等；纠正偏食的习惯；妊娠中期后应常规补铁；积极纠正胃肠功能紊乱及其他易引起缺铁性贫血的并发症。

(傅　炜)

第十三章

异常分娩

第一节 胎位异常

胎位异常是造成难产的常见因素之一。分娩时枕前位约占90%，而胎位异常约占10%。其中胎头位置异常居多。有因胎头在骨盆内旋转受阻的持续性枕横位、持续性枕后位。有因胎头俯屈不良呈不同程度仰伸的面先露、额先露；还有高直位、前不均倾位等。胎头位置异常总计占6%～7%，胎产式异常的臀先露占3%～4%，肩先露极少见。此外还有复合先露。

一、持续性枕后位或持续性枕横位

在分娩过程中，胎头以枕后位或枕横位衔接，在下降过程中，强有力的子宫收缩(简称宫缩)多能使胎头向前转135°或90°，转成枕前位而自然分娩。如胎头持续不能转向前方，直至分娩后期，仍然位于母体骨盆的后方或侧方，致使发生难产者，称为持续性枕后位(图13-1)或持续性枕横位。

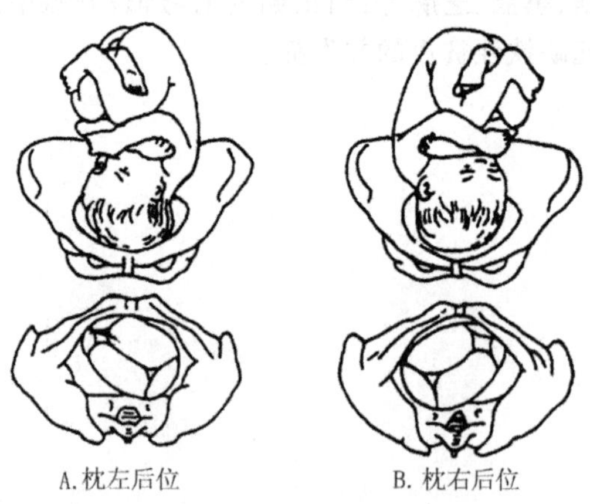

图13-1 持续性枕后位

(一)原因

1.骨盆狭窄

男型骨盆或类人猿型骨盆，其特点是入口平面前半部较狭窄，后半部较宽大，胎头较容易以枕后位或枕横位衔接，又常伴中骨盆狭窄，影响胎头在中骨盆平面向前旋转，致使成为持续性枕后位或持续性枕横位。

2.胎头俯屈不良

如胎头以枕后位衔接，胎儿脊柱与母体脊柱接近，不利于胎头俯屈，胎头前囟成为胎头下降的最低部位，而最低点又常转向骨盆前方，当前囟转至前方或侧方时，胎头枕部转至后方或侧方，形成持续性枕后位或持续性枕横位。

(二)诊断

1.临床表现

临产后，胎头衔接较晚或俯屈不良，由于枕后位的胎先露部不易紧贴子宫颈(简称宫颈)和子宫下段，常导致宫缩乏力及宫颈扩张较慢；因枕骨持续位于骨盆后方压迫直肠，产妇自觉肛门坠胀及排便感，致使宫口尚未开全时，过早使用腹压，容易导致宫颈前唇水肿和产妇疲劳，影响产程进展，常导致第二产程延长。

2.腹部检查

头位胎背偏向母体的后方或侧方，母体腹部的 2/3 被胎体占有，肢体占 1/3 者为枕前位，胎体占1/3而肢体占 2/3 者为枕后位。

3.阴道(肛门)检查

宫颈部分扩张或开全时，感到盆腔后部空虚，胎头矢状缝位于骨盆斜径上，前囟在骨盆右前方，后囟(枕部)在骨盆左后方为枕左后位，反之为枕右后位；当发现产瘤(胎头水肿)、颅骨重叠，囟门触不清时，需借助胎儿耳郭及耳屏位置及方向判定胎位。如耳郭朝向骨盆后方，则可诊断为枕后位；如耳郭朝向骨盆侧方，则为枕横位。

4.B 超检查

根据胎头颜面及枕部的位置，可以准确探清胎头位置以明确诊断。

(三)分娩机制

胎头多以枕横位或枕后位衔接。如在分娩过程中，不能转成枕前位时，可有以下两种分娩机制。

1.枕后位(枕左后、枕右后)

胎头枕部到达中骨盆，向后行 45°内旋转，使矢状缝与骨盆前后径一致，胎儿枕部朝向骶骨成枕后位。其分娩方式有两种(图 13-2)。

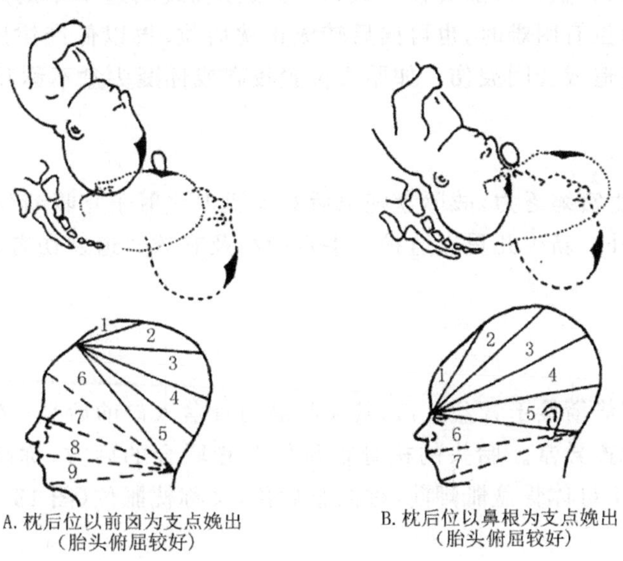

A.枕后位以前囟为支点娩出(胎头俯屈较好)

B.枕后位以鼻根为支点娩出(胎头俯屈较好)

图 13-2 枕后位分娩机制

(1)胎头俯屈较好：当胎头继续下降至前囟抵达耻骨弓下时，以前囟为支点，胎头俯屈，使顶部和枕部自会阴前缘娩出，继之胎头仰伸，相继由耻骨联合下娩出额、鼻、口、颏。此种分娩方式为枕后位经阴道分娩最常见的方式。

(2)胎头俯屈不良：当鼻根出现在耻骨联合下缘时，以鼻根为支点，胎头先俯屈，从会阴前缘娩出前囟、顶部及枕部，然后胎头仰伸，使鼻、口、颏部相继由耻骨联合下娩出。因胎头以较大的枕额周径旋转，胎儿娩出困难，多需手术助产。

2.枕横位

部分枕横位于下降过程中无内旋转动作，或枕后位的胎头枕部仅向前旋转 45°成为持续性枕横位，多数需徒手将胎头转成枕前位后自然或助产娩出。

(四)对母儿的影响

1.对产妇的影响

常导致继发宫缩乏力，产程延长，常需手术助产；容易发生软产道损伤，增加产后出血及感染的机会；如胎头长时间压迫软产道，可发生缺血、坏死、脱落，形成生殖道瘘。

2.对胎儿的影响

由于第二产程延长和手术助产机会增多，常引起胎儿窘迫和新生儿窒息，使围生儿发病率和死亡率增高。

(五)治疗

1.第一产程

严密观察产程，让产妇朝向胎背侧方向侧卧，以利胎头枕部转向前方。如宫缩欠佳，可静脉滴注缩宫素。宫口开全之前，嘱产妇不要过早屏气用力，以免引起宫颈水肿而阻碍产程进展。如果产程无明显进展或出现胎儿窘迫，需行剖宫产术。

2.第二产程

如第二产程初产妇已近 2 小时，经产妇已近 1 小时，应行阴道检查，再次判断头盆关系，决定分娩方式。当胎头双顶径已达坐骨棘水平面或更低时，可先徒手转胎儿头部，待枕后位或枕横位转成枕前位，使矢状缝与骨盆出口前后径一致，可自然分娩或阴道手术助产(低位产钳或胎头吸引器助产)；如转成枕前位有困难时，也可向后转成正枕后位，再以低产钳助产，但以枕后位娩出时，需行较大侧切，以免造成会阴裂伤。如胎头位置较高或怀疑头盆不称，均需行剖宫产术，中位产钳禁止使用。

3.第三产程

因产程延长，易发生宫缩乏力，故胎盘娩出后立即肌内注射子宫收缩药，防止产后出血；有软产道损伤者，应及时修补。新生儿重点监护。手术助产及有软产道裂伤者，产后给予抗生素预防感染。

二、高直位

胎头以不屈不仰姿势衔接于骨盆入口，其矢状缝与骨盆入口前后径一致，称为高直位。高直位是一种特殊的胎头位置异常。胎头的枕骨在母体耻骨联合的后方，称高直前位，又称枕耻位(图 13-3)；胎头枕骨位于母体骨盆骶岬前，称高直后位，又称枕骶位(图 13-4)。

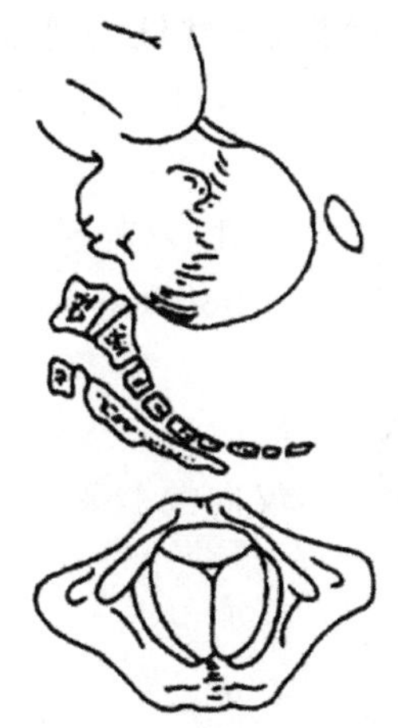

图 13-3 高直前位(枕耻位)

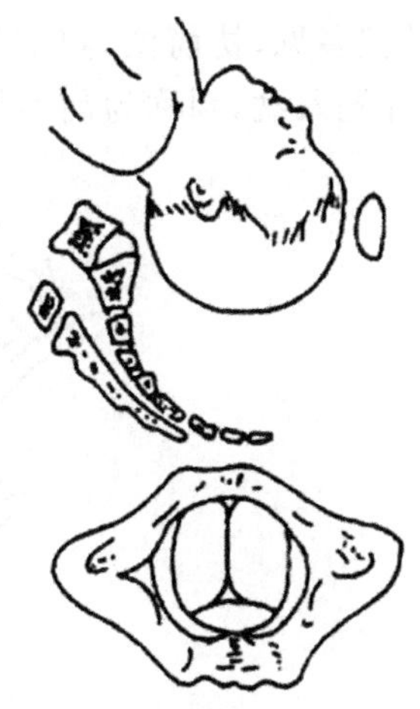

图 13-4 高直后位(枕骶位)

(一)诊断

1.临床表现

临产后胎头不俯屈,胎头进入骨盆入口的径线增大,胎头迟迟不能衔接,胎头下降缓慢或停滞,宫颈扩张也缓慢,致使产程延长。

2.腹部检查

枕耻位时,胎背靠近腹前壁,不易触及胎儿肢体,胎心位置稍高在腹中部听得较清楚;枕骶位时,胎儿小肢体靠近腹前壁,有时在耻骨联合上方,可清楚地触及胎儿下颏。

3.阴道检查

阴道检查发现胎头矢状缝与骨盆前后径一致,前囟在耻骨联合后,后囟在骶骨前,为枕骶位,反之为枕耻位。由于胎头紧嵌于骨盆入口处,妨碍胎头与宫颈的血液循环,阴道检查时常可发现产瘤,其范围与宫颈扩张程度相符合。一般直径为 3～5 cm,产瘤一般在两顶骨之间,因胎头有不同程度的仰伸所致。

(二)分娩机制

1.枕耻位

如胎儿较小、宫缩强,可使胎头俯屈、下降,双顶径达坐骨棘平面以下时,可能经阴道分娩;但胎头俯屈不良而无法入盆时,需行剖宫产。

2.枕骶位

胎背与母体腰骶部贴近,妨碍胎头俯屈及下降,使胎头处于高浮状态,迟迟不能入盆。

(三)治疗

1.枕耻位

可给予试产,加速宫缩,促使胎头俯屈,有望阴道分娩或手术助产,如试产失败,应行剖宫产。

2.枕骶位

一经确诊,应行剖宫产。

三、枕横位中的前不均倾位

头位分娩中,胎头不论采取枕横位、枕后位或枕前位通过产道,均可发生不均倾势(胎头侧屈)，枕横位时较多见，枕前位与枕后位时较罕见。而枕横位的胎头(矢状缝与骨盆入口横径一致)如以前顶骨先入盆，则称为前不均倾(图 13-5)。

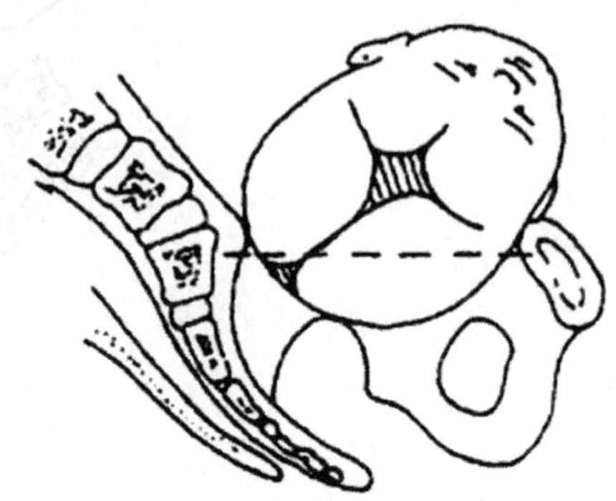

图 13-5　前不均倾位

(一)诊断

1.临床表现

因胎头迟迟不能入盆，宫颈扩张缓慢或停滞，使产程延长，前顶骨紧嵌于耻骨联合后方压迫尿道和宫颈前唇，导致尿潴留，宫颈前唇水肿及胎膜早破。胎头受压过久，可出现产瘤。左枕横时产瘤于右顶骨上；右枕横时产瘤于左顶骨上。

2.腹部检查

前不均倾时胎头不易入盆。临产早期，于耻骨联合上方可扪到前顶部，随产程进展，胎头继续侧屈使胎头与胎肩折叠于骨盆入口处。因胎头折叠于胎肩之后，使胎肩高于耻骨联合平面，于耻骨联合上方只能触到一侧胎肩而触不到胎头。

3.阴道检查

胎头矢状缝在骨盆入口横径上，向后移靠近骶岬，同时前、后囟一起后移，前顶骨紧紧嵌于耻骨联合后方，致使盆腔后半部空虚，而后顶骨大部分嵌在骶岬之上。

(二)分娩机制

以枕横位入盆的胎头侧屈，多数以后顶骨先入盆，滑入骶岬下骶骨凹陷区，前顶骨再滑下去，至耻骨联合成为均倾姿势；少数以前顶骨先入盆。由于耻骨联合后面平直，前顶骨受阻，嵌顿于耻骨联合后面，而后顶骨架在骶岬之上，无法下降入盆。

(三)治疗

一经确诊为前不均倾位，应尽快行剖宫产术。

四、面先露

面先露多于临产后发现。面先露时因胎头极度仰伸，使胎儿枕部与胎背接触。面先露以颏为指示点，有颏左前、颏左横、颏左后、颏右前、颏右横和颏右后 6 种胎位。以颏左前位和颏右后位多见，经产妇多于初产妇。

(一)诊断

1.腹部检查

因胎头极度仰伸入盆受阻，胎体伸直，宫底位置较高。颏左前位时，在母体腹前壁容易扪及胎儿肢体，胎心由胸部传出，故在胎儿肢体侧的下腹部听得清楚。颏右后位时，于耻骨联合上方可触及胎儿枕骨隆突与胎背之间有明显的凹陷，胎心遥远而弱。

2.阴道（肛门）检查

阴道检查可触到高低不平、软硬不均的颜面部，如宫口开大时，可触及胎儿的口、鼻、颧骨及眼眶，并根据颏部所在位置确定其胎位。

（二）分娩机制

见图 13-6。

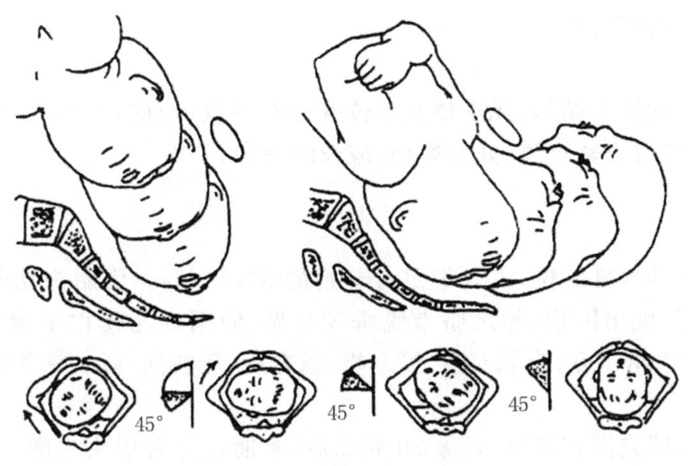

图 13-6 颜面位分娩机制

1.颏左前

胎头以仰伸姿势入盆、下降，胎儿面部达骨盆底时，胎头极度仰伸，颏部为最低点，故转向前方。胎头继续下降并极度仰伸，当颏部自耻骨弓下娩出后，极度仰伸的胎颈前面处于产道的小弯（耻骨联合），胎头俯屈时，胎头后部能够适应产道的大弯（骶骨凹），使口、鼻、眼、额、前囟及枕部自会阴前缘相继娩出，但产程明显延长。

2.颏右后

胎儿面部达骨盆底后，有可能经内旋转 135°以颏左前位娩出（图 13-7A）。如因内旋转受阻，成为持续性颏右后位，胎颈极度伸展，不能适应产道的大弯，足月活胎不能经阴道娩出（图 13-7B）。

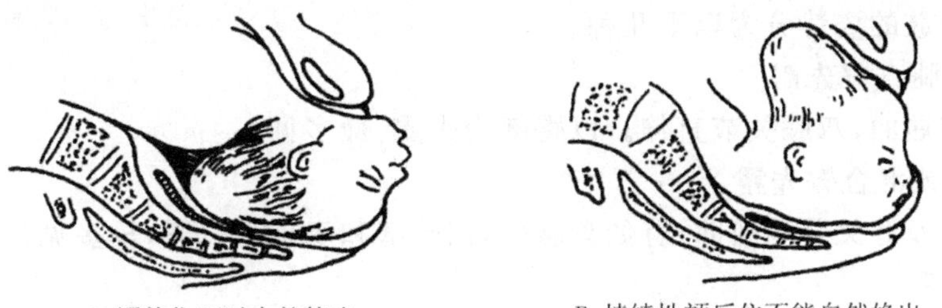

A.颏前位可以自然娩出　　B.持续性颏后位不能自然娩出

图 13-7 颏前位及颏后位分娩示意图

（三）对母儿的影响

1.对产妇的影响

颏左前时因胎儿面部不能紧贴子宫下段及宫颈，常引起宫缩乏力，致使产程延长，颜面部骨质不能变形，易发生会阴裂伤。颏右后位时可发生梗阻性难产，如不及时发现、准确处理，可导致子宫破裂，危及产妇生命。

2.对胎儿和新生儿的影响

胎儿面部受压变形，颜面皮肤发绀、肿胀，尤以口唇为著，影响吸吮，严重时会发生会厌水肿，影响呼吸和吞咽。新生儿常于出生后保持仰伸姿势达数天。

(四)治疗

1.颏左前位

如无头盆不称，产力良好，经产妇有可能自然分娩或行产钳助娩；初产妇有头盆不称或出现胎儿窘迫征象时，应行剖宫产。

2.颏右后位

应行剖宫产术。如胎儿畸形，无论颏左前位或颏右后位，均应在宫口开全后，全麻下行穿颅术结束分娩，术后常规检查软产道，如有裂伤，应及时缝合。

五、臀先露

臀先露是最常见的异常胎位，占妊娠足月分娩的3%～4%。因胎头比胎臀大，且分娩时后出胎头无法变形，往往娩出困难；加之脐带脱垂较常见，使围生儿死亡率增高，为枕先露的3～8倍。臀先露以骶骨为指示点，有骶左前、骶左横、骶左后、骶右前、骶右横和骶右后6种胎位。

(一)原因

妊娠30周以前，臀先露较多见，妊娠30周以后，多能自然转成头先露。持续为臀先露原因尚不十分明确，可能的因素有以下几种。

1.胎儿在子宫腔(简称宫腔)内活动范围过大

羊水过多、经产妇腹壁松弛及早产儿羊水相对偏多，胎儿在宫腔内自由活动形成臀先露。

2.胎儿在宫腔内活动范围受限

子宫畸形(如单角子宫、双角子宫等)、胎儿畸形(如脑积水等)、双胎、羊水过少、脐带缠绕致脐带相对过短等均易发生臀先露。

3.胎头衔接受阻

狭窄骨盆、前置胎盘、肿瘤阻塞盆腔等，也易发生臀先露。

(二)临床分类

根据胎儿两下肢的姿势分为以下几种。

1.单臀先露或腿直臀先露

胎儿双髋关节屈曲，双膝关节直伸。以臀部为先露，最多见。

2.完全臀先露或混合臀先露

胎儿双髋关节及膝关节均屈曲，有如盘膝坐，以臀部和双足为先露，较多见。

3.不完全臀先露

胎儿以一足或双足、一膝或双膝，或一足一膝为先露，膝先露是暂时的，随产程进展或破水后发展为足先露，较少见。

(三)诊断

1.临床表现

孕妇常感肋下有圆而硬的胎头，由于胎臀不能紧贴子宫下段及宫颈，常导致宫缩乏力，宫颈扩张缓慢，致使产程延长。

2.腹部检查

子宫呈纵椭圆形，胎体纵轴与母体纵轴一致，在宫底部可触到圆而硬、按压有浮球感的胎头；而在耻骨联合上方可触到不规则、软且宽的胎臀，胎心在脐左（或右）上方听得最清楚。

3.阴道（肛门）检查

在肛门检查不满意时，阴道检查可扪及软而不规则的胎臀或触到胎足、胎膝，同时了解宫颈扩张程度及有无脐带脱垂发生。如胎膜已破，可直接触到胎臀、外生殖器及肛门，如触到胎足时，应与胎手相鉴别（图13-8）。

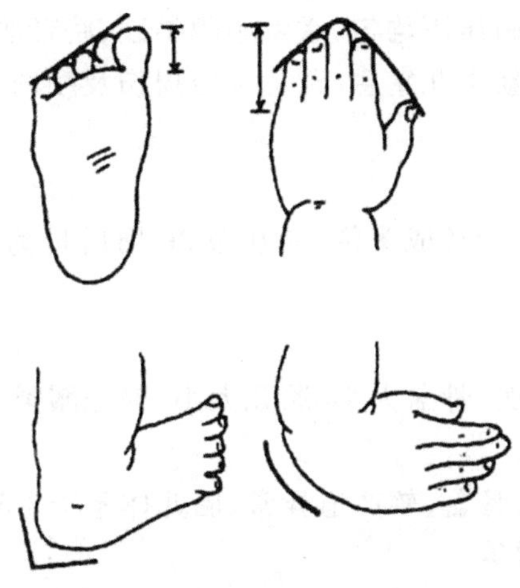

图 13-8 胎手与胎足的区别

4.B超检查

B超能准确探清臀先露类型与胎儿大小、胎头姿势等。

（四）分娩机制

在胎体各部位中，胎头最大，胎肩小于胎头，胎臀最小。头先露时，胎头一经娩出，身体其他部分随即娩出，而臀先露时则不同，较小而软的胎臀先娩出，最大的胎头则最后娩出。为适合产道的条件，胎臀、胎肩、胎头需按一定机制适应产道条件方能娩出，故需要掌握胎臀、胎肩及胎头三部分的分娩机制，以骶右前为例加以阐述。

1.胎臀娩出

临产后，胎臀以粗隆间径衔接于骨盆入口右斜径上，骶骨位于右前方，胎臀继续下降，前髋下降稍快，故位置较低，抵达骨盆底遭到阻力后，前髋向母体右侧行45°内旋转，使前髋位于耻骨联合后方，此时粗隆间径与母体骨盆出口前后径一致。胎臀继续下降，胎体侧屈以适应产道弯曲度，后髋先从会阴前缘娩出，随即胎体稍伸直，使前髋从耻骨弓下娩出，继之双腿、双足娩出，当胎臀及两下肢娩出后，胎体行外旋转，使胎背转向前方或右前方。

2.胎肩娩出

当胎体行外旋转的同时，胎儿双肩径衔接于骨盆入口右斜径或横径上，并沿此径线逐渐下降，当双肩达骨盆底时，前肩向右旋转45°转至耻骨弓下，使双肩径与骨盆中、出口前后径一致。同时胎体侧屈使后肩及后上肢从会阴前缘娩出。继之前肩及前上肢从耻骨弓下娩出。

3.胎头娩出

当胎肩通过会阴时，胎头矢状缝衔接于骨盆入口左斜径或横径上，并沿此径线逐渐下降，同时胎头俯屈，当枕骨达骨盆底时，胎头向母体左前方旋转45°，使枕骨朝向耻骨联合。胎头继续下降，当枕骨下凹到达耻骨弓下缘时，以此处为支点，胎头继续俯屈，使颏、面及额部相继自会阴前缘娩出，随后枕部自耻骨弓下娩出。

（五）对母儿的影响

1.对产妇的影响

胎臀不规则，不能紧贴子宫下段及宫颈，容易发生胎膜早破或继发性宫缩乏力，增加产褥感染与产后出血的风险，如宫口未开全强行牵拉，容易造成宫颈撕裂，甚至延及子宫下段。

2.对胎儿和新生儿的影响

胎臀高低不平，对前羊膜囊施压不均匀，常致胎膜早破、脐带脱垂，造成胎儿窘迫甚至胎死宫内。由于娩出胎头困难，可发生新生儿窒息、臂丛神经损伤及颅内出血等。

（六）治疗

1.妊娠期

妊娠30周前，臀先露多能自行转成头位，如妊娠30周后仍为臀先露，应注意寻找形成臀位的原因。

2.分娩期

分娩期应根据产妇年龄、胎次、骨盆大小、胎儿大小、臀先露类型，以及有无并发症，于临产初期作出正确判断，决定分娩方式。

（1）择期剖宫产的指征：狭窄骨盆、软产道异常、胎儿体重＞3 500 g、胎头仰伸、胎儿窘迫、高龄初产、有难产史、不完全臀先露等。

（2）决定阴道分娩的处理：可根据不同的产程分别处理。

第一产程：产妇应侧卧，不宜过多走动，少做肛门检查，不灌肠，尽量避免胎膜破裂。一旦破裂，立即听胎心。如胎心变慢或变快，立即做肛门检查，必要时做阴道检查，了解有无脐带脱垂。如脐带脱垂、胎心好、宫口未开全，为抢救胎儿，需立即行剖宫产术。如无脐带脱垂，可严密观察胎心及产程进展。如出现宫缩乏力，应设法加强宫缩，当宫口开大4～5 cm时，胎足即可经宫口娩出阴道。为了使宫颈和阴道充分扩张，消毒外阴之后，使用“堵”外阴方法。即当宫缩时，用消毒巾以手掌堵住阴道口让胎臀下降，避免胎足先下降，待宫口及阴道充分扩张后才让胎臀娩出。此法有利于后出胎头的顺利娩出。在堵的过程中，应每隔10～15分钟听胎心1次，并注意宫口是否开全。宫口已开全再堵易引起胎儿窘迫或子宫破裂。宫口近开全时，要做好接生和抢救新生儿窒息的准备。

第二产程：接生前，应导尿，排空膀胱。初产妇应做会阴侧切术。可有三种分娩方式：①自然分娩。胎儿自然娩出，不做任何牵拉，极少见，仅见于经产妇、胎儿小、产力好、产道正常者。②臀助产术。当胎臀自然娩出至脐部后，胎肩及后出胎头由接生者协助娩出。脐部娩出后，胎头娩出最长不能超过8分钟。③臀牵引术。胎儿全部由接生者牵引娩出。此种手术对胎儿损伤大，不宜采用。

第三产程：产程延长，易并发子宫乏力性出血。胎盘娩出后，应静脉推注或肌内注射缩宫素防止产后出血。手术助产分娩于产后常规检查软产道，如有损伤，应及时缝合，并给予抗生素预防感染。

六、肩先露

胎体纵轴和母体纵轴相垂直为横产式，胎体横卧于骨盆入口之上，先露部为肩，称为肩先露。

肩先露占妊娠足月分娩总数的0.1%～0.25%，是对母儿最不利的胎位。除死胎和早产儿肢体可折叠娩出外，足月活胎不可能经阴道娩出。如不及时处理，容易造成子宫破裂，威胁母儿生命。根据胎头在母体左/右侧和胎儿肩胛朝向母体前/后方，分为肩左前、肩右前、肩左后和肩右后4种胎位。

(一)原因

与臀先露发生原因类似，初产妇肩先露首先必须排除狭窄骨盆和头盆不称。

(二)诊断

1.临床表现

先露部胎肩不能紧贴子宫下段及宫颈，缺乏直接刺激，容易发生宫缩乏力，胎肩对宫颈压力不均匀，容易发生胎膜早破，破膜后羊水迅速外流，胎儿上肢或脐带容易脱出，导致胎儿窘迫，甚至胎死宫内。随着宫缩不断加强，胎肩及胸廓一部分被挤入盆腔内，胎体折叠弯曲，胎颈被拉长，上肢脱出于阴道口外，胎头和胎臀仍被阻于骨盆入口上方，形成嵌顿性或忽略性肩先露(图13-9)。

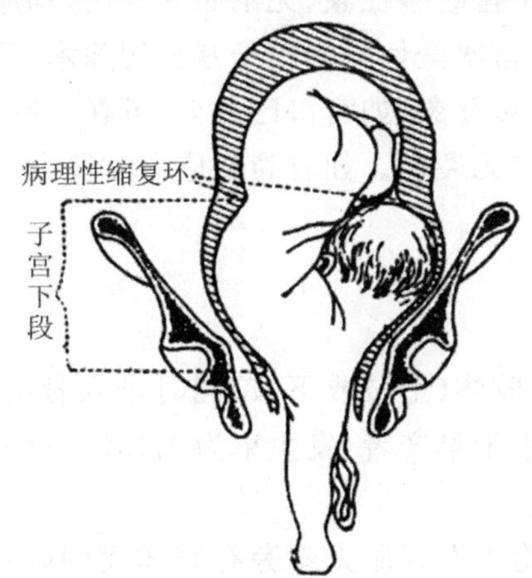

图13-9 忽略性肩先露

宫缩继续加强，子宫上段越来越厚，子宫下段被动扩张越来越薄。由于子宫上、下段肌壁厚薄相差悬殊，形成环状凹陷，并随宫缩逐渐升高，甚至可达脐上，形成病理性缩复环，是子宫破裂的先兆。如不及时处理，将发生子宫破裂。

2.腹部检查

子宫呈横椭圆形，子宫底高度低于妊娠周数，子宫横径宽，宫底部及耻骨联合上方较空虚，在母体腹部一侧可触到胎头，另一侧可触到胎臀。肩左前时，胎背朝向母体腹壁，触之宽大平坦。胎心于脐周两侧听得最清楚。根据腹部检查多可确定胎位。

3.阴道(肛门)检查

胎膜未破者，因胎先露部浮动于骨盆入口上方，肛门检查不易触及胎先露部；如胎膜已破，宫口已扩张者，阴道检查可触到肩胛骨或肩峰、肋骨及腋窝。腋窝尖端大体为胎儿头端，据此可决定胎头在母体左/右侧，肩胛骨朝向母体前/后方，可决定肩前/后位。例如胎头于母体右侧，肩胛骨朝向后方，则为肩右后位。胎手若已脱出阴道口外，可用握手法鉴别是胎儿左手或右手，因检查者只能与胎儿同侧手相握，例如肩右前位时左手脱出，检查者用左手与胎儿左手相握。以此类推。

4.B 超检查

B 超检查能准确探清肩先露，并能确定具体胎位。

(三)治疗

1.妊娠期

妊娠后期发现肩先露应及时矫正。可采用胸膝卧位或试行外倒转术转成纵产式(头先露或臀先露)并包扎腹部以固定产式。如矫正失败，应提前入院决定分娩方式。

2.分娩期

根据胎产式、胎儿大小、胎儿是否存活、宫颈扩张程度、胎膜是否破裂、有无并发症等决定分娩方式。

(1)足月、活胎、未临产，择期剖宫产术。

(2)足月、活胎、已临产，无论破膜与否，均应行剖宫产术。

(3)已出现先兆子宫破裂或子宫破裂征象，无论胎儿存活，均应立即剖宫产，术中如发现宫腔感染严重，应将子宫一并切除(子宫次全切除术或子宫全切除术)。

(4)胎儿已死，无先兆子宫破裂征象，如宫口已开全，可在全麻下行断头术或毁胎术。术后应常规检查子宫下段、宫颈及阴道有无裂伤。如有裂伤应及时缝合。注意预防产后出血，并应用抗生素预防感染。

七、复合先露

胎先露部(胎头或胎臀)伴有肢体(上肢或下肢)同时进入骨盆入口，称为复合先露。临床以头与手的复合先露最常见，多发生于早产者，发生率为 1.43‰～1.60‰。

(一)诊断

当产程进展缓慢时，做阴道检查发现胎先露旁有肢体而明确诊断。常见胎头与胎手同时入盆。应注意与臀先露和肩先露相鉴别。

(二)治疗

(1)无头盆不称，让产妇向脱出的肢体对侧侧卧，肢体常可自然缩回。脱出的肢体与胎头已入盆，待宫口开全后于全麻下上推肢体，将其回纳，然后经腹压使胎头下降，以低位产钳助娩，或行内倒转术助胎儿娩出。

(2)头盆不称或伴有胎儿窘迫征象，应行剖宫产术。

(侯元双)

第二节 产力异常

产力包括宫缩力、腹肌和膈肌收缩力、肛提肌收缩力，其中以宫缩力为主。在分娩过程中，宫缩的节律性、对称性及极性不正常或强度、频率有改变时，称为宫缩力异常。临床上多因产道或胎儿因素异常造成梗阻性难产，使胎儿通过产道阻力增加，导致继发性产力异常。产力异常分为宫缩乏力和宫缩过强两类。每类又分协调性宫缩和不协调性宫缩(图 13-10)。

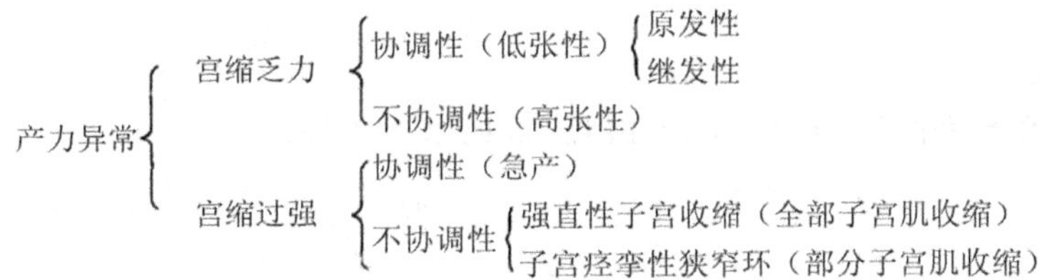

图 13-10 产力异常的分类

一、宫缩乏力

(一)原因

宫缩乏力多由几个因素综合引起。

1.头盆不称或胎位异常

胎先露部下降受阻，不能紧贴子宫下段及宫颈，因此不能引起反射性宫缩，导致继发性宫缩乏力。

2.子宫因素

子宫发育不良、子宫畸形(如双角子宫)、子宫壁过度膨胀(如双胎、巨大胎儿、羊水过多等)、经产妇的子宫肌纤维变性或子宫肌瘤等。

3.精神因素

初产妇尤其是高龄初产妇，精神过度紧张、疲劳均可使大脑皮质功能紊乱，导致宫缩乏力。

4.内分泌失调

临产后，产妇体内的雌激素、缩宫素、前列腺素的敏感性降低，影响子宫肌兴奋阈，致使宫缩乏力。

5.药物影响

产前较长时间应用硫酸镁，临产后不适当地使用吗啡、哌替啶、巴比妥类等镇静药与镇痛药；产程中不适当应用麻醉镇痛等均可使宫缩受到抑制。

(二)临床表现

根据发生时期可分为原发性和继发性两种。原发性宫缩乏力是指产程开始即宫缩乏力，宫口不能如期扩张，胎先露部不能如期下降，产程延长；继发性宫缩乏力是指活跃期即宫口开大3 cm及以后出现宫缩乏力，产程进展缓慢，甚至停滞。宫缩乏力有两种类型，临床表现不同。

1.协调性宫缩乏力(低张性宫缩乏力)

宫缩具有正常的节律性、对称性和极性，但收缩力弱，宫腔压力低(<2.0 kPa)，持续时间短，间歇期长且不规律，当宫缩达极限时，子宫体不隆起和变硬，用手指压宫底部肌壁仍可出现凹陷，产程延长或停滞。由于宫腔内压力低，对胎儿影响不大。

2.不协调性宫缩乏力(高张性宫缩乏力)

宫缩的极性倒置，宫缩不是起自两侧子宫角。宫缩的兴奋点来自子宫的一处或多处，节律不协调，宫缩时宫底部收缩不强，而是体部和下段收缩强。宫缩间歇期子宫壁不能完全松弛，表现为不协调性宫缩乏力。这种宫缩不能使宫口扩张和胎先露部下降，属无效宫缩。产妇自觉下腹部持续疼痛，拒按，烦躁不安，产程长，可导致肠胀气、排尿困难、胎儿胎盘循环障碍，常出现胎儿窘迫。检查时，下腹部常有压痛，胎位触不清，胎心不规律，宫口扩张缓慢，胎先露部下降缓慢或停滞。

3.产程曲线异常

宫缩乏力可导致产程曲线异常(图 13-11)。常见以下 4 种。

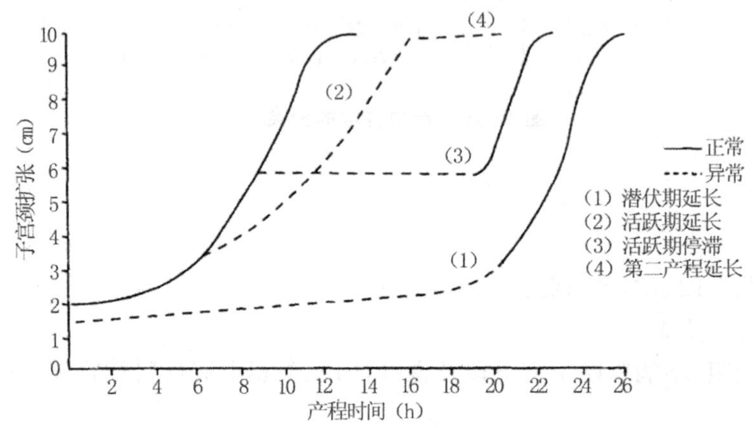

图 13-11 异常的宫颈扩张曲线

(1)潜伏期延长：从临产规律宫缩开始至宫口扩张 3 cm 称为潜伏期，初产妇潜伏期约需 8 小时，最大时限为 16 小时。超过 16 小时称为潜伏期延长。

(2)活跃期延长：从宫口扩张 3 cm 至宫口开全为活跃期。初产妇活跃期正常约需 4 小时，最大时限为 8 小时，超过 8 小时为活跃期延长。

(3)活跃期停滞：进入活跃期后，宫颈口不再扩张达 2 小时以上，称为活跃期停滞，根据产程中定期阴道(肛门)检查进行诊断。

(4)第二产程延长：第二产程初产妇超过 2 小时，经产妇超过 1 小时尚未分娩，称为第二产程延长。

以上 4 种异常产程曲线，可以单独存在，也可以合并存在。当总产程超过 24 小时称为滞产。

(三)对母儿影响

1.对产妇的影响

产程延长，产妇休息不好，精神疲惫与体力消耗，可出现疲乏无力、肠胀气、排尿困难等，还可影响宫缩，严重时还可引起脱水、酸中毒。又由于产程延长，膀胱受压在胎头与耻骨联合之间，导致组织缺血、水肿、坏死，形成瘘，如膀胱阴道瘘或尿道阴道瘘。另外，胎膜早破及产程中多次阴道(肛门)检查均可增加感染机会；产后宫缩乏力，易引起产后出血。

2.对胎儿的影响

宫缩乏力影响胎头内旋转，增加手术机会。不协调性宫缩乏力不能使子宫壁完全放松，影响子宫胎盘循环。胎儿在宫内缺氧，胎膜早破，还易造成脐带受压或脱垂，造成胎儿窘迫，甚至胎死宫内。

(四)治疗

1.协调性宫缩乏力

无论是原发性或继发性，一旦出现，首先寻找原因，如判断无头盆不称和胎位异常，估计能经阴道分娩者，考虑采取加强宫缩的措施。

(1)第一产程:消除精神紧张,产妇过度疲劳,可给予地西泮(安定)10 mg 缓慢静脉注射或哌替啶100 mg肌内注射或静脉注射,经过一段时间,可使宫缩力转强;对不能进食者,可经静脉输液,10%葡萄糖液 500~1 000 mL 加维生素 C 2 g,伴有酸中毒时可补充 5%碳酸氢钠。经过处理,宫缩力仍弱,可选用下列方法加强宫缩。

人工破膜:宫颈口开大 3 cm 以上,无头盆不称,胎头已衔接者,可行人工破膜。破膜后,胎头紧贴子宫下段及宫颈,引起反射性宫缩,加速产程进展。Bishop 提出用宫颈成熟度评分法估计加强宫缩措施的效果。如产妇得分≤3 分,加强宫缩均失败,应改用其他方法。4~6 分的成功率约为 50%,7~9 分的成功率约为 80%,≥9 分均成功。

缩宫素静脉滴注:适用于宫缩乏力、胎心正常、胎位正常、头盆相称者。将缩宫素 1 U 加入 5%葡萄糖液 200 mL 内,以 8 滴/分,即 2.5 mU/min 开始,根据宫缩强度调整滴速,维持宫缩强度每间隔 2~3 分钟,持续 30~40 秒。缩宫素静脉滴注过程应有专人看守,观察宫缩,根据情况及时调整滴速。经过上述处理,如产程仍无进展或出现胎儿窘迫征象,应及时行剖宫产术。

(2)第二产程:第二产程如无头盆不称,出现宫缩乏力时也可加强宫缩,给予缩宫素静脉滴注,促进产程进展。如胎头双顶径已通过坐骨棘平面,可等待自然娩出,或行会阴侧切后行胎头吸引器或低位产钳助产;如胎头尚未衔接或伴有胎儿窘迫征象,应立即行剖宫产术结束分娩。

(3)第三产程:为预防产后出血,当胎儿前肩露出于阴道口时,可给予缩宫素 10 U 静脉注射,使宫缩增强,促使胎盘剥离与娩出及子宫血窦关闭。如产程长,破膜时间长,应给予抗生素预防感染。

2.不协调宫缩乏力

处理原则是镇静、调节宫缩、恢复宫缩极性。给予强镇静药哌替啶 100 mg 肌内注射,使产妇充分休息,醒后多能恢复为协调性宫缩。如未能纠正或已有胎儿窘迫征象,立即行剖宫产术结束分娩。

(五)预防

(1)应对孕妇进行产前教育,解除孕妇思想顾虑和恐惧心理,使孕妇了解妊娠和分娩均为生理过程,分娩过程中医护人员热情耐心、家属陪产均有助于消除产妇的紧张情绪,增强信心,预防精神紧张所致的宫缩乏力。

(2)分娩时鼓励及时进食,必要时静脉补充营养。

(3)避免过多使用镇静药,产程中使用麻醉镇痛应在宫口开全前停止给药,注意及时排空直肠和膀胱。

二、宫缩过强

(一)协调性宫缩过强

宫缩的节律性、对称性和极性均正常,仅宫缩过强、过频,如产道无阻力,宫颈可在短时间内迅速开全,分娩在短时间内结束,总产程不足 3 小时,称为急产,经产妇多见。

1.对母儿影响

(1)对产妇的影响:宫缩过强过频,产程过快,可致宫颈、阴道及会阴撕裂伤。接生时来不及消毒,可致产褥感染。产后子宫肌纤维缩复不良易发生胎盘滞留或产后出血。

(2)对胎儿和新生儿的影响:宫缩过强影响子宫胎盘的血液循环,易发生胎儿窘迫、新生儿窒息甚至死亡;胎儿娩出过快,胎头在产道内受到的压力突然解除,可致新生儿颅内出血;来不及消毒接生，易致新生儿感染；如坠地可致骨折、外伤。

2.处理

(1)有急产史的产妇：在预产期前 2 周不宜外出远走，以免发生意外，有条件应提前住院待产。

(2)临产后不宜灌肠，提前做好接生和抢救新生儿窒息的准备。胎儿娩出时勿使产妇向下屏气。

(3)产后仔细检查软产道，包括宫颈、阴道、外阴，如有撕裂，及时缝合。

(4)新生儿处理：肌内注射维生素 K_1 每天 2 mg，共 3 天，以预防新生儿颅内出血。

(5)如为未消毒接生，母儿均给予抗生素预防感染，酌情接种破伤风免疫球蛋白。

(二)不协调性宫缩过强

1.强直性宫缩

强直性宫缩多因外界因素造成，如临产后分娩受阻或不适当应用缩宫素，或胎盘早剥血液浸润子宫肌层，均可引起宫颈内口以上部分子宫肌层出现强直性痉挛性宫缩。

(1)临床表现：产妇烦躁不安，持续性腹痛，拒按，胎位触不清，胎心听不清，有时还可出现病理性缩复环、血尿等先兆子宫破裂征象。

(2)处理：一旦确诊为强直性宫缩，应及时给予子宫收缩抑制剂，如 25%硫酸镁 20 mL 加入 5%葡萄糖液 20 mL 缓慢静脉推注。如为梗阻原因，应立即行剖宫产术结束分娩。

2.子宫痉挛性狭窄环

子宫壁部分肌肉呈痉挛性不协调性收缩所形成的环状狭窄，持续不放松，称为子宫痉挛性狭窄环。多在子宫上、下段交界处，也可在胎体某一狭窄部，以胎颈、胎腰处常见(图 13-12)。

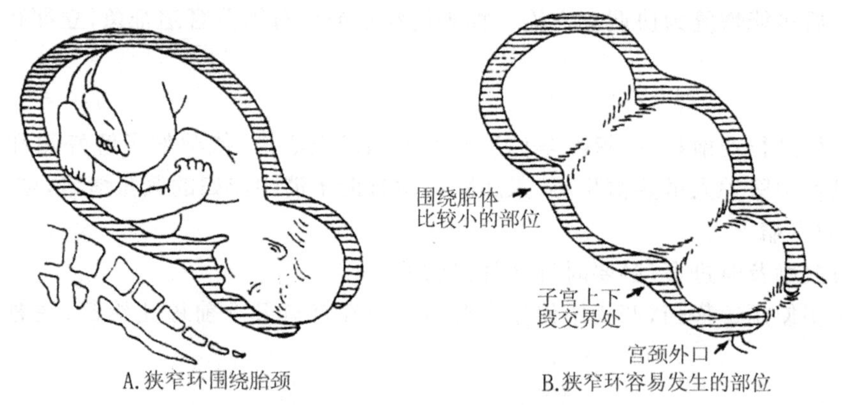

图 13-12　子宫痉挛性狭窄环

(1)原因：多因精神紧张、过度疲劳及不适当地应用子宫收缩药或粗暴地进行产科处理所致。

(2)临床表现：产妇出现持续性腹痛，烦躁不安，宫颈扩张缓慢，胎先露下降停滞。胎心时快时慢，阴道检查可触及狭窄环。子宫痉挛性狭窄环特点是此环不随宫缩上升。

(3)处理：认真寻找原因，及时纠正。禁止阴道内操作，停用缩宫素。如无胎儿窘迫征象，可给予哌替啶 100 mg 肌内注射，一般可消除异常宫缩。当宫缩恢复正常，可行阴道手术助产或等待自然分娩。如经上述处理，狭窄环不缓解，宫口未开全，胎先露部高，或已伴有胎儿窘迫，应立即行剖宫产术。如胎儿已死亡，宫口开全，则可在全麻下经阴道分娩。

(侯元双)

第三节　产道异常

产道包括骨产道(骨盆腔)与软产道(子宫下段、宫颈、阴道、外阴),是胎儿经阴道娩出的通道。产道异常可使胎儿娩出受阻,临床上以骨产道异常多见。

一、骨产道异常

骨盆径线过短或形态异常,致使骨盆腔小于胎先露部可通过的限度,阻碍胎先露部下降,称骨盆狭窄。狭窄骨盆可以为一个径线过短或多个径线同时过短,也可为一个平面狭窄或多个平面同时狭窄。当一个径线狭窄时,要观察同一个平面其他径线的大小,再结合整个骨盆腔大小与形态进行综合分析,作出正确判断。

(一)分类

1.骨盆入口平面狭窄

骨盆入口平面狭窄以扁平骨盆为代表,主要为入口平面前后径过短。狭窄分3级:Ⅰ级(临界性),绝大多数可以自然分娩,骶耻外径为18 cm,真结合径为10 cm;Ⅱ级(相对性),经试产来决定可否经阴道分娩,骶耻外径为16.5～17.5 cm,真结合径为8.5～9.5 cm;Ⅲ级(绝对性),骶耻外径为≤16.0 cm,真结合径为≤8.0 cm,足月胎儿不能经过产道,必须行剖宫产终止妊娠。在临床中常遇到的是前两种,我国妇女常见以下两种类型。

(1)单纯扁平骨盆:骨盆入口前后径缩短而横径正常。骨盆入口呈横扁圆形,骶岬向前下突。

(2)佝偻病性扁平骨盆:骨盆入口呈肾形,前后径明显缩短,骨盆出口横径变宽,骶岬前突,骶骨下段变直向后翘,尾骨呈钩状突向骨盆出口平面。髂骨外展,髂棘间径≥髂嵴间径,耻骨弓角度增大(图13-13)。

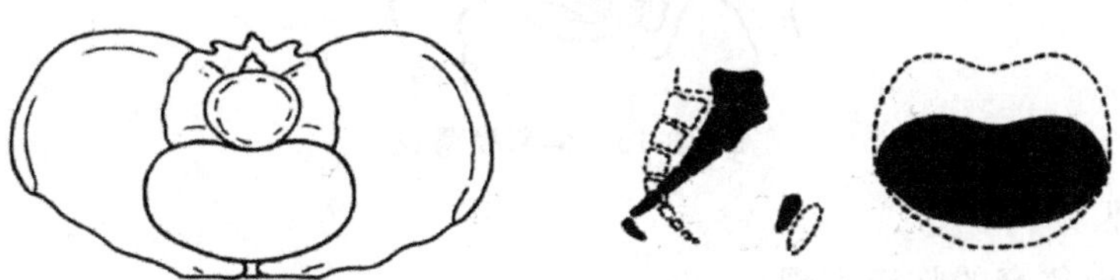

图13-13　佝偻病性扁平骨盆

2.中骨盆及骨盆出口平面狭窄

狭窄分3级。Ⅰ级(临界性):坐骨棘间径为10 cm,坐骨结节间径为7.5 cm;Ⅱ级(相对性):坐骨棘间径为8.5～9.5 cm,坐骨结节间径为6.0～7.0 cm;Ⅲ级(绝对性):坐骨棘间径≤8.0 cm,坐骨结节间径≤5.5 cm。我国妇女常见以下两种类型。

(1)漏斗骨盆:骨盆入口各径线值均正常,两侧骨盆壁向内倾斜似漏斗得名。其特点是中骨盆及骨盆出口平面均明显狭窄,使坐骨棘间径、坐骨结节间径均缩短,耻骨弓角度<90°。坐骨结节间径与出口后矢状径之和<15 cm。

(2)横径狭窄骨盆:骨盆各横径径线均缩短,各平面前后径稍长,坐骨切迹宽,测量骶耻外径值正常,但髂棘间径及髂嵴间径均缩短。中骨盆及骨盆出口平面狭窄,产程早期无头盆不称征象，当胎头下降至中骨盆或骨盆出口时，常不能顺利地转成枕前位，形成持续性枕横位或枕后位造成难产。

3.均小骨盆

骨盆外形属女型骨盆，但骨盆各平面均狭窄，每个平面径线较正常值小 2 cm 或更多，称均小骨盆。多见于身材矮小、体形匀称的妇女。

4.畸形骨盆

骨盆失去正常形态称畸形骨盆。

(1)骨软化症骨盆：现已罕见。因缺钙、磷、维生素 D，以及紫外线照射不足，使成人期骨质矿化障碍，被类骨质组织所代替，骨质脱钙、疏松、软化。由于受躯干重力及两股骨向内上方挤压，使骶岬向前，耻骨联合前突，坐骨结节间径明显缩短，骨盆入口平面呈凹三角形(图 13-14)。严重者阴道不能容两指，一般不能经阴道分娩。

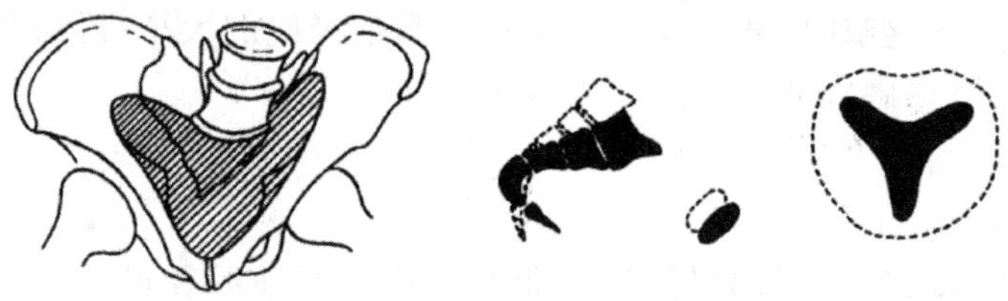

图 13-14　骨软化症骨盆

(2)偏斜型骨盆：骨盆一侧斜径缩短，一侧髂骨翼与髋骨发育不良致骶髂关节固定，以及下肢及髂关节疾病(图 13-15)。

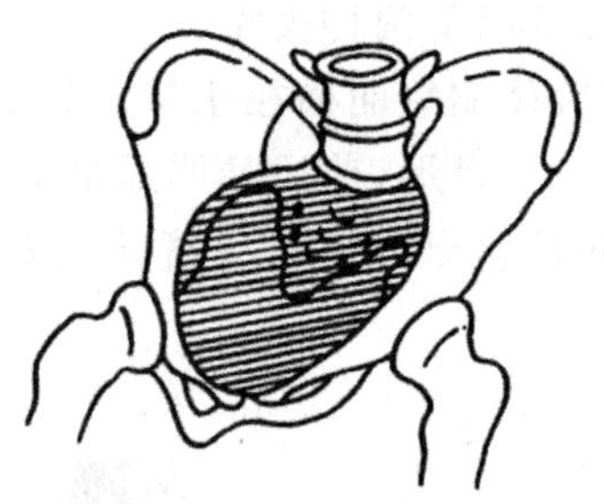

图 13-15　偏斜型骨盆

(二)临床表现

1.骨盆入口平面狭窄的临床表现

(1)胎头衔接受阻：一般情况下初产妇在妊娠末期，即预产期前 1～2 周或临产前胎头已衔接，即胎头双顶径进入骨盆入口平面，颅骨最低点达坐骨棘水平。若入口狭窄，即使已经临产，胎头仍未入盆，经检查胎头跨耻征阳性。胎位异常，如臀先露、面先露或肩先露的发生率是正常骨盆的 3 倍。

(2)若已临产，根据骨盆狭窄程度、产力强弱、胎儿大小及胎位情况不同，临床表现也不一样。①骨盆临界性狭窄：若胎位、胎儿大小及产力正常，胎头常以矢状缝在骨盆入口横径衔接，多取后不均倾势，即后顶骨先入盆，后顶骨逐渐进入骶凹处，再使前顶骨入盆，则于骨盆入口横径上成头盆均倾势。临床表现为潜伏期活跃早期延长，活跃后期产程进展顺利。若胎头迟迟不入盆，此时常出现胎膜早破，其发生率为正常骨盆的 4～6 倍。由于胎膜早破，母儿可发生感染。胎头紧贴宫颈内口容易诱发宫缩，常出现继发性宫缩乏力。②骨盆绝对性狭窄：若产力、胎儿大小及胎位均正常，但胎头仍不能入盆，常发生梗阻性难产，这种情况可出现病理性缩复环，甚至子宫破裂。如胎先露部嵌入骨盆入口时间长，血液循环障碍，组织坏死，可形成泌尿生殖道瘘。在强大的宫缩压力下，胎头颅骨重叠，可出现颅骨骨折及颅内出血。

2.中骨盆平面狭窄的临床表现

(1)胎头能正常衔接：潜伏期及活跃早期进展顺利，当胎头下降达中骨盆时，由于内旋转受阻，胎头双顶径被阻于中骨盆狭窄部位之上，常出现持续性枕横位或枕后位，同时出现继发性宫缩乏力，活跃后期及第二产程延长甚至第二产程停滞。

(2)胎头受阻于中骨盆：有一定可塑性的胎头开始变形，颅骨重叠，胎头受压，异常分娩使软组织水肿，产瘤较大，严重时可发生脑组织损伤、颅内出血、胎儿窘迫。若中骨盆狭窄程度严重，宫缩又较强，可发生先兆子宫破裂及子宫破裂。强行阴道助产可导致严重软产道裂伤及新生儿产伤。

(3)骨盆出口平面狭窄的临床表现：骨盆出口平面狭窄与中骨盆平面狭窄常同时存在。若单纯骨盆出口平面狭窄，第一产程进展顺利，胎头达盆底受阻，第二产程停滞，继发性宫缩乏力，胎头双顶径不能通过出口横径，强行阴道助产可导致软产道、骨盆底肌肉及会阴严重损伤，胎儿严重产伤，对母儿危害极大。

(三)诊断

在分娩过程中，骨盆是不变因素，也是估计分娩难易的一个重要因素。狭窄骨盆影响胎位和胎先露部的下降及内旋转，也影响宫缩。在估计分娩难易时，骨盆是首先考虑的一个重要因素。应根据胎儿的大小及骨盆情况尽早作出有无头盆不称的诊断，以决定适当的分娩方式。

1.病史

询问有无佝偻病、脊髓灰质炎、脊柱和髋关节结核及骨盆外伤等病史。对经产妇应详细询问既往分娩史，如有无难产史或新生儿产伤史等。

2.一般检查

测量身高，孕妇身高<145 cm时，应警惕均小骨盆。观察孕妇体型、步态，有无下肢残疾，有无脊柱及髋关节畸形，米氏菱形窝是否对称。

3.腹部检查

观察腹型，检查有无尖腹及悬垂腹，有无胎位异常等。骨盆入口异常，因头盆不称、胎头不易入盆常导致胎位异常，如臀先露、肩先露。中骨盆狭窄则影响胎先露内旋转而导致持续性枕横位、枕后位等。部分初产妇在预产期前2周左右，经产妇于临产后胎头均应入盆。若已临产胎头仍未入盆，应警惕是否存在头盆不称。检查头盆是否相称的具体方法：孕妇排空膀胱后，取仰卧，两腿伸直。检查者用手放在耻骨联合上方，将浮动的胎头向骨盆腔方向推压。若胎头低于耻骨联合，表示胎头可入盆(头盆相称)，称胎头跨耻征阴性；若胎头与耻骨联合在同一平面，表示可疑头盆不称，称胎头跨耻征可疑阳性；若胎头高于耻骨联合，表示头盆明显不称，称胎头跨耻征阳性。对出现此类症状的孕妇，应让其取半卧位两腿屈曲，再次检查胎头跨耻征，若转为阴性，提示为骨盆倾斜度异常，而不是头盆不称。

4.骨盆测量

(1)骨盆外测量：骶耻外径<18 cm为扁平骨盆。坐骨结节间径<8 cm，耻骨弓角度<90°为漏斗骨盆。各径线均小于正常值2 cm或以上为均小骨盆。骨盆两侧斜径(以一侧髂前上棘至对侧髂后上棘间的距离)及同侧直径(从髂前上棘至同侧髂后上棘间的距离)相差>1 cm为偏斜骨盆。

(2)骨盆内测量:对角径＜11.5 cm,骶骨岬突出为入口平面狭窄,属扁平骨盆。应检查骶骨前面弧度。坐骨棘间径＜10 cm,坐骨切迹宽度＜2横指,为中骨盆平面狭窄。如坐骨结节间径＜8 cm,则应测量出口后矢状径及检查骶尾关节活动度,如坐骨结节间径与出口后矢状径之和＜15 cm,为骨盆出口平面狭窄。

(四)对母儿影响

1.对产妇的影响

骨盆狭窄影响胎头衔接及内旋转,容易发生胎位异常、胎膜早破、宫缩乏力,导致产程延长或停滞。胎先露压迫软组织过久导致组织水肿、坏死形成生殖道瘘。胎膜早破、肛门检查或阴道检查次数增多及手术助产增加产褥感染机会。剖宫产及产后出血者增多,严重梗阻性难产若不及时处理,可导致子宫破裂。

2.对胎儿及新生儿的影响

头盆不称易发生胎膜早破、脐带脱垂,脐带脱垂可导致胎儿窘迫甚至胎儿死亡。产程延长、胎儿窘迫使新生儿容易发生颅内出血、新生儿窒息等并发症。阴道助产机会增多,易发生新生儿产伤及感染。

(五)分娩时处理

处理原则:根据狭窄骨盆类别和程度、胎儿大小、胎心率、宫缩强弱、宫口扩张程度、胎先露下降情况、破膜与否,结合既往分娩史、年龄、产次、有无妊娠合并症及并发症决定分娩方式。

1.一般处理

在分娩过程中,应使产妇树立信心,消除紧张情绪和恐惧心理。保证能量及水分的摄入,必要时补液。注意监测宫缩、胎心,观察产程进展。

2.骨盆入口平面狭窄的处理

(1)明显头盆不称(绝对性骨盆狭窄):胎头跨耻征阳性者,足月胎儿不能经阴道分娩。应在临产后行剖宫产术结束分娩。

(2)轻度头盆不称(相对性骨盆狭窄):胎头跨耻征可疑阳性,足月活胎估计体重＜3 000 g,胎心正常及产力良好,可在严密监护下试产。胎膜未破者可在宫口扩张3 cm时行人工破膜,若破膜后宫缩较强,产程进展顺利,多数能经阴道分娩。试产过程中若出现宫缩乏力,可用缩宫素静脉滴注加强宫缩。试产2～4小时胎头仍迟迟不能入盆,宫口扩张缓慢,或伴有胎儿窘迫征象,应及时行剖宫产术结束分娩。若胎膜已破,为了减少感染,应适当缩短试产时间。

(3)骨盆入口平面狭窄的试产:必须以宫口开大3～4 cm且胎膜已破为试产开始。胎膜未破者在宫口扩张3 cm时可行人工破膜。宫缩较强,多数能经阴道分娩。试产过程中如果出现宫缩乏力,可用缩宫素静脉滴注加强宫缩。若试产2～4小时胎头不能入盆,产程进展缓慢,或伴有胎儿窘迫征象,应及时行剖宫产术。如胎膜已破,应适当缩短试产时间。骨盆入口平面狭窄主要为扁平骨盆的妇女,妊娠末期或临产后胎头矢状缝只能衔接于骨盆入口横径上。胎头侧屈使其两顶骨先后依次入盆,呈不均倾势嵌入骨盆入口,称为头盆均倾不均。前不均倾为前顶骨先嵌入,矢状缝偏后。后不均倾为后顶骨先嵌入,矢状缝偏前(图13-16)。当胎头双顶骨均通过骨盆入口平面时,即可顺利地经阴道分娩。

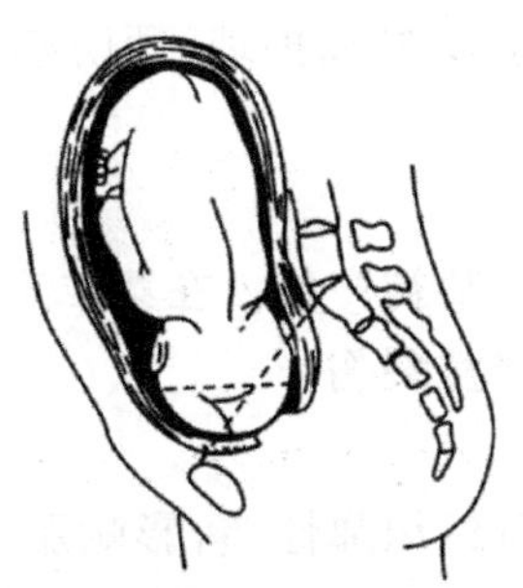

图 13-16　胎头嵌入骨盆姿势——后不均倾

3.中骨盆平面狭窄的处理

在分娩过程中，胎儿在中骨盆平面完成俯屈及内旋转动作。若中骨盆平面狭窄，则胎头俯屈及内旋转受阻，易发生持续性枕横位或持续性枕后位，产妇多表现为活跃期或第二产程延长及停滞、继发性宫缩乏力等。若宫口开全，胎头双顶径达坐骨棘平面或更低，可经阴道徒手旋转胎头为枕前位，待其自然分娩。宫口开全、胎心正常者可经阴道助产分娩。胎头双顶径在坐骨棘水平以上或出现胎儿窘迫征象，应行剖宫产术。

4.骨盆出口平面狭窄的处理

骨盆出口平面是产道的最低部位，应于临产前对胎儿大小、头盆关系作出充分估计，决定能否经阴道分娩，诊断为骨盆出口平面狭窄者，不能进行试产。若发现出口横径狭窄，耻骨弓角度变锐，耻骨弓下三角空隙不能利用，胎先露部后移，利用出口后三角空隙娩出。临床上常用出口横径与出口后矢状径之和来估计出口大小。出口横径与出口后矢状径之和＞15 cm 时，多数可经阴道分娩，有时需阴道助产，应做较大的会阴切开。若两者之和＜15 cm 时，不应经阴道试产，应行剖宫产术终止妊娠。

5.均小骨盆的处理

胎儿估计不大、胎位正常、头盆相称、宫缩好者，可以试产，通常可通过使胎头变形和极度俯屈，以胎头最小径线通过骨盆腔，可能经阴道分娩。若有明显头盆不称，应尽早行剖宫产术。

6.畸形骨盆的处理

根据畸形骨盆种类、狭窄程度、胎儿大小、产力等综合判断。如果为畸形严重、明显头盆不称者，应及早行剖宫产术。

二、软产道异常

软产道包括子宫下段、宫颈、阴道及骨盆底软组织构成的弯曲管道。软产道异常所致的难产较少见，临床上容易被忽视。在妊娠前或妊娠早期应常规行双合诊检查，了解软产道情况。

（一）外阴异常

1.外阴白色病变

皮肤黏膜慢性营养不良，组织弹性差，分娩时易发生会阴撕裂伤，宜做会阴后一侧切开术。

2.外阴水肿

某些疾病如重度子痫前期、重度贫血、心脏病及慢性肾炎孕妇若有全身水肿，可同时伴有重度外阴水肿，分娩时可妨碍胎先露部下降，导致组织损伤、感染和愈合不良等情况。临产前可用50％硫酸镁液湿热敷会阴，临产后仍有严重水肿者，在外阴严格消毒下进行多点针刺皮肤放液；

分娩时行会阴后一侧切开；产后加强会阴局部护理，预防感染，可用50%硫酸镁液湿热敷，配合远红外线照射。

3.会阴坚韧

会阴坚韧尤其多见于35岁以上高龄初产妇。在第二产程可阻碍胎先露部下降，宜做会阴后一侧切开，以免胎头娩出时造成会阴严重裂伤。

4.外阴瘢痕

瘢痕挛缩使外阴及阴道口狭小，且组织弹性差，影响胎先露部下降。如瘢痕的范围不大，可经阴道分娩，分娩时应做会阴后一侧切开。如瘢痕过大，应行剖宫产术。

(二)阴道异常

1.阴道横隔

阴道横隔多位于阴道上段或中段，较坚韧，常影响胎先露部下降。因在横隔中央或稍偏一侧常有一小孔，常被误认为宫颈外口。在分娩时应仔细检查。

(1)阴道分娩：横隔被撑薄，可在直视下自小孔处将横隔做X形切开。横隔被切开后因胎先露部下降压迫，通常无明显出血，待分娩结束再切除剩余的隔，用可吸收线将残端做间断或连续锁边缝合。

(2)剖宫产：如横隔较高且组织坚厚，阻碍先露部下降，需行剖宫产术结束分娩。

2.阴道纵隔

(1)伴有双子宫、双宫颈时，当一侧子宫内的胎儿下降，纵隔被推向对侧，阴道分娩多无阻碍。

(2)当发生于单宫颈时，有时胎先露部的前方可见纵隔，可自行断裂，阴道分娩无阻碍。纵隔厚时，应于纵隔中间剪断，用可吸收线将残端缝合。

3.阴道狭窄

产伤、药物腐蚀、手术感染可导致阴道瘢痕形成。若阴道狭窄部位位置低、狭窄程度轻，可经阴道分娩。狭窄位置高、狭窄程度重时，宜行剖宫产术。

4.阴道尖锐湿疣

分娩时，为预防新生儿患喉乳头瘤，应行剖宫产术。病灶巨大时可能造成软产道狭窄，影响胎先露下降时，也宜行剖宫产术。

5.阴道壁囊肿肿瘤

(1)阴道壁囊肿较大时，会阻碍胎先露部下降，可行囊肿穿刺，抽出其内容物，待分娩后再选择时机进行处理。

(2)阴道内肿瘤大妨碍分娩，且肿瘤不能经阴道切除时，应行剖宫产术，阴道内肿瘤待产后再行处理。

(三)宫颈异常

1.宫颈外口黏合

宫颈外口黏合多在分娩受阻时发现。宫口为很小的孔，当宫颈管已消失而宫口却不扩张时，一般用手指稍加压力分离，黏合的小孔可扩张，宫口即可在短时间内开全。但有时需行宫颈切开术，使宫口开大。

2.宫颈瘢痕

因孕前曾行宫颈深部电灼术或微波术、宫颈锥切术、宫颈裂伤修补术等所致。虽可于妊娠后软化，但宫缩很强时宫口仍不扩张，应行剖宫产术。

3.宫颈坚韧

宫颈组织缺乏弹性,或精神过度紧张使宫颈挛缩,宫颈不易扩张,多见于高龄初产妇,可于宫颈两侧各注射0.5%利多卡因5~10 mL,也可静脉推注地西泮10 mg。如宫颈仍不扩张,应行剖宫产术。

4.宫颈水肿

宫颈水肿多见于扁平骨盆、持续性枕后位或滞产,宫口没有开全而过早使用腹压,致使宫颈前唇长时间被压于胎头与耻骨联合之间,血液回流受阻引起水肿,影响宫颈扩张。多见于胎位异常或滞产。

(1)轻度宫颈水肿:①可以抬高产妇臀部。②同宫颈坚韧处理。③宫口近开全时,可用手轻轻上托水肿的宫颈前唇,使宫颈越过胎头,能够经阴道分娩。

(2)严重宫颈水肿:经上述处理无明显效果,宫口扩张<3 cm,伴有胎儿窘迫,应行剖宫产术。

5.宫颈癌

宫颈硬而脆,缺乏伸展性,临产后影响宫口扩张,若经阴道分娩,有发生大出血、裂伤、感染及肿瘤扩散等危险,不应经阴道分娩,应考虑行剖宫产术,术后手术或放射治疗。

6.子宫肌瘤

较小的肌瘤没有阻塞产道时可经阴道分娩,肌瘤待分娩后再行处理。子宫下段及宫颈部位的较大肌瘤可占据盆腔或阻塞于骨盆入口,阻碍胎先露部下降,宜行剖宫产术。

(侯元双)

第十四章

妇女保健

第一节 女童保健

一、概述

生殖健康要求对生命周期的各个阶段提供生殖保健服务，而女童保健则是妇女一生生殖健康的基础。

妇女一生的各个时期有其不同的健康问题和保健特色，每一个阶段均需得到特殊的保护、相应的健康指导和保健服务。

青春期前(10岁前)女童的体格遵循一定的规律迅速发育，性腺的发育相对较迟，男女童之间差别不大，生长发育、营养需求和计划免疫等保健需求基本相同，因此女童应该享有与男童同等的健康权益。但由于幼女有着解剖、生理及心理、精神等方面的特点，以及女孩的大阴唇较薄，不丰满，未能遮盖小阴唇及阴道口，外生殖器暴露在外与缺乏雌激素等易于感染、损伤以及发生一些妇科病。

儿童期的疾病或异常，不只影响儿童期的健康，并且直接影响妇女一生的身心健康。如女童期的心理行为异常可能出现过度依赖、恐惧与退缩行为、儿童孤独症、行为障碍等，品行障碍也可能成为成年后的犯罪根源；女童营养不良可引起孕妇贫血；佝偻病可致骨盆畸形，影响以后的正常分娩；生殖道感染、母婴传播性疾病也可能引起成年后妇女生殖系统疾病；女童期生殖道肿瘤虽不多见，但恶性度高，有的还影响性发育；女童生殖道畸形也是女童保健需重视的问题。此外女童营养失衡出现肥胖或营养不良、性早熟等问题也已引起广泛的关注。世界上不论发达国家还是发展中国家，普遍存在重男轻女现象，使女童一出生甚至未出生即受歧视和摧残。还有一些国家施行女性割礼，使女童身心受到巨大的创伤。因此，女童期的特殊保健问题应成为妇女生殖健康保健的一个重要组成部分。

本节的内容主要在探索现代女童保健的新特点，新方法，从女童的生理、心理行为及常见疾病方面提出预防保健措施。

二、女童生理特点

(一)生长发育

生长发育是各期女童共同、主要的生理特点。监测生长发育状况是女童保健的重要内容。

生长一般指形体数和量的增加，也称为体格生长或体格发育。发育是指细胞、组织、器官的成熟与功能的完善。生长和发育两者紧密相关，生长是发育的物质基础，而发育成熟状况又反映在数量变化上。由于受到遗传、营养、疾病、环境和教育等影响，个人可有各自的生长发育特点和潜力，但总的来说还是有共同、相似的规律。

1.体格生长规律

衡量体格生长的指标包括形态指标和某些功能、生化指标。

(1)体重：为人体的总重量。世界卫生组织将其列为衡量儿童体格生长及近期营养状况最灵敏、最实用的指标。出生体重可作为一个国家的保健指标。女童体重平均比男童略轻。

常用的体重计算公式如下。

3～12 个月体重(kg)＝(月龄＋9)/2

1～6 岁体重(kg)＝年龄(岁)×2＋8

7～12 岁体重(kg)＝(年龄×7－5)/2

(2)身长(高)：为头顶到足底的长度。世界卫生组织将其列为反映儿童远期营养状况的指标。女童身长平均比男童矮。常用的计算公式如下。

2～12 岁身长(cm)＝年龄(岁)×7＋77(cm)

(3)坐高或顶臀长：由头顶到坐骨结节的高度，反映头颅与脊柱的发育。坐高占身高的百分数随年龄而下降，从出生时的 67%降到 14 岁时的 53%。

(4)头围：反映头颅和脑的大小及发育情况。出生时头围约 33～34 cm；6 个月时为 43 cm；1 岁时为 46 cm；2 岁时为 48 cm；5 岁时为 50 cm；15 岁时接近成人，为 54～58 cm。

(5)胸围及胸廓：胸围反映胸廓容积、胸部骨骼、胸背肌肉和脂肪层发育情况。出生时胸围比头围小 1～2 cm。1 岁左右与头围相等，其后胸围较大，至青春期前其差数(cm)约等于年龄数。

(6)骨骼：骨骼的生长有干骺端成骨和骨膜成骨。长骨和扁骨的生长分别属于骺端和骨膜骨化。骨化自胎儿期，直至成年期。成骨中心数及骺部接合情形，可判断骨骼发育年龄，简称骨龄。6～8 岁前骨龄约为年龄(岁)＋1。头颅骨发育为扁骨发育，可根据头围大小、骨缝和前、后囟闭合迟早等来衡量颅骨的发育。前囟对边中点连线长度在出生时为 1.5～2.0 cm，随颅骨发育而增大，6 个月后逐渐变小，1～1.5 岁时闭合。

(7)牙齿：牙齿发育是骨成熟的一个粗指标。牙齿约自胎龄 5 个月开始钙化，出生 1 岁左右钙化完全。4～10 个月开始出乳牙。2 岁半左右乳牙出齐，共 20 个。6 岁左右开始萌出第一颗恒牙即第一磨牙，7～8 岁乳牙按萌出先后逐个脱落代之以恒牙，20～30 岁左右出齐，恒牙共 32 个。

2.体格生长评价

用一种标准为依据，判断个体或群体女童的生长水平、趋势、速度和匀称程度的过程，以期尽早发现偏差，查明原因，及时适宜矫治，促进女童健康成长。

(1)评价标准：可分为现状标准和理想标准。现状标准代表某一地区一般儿童的体格发育水平。理想标准以生长在所谓最适宜环境中的儿童为对象。

(2)评价方法：常用有单项指标评价(标准差法、百分位法、曲线图法和标准差比值法)和多项指标综合评价(3 项指标综合评价法、指数法、相关评价法和身高发育与体型结合评估)。以标准差法最常用。①标准差法(均值离差法)：适用于正态分布资料，以均值($\bar{X}$)为基准值，以标准差

(s)为离散值，按此制定出年龄别体重、年龄别身高和身高别体重六等份评价表。此法优点是简单易行，但不能对体型和生长动态进行评价。②曲线图法：将所测得的指标值画在相应的曲线图上进行评估。此法简单、直观，可评出生长水平、生长趋势和生长速度。③标准差比值法：SDS=$(X-\bar{X})\div s$。X：为个体（或群体）实测值；$\bar{X}$ 及 s 为参照人群的均值及标准差。此法可在不同人群、地区、时点间进行定量比较。(3)评价界限点：标准差法、百分位法和标准差比值法通常分别以 $\bar{X}\pm 2s$，P3～P97 和－2～＋2 为正常范围，在该界限点之外应进一步检查有否病理状态。

(二)女童各期生理特点与保健

1.胎儿期

自卵子与精子结合（受孕）至胎儿娩出前称为胎儿期。正常胎儿期约 40 周[(40±2)周]。此期胎儿容易受孕母身体状况的影响。因此，儿童保健人员必须了解胎儿各周龄的生长发育情况，与妇女保健人员密切配合，保证胎儿正常生长发育。

2.新生儿期

出生至未满 28 天为新生儿期。此期是一个特殊时期，各器官需进一步完善，功能也需要进行有利于生存的重大调整。为了适应子宫外新环境，自身要经历解剖生理上的巨大变化，身体各系统的功能从建立转到成熟是此期的特点。因此，应定期进行新生儿访视，宣传母乳喂养好处，指导新生儿护理及合理喂养，做好新生儿期疾病预防和治疗，以降低新生儿发病率和死亡率。

(1)不同性别、胎龄新生儿体格生长标准不同：评价新生儿体格生长应按不同性别、胎龄进行才确切而合理。

(2)生理性体重下降：生理性体重下降常分为两种类型：快速型，体重在出生后 3～4 天减至最低限，但一般不超过出生体重的 10%，7～10 天内恢复到出生体重；缓慢型，体重逐渐减轻，第 2～3 周才恢复。

(3)生理性黄疸：正常新生儿（约 60%足月儿，80%早产儿）在出生两天后皮肤黏膜发生黄染现象，同时血清胆红素浓度超过 34 μmol/L(mg/dL)。其特点是程度轻，血清胆红素水平足月儿不超过 204 μmol/L(12 mg/dL)，早产儿不超过 255 μmol/L(15 mg/dL)；持续时间短，7～10 天自行消失；早产儿可延为 3～4 周，不伴其他症状。

(4)假月经：生后 5～7 天，新生儿从阴道流出少量血性分泌物，不伴其他特殊症状，这种现象称为假月经，是因受母体雌激素影响所致。偶有新生儿因阴道口闭塞，分泌物局部潴留子宫，形成下腹部小型肿物，但不至于危害全身。血性分泌物 3～5 天后自行消失，不必特殊处理，可用消毒纱布、棉花球轻轻拭去，保持会阴部清洁便可。不必局部黏敷料或敷药，以免引起刺激、感染。

(5)乳腺增大、泌乳：新生儿双侧乳腺增大、充盈并泌乳，其原因如下。①受母体黄体酮刺激乳腺增大充盈，似蚕豆、杏核或鸽蛋大小；②受母体催乳激素的刺激而泌乳，量极少，数滴至 1～2 mL。不必特殊处理，切忌挤压或搓揉，以免继发感染，引起化脓性乳腺炎，甚至导致败血症，或影响将来乳腺功能。

3.婴儿期

婴儿期指出生至不满一周岁的小儿。此期的特点是：①生长发育比生后任何时期都快，一周岁末体重为出生时的 3 倍，身长增加 50%，头围由平均 34 cm 增加至 46 cm。②由于生长发育快，对能量和蛋白质的需求特别高。若能量和蛋白质供给不足，就易发生营养不良和发育落后。③由于热能和蛋白质需求高，进食多而消化和吸收功能尚未发育完善，所以易发生消化不良和营养紊乱。④从母体得到的免疫力逐渐消失，而自身后天免疫力很弱，易患感染性疾病（急性呼吸道感染、腹泻等）。因此，此期要提倡母乳喂养，6个月后指导及时合理地添加辅助食品，定期进行体格检查。同时做好计划免疫和常见病、多发病、传染病的防治工作。开展体格锻炼和早期教育。

4.幼儿期

幼儿期指1～3岁的小儿。此期特点是体格生长速度较婴儿缓慢，正处在断奶时期，如果不注意膳食质量，容易发生体重增长缓慢，甚至出现营养不良。此期与成人接触增多，在正确教育下可以开始养成良好的生活习惯和卫生习惯。由于活动范围扩大，又缺乏安全知识和自我防护意识，易发生意外事故；又由于接触感染的机会较以前多，容易患传染病。要合理择时断奶，有目的、有计划安排膳食，进行早期教育，预防意外事故发生，培养良好的生活和卫生习惯。定期进行体格检查，继续做好计划免疫和常见病、多发病、传染病的防治工作。

5.学龄前期

3～6岁为学龄前期。此期小儿的体格仍然持续生长，体重每年平均增加2 kg，身高每年平均增长5～7 cm。与外界环境接触日益增多。由于活动和锻炼增多，体质渐强，感染性疾病发病率减少，而免疫性疾病如肾炎、肾病等有增多趋势。5～6岁时，乳牙开始松动脱落，恒牙依次萌出。应加强教育，特别要防止意外事故的发生。开展儿童弱视、斜视、弱听的防治，注意口腔卫生，定期进行体格检查。合理安排生活，提供平衡膳食，做好入学准备。

6.学龄期

学龄期指6～12岁儿童，为小学年龄段。此期体格生长速度与学龄前期相似，但运动体能较前期增强，运动量及范围增加，有一定的学习任务，因此营养供给的质和量要保证，学习和睡眠时间要合理安排，并做好交通、游泳、用电、书写姿势等的安全、健康教育，注意用眼、口腔卫生以及疾病防治等工作。

7.青春期

青春期是从儿童时期过渡到成年人的发育时期。女童体格生长和生殖系统的发育均较男童早2年，为11～12岁到17～18岁。分为三个阶段。①青春前期：从体格形态开始加速发育到第二性征形成前的阶段，一般2～3年；②性征发育期：从第二性征开始出现到性发育成熟阶段，一般2～4年；③青春后期：从第二性征发育成熟到体格停止生长为止，约3年。此期首先出现体格生长加速，继之生殖系统发育并逐渐成熟。且智能飞跃发展，开始独立生活，参加各种社会活动。情绪多变且不稳定，易发生各种异常心理。因此，应加强营养、性、卫生指导等方面的健康教育，避免吸烟、早恋。加强品德教育和体格锻炼，学习文化知识和技术，做到德、智、体、美、劳全面发展。

（三）女童生殖器官的生理解剖特点

由于在母体子宫内受到雌激素的影响，故在新生儿期常可见到2～3周的外阴轻度发育和充血。此后，性器官呈幼稚型，子宫颈部较长，子宫颈与子宫体之比为2∶1；卵巢狭长不发育，卵巢皮质中无发育的卵泡，无雌激素分泌作用。女孩的大阴唇较薄，不丰满，未能覆盖小阴唇及阴道口，外生殖器娇嫩的皮肤和黏膜，暴露在外，易受损伤及感染。在女童后期，随着体格生长和发育，阴唇丰满增大，阴道增深，其表层细胞增厚，子宫体生长显著，使子宫体和子宫颈之间逐步超出1∶1比例。卵巢内的卵泡受垂体促性腺激素的影响有一定的发育并分泌性激素，但尚未能到达成熟即闭锁。乳房的腺管和腺体均开始增生。

（魏秋芬）

第二节　青春期保健

一、概述

(一)青春期定义

青春期是从儿童发育期到成年期的过渡阶段。青春期由于神经内分泌剧烈变化的影响,身体迅速生长发育,同时性器官与第二性征逐渐成熟;躯体形态,生理功能变化的同时,心理行为也发生急剧变化。青春期终末时,躯体基本不再生长,性器官基本发育成熟,已具有生育能力进而转入成年期。

(二)青春期年龄与分期

青春期开始年龄因人而异,发育速度也存在个体差异。世界卫生组织规定青春期年龄范围从10岁开始到20岁结束。一般女孩发育比男孩早1～2年。青春期又可划分为早、中、晚三期,每期为2～3年。青春期早期主要表现为体格生长突增,青春中期以性器官与第二性征迅速发育为主要特点,多有月经初潮或首次遗精;青春晚期性腺基本发育成熟,第二性征发育近似成人,体格发育逐渐停止。

(三)青春期发育的影响因素

影响青春期发育的因素是多方面多层次的,是先天因素与后天各种外界环境因素相互作用的结果。遗传基因决定个体发育的可能性,即发育的潜力与最大限度;环境条件影响遗传赋予的潜力的发挥,决定发育的速度及可能达到的程度,亦决定发育的现实性。从保健角度更着重后天环境诸因素。后天因素除自然条件与气候季节、环境污染,长期灾害等影响外,还包括政治、经济、文化教育与卫生保健等社会因素以及家庭诸因素。家庭是社会重要组成部分,社会因素通过家庭直接或间接影响下一代。家庭的居住条件、经济状况、父母的良好素质、性格爱好、行为气氛、生活方式与重视子女的智力开发、知识培养、正确的教育方式等,都是青春期发育的影响因素。具体指子女的营养(生长发育的重要物质基础),体育锻炼(增强体质的重要因素),疾病的防治(健康的保证)以及良好的生活作息习惯的形成(包括定时进餐、充足睡眠、适当学习、足够户外活动、人际交流)等。

身材发育差异是地理、气候、社会、经济等混杂因素长期影响的结果。长期战乱、灾害可以影响生长发育停滞不前,甚至下降,但总的趋势青少年身材一代比一代增高,性发育也有提前的现象。

月经初潮是青春成熟的标志,其出现的年龄根据各地流行病学调查结果显示有较大悬殊,这反映生殖器官发育与功能同样受种种因素影响而存在差别,详见本节青春期的生理特点中月经初潮。

二、青春期的生理特点

(一)体格发育

女孩进入青春期后,在神经内分泌影响下,身体迅速生长,出现人体生长发育的第二个突增阶段(第一个突增期指从胎儿期至出生后一年)。

1.青春期的形态发育

(1)身体长高:身高是衡量生长突增变化的良好指标。大约25%成人身高在青春成熟时定型,女性生长突增从10岁左右开始,比男性约早2年,但突增幅度每年增长5～7 cm,比男性相对约慢2 cm;且生长期也比男性短,因而最终比男性身材矮12～15 cm。女性生长的高峰期与月经初潮时间相关。生长速度也随季节而变化,3～5月份生长较快,因此观察全年的身高很重要。人体身材的高矮,取决于骨骼的生长发育,对身高起作用主要是脊椎骨与下肢骨。身体各部分突增的表现不尽相同:胎儿期形态发育头部领先,而后为躯干,最后是四肢,称为"头尾发展律";童年与青春期身体发育则是四肢先于躯干,下肢先于上肢,呈现自下而上,自四肢远端至躯干的程序,称为"向心律"。

某些重要指标随生长高峰出现而变化:碱性磷酸酶随生长高峰出现而升高;睾酮在青春早期刺激软骨生长,在青春晚期导致骨骺的迅速融合;胰岛素样生长因子(IGF-1)峰值则晚于生长高峰的平均年龄。

(2)体重增加:青春发育期体重明显增加,但其增长高峰不如身高显著,且身高的发育先于体重。15～16岁少女显得身体瘦长,四肢细软。女性体重增长时间比身高长,增长的幅度也较大,且成年后体重仍可继续增加。一般青春期每年可增重5～6 kg。女性体内50%钙在青春期沉积,约99%钙沉积在骨骼中。体重的增加除骨骼增长外,肌肉和脂肪的增长更为重要。男性在睾酮的作用下肌肉增长,肌力增大,且一直继续到30岁才达到高峰,而女性肌肉发育在18岁左右一般不再增长。女性进入青春期后,体内雌激素促使脂肪在全身皮下沉积,肌肉与体脂的比例中脂肪更高,沿上臂、大腿、臀部和背部分布。女性骨盆较宽大也是雌激素的特殊作用。因此成年女性呈现相对身材较矮、体态丰满、曲线较突出的体型。

青春期形态变化除身高、体重外,胸围、肩宽、上臂围、小腿围等也呈现明显突增现象,其高峰多在10～12岁。

影响青春期形态发育的因素很多,但归纳起来,不外乎遗传与环境两大类,也就是内因和外因,或可称先天与后天。这些因素错综复杂,使人体发育无法整齐划一。决定体格发育的遗传因素一是种族,二是家族。国内外研究结果表明,在环境因素中营养因素引起的作用尤为重要。此外,疾病防治、生活条件、情绪和体育运动等也都影响人体的生长发育。青春期形态发育个体有差异,不论男女都有早熟、平均、晚熟3种类型。早熟的特点是发育早,突增过程较短,因而开始显得较高,但最后不一定高于晚熟型,多表现高度女性体态,趋于矮胖型、肩窄、骨盆宽。晚熟的特点是开始身材虽较矮小,但突增的时间较长,最后往往比早熟型高。平均型开始发育的年龄、发育速度与程度则介于早熟与晚熟之间。

2.内脏功能的发育

青春期形态发育的同时,相应各器官生理功能也发生变化。除生殖系统功能迅速发育外,心血管、呼吸、运动等系统的功能均发生程度不同的变化。在形态发育与功能发育互相促进下,机体逐渐成熟。

(1)心血管系统的发育:为保证青春期发育突增的进行,心血管也发生相应变化。心脏重量迅速增加,平均达220 g,接近成人水平,容积也成倍增长。左心室的变化更加明显,心肌纤维增粗,心室壁增厚,富有弹力。

每次心搏出量增多使机体获得更大供氧储备能力,因此在静息状态心率减缓。由于支配心脏的神经此时已发育健全，对心脏的调节更有效、更稳定。由于心肌功能增强，搏出量增多，每分钟只需 70～80 次，便能满足机体的需要。由于心率减缓，心肌纤维舒张期延长，更容易恢复，从而提高了心脏的工作效率。少年血压比成人低，因为血管的发育先于心脏，年龄越小，血管发育超过心脏发育的程度越大，血管内阻力小，血压因而偏低。进入青春期后，血管径增长速度落后于心脏，周围循环阻力增加，血压随之而增加，加上此期自主神经调节功能不够稳定，因而有些青少年甚至出现暂时性血压偏高现象。正常成年人血压标准收缩压为 12.0～18.3 kPa(90～140 mmHg)，舒张压为 8.0～12.0 kPa(60～90 mmHg)。青春期心血管系统虽迅速发育，但与成人比仍存在一些差距。心脏大小要到 35 岁左右才稳定，心搏出量也比成人少。因此青少年的体力活动与劳动强度不能与成年人同等要求，但适当的体育锻炼与劳动可促进心血管更健康成长，功能更完善。

(2)呼吸系统的发育：青春期肺脏的发育明显加速，12 岁左右肺脏的重量为出生时的 10 倍，肺小叶结构逐渐完善，肺泡容积增大，呼吸肌发育加快，呼吸功能随之增强。肺活量比青春期前增加 1 倍，每次呼吸的气体交换量明显增加，呼吸频率减少。但青春期的肺通气效率较差，呼吸功能贮备也较小，当机体需氧量增加时，只能通过增加呼吸频率以弥补不足。青少年上呼吸道较狭窄，黏膜较薄，血管与淋巴组织较丰富，故易致感染而使黏膜充血肿胀，出现鼻塞、呼吸困难等。针对青少年呼吸系统的特点，应注意保持生活环境的空气新鲜，坚持锻炼，避免呼吸道感染，以利于呼吸系统的发育与功能的增进。

(3)神经系统的发育：进入青春期前，脑神经的结构、重量与容量已接近成人水平。但其功能的完善主要在青春期才有较大进展。脑细胞内部结构不断分化，功能更加精巧复杂，神经纤维的网络联系增加，为思维的发展提供物质基础。此时，青少年的思考能力进一步加强，对事物能通过推理、分析做出判断，且大脑兴奋性较强，易接受新事物。但青春期脑的发育并没有完全成熟，需要到 20～25 岁才完全和成人一样。青少年神经系统不够稳定，容易疲劳，情绪也容易激动，必须注意学习，负担不宜过重。但也应注意到青少年可塑性最强，适当的启发、诱导、培养兴趣，对脑的发育都有促进作用。通过学习与训练，可将脑神经功能的发展推向更高阶段。

(4)青春期内分泌：人类的生长发育是一个极为复杂的过程，至今虽尚未完全了解，但已知人体存在一个完善的神经内分泌系统，调节有关组织器官的生理功能，使影响生长发育的 2 个最基本因素——先天遗传与后天环境总合起来，并起调节作用。影响生长发育最重要的激素在青春期前是生长激素与甲状腺素，并有胰岛素参与，而青春期发育是在性激素、肾上腺皮质分泌雄激素和生长激素的协同作用下，促使人生第二次生长突增。

生长激素(GH)：生长激素是影响生长发育最重要的蛋白质激素，由 191 个氨基酸组成，为腺垂体嗜酸性粒细胞分泌。每天分泌量：儿童期 91 pg/d，青春期增至 690 pg/d，深睡后是 GH 分泌高峰，提示睡眠对儿童生长发育的重要性。生长激素的功能是刺激所有身体组织细胞增长，促进蛋白质合成且动员储存脂肪供机体利用；对骨骼则刺激软骨生长，引起骨的纵向生长加速和骨骼变宽。但青春期生长突增不单是 GH 作用，也有肾上腺皮质分泌的雄激素的参与，是共同作用所引起。

甲状腺素：甲状腺素对生长发育有显著的影响，是正常体格生长及骨骼成熟所必需的激素。人体生长过程中，甲状腺素与生长激素起协同作用。儿童期甲状腺功能低下者，软骨骨化与牙齿生长受阻，骨龄落后于实际年龄，身体主要长骨——股骨、胫骨发育障碍，致体态外貌呈幼稚状态。且甲状腺对神经细胞的正常发育与成熟有显著意义，甲状腺功能低下者，神经细胞发育不全,髓鞘形成不良,智力发育严重受阻,呈痴呆状。儿童期和青春期血中甲状腺素浓度一直保持平均水平或稍高于成人。

适量甲状腺素青春期可刺激促性腺激素(Gn)及性激素作用。对性腺发育及维持正常月经非常必要。能影响Gn分泌,促进卵巢及子宫、乳腺等对Gn或甾体激素的敏感性。

肾上腺皮质雄激素:肾上腺皮质分泌糖类固醇,盐类固醇与性激素三大类。前二者主要调节三大营养物质的代谢与体内水和电解质平衡;后者包括少量雌激素与雄激素,是男性体内雌激素与女性体内雄激素的主要来源。

雄激素刺激蛋白质合成与人体生长,加速骨生长与骨骺闭合,增加体重与肌组织,与GH协同促进青春期生长突增。

雄激素刺激男性生殖器与第二性征发育,肾上腺分泌的雄激素量少,且活性小,对男性的男性化作用被睾酮所掩盖;但在女性体内对女性阴毛、腋毛的生长、阴蒂、大阴唇的发育,生长突增均有很大影响。

肾上腺皮质雄激素的分泌随年龄而变化。7~8岁有一个小高峰称为肾上腺皮质功能初显,但无明显功能活动。第二个高峰在12~13岁,与生长突增伴行。肾上腺皮质分泌的雄激素增加在垂体促性腺激素活动之前,因而有学者认为肾上腺在刺激下丘脑-垂体-性腺反馈系统中起关键性作用。女性青春期血中睾酮为20 ng/100 mL,初潮后为50 ng/100 mL,尿内排泄的17-酮类固醇随年龄增长与性功能成熟而逐渐增加,且与身高的增长明显相关。

胰岛素:胰岛素促进葡萄糖向细胞内的转运和利用,从而节约体内蛋白质,故可促进生长。胰岛素也能促进蛋白质的合成,体内蛋白质合成与软骨形成都与胰岛素有关。胰岛素与生长激素互为刺激,生长激素减少则影响胰岛素分泌。糖尿病少年因胰岛素不足而生长不良,而胰岛素过多又会引起生长加速,肥胖且趋向身材高大。

卵巢雌激素:人体雌激素有雌二醇、雌酮与雌三醇,前二者由卵巢分泌;后者为雌酮代谢产物,妊娠时由胎盘分泌。

雌激素的功能是促进女性生殖器官以及与生殖有关器官的形态发育与功能成熟。它促进小阴唇生长,使前庭大腺、尿道腺及皮脂腺分泌增加;促使阴道长度增加,血管生成,循环丰富,阴道上皮增生、角化并使阴道呈现酸性反应。

雌激素促使子宫发育,肌层变厚,内膜增生;参加月经初潮,是维持子宫内膜形态变化与功能的最基本天然化学物质。

雌激素与第二性征发育关系密切:刺激乳腺管发育;促使全身皮下脂肪沉积,尤其臀部与大腿最为明显;对阴毛也有刺激作用,使其在阴阜上部呈平底倒三角形分布,且抑制胡须与胸毛的生长。

雌激素促使骨细胞生长活跃,骨生长率增快;同时引起长骨骨骺与骨干早期愈合,该作用雌激素比雄激素强,结果使女孩长高比男孩早停止几年。此外,女性骨盆较宽与雌激素作用有关,从而形成了女性特殊的体态。

催乳素:有类GH作用,可促使乳腺发育,并参与卵泡成熟、排卵、黄体形成与退化,但血中含量过高时,可抑制Gn导致黄体功能不足。

青春期启动与内分泌调节:主宰青春期启动的是神经内分泌系统,通过下丘脑-垂体-性腺轴起作用。

性腺是脑垂体的靶腺,性腺激素的分泌受垂体促性腺激素(FSH与LH)的促进,而促性腺激素又受下丘脑促性腺激素释放激素(GnRH)的调控,性腺分泌对下丘脑与垂体起反馈作用;下丘脑又受大脑皮质、边缘系统及松果体的调节。

下丘脑-垂体-性腺反馈系统早在胎儿期已经形成,出生后随年龄增长不断成熟完善。FSH从青春期发育早期就开始增加并达成人水平,但LH水平的提高要到性征发育至一定成熟程度后才开始并逐渐提高至成人水平;之后其增高与早期血浆中雌激素水平升高相关。促性腺激素分泌有一定节律性,儿童期分泌量小,且呈脉冲性分泌,昼夜无区别;青春期前睡眠中FSH有脉冲性血浓度升高,进入青春期不仅睡眠时增高,醒觉时也有升高。LH分泌在青春期前与后,睡眠时均不见增高,只有青春发育期睡眠时出现增高现象,这是LH分泌的特点。

青春期下丘脑功能活跃,垂体兴奋,除分泌促性腺激素增加外还分泌促甲状腺素,促进甲状腺发育并产生甲状腺素。也分泌促肾上腺可的松,促使肾上腺皮质分泌皮质激素与雄激素。

青春期启动的机制主要有以下观点:①下丘脑敏感性进行性降低:青春期前下丘脑-垂体-性腺系统功能不够成熟,活动力较低,下丘脑对性腺激素的负反馈敏感性高,小量性激素就可控制下丘脑GnRH分泌。随年龄增长,下丘脑对负反馈作用敏感性逐渐降低,小量性激素已不能再对下丘脑起抑制作用,下丘脑分泌GnRH的能力提高,引起垂体分泌FSH与LH量增加,接着性腺活动加强,遂有青春期一系列变化。②松果体分泌的褪黑激素的浓度骤降。松果体分泌的褪黑激素对下丘脑GnRH的分泌及垂体促性腺激素的分泌,甚至性腺都有抑制作用。褪黑激素的骤降解除了以上各个环节的抑制,因此英国有褪黑激素是青春期“开关”之说。童年松果体患病导致的早熟现象,是有力的证据。③青春期垂体对下丘脑的GnRH效应最为敏感。注射GnRH的效应随年龄增大和青春期各阶段的推进而增加。注射GnRH后,非青春期儿童LH仅轻度升高,而青春期少年可出现青春发育期睡眠时增高现象。④睡眠导致FSH与LH脉冲性释放,且持续增加。尤其LH只有青春期机体才有脉冲性释放。

总之青春期是在下丘脑、脑垂体前叶的影响下有关激素协同作用,引起一系列发育特征的出现。青春期后通过机体重新调整,使发育缓慢终达停止阶段。

(5)运动系统的发育:骨骼和肌肉是组成运动系统的主要部分。青少年骨骼特点是软骨成分较多,骨组织内水分和有机物多,无机物少,骨质密度较小,富有弹性,不易骨折而易弯曲变形,但坚固性较差。

少年儿童关节的关节面相对较厚,关节囊和周围韧带松弛,伸展性大,关节周围的肌肉薄弱、细长,因此关节活动范围大于成人,但牢固性差,外力作用下易脱臼。

青春期肌肉中水分多,蛋白质、无机盐少,因此肌肉较柔软松弛,运动容易疲劳。肌肉发育的规律:长身高期肌纤维长度增长,长体重期肌肉力量增加。大肌肉的发展早于小肌肉,躯干肌早于四肢肌,上肢比下肢快。由于少年肌肉发育落后于骨骼,故肌肉细长,力量和耐力都较差。15岁以后,肌纤维明显增粗时,肌肉力量随之增加。

根据以上特点,青少年应特别注意身体姿势,全面锻炼体格,避免局部负担过重;运动或劳动时,强度和时间安排要适当,长身高期不宜大负荷运动训练或做繁重的体力劳动,需要力量大的活动应安排在青春发育后期。

(6)造血功能:男性进入青春期后,雄激素促进红细胞与血红蛋白数量明显增加。红细胞从均值$4.6\times10^{12}/L$增至$5.3\times10^{12}/L$,而血红蛋白从均值128 g/L增至145 g/L。而女性则不论血红蛋白或红细胞都增加很少。加上月经初潮之后,每月失血与怕胖减肥、节食减重,较容易引起贫血,应多补充营养与铁剂。

(二)生殖器发育

女性生殖器官在青春期前发育缓慢,基本处于幼稚状态。进入青春期后,在激素的作用下迅速发育,并与其他系统共同进入成熟阶段。

1.卵巢

出生时,卵巢皮质由被结缔组织分隔的原始卵泡群组成。每一原始卵泡含一原始卵母细胞,外环绕一层小型未分化细胞。髓质由疏松纤维结缔组织、血管、神经组成;而上皮主要由立方形细胞构成。卵巢在 8 岁前极小,表面光滑,卵泡经历不同发育阶段退化成为闭锁卵泡。青春期临近时大型卵泡数目增加,但绝大多数仍然退化。卵巢体积在 8～10 岁开始发育较快,以后直线上升。重量由原来的 6 g,可增加 3～4 g。在第一次卵泡成熟排卵之前,常有若干次无排卵月经周期。月经初潮时卵巢并未完全成熟,其重量仅为成熟卵巢的 30%,其后卵巢继续发育增大,皮质内出现发育程度不同的卵泡,表面也因排卵变得凹凸不平。从青春期开始,卵巢开始分泌激素,促进内外生殖器的发育。

出生时卵巢位于骨盆边缘,当盆腔长大时,卵巢、输卵管和子宫位置下降,月经初潮时卵巢已居成年位置,输卵管直径增加,管壁黏膜形成更复杂的皱襞,具有纤毛上皮。

2.子宫

新生儿子宫长为 2.5～3.5 cm。子宫颈占整个子宫的 2/3。子宫肌层较厚,但内膜较薄,厚度只有 0.2～0.4 cm,由稀疏间质细胞构成,表面有一层矮立方上皮细胞。有些新生儿腺体发育,子宫内膜大部分处于增殖期,部分还可见某种程度分泌活动,这是受母体孕期激素影响的结果。出生后不久直至月经初潮前,子宫内膜则处于静止状态。6 个月时子宫大小只有出生时 80%左右,5 岁时子宫恢复到新生儿期大小,10 岁时宫体长度大致和宫颈相等,月经初潮前子宫大小形状类似成年人。子宫体的发育主要是肌层增生结果,内膜发育则较少,月经初潮前子宫内膜只有单层矮立方上皮细胞,无分泌活动的迹象。

临近初潮时,宫颈宽度增加,宫颈管变大,腺体增生,腺上皮产生大量透明分泌物。取分泌物做涂片,干燥后在低倍镜下可见羊齿植物叶状结晶,是雌激素作用的表现。

3.阴道

出生时阴道长约 4 cm,儿童期阴道增加 0.5～1 cm。进一步发育在第二性征出现前开始,持续到月经初潮或更晚些。初潮时阴道长为 10.5～11.5 cm。

刚出生时,由于孕期母体激素的影响,阴道黏膜较肥厚且折叠,阴道涂片细胞学表现如月经初潮时所见。之后,母体雌激素效应消退。不成熟阴道上皮带有一层基底层细胞与中层细胞,少有表层细胞且没有角化现象。儿童后期阴道细胞学变化先于乳房或阴毛发育,涂片显示基底层细胞减少,中层细胞经常可见。由于雌激素量周期性增多,涂片中表层细胞渐多,直到涂片显出成人型。

刚出生时阴道 pH 在 5.5～7.0。出生第一天内由于阴道内出现乳酸杆菌产生乳酸,pH 降至 5.0～4.0。其后由于雌激素撤退,pH 转为中性,再后为碱性。儿童期阴道少有液体,初潮前 1 年左右,液体量增加,pH 又转为酸性。

4.外阴

出生时大小阴唇与阴蒂比较大,处女膜也较厚。母体激素消退后,阴唇变平,阴蒂较小,黏膜薄,处女膜也不突出。其后 7 年间,外阴保持幼稚型。再后脂肪逐渐沉积,阴阜变厚,大阴唇增大,表面形成细小皱纹。月经初潮前期,皱纹更显著,处女膜变厚,中间孔径约 1 cm,前庭大腺功能开始活跃。

（三）第二性征出现

男女性腺分泌激素不同导致出现男女各自具有的特征，称为副性征或第二性征。女性青春期发育中，有两个较突出的特征：一是乳房的发育，二是阴毛的生长。大多数乳房发育先于阴毛的生长。

1.乳房的发育

青春期最早出现的女性特征是乳房发育，正常 10 岁左右乳房开始发育且隆起，乳头下出现硬结，并感轻微胀痛。这是卵巢产生雌激素的第一个临床征象。也表明脑垂体已开始分泌适量的促性腺激素，垂体-卵巢轴已经建立。

2.阴毛的发育

在乳头下硬结出现后不久，可见到阴毛生长。阴毛的出现标志雄激素的分泌逐渐增加，表明促肾上腺皮质激素-肾上腺轴的建立已渐趋完整。腋毛的出现多在阴毛长全之后。

（四）月经初潮

少女第一次来月经称初潮，是性开始成熟、青春期来临的临床标志。但初潮时卵巢功能并不稳定，月经周期并不都规律，可能是无排卵性周期，或虽有排卵而无健全的黄体形成，约经 1 年左右才逐渐按月来潮。

初潮年龄个体差异大，早者可在 10 岁之前，晚者可达 18 岁。如初潮出现在 9 岁之前，且伴有体格生长发育较早，要考虑“性早熟”；而 18 岁之后尚无月经，可能为原发性闭经，均应及早就医检查。

三、青春期心理行为特点

心理是人的内在世界，是感知、记忆、想象、情感、意志、性格等心理现象的总称。心理现象的实质是客观事物在大脑的反映。客观事物通过脑神经活动才能产生反映。青春期是大脑从生长发育走向日趋成熟的时期。结构的成熟，保证了功能作用的发挥。

青春期是智力发展、世界观形成和信念确定的重要时期。一方面还保持儿童时代某些心理特点，常流露儿童的幼稚性；另一方面已具有成人某些心理特征，开始萌发独立意识，不再依赖父母与家庭，喜欢与同龄人来往，先是同性，随年龄增长，喜欢与异性交往。

（一）性意识的萌发

青春期生理成熟之后，对心理起特殊影响的就是性意识的萌发，开始意识到自己的性别，意识到两性间的关系，以及对待两性的态度与行为的规范。

性生理发育是性心理发展的生物基础，而性文化则是性心理发展的社会条件。生理成熟与性文化的影响，促使性心理由幼稚向成熟发展。主要表现如下。

1.性兴趣的产生

女孩 8～14 岁，随性器官发育与第二性征出现，感到惊奇、神秘、羞涩，开始感知性别差异的内涵，从而产生了解探索性奥秘的欲望。在性驱使下产生性兴趣，这与童年由好奇心产生的性兴趣有本质不同。这种性兴趣是隐蔽的，难以启齿，伴有羞耻感，往往通过各种渠道，各种方式去探究。主要表现为秘密、紧张、好奇地阅读有关性生理读物，也好在同性伙伴中谈论月经、白带以及某些人的私生活及风流逸事等。

2.性冲动的出现

14～15岁青年开始有对性的兴趣、想象,产生性欲。体验到性冲动,可自然发生,也可由外界刺激所引起。报刊影视中性内容诱发心悸和阴道分泌物增加,从而感到困惑。本能地经常出现荒诞离奇的幻想和春梦或期望与异性互相接触及抚摸、拥抱,一般女青年的性冲动带有弥散性,并不一定集中在生殖器。女青年的性冲动易被触觉刺激所激发。缺乏触觉刺激,即使产生性冲动往往是一时性,且多微弱、较易控制。

女青年的性冲动与卵巢分泌雌激素关系极大。而性冲动的激发与维持,主要靠心理因素和接触身体的性感部位。

3.性代偿行为与自慰行为

性刺激下为满足性欲望,青年常采取性代偿行为与自慰行为。性代偿行为是通过观看色情材料而满足性的冲动。性知识读物中的挂图、影视、文艺作品中性的描写都被当作色情材料,艺术体操、技巧表演中的异性运动员、演员都可幻想为色情对象。

自慰行为则是通过手淫来满足性冲动的行为。用手或其他物品摩擦、玩弄生殖器诱发快感,以满足性兴奋与冲动。手淫常在性欲亢进时产生,常伴随色情的形象与幻想成分。手淫虽不会对健康产生影响,但应注意手淫时避免损伤生殖器,以不遗留疲劳感为宜。

青少年性欲意识的表现,是青春期发育性心理发展的必然结果。必须正视并正确对待,有效地对青少年施行性教育。

(二)自我意识日益增强独立意向迅速发展

进入青春期自我意识迅速发展,突出地表现为自尊心增强,"成人感"与寻求"独立"的意识强烈。随年龄增长,与社会接触较多,内心世界日渐广阔,具有抽象概括的思维能力,是非观念也已初步形成,对原有外界环境再也不像童年时期不加批判地接受与服从。能够独立思考并憧憬未来,对家庭的传统习惯不愿适应。有强烈自主要求,但涉世不深,对社会认识不够成熟,处世经验与能力不足,思考问题常表现直观与感性分析,肤浅、片面,观点与信念未能确立或不稳定,加上经济未独立,实际生活尚不能完全离开成年人的指导与帮助。总之渴望独立又独立不得,力图自主又自主不了。

理想与现实,独立与依附的矛盾,常使青年情绪不快、苦恼。针对其独立意向的发展,家长、老师应尊重其独立性、创造性,循循善诱树立正确的理想与世界观,逐步给予更多独立权力,培养其独立能力。

(三)伙伴关系密切

同龄伙伴是青少年在社交中非常重要的社会关系。多数青少年都具有群体观念,感到群体中有安全感。信任伙伴胜过信任教师与家长。同龄人有共同的爱好、兴趣,可互相倾吐内心秘密与苦恼,从中得到同情、理解与温暖,而这种情感则很难得自成年人。自我意识的发展使得对父母与老师的教导与劝告往往怀疑、忽视。对伙伴知己,情同手足。此时如果结交好伙伴,可互相鼓励,共同进步。相反结交的不是良师益友,则不良意识也会互相影响,易走上歧途,甚至形成小团伙犯罪。父母老师应多加关心,敏锐地发现问题,及时疏导。

(四)容易沾染不良嗜好,误入歧途

青少年好奇心与模仿性强,容易受他人影响。如少女审美观易受社会影响,过分追求美容、发型、服饰。过早束腰、穿高跟鞋影响体格发育。由于经济未独立使用劣质化妆品,反致皮肤损害。割双眼皮、填高鼻梁等美容,如美容师技术不高明,非但达不到预期效果反而损坏容貌。复杂社会还有形形色色的诱惑，加上识别判断能力还未完全成熟，容易沾染不良嗜好，有失自尊自重，追求穿着打扮，贪图享乐，自己又无钱挥霍；不切实际的追求虚荣易为别有用心者乘虚而入，上当受骗，误入歧途，不能自拔。

（五）警惕青少年网络成瘾

网络对青少年的影响：当今信息技术飞速发展，网络对社会生活影响日益明显。

1.积极影响

提供求知学习广阔的空间，提供各种信息渠道，帮助提高自身技能，有助拓宽思路与视野；加强交流与沟通，增强青少年社会参与度，开发其内在潜能。

2.负面影响

网上许多不良信息和网络犯罪，潜在影响青少年人生观、价值观和世界观的正常形成；使许多青少年沉溺于虚拟世界脱离现实，荒废学习。

3.青少年的特点

求知欲望强烈，追求时尚，有强烈自我实现的愿望。但青春期心理尚未成熟，尚未学会正确面对现实困难与挫折。部分青少年缺乏工作、学习与生活的目标，加上上网浏览的随意性，广泛性，不受时空限制，青少年易为网络的虚拟、互动、神秘吸引、诱惑，进而被控制，沉溺于色情暴力等不良信息中。无节制上网陷于“网络成瘾”无法自拔。

4.网络成瘾的危害

网络成瘾（IAD）也称为病理性网络使用（PIU），主要表现对网络有心理依恋感，不断增加上网时间，上网获得愉快满足，不上网感到迷茫不快。现实生活中少参与社会活动与他人交往，以上网来逃避烦恼与情绪问题。

网络成瘾是一种精神状态，难以有效控制自己上网行为，带来精神与身体痛苦，妨碍正常工作、学习与生活。表现有多种：如游戏成瘾、交际成瘾（交友与网恋，导致许多少女上当受骗）、强迫收集信息成瘾，网络技术成瘾是青少年身心健康的新杀手。

（1）对生理的影响：长时间上网，大脑高度兴奋，导致一系列生理变化，尤其自主神经紊乱，机体免疫力低下，由此引发心血管疾病、焦虑症、抑郁症等。

（2）对心理的影响：迷恋虚拟世界致自我封闭与现实隔阂，不愿与人面对面交往，久而必然影响正常的认知、情感与心理的定位，与现实疏远，心理异常，举止失常，性格怪异。

（3）对道德影响：网上世界是现实的延伸，也是现实世界扭曲的表现，易使青少年产生角色混乱。网络是身份丧失的场所，可匿名、隐存性别、社会地位等，且网上充斥有关色情、暴力、赌博、迷信等不健康事物，易刺激感官，产生诱惑，对涉世未深、缺识别判断能力、缺道德自律的青少年无疑是严重的挑战。一旦模糊道德认识，沉溺于不健康内容，必然妨碍青少年正确认知和健康人格的形成与正确人生观的塑造。

（4）对青少年行为的影响：影响学习，不能集中精力听课，法律与道德观念淡薄，过分放纵，丧失人格与自尊，欺骗，最后走上犯罪道路。

（5）预防：①指导青少年养成良好习惯，上网前要有计划，明确目的，规划时间，避免无节制上网，力戒以上网来缓解精神压力。②培养青少年其他兴趣与爱好，鼓励多参加文体活动充实生活。③家庭、学校、社会共同参与，不能放任“开阔视野”。正确引导，合理监管，要指导合理使用互联网能力。④政府要加强商业网吧管理，严控色情不健康信息传播。打击非法网站。

(六)闭锁心理的出现

青少年在有成人感的同时,开始出现青春期特有的闭锁心理,即秘密感开始形成。表现为对许多问题的认识,对外界,对自己的家长、教师严密闭锁。

进入青春期,活动范围广阔,内心世界逐渐复杂,童年的单纯与天真消失,不轻易把内心活动表现出来,也不愿意向家长、教师倾吐。在家希望有自己的小天地,不愿意他人干扰。不少青年对自己的隐私保密。社会文明越进步,科技越发达,"闭锁"时间越长。当代青少年性生理发育成熟提前。为适应社会文明进步,结婚年龄不断推迟。婚前相当长时期里,心理上难免困扰。加上男女间正常的友谊和社交往往遭长辈干涉和社会舆论压力,就更增加青春期闭锁心理的神秘和浪漫色彩。

有的青年闭锁心理升华成为造就学业事业的动力;但也有由于闭锁心理,青少年常感不易被人理解,也不易理解别人,因而造成心理波动。同时由于闭锁性的特点,为了解和教育工作带来困难,处理不好则对青少年健康成长产生不良后果。

青春期心理的特点,既有闭锁性的一面,又有渴望被人理解的一面。师长应充分理解掌握这一特点,注意方式,把握时期及时帮助,还要引导正确选择知己、认识友谊内涵,以期在交往中得到鼓励互勉与鞭策,在人生道路上共同茁壮成长。

四、青春期主要生殖健康问题

(一)青春期性行为

随社会人群健康与营养改善,生长发育出现全球性发展趋势,性成熟明显提前;由于受教育与就业机会增加,结婚年龄普遍推迟;且受不健康的"性解放""性自由"思想泛滥及一些传播媒介的误导,促使全球范围内青少年性行为增加。目前许多国家存在严重的性暴力与性虐待,青少年卖淫的现象也十分突出。因而青春期性行为是个普遍存在的问题。

青春期性行为的不良后果:导致许多生殖健康问题,如生殖器炎症、不育等造成一系列社会消极影响。

(二)非意愿妊娠

青少年性行为的特点为无计划、无准备、无保护,其结果常导致少女非意愿妊娠。

1.少女妊娠的原因

有性行为就有妊娠的可能。如果性交射精前后正好排卵,即使一次性行为,也会怀孕。导致少女发生性行为的因素较复杂,可以有以下原因。

(1)性成熟提前:心理与精神情绪变化,追求异性与爱情,具备性行为和妊娠的可能。

(2)家庭结构松散:父母对子女关心不够,启发教育欠缺;或家庭存在性暴力及性虐待。

(3)性健康教育太少,提供服务更缺;不少青年缺少必要的性卫生知识,对性问题存在误区。

(4)受黄色书刊影响,不法成人引诱与教唆,对性问题态度随便而不负责任。

2.少女妊娠与人工流产的危害

(1)未婚先孕:致初婚与生育提前,影响学习、工作及家庭生活,生育无计划,增加家庭与国家各方面负担。

(2)未婚人工流产:影响少女身心健康。第一胎人工流产并发症较多,发生率约5.6%;大月份引产并发症更多,可达18.5%。感染、子宫穿孔、粘连,对其后的孕育将可能遗留不良影响;如胎盘粘连、植入、异位妊娠、产后出血、不孕症等发病率增高。少女怀孕有更大危险并易发生贫血与妊娠高血压综合征。

(3)少女妊娠如不行人工流产,出生的孩子常因孕期缺乏应有的保健与关心,且因母亲本身也处于生长发育阶段,不可能给胎儿提供足够的营养,因此低体重儿,出生缺陷等发生率增高,围产儿死亡率也相应增高。非婚生子女常因照顾不周而夭折,或沦为弃婴,遭社会歧视,加上多由女方抚养,母亲物质精神承受压力大,孩子的生活与教育也成问题,从而影响孩子身心成长,导致社会问题。

(4)少女过早开始性生活,早婚、早孕、性对象多等都是子宫颈癌的高危因素,而且导致性病的传播。

(三)性传播疾病

以往人们把不洁性交或滥交引起的梅毒、淋病、软性下疳和性病性淋巴肉芽肿,称为性病,俗称"花柳病"。除上述四种病外,实际还有不少疾病也通过性接触传播,如非淋菌性尿道炎、生殖器疱疹、尖锐湿疣、艾滋病、阴道滴虫病、真菌性阴道炎等,统称性传播疾病(STD)。

性交过早、频繁、不洁性交、变换性伙伴与STD有直接关系。女性生殖器官构造特点,携带STD病原体比男性速度快,女性青春早期宫颈上皮为柱状上皮,从宫颈管一直延伸至阴道,因而不能通过宫颈黏液阻止病原体侵入;柱状上皮又是沙眼衣原体与淋球菌侵入的主要组织,所以青少年期患STD危险性大大增加。个别女性患者可同时感染两种以上STD。少女患病早期往往不自知或不愿告诉他人而延误诊治、无法根治,性病进一步传播。因此须大力加强健康教育,使青少年对STD认知率达到95%以上覆盖面。对STD易感人群进行监测,以期早期诊断,早期治疗,并对性伙伴展开追踪,减少传播。同时应教育人们坚持正确的性观念并普及性伦理道德,抵制错误的性观念和不道德性行为,以达控制性病传播的目的。

(四)青少年常见病

1.月经异常

青春期是神经内分泌及性激素靶器官的成熟过程。少女期中枢神经-下丘脑-垂体轴对性激素的负反馈敏感性逐渐减少,GnRH的合成与分泌增加,垂体对大量雌激素的正反馈机制成熟,出现LH峰,引起排卵。而在排卵之前由于少量雌激素刺激子宫内膜引起增生,可能月经已经初潮。初潮距卵巢成熟排卵,建立正常周期之间常出现无排卵性、功能失调性子宫出血或有闭经现象。

(1)青春期功能失调性子宫出血(功血):青春期功血是中枢成熟缺陷所致。由于下丘脑周期中枢未成熟,仅有持续中枢发生作用,垂体分泌FSH多于LH,前者使卵泡发育,在少量持续分泌的LH协同作用下,卵泡分泌雌激素,但垂体分泌不出现LH峰,故无排卵。持续雌激素作用下子宫内膜出现不同程度增生。雌激素水平随卵泡生长或萎缩而增减;雌激素水平不断增长,内膜继续增生不出血;激素水平波动下降时,出现撤退性出血。由于无排卵,无黄体,缺孕激素,子宫内膜剥脱不完全,出血持续时间较长。因此初潮2年之内,月经周期常不规则,出血时间或长或短,出血量多或少不定。多数能自行调整,逐步建立正常周期的月经规则。但如出血时间过长,量过多,导致贫血、头晕、心悸,则需按功血治疗。青春期功血治疗原则以止血、调整周期与促排卵为主。止血常用雌激素或孕激素,少用雄激素。雌激素补充体内不足,支持子宫内膜,且通过反馈作用于垂体。适量(2～6 mg/d)达到止血后,每3天减1/3量,然后少量(0.5 mg/d)维持到血止第20天,最后5天加用孕激素(每天黄体酮量10 mg)然后撤退,止血效果较好。青春期少女,基础代谢在正常范围或偏低者,可给适量甲状腺素,每天20～40 mg,以促进新陈代谢,有助于调节卵巢功能。

(2)闭经:年满18岁,月经尚未初潮称原发性闭经。原发性闭经应与隐性闭经相区别,后者实际有月经形成,但因处女膜闭锁,先天性无阴道等经血潴留不能排出。已经建立规律月经,连续3个月以上未来潮者称继发性闭经。继发性闭经要与生理性闭经——妊娠相区别。青春期闭经以原发性为主。闭经常见原因如下。

子宫性闭经:米勒管发育异常,如处女膜闭锁、阴道闭锁、无子宫、始基子宫等。无子宫内膜,则表现为原发闭经。如有功能性子宫内膜,则可出现闭锁部位以上的经血潴留。后者并非真正无月经,常出现周期性腹痛,智力、体态、第二性征发育正常。妇科详细检查可做出正确诊断,手术造口引流经血,或行人工阴道治疗。

卵巢性闭经:先天卵巢发育不良或功能缺陷,占原发闭经中12%~20%。患者除闭经外,常伴身材矮小、桶状胸或蹼颈,肘外翻,且智力可能低下。常由性染色体异常引起,如特纳综合征。但也有性染色体正常,单纯卵巢发育不全,性幼稚、第二性征不发育。此类患者可采用性激素周期性替代治疗,促进生殖器及第二性征发育,诱发月经,但无法矫正畸形。

垂体性闭经:青春期前垂体发生肿瘤可导致原发闭经。但多见于继发性闭经。

下丘脑性闭经:是因下丘脑功能失常,影响垂体卵巢轴功能,导致闭经。①精神神经因素:青春期情绪发展多变,易波动并潜在不安,精神紧张、恐惧、忧虑、环境改变、寒冷刺激等都可扰乱中枢神经与下丘脑间功能,影响下丘脑-垂体-卵巢轴的正常调节,引起闭经;②营养不良或消耗性疾病影响激素合成致闭经;③药物抑制:长期用利血平、氯丙嗪、抗胆碱剂等抑制下丘脑,使其不能释放对垂体催乳素有抑制作用的抑制因子,导致长期泌乳,且催乳素抑制GnRH分泌,引起卵巢功能下降出现闭经;④多囊卵巢综合征:月经调节机制失常所致综合征。月经稀少、闭经、不育、肥胖、多毛,卵巢呈多囊性肿大,包膜厚,体内雄激素偏高。

其他:如先天性肾上腺皮质增生症,肾上腺皮质肿瘤,除闭经外尚有多毛、其他男性化表现。

青春期前后营养不良或重症结核,消耗性疾病可致闭经。结核所致闭经除体质衰弱外也可由局部病灶出现于卵巢、子宫内膜致闭经。

原发闭经应尽早就医,针对原因处理。初潮2年内继发闭经,应排除器质性因素,如全身状况及第二性征接近正常,观察半年,期待卵巢进一步发育成熟。观察期间可加强身体锻炼,合理安排生活、学习、工作,避免精神紧张,增加营养,月经多能自然复潮。闭经时间长,有卵巢功能不全现象,应给予激素治疗。

(3)痛经:经期下腹部痉挛性疼痛,伴全身不适,影响工作生活者称为痛经。生殖器无器质性病变者称原发性痛经。生殖器有明显病变,如子宫内膜异位症、盆腔炎等引起者称继发性痛经。原发痛经多见于青春期少女,发病率30%~50%。常在初潮后,排卵周期建立前出现。病因机制未完全清楚,与下列因素有关。①精神因素:如紧张、恐惧、忧郁、情绪波动、过度衰弱或过度敏感者均易患痛经。②子宫因素:子宫过度屈曲,宫颈管狭窄,经血不能畅流或因子宫内膜整块剥脱,子宫加强收缩促使其排出,引起疼痛。子宫发育不良,收缩不协调致子宫肌缺血,发生痛经。③内分泌因素:有排卵月经,在孕激素作用下,子宫内膜合成前列腺素。经期内膜破碎脱落,前列腺素释放量多,使子宫肌痉挛收缩致疼痛。前列腺素也致肠胃平滑肌收缩,产生恶心、呕吐、腹泻等症状。

诊断原发性痛经须先排除器质性病变,确诊后可对症治疗。应放松精神,保持愉快情绪,不必紧张焦虑。月经是性成熟生理现象,可能产生一些生理性反应,如小腹坠胀、轻度腰痛均属正常范围，月经畅流后可自然消失。疼痛较剧烈者下腹热敷可暂时缓解。必要时给予镇痛解痉剂，前列腺素合成抑制剂如吲哚美辛等。

2.青春期发育延迟与性幼稚

青春期发育延迟与性幼稚指13岁以后尚未出现性征发育。常见类型与病因如下。

(1)体质性又称特发性青春发育延迟：指经各种检查未发现病理性原因。主要因为下丘脑GnRH分泌延迟发动引起。表现为13岁仍未见性征，身材矮，骨龄小于实际年龄。血FSH、LH与E2浓度及LH对GnRH反应均为青春期水平。一旦骨龄发育在12～13岁时，同样会出现性发育过程达成熟。此类患者GH与GHRH均缺乏，但只是暂时性。其最终身高与家庭遗传因素相关。

(2)低促性腺激素功能低下：缺乏GnRH致Gn分泌不足。GnRH缺乏原因可以是先天也可以是后天的发育缺陷；GnRH分泌的量可绝对也可相对不足，也可能是质的异常即分泌的幅度或频率异常。常见于：①中枢神经系统的肿瘤、感染、损伤及先天缺陷。临床表现：头痛、视野缺损、矮身材、肢无力、性征不发育、糖尿病、甲状腺功能减退症等。实验室检查GnH、TSH、ACTH等低。有时催乳素高。②单一GnH缺乏：不伴GH与其他垂体激素异常。③特异性垂体功能低下矮小症：GnH与GH都缺乏，补充GH治疗，骨龄虽达超青春期标准，但性征仍不发育。④功能性促性腺激素缺乏：慢性消耗性疾病、严重营养不良、甲状腺功能减退症、皮质醇增多症等引起。

(3)高促性腺激素性功能低下：由卵巢发育不全功能障碍所致。E水平低，对下丘脑与垂体负反馈不足致FSH与LH均高，常见于先天发育异常如Turner综合征。染色体异常或其他变异，卵巢不发育呈条索状，性征不发育，呈幼稚状态。除先天原因外，幼年时卵巢受手术、放疗、化疗等损害，也可影响青春发育。

青春发育延迟主要通过病史、体征、相应影像学检查及血内分泌各值寻找病因、确定其主因在卵巢、垂体或下丘脑而采取不同治疗方案。体质性青春延迟原则上无须特别处理，器质性引起的应去除病因。此外GnRHa达必佳、达菲林等适用于垂体对下丘脑RH反应良好者。HMG或FSH适用于GnH低，性腺功能低下的患者。高催乳素者可用溴隐亭。雌激素可促进第二性征发育，与孕激素配合作为人工周期可诱发周期性子宫出血，且改善生殖道发育，有利于已婚妇女正常性生活。

3.少女生殖系统肿瘤

(1)卵巢肿瘤：卵巢肿瘤多发生在卵巢功能旺盛时期，幼年少见，青春期卵巢功能渐趋成熟，发病机会渐多。常见良性赘生性卵巢肿瘤：如畸胎瘤、黏液性、浆液性囊腺瘤等。少女一般身材苗条，腰身较细。如发现腰围增粗，腹部增大，出现肿块，应及早诊治。恶性肿瘤中如无性细胞瘤、内胚窦瘤好发于青少年女性，肿瘤生长迅速，发展快，恶性度高，预后不良，必须警惕。卵巢性索间质肿瘤如颗粒细胞瘤，为低度恶性肿瘤，10%发生于青春期前。由于肿瘤分泌雌激素，故可出现假性“性早熟”。此外卵泡膜细胞瘤也分泌雌激素，而睾丸母细胞瘤则分泌雄激素，具男性化作用，此二者均多为良性，少数可恶变。

(2)阴道腺病：本病来源于胚胎副中肾管上皮的残余部分，病因与其母于妊娠18周前服用大量合成雌激素有关。出生后少儿期无异常，潜伏至青春期发病，阴道任何部位可出现多个直径0.5～5 cm的含黏液小囊。其组织形态与生化特点与子宫颈柱状上皮相类似，有时表面破溃，形成溃疡，偶可发展为腺癌。

4.毛发增多与多毛症

毛发增多指体表毛发数量增多，分布密度加大，以头发、四肢部位明显；但第二性征的毛发增加不显著，且仍呈正常女性型分布，无男性化表现。多毛症指女性在正常或异常部位毛发增多，显著表现在颜面和下肢，分布形式有男性化倾向，如下颌、唇周、耳前、面颊、乳晕周围、胸前等，阴毛向脐部方向发展，呈菱形分布。多毛症除多毛外，可能出现男性化现象，骨、肌发育及脂肪分布近似男性，且阴蒂较肥大，而女性第二性征可能减弱。

毛发增多症为体质性因素，多有家庭性毛发增多历史，常在青春发育期出现。毛发增多差异很大，月经初潮属正常范围，但月经不调者约60%，多表现为月经稀疏或闭经。

多毛症发病机制有两种可能：一是由于毛囊对循环中雄激素过度敏感，二是由于肾上腺皮质或卵巢雄激素产生过量所致，前者常因肾上腺皮质增生或肿瘤引起，后者多见于多囊卵巢综合征者。多毛首先应明确诊断，查明体内雄激素水平。如果增高，应进一步检查有无肾上腺或卵巢器质性病变，针对病因治疗。

5.痤疮

青春期皮脂腺由肾上腺皮质产生的雄激素作用，产生大量皮脂，淤积于腺体内，加上毛囊壁加速角化，皮肤落屑堆积毛囊口致脂质分泌不畅形成“粉刺”，又称为“痤疮”。当毛囊口开放，角质物氧化形成一个黑头，开放的黑头粉刺很少导致炎症；当毛囊口小形成密闭粉刺（白头），内容物易破到真皮层，且毛囊口常是藏污纳垢所在，细菌繁殖致“痤疮”溃破。如反复发作，新旧病灶，瘢痕硬结相互交织，面部出现凹凸不平，虽无损身体健康，但影响面容，少女常感苦恼。注意皮肤保护，雄激素过高时可酌量用螺内酯、达英35，也可选用妈富隆。

五、青春期保健

医学发展已从原来纯生物模式转变为生物-心理-社会新模式。从纯治疗转变为群体保健、预防和人们主动参与的模式，加强全民健康意识进行全民健康教育，提高民族自我保健能力成为医学科学及医务工作者的一项十分重要的任务。

青春期身心健康是决定一生体格、体质的关键时期。且为壮年、老年的健康打下基础，对推迟衰老，延长寿命，也起积极作用。同时也直接影响下一代健康。为帮助青少年顺利度过这一时期，发展成为身心健康，全面发展的人才必须重视青春期保健工作。

青春保健应针对青少年的生理、心理与社会特点，重视健康与行为方面的问题，以加强一级预防为重点。

（一）自我保健

帮助青少年培养自我保健意识，提高自我保健能力。首先加强健康教育，使青少年了解自己生理、心理上的特点，懂得自爱、学会保护自己，培养良好的个人生活习惯。要合理安排生活、工作与学习，有适当的运动与正常的娱乐，注意劳逸结合。

良好的生活习惯包括衣、食、住、行各方面，如青春发育期，不宜穿着紧身衣裤，由于女性激素的作用，阴道经常有分泌物，穿紧身裤，布料不透气，不利于湿气蒸发，为细菌繁殖提供条件，易致炎症。站、坐、行都注意姿势端正、伸直脖子、挺直后背，不但美观，且有益健康。早睡早起精力充沛。学习工作注意休息、消除疲劳，不一定都要躺着睡眠休息，短时间散步、跳舞、体操活动、听音乐、看漫画、都可调节大脑得到休息。此外还得注意口腔卫生、用眼卫生，以防龋齿与近视眼。

(二)营养指导

1.青少年对营养的特殊要求

民以食为天,食物提供人体生长发育一切活动所需要的营养有效成分。蛋白质是构成机体的重要原料;脂肪与碳水化合物提供热能,维生素调节人体物质代谢,尤其与酶关系密切;无机盐钙、铁、锌、碘等微量元素为维持身体正常生理功能必不可少的物质;而水也是机体的必需营养素之一。营养是保证青春期生长发育的关键。必须重视合理的营养。

热量的主要来源是主食中碳水化合物。因此青少年应该增加饭量。青少年发育期间,身体细胞大量繁殖,而细胞的构成,主要以蛋白质为原料。青春期体内某些物质如激素、抗体以及促进体内代谢的酶急剧增多,这些物质的形成都依赖蛋白质的参与。且性腺的发育,神经兴奋能力的加强都需要蛋白质。因此,青少年发育期间应多进蛋白质饮食。

维生素 A、C、D 和 B 族维生素都是生长发育不可少的物质。钙与磷是骨与牙齿的主要原料,铁是构成血液中红细胞的重要成分。

足量的水分为青少年发育成长,新陈代谢以及废物排出所必需。青少年体内总液量要比成人多 7%左右。青少年应养成多饮水的习惯。

2.青春期的饮食卫生

青春期是身体发育的重要时期,学习任务又极为繁重,需要充足的营养外还需注意养成良好的饮食卫生习惯。

(1)定时定量三餐有度:定时指吃饭时间有规律,对保持和增强胃肠活动功能有好处。定量指食量要有节制,不宜过饱,切忌暴饮暴食。

食物消化过程,是把大分子营养物质转变成可溶性小分子物质,以便小肠吸收。如蛋白质分解成氨基酸,脂肪分解为脂肪酸与甘油,碳水化合物分解为葡萄糖。消化过程需要大量消化液起作用,才能完成。消化液不断分泌,广泛分布于消化道,有规律饮食,可使胃肠有节律工作。暴饮暴食,大量食物进入胃肠,消化液供不应求,胃肠负担过重引起消化不良、腹泻或在肠内停留过久,发酵、腐败以致产生有毒物质,致胃肠炎,且饮食过饱,使血液过多集中于胃肠、大脑等重要器官相对缺血,人感困倦。

青少年每天需热量 2 300～2 400 kcal,三餐合理分配,“早餐要吃好,午餐要吃饱,晚餐要吃少”。经过一夜的消化,胃已空虚,上午学习任务重,早餐宜吃好;中午既要补充上午的消耗,又要为下午学习活动做能量准备,必须吃饱;晚饭后,活动较少,食量不宜过多,且要清淡,不要进食过多脂肪类的食物,造成难以消化;如进食过多、过剩则转为中性脂肪贮存而引起发胖。

(2)合理营养,平衡饮食:人体所需几种必需氨基酸与必需脂肪酸,人体自己不能合成,只能从食物摄取营养素中提供。任何食物不可能都包含人体所需各种营养物质,单靠一种食物,即使营养物质再好,量再多,也不能完全满足人体需要,甚至出现某种营养缺乏现象。科学的饮食,应注意不挑食、不偏食。主食副食、荤菜素菜,粗细搭配,各种营养素平衡,有利健康成长。

饮食过量,活动量少,营养物质在体内变成脂肪贮存,体重增加,身体发胖,增加心脏负担,使心血管病的发病时间提前。应该注意三餐八分饱,尤其晚餐不过量,少进动物脂肪与糖类,多吃蔬菜,少吃盐,少吃零食,同时适当加强体育锻炼保持健美。

与上述相反,某些少女爱苗条,过分减食;重衣着不注重营养,无原则节制饮食,影响营养的供应。不科学的减肥有可能导致下述危险:头发光泽消失、干枯,皮肤粗糙,汗毛浓黑,运动迟缓,低血压,缺乏蛋白质与铁而导致头晕、贫血,影响女性健康的标志——月经不规则甚至闭经;缺钙,年纪轻轻骨密度较低,易患骨质疏松,身体过早老化。

因此,在营养指导中,不仅要普及营养知识,注意营养成分搭配,强调营养对青少年及今后一生健康的重要性,而且应注意培养良好的饮食习惯。

(三)体育锻炼

青春期体育锻炼对身体健康成长必要且有益,应该注意几个问题。

1.锻炼身体要全面发展

避免局部负担过重,防止偏废。青春期是身体发育的关键时期,是身体定型阶段,须注意全面发展身体各项素质,多参加各种体育活动。对发育正常者,锻炼能使体格健壮,形体健美,姿态端正;而对某些发育不太平衡者还能起矫正作用。如瘦长型者在全面锻炼基础上,重点发展力量素质,练举重、单双杠,使肌肉发达,骨骼粗壮;胸部不发达,背微驼者可练俯卧撑、哑铃操使胸大肌、背阔肌发达。

2.注意掌握正确技术

青春期是神经系统功能最灵活、反应速度最迅速的阶段,可塑性最大,心灵手巧,动作敏捷,学技巧比较容易,但应注意各项技术动作正确性。女性可以根据身体条件和兴趣爱好,结合解剖生理特点选择适合自己的运动项目,如艺术体操、平衡木、跳水、花样滑冰等。

3.要掌握运动负荷量

此期生长发育急剧变化,是人体进入不平衡不协调时期,运动过量往往出现乏力、嗜睡与消瘦甚至贫血现象;少女运动不宜过量,宜循序渐进。

4.注意营养休息

青春期新陈代谢旺盛,体育锻炼又促进这一作用,因此对营养物质需要量较多,食物必须满足需求。同时应注意充足睡眠休息。

5.月经期体育锻炼

月经是生理现象,一般盆腔充血可能出现腰痛腹胀轻度不适,但血液循环、呼吸、代谢、肌力等并不出现明显生理功能变化;因此没理由禁止少女经期参加适当运动,如徒手操、打排球、打乒乓球,适当活动可改善盆腔血液循环,减轻盆腔充血,并有助于调整大脑兴奋抑制过程,减少不适感觉。

所谓经期适当运动,即须根据不同年龄、健康状况和训练水平等个人情况适当安排锻炼,从而保证系统不间断的训练。但在经期要避免进行剧烈、大强度或振动大的跑跳动作,而且不宜参加比赛。比赛运动量大,精神紧张,神经系统往往难以适应。从事系统训练的女运动员应详细记录每次经期、经量、感觉,运动训练时间、内容、程度以及反应效果,以便及时发现问题,更科学安排训练计划。

(四)卫生指导

青春期是以科学态度对青少年进行健康教育的关键时期。一方面要及时传授医学科技知识,另一方面应有效地采取卫生措施,帮助顺利度过青春期。

1.经期卫生

月经期由于子宫内膜剥脱,血管断裂形成创面,且宫颈口微张,阴道酸性分泌物为经血冲淡,减弱了抑制细菌生长繁殖的自然防御能力;加上此时大脑皮质兴奋性降低,全身抵抗力较差,一旦细菌侵入,极易感染发病。经期必须注意卫生。

(1)月经期间,常见轻度腰酸、下坠感、嗜睡、疲倦等不适。可以参加一般劳动,但不宜过分紧张，过重劳动以免盆腔过度充血，致月经不调、痛经。

月经前偶有乳房胀痛、烦躁、易怒等暂时现象，如果数种症状同时出现，做轻松运动，放松精神可有一定效果。

(2)基层单位对女职工应建立月经卡。经期卫生要给予照顾、不下水田，不干重活，不参加体育竞赛，并注意保暖，避免受冷。

(3)保持外阴清洁，勤洗外阴，每天至少一次，但不宜盆浴。卫生纸、卫生巾、内裤注意不被污染，勤换勤洗，太阳下曝晒，不放阴暗潮湿处。内裤最好为棉织品，易通风透气。

(4)经期情绪易激动，要注意克制，保持精神愉快，情绪乐观。

(5)禁止游泳，防污水进入阴道引起感染。

(6)合理营养，多吃蔬菜水果，多进食含维生素 C 的食物，忌饮酒及过分刺激的食物，帮助大便通畅。

2.正确保护皮肤毛发

体表皮肤具有保护身体不受外伤，保持人体内环境的稳定，调节体温，协助排除体内废物等多种功能。进入青春期，皮肤及其附属物如毛发、汗腺、皮脂腺等在激素作用下生长旺盛。体毛开始显现，大汗腺也很活跃。女性腋窝大汗腺如寄居产臭味的细菌，会发生腋臭症。

(1)皮肤的保护：皮肤有柔嫩、粗皱之分，绝非单一先天因素所决定，与个人是否注意保护大有关系。要保持皮肤细嫩、红润、健康、富有弹性，则应注意保护皮肤。

注意保持皮肤清洁：体表皮肤经常与污物接触，易受灰尘、细菌毒物所污染，经常洗除污物，又可补充水分，洗澡洗脸，用水不宜过热，以免把表皮油脂洗掉致皮肤发干、发痒。选用不含或少含碱的香皂，用毛巾轻轻摩擦，清除淤积的皮脂。出现“痤疮”忌用手挤压，以免继发感染，平时不宜用油脂类化妆品擦脸。

加强锻炼：锻炼可使皮肤更健美。根据个人身体情况，适当采取冷水浴，增强皮肤耐受力；经常参加体育运动与皮肤按摩，面部皮肤通过按摩加速血液循环，使皮肤细胞得到充分营养。坚持进行使皮肤健康红润。

不同类型皮肤采取相应措施：皮肤干燥，天寒多风季节，外露皮肤应涂抹油脂、甘油等。油多汗多者应常行温水浴。饮食方面，皮肤干燥者，冬季应多进食含维生素 A、维生素 D 与维生素 E 的食物，使皮肤光洁不干。油多、皮脂分泌旺盛者，以清淡食物为主，食物应多样化，富含维生素，忌刺激性，不偏食挑食，以免影响皮肤营养。

少女好用化妆品，价廉质劣者生产过程残留酸、碱、铅、锌等有害物质，可直接刺激皮肤引起瘙痒与皮炎。敏感部位皮肤肿胀。化妆品油脂能吸附灰尘与微生物，可能堵塞皮脂腺与汗腺开口，致毛囊炎、痤疮与疖。某些化妆品在日光紫外线作用下，使颜料、香精中杂质起化学变化，致皮肤色素沉着，细胞老化，皱纹增多反有损美容。选用新化妆品最好先在手臂做斑贴试验，局部出现红、痒不适则不宜选用。即使采用，淡妆为妙，不宜浓妆艳抹。睡前应将化妆品用温水洗净。

(2)毛发的保护：毛发是皮肤附属物，随皮肤发育而成长。青春期毛发生长活跃，皮肤深部毛囊在激素刺激下开始长出新毛发，成为第二性征的标志。毛发对身体健康起作用，毛发本身也需要保健。①头发怕长时间烈日曝晒：烈日中紫外线常可损害毛发，强烈阳光下工作应戴草帽或裹白毛巾。②注意头发卫生：头发具有保护头盖作用，但头发与头皮上往往黏附皮脂、头皮屑与污垢，此等物质淤积会影响头皮血液供应，使头发易脱落；还刺激头皮发痒，有臭味，常因搔抓头皮引起感染，所以应经常洗头发(一般每周一次，夏天酌情增加)。洗头发时不宜用纯碱，可用洗发液，因为皮脂中含有脂酸的化合物，能抑制细菌生长，又能滋润毛发，如被纯碱洗掉则头发干燥，易致皮肤病。有些人头发枯干，可擦些头油或发蜡，尤其干旱季节，能防止头发中水分过分蒸发。③经常梳头、理发：梳理头发，每天2～3次，每次十多下，可去除头发脏物，且对头皮起刺激作用，促进头皮血液循环有利头发生长，但梳齿不宜太密，以免拉掉头发。烫发能损伤头发，长久用电吹风吹发，也将使头发干燥而缩短寿命。头发不宜留过长，根据情况，每月理发一次。④注意营养：头发主要组成原料为蛋白质，膳食中应有一定量蛋白质、脂肪与维生素。特别是不饱和脂肪酸（植物油中丰富）对头发保持乌亮油黑有重要作用。头发枯黄为营养缺乏表现，应多进食含维生素A的食物，如肝脏、蛋黄。

3.青春期健美体型

健美体型从青春期开始塑造。要体型健美，需具有强壮体格，即骨骼粗壮、肌肉壮实，此外，还应有正确的基本体姿，即良好的坐、立、卧、行的姿势。坐立要端正，不歪肩缩脖、不弓腰弯背，步行挺胸抬头不弯扭，睡眠侧卧，放松躯肢，有利于生长发育与健美体姿的养成。

乳房增长丰满是女性体态健美的重要标准之一。乳房发育很大程度受遗传因素的影响，除后天营养外，运动也有助于乳房发育。青春期发育阶段可对乳房进行按摩、促进交感与副交感神经系统活动，使下丘脑、垂体功能增强，随之卵巢分泌大量雌孕激素，使乳腺管与腺泡发育。坚持早晚各按摩5～10分钟，可产生一定效果。此外经常做扩胸运动，如游泳、打球，有利于胸廓胸肌发达；唱歌也增加肺活量，有利胸廓发育，促进乳房丰满。

少女15岁左右乳房发育基本定型时，应及时佩戴乳罩，不仅美观且起保护乳房的作用。乳罩能防止耸起的乳房下垂，因下垂使乳房下部血流不畅，且乳房一旦下垂往往难以恢复，乳罩使乳房得到支持与扶托，使乳房血液循环通畅，有利于发育，并保护乳房，免受擦伤碰痛，尤其体力劳动与运动时可防止乳房过多颤动而引起不适。

胸罩大小应合适，不松不紧，背带应较宽，不宜过紧，尽可能装上可以调节的松紧带。材料最好选用棉布织物，有利于通气与吸湿，晚间睡眠松解胸罩，否则影响血液循环，妨碍呼吸也影响睡眠质量。

4.保护大脑，开发智力

智力在人的活动中表现出来。智力是以脑发育为基础。而脑发育为智力提供条件。智力随脑发育而发展，随脑衰退而下降。但人的智力并非全由脑发育而决定。社会实践、后天教育和人的主观能动性对智力开发起重要作用。

保护大脑指促进大脑发育，充分发挥功能。脑的发育遵循“用进废退”的原则。脑细胞越用越发达，不用则退化。脑神经细胞间的轴突联系网络越多，传导信息越快，反应越灵敏、越精确。而神经网络的建立则在于后天的开发，尤其儿童期与青年期。因此青春期提倡善于用脑，活跃思维，勤于思考，完善神经系统发育。同时也提倡合理用脑，注意用脑卫生，劳逸结合。用脑卫生如下。

(1)保证脑神经细胞充分休息：在繁忙的学习、工作之后需要一定的时间休息。充分休息能消除疲劳，恢复活力，以保证下一步的学习与工作，提高效率与成绩。休息的方式可以是睡眠，也可以是轻松愉快的娱乐。足够的睡眠可避免脑神经因过度消耗而衰竭，可使疲劳的神经细胞恢复生理功能。使精力充沛，体力旺盛。青少年每天应睡足7～9小时。多睡也没必要，反而因此头昏脑胀，主要由于大脑经常处于抑制状态，反应降低，失去正常平衡功能。

(2)轻松愉快的娱乐是另一消除疲劳的方式：听音乐、散步、弹琴、歌舞都是良好的休息方式。

此外规律的生活习惯对减少神经细胞负担，避免大脑过于劳累都具有重要的作用。

5.烟酒的危害

(1)影响健康：青春期生长迅速，各器官各系统都还没完全成熟，对有毒物质吸收比成人更快更容易，吸收后毒害也更深。青少年支气管短，烟雾微粒易使呼吸道黏膜纤毛麻痹而直接侵入肺泡，并减低吞噬细胞活力，削弱防病机制；且引起细小支气管痉挛，使通气功能下降；吸烟量越大，时间越长，影响越明显，患慢性支气管炎、心血管疾病越多。由于青少年组织修复能力较强，戒烟几星期通气功能会明显改善。如长期刺激则常成为肺癌主要诱因。15岁以前吸烟者，肺癌发生率比不吸烟者高17倍。比15～19岁、20～26岁吸烟者高10～15倍。

(2)影响学习效率：吸烟同时大量吸入一氧化碳，后者与血红蛋白的亲和力比氧气大240倍，而且结合形成的碳氧血红蛋白，没有运氧能力，因此循环血液无法满足组织细胞氧的需求。烟草中其他有害物质促使血管收缩，加重组织缺氧，由于大脑供氧不足，所以智力、思维判断力、共济能力下降，长期吸烟学生的学习成绩明显低于不吸烟者。

(3)吸烟影响青少年性功能：匈牙利有学者发现吸烟者的活动精子减少。澳大利亚有学者发现吸烟青少年血中睾酮水平比正常者低26%～30%，而孕妇吸烟，则易引起胎儿生长受限。

吸烟有害，杜绝青少年吸烟；电视台不准播放香烟广告，电影减少吸烟镜头，教师、家长以身作则不吸烟；青少年经常出没的公共场所如游泳池、影剧院、体育场等应严禁吸烟；对已经染上恶习的部分学生，组织发动戒烟，互相帮助、鼓励、监督；社会、学校家庭综合治理下，逐步杜绝学生吸烟现象。

近年青少年饮酒与酗酒者也日益增多，少女也不例外。饮酒年龄也在降低。从饮用含低浓度酒精饮料到烈性酒，青少年喝酒受父母家庭影响，也与伙伴有关。

酒中酒精20%自胃吸收，80%从肠吸收，2小时后全部入血。除少部分从尿、汗、呼吸道排出外，90%依靠肝脏解毒。青少年肝结缔组织丰富，肝细胞解毒能力却较差。过量酒精长期刺激，肝细胞脂肪变性，退化和坏死，重者肝硬化。严重影响健康与消化能力。酗酒严重者呕吐，语无伦次，进而昏睡，失去理智，引起酒精中毒。酒后由于定时定向判断能力大幅度减退，常导致车祸，意外死亡。少女饮酒易上当受骗，而发生不正当性行为，往往一失足成千古恨。

6.心理卫生指导

青春期在心理发育上既具有童年期一些痕迹，又具有成年期一些萌芽，常表现为似成熟又不成熟。此期既要适应生理变化带来的心理卫生问题，又要适应社会环境变化带来的心理卫生问题。青少年评价自己、他人和认识社会能力还不高；个人行为问题容易导致对健康的损害，如对性发育困惑不解而引发青春期性行为，少女怀孕、患性传播疾病，心理压力导致学习失败，家庭内暴力引发自杀，丧失道德观念，乃至违法、犯罪等行为；这些青春期出现的问题均属心理卫生范畴。当今青少年生理发育月经初潮、性成熟提前，而其心理社会发育的成熟相对推迟，青春发育期心理卫生就更为突出。

保健工作者应特别重视关心青春期心理健康尤其性卫生的指导。

(1)性生理变化引起的性心理冲突：由于月经初潮，出现白带等引起的烦躁、紧张、不安等情绪，必须帮助少女认识这些正常的生理现象，以积极乐观的态度对待。

(2)异性交往引起的心理冲突：由于性意识的发展，对异性产生爱慕、接近、追求的动机。必须积极指导正确与异性交往，引导她们在广泛交往中培养理解、关心与尊重。

(3)性欲冲动引起的心理冲突：必须加强自我情感的调节与控制：性是本能，但并不表示人们可毫无节制随意发泄，正如不能毫无节制任意饮食一样。要避免男女婚前过分亲密而发生关系，不妨多参加团体活动与聚会，尽量避免男女单独相处。要认清喝酒、爱抚、色情小说与电影都将成为性行为的诱因，千万别太相信自己的自制力。往往欢乐最短暂，后果最严重。

(4)启发青少年，按时学习、休息、培养良好的个人生活习惯，把精力投入到学习与参加有益身心健康的集体活动中。

(魏秋芬)

第三节 围绝经期保健

一、概述

(一)围绝经期的定义

围绝经期是一个泛指的术语，源于希腊词“Klimakterikos”，含义为一个梯子的台阶，提示登上生命的另一个时期。它是指妇女卵巢功能开始衰退至停止，从生育状态走向非生育状态，及有其后果的整个生理时期，可长达 15～20 年。这是一个以绝经为主要标志性事件的逐步变化过程。由于绝经的年龄个体差异很大，且受社会、经济、地区遗传等诸多因素的影响，每个妇女围绝经期开始的时间有差异。经历绝经的过程、时间和症状等方面亦不相同。围绝经期早期通常始于 35～45 岁，围绝经期晚期指绝经后的整个十余年。现在一般将 40～60 岁定为围绝经期。

(二)围绝经期的几个亚阶段

临床实践与研究表明，卵巢功能状况及与此相关的健康问题与距离绝经的时间密切相关。因此，以距离绝经的时间将围绝经期划分为以下几个亚阶段，便于给予针对性的医疗和保健。

1.绝经

绝经指女性月经的最后停止，可分为自然绝经和人工绝经。

(1)自然绝经：由于卵巢卵泡活动的丧失引起月经永久停止，无明显病理或其他生理原因。临床上，连续 12 个月无月经后才认为是绝经，因此是回顾性诊断。实践中将 40 岁或以后自然绝经归为生理性，40 岁以前月经自然停止称为过早绝经或卵巢早衰，并视为病理性。

(2)人工绝经：手术切除双侧卵巢或医疗性终止双侧卵巢功能，如化疗或放疗等导致的。

2.绝经前期

最后月经前的整个生育阶段。

3.绝经过渡期

从月经周期出现明显改变至绝经前的一段时期，通常在 40 岁后开始，时间跨度约 4 年。从定义上说，此期始点模糊难以确定，终点明确。但是在实践中，终点不能预料。

4.绝经后期

最终月经(包括自然绝经和人工绝经)以后的生命阶段，此期终点为生命的终结。

5.围绝经期

根据接近绝经时出现与绝经有关的内分泌、生物学和临床特征时至绝经 1 年内的期间。从定义上说此期始点仍然模糊不易确定，但终点明确。此期包括绝经过渡期和绝经后 1 年，与绝经后期有约1年的重叠。

自此以后,围绝经期、绝经过渡期等术语已在越来越多的文献中出现。1996年,第八届国际围绝经期会议上又重申这个观点(图14-1)。

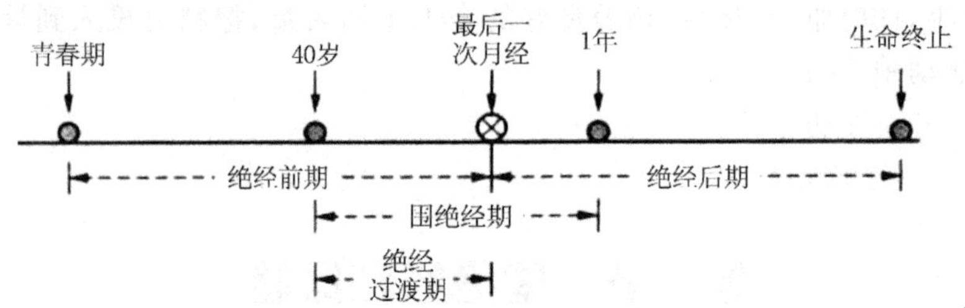

图14-1 绝经有关各期的划界

二、围绝经期的健康问题

围绝经期是妇女的"多事之秋",指的是从中年向老年的过渡阶段内,由于妇女生理、心理、社会各方面的变化,容易诱发各种健康问题,影响身心健康。上海市妇女保健所多次的调查研究显示,40～60岁妇女的健康问题,按其发生的普遍性为序,依次为以下几个方面。

(一)慢性疲劳

围绝经期妇女由于家务和职业的双重负担,长期处于慢性疲劳的状态之中,这是一种普遍存在却被人忽略的社会病。在这样的基础上,妇女的健康更容易受不良环境和行为因素的影响,而发生问题。

疲劳有两层含义:身体疲劳和心理疲劳。心理疲劳的大部分症状是通过身体疲劳表现出来,所以往往被人忽视。在围绝经期,心理疲劳的症状与围绝经期自主神经系统功能失调的表现有不少相似之处,更易被忽视。心理疲劳会加重围绝经期心理变化引起的心理异常,诱发身心疾病,如不及时消除,最后导致心理障碍(如围绝经期焦虑症和围绝经期抑郁症)。妇女在围绝经期出现的各种心理问题,不仅影响本人的生活、健康,还影响人际关系、家庭的安宁,同时亦影响工作。

(二)肥胖

妇女进入围绝经期后,由于脂肪代谢受雌激素水平的影响,原本就有增重和体型改变的倾向,如不注意根据自身生理变化的特点及时合理调整营养,培养良好的饮食习惯,特别是不注意节制热量的摄入、喜爱零食和以晚餐为主的饮食习惯,加上好静不好动、不重视适当运动和进行体格锻炼,极容易发胖,从而使体重大幅度增加。多余的脂肪主要堆积于腹部和脏器周围,为中心性肥胖。有报道,围绝经期妇女肥胖的发生率为15%～20%(指超过标准体重20%);亦有报道妇女50岁时体重平均比40岁时增加7.9 kg。肥胖、糖尿病、高血压、高血脂和冠心病是一组相互联系、互为因果的"富裕病",都是由于营养过度所引起,是当今世界上威胁人类健康的主要疾病。据报道,肥胖者患糖尿病的是非肥胖者的4倍,有近半的肥胖者同时伴发高血压。肥胖会增加心脏负担,而且易患动脉粥样硬化、冠心病、胆石症等。

(三)性功能障碍

性功能障碍是不少围绝经期妇女的难言之隐,表现形式和原因是多方面的。

(1)由于阴道分泌物减少、干燥不滑润及阴道炎等,会造成性交困难和疼痛,还可能出血、损伤,故而有抗拒、抵制等动作。

(2)由于围绝经期常见症状的出现,如烦躁、易怒、神经过敏加上潮热、出汗、失眠等,容易产生对性生活的厌恶,甚至反感,因而会抗拒丈夫的要求。

(3)由于缺乏性知识,加上社会上错误观念的误导,误认为"绝经即绝欲",不敢正确面对绝经后的性生活问题,暗自承受着难言的痛苦。

生理上和心理上的性功能障碍,如不及时排除,不仅影响妇女本人的身心健康,影响夫妻生活和感情,甚至还可能影响家庭的稳定。

(四)常见妇科病

1.围绝经期综合征

虽被认为是最常见的围绝经期疾病,不少围绝经期妇女会出现围绝经期综合征的某一种或多种症状,但是个体差异很大,程度和持续时间亦不一样,有资料显示 18%<1 年,56%持续 1~5 年。并不是所有的围绝经期妇女都出现症状,有 10%~15%的人症状明显,需要医治。

据调查报道显示,41~60 岁妇女血管舒张症状的发生率为 50.9%;神经心理症状的发生率为75.1%;关节疼痛、腰背痛的发生率为 48.0%;皮肤感觉异常的发生率为 13.2%。英国的一个报道统计显示,随访围绝经期妇女 1 000 名,其中 15.8%妇女毫无症状,62.5%只有潮热感,84.7%并不影响其日常生活。总之,如能使妇女掌握围绝经期综合征的有关知识,以乐观而积极的态度对待,一般妇女都能顺利摆脱困扰。

2.围绝经期功能失调性子宫出血

围绝经期妇女约有 50%会发生本症,且常为无排卵型,不及时治疗会造成严重贫血影响健康。

3.老年性阴道炎及尿路感染

由于阴道黏膜和尿道黏膜的防御能力减弱,围绝经期妇女很容易发生阴道炎及尿路感染,若仅采用一般消炎治疗,常会反复发作,非常恼人。治疗中应重视雌激素的补充,以改善黏膜情况,提高疗效,减少复发。

(五)恶性肿瘤

围绝经期是妇科三大恶性肿瘤(子宫颈癌、子宫内膜癌及卵巢癌)的高发时期,必须提高警惕,做到妇科恶性肿瘤的"三早",即早发现、早诊断、早治疗。近年来,乳腺癌的发病有上升趋势,亦需提高警惕,做到早发现。

(六)低雌激素水平相关疾病

现已知骨质疏松症、冠心病及高脂血症的发生率在绝经后妇女中的发病率明显上升,与低雌激素水平相关,近年的研究提出,阿尔茨海默病即早老性痴呆也与雌激素水平有关。这 3 种疾病在围绝经期的积极防治,直接关系到妇女的晚年生活质量。

三、围绝经期保健

随着社会的老龄化,围绝经期妇女的人数亦相应增长,围绝经期保健的服务对象面广量大。妇幼保健机构及各级医院除开设围绝经期保健门诊以适应围绝经期妇女的保健需求外,还应重视深入社区,普及围绝经期保健的相关知识,一方面提高围绝经期妇女的自我保健能力;另一方面引起社区对这一人群的关心,组织有益的活动,更有利于促进健康。

(一)围绝经期保健的目标

(1)促进围绝经期妇女身体健康:血压维持在18.7/12.0 kPa(140/90 mmHg)以下,体质指数保持在18.5~24.9,腰臀比<0.85。

(2)能平稳而顺利地度过这一"多事"的过渡时期,不被围绝经期常见的健康问题或常见病所困扰。

(3)有较好的社会适应能力和人际关系,保持愉快的心情。

(4)为老年健康打下良好的基础。

(二)围绝经期保健工作内容

1.发现健康问题

由于围绝经期妇女健康问题的隐私性,使她们因受健康问题困扰而去就诊时,常不能清晰地叙述自己的感受和要求。妇产科医师和妇女保健工作者要善于通过耐心细致的交谈和询问来发现问题。如有的妇女因遇到性生活方面的问题去门诊求医,但往往难以启齿。因此,医务人员在接触围绝经期的患者,对主诉含糊,或无边无际地把许多问题都混杂在一起时,要以同情理解的态度,耐心倾听,适当地加以引导到问题的中心,才会明白她们的难言之苦,对于治疗和问题的解决很有帮助。

2.筛查危险因素

围绝经期妇女所表现出的一系列症状和体征,会影响围绝经期妇女的健康,其中与卵巢功能衰退有关的症状和体征将受到对卵巢功能不利因素的影响。因此,认识和识别这些危险因素对围绝经期妇女保健工作具有重要的现实意义。

(1)躯体危险因素:①卵巢发生肿瘤行切除手术或经放疗,卵巢组织可遭到破坏而影响其功能。②盆腔手术包括子宫切除术可损伤营养卵巢的血管而影响其功能。③盆腔感染特别是卵巢感染可破坏卵巢组织,影响性激素合成和分泌。④某些自身免疫性疾病,如类风湿关节炎、甲状腺炎、系统性红斑狼疮肾小球肾炎等可导致自身免疫功能亢进发生抗原抗体反应,从而破坏卵巢组织和功能。⑤严重营养不良、慢性消耗性疾病、长期服用影响内分泌功能的药物等也可使卵巢功能减退。⑥患有高血压、心脏病、骨关节病、睡眠障碍的妇女进入围绝经期后,围绝经期综合征的症状常常较重。

(2)心理危险因素:①具有敏感、自卑、多疑、急躁、情绪不稳定的个性特征者。②近期生活中发生了情感危机或婚变、丧偶或亲人病故、失业或下岗、经济危机等负性生活事件。③曾经对子女付出了较大的心血或者全部生活以子女为中心,而近期子女因工作、学业或结婚离开了家庭,生活方式发生了较大的变化,即成为"空巢家庭",一时难以应对。④性生活不和谐者。⑤对工作、领导同事、经济收入、丈夫、子女、居住环境等不满意者。

3.正确、科学地使用激素替补疗法

激素替补疗法(HRT)已被公认为是预防和治疗与绝经有关症状和疾病的有效措施。HRT的正确使用,不仅有利于缓解围绝经期各种症状,还能预防低雌激素相关疾病,可提高围绝经期、老年期妇女的生活质量,亦是围绝经期保健的一个重要措施。

4.围绝经期保健指导

(1)建立健康的生活方式:生活中会有各种有害的精神或物质因素危害人们的身心健康,而建立健康的生活方式,排除这些有害的因素就能维护健康。妇女到了围绝经期,更易受各种不良因素的影响,因此建立健康的生活方式更加重要,特别要注意以下7个方面。

合理调整营养和培养良好的饮食习惯：妇女到了围绝经期，新陈代谢需求降低，雌激素水平下降对体内脂代谢、糖代谢等产生一定影响，饮食安排要注意低热能、低脂肪、低盐、低糖；并注意增加钙的摄入量和补充抗氧化剂。每人每天烹调用油量不宜超过 30 g，盐的摄入量以 3～5 g 为宜。饮食习惯上要改变早餐马虎、晚餐丰盛的习惯，一日三餐要定时，不吃零食。妇女要防止专心照顾丈夫和孩子，自己“吃在最后”“吃剩汤残羹”，疏忽自己的做法。

适当运动：妇女到了围绝经期，好静不好动，是导致肥胖、心脑血管病、糖尿病和骨质疏松症的危险因素。所以要坚持经常体育锻炼，每天至少运动 30 分钟。

充分睡眠：每晚睡眠 7～8 小时，睡眠除了有消除疲劳，使人体产生新的活力外，还与提高免疫力、增强抵御疾病的能力有关。晚上 10:00 至凌晨 2:00 是人体细胞坏死与新生最活跃的时期，此时不睡足细胞的新陈代谢会受到影响，人体就会加速衰老。因此，围绝经期妇女更应避免经常睡得过晚，为了赶任务而开夜车。

维持心理平衡：不要把弦绷得太紧，注意心理平衡，维护心理健康，能使人精力充沛，提高生活质量。围绝经期妇女容易焦虑、紧张，要注意劳逸结合，做到有张有弛；要学会正确对待各种矛盾冲突；要以乐观的态度对待身体上出现的暂时性的不适；自感烦躁、抑郁时要进行自我调节、自我疏导，必要时进行心理咨询，及早排除障碍。保持心理平衡有效的方法有以下几种：①要顺应变化的形势，适应环境，适应生活。②要维持心理的适度紧张，对自己愿意做而又力所能及的事，争取多做，在生活中寻找乐趣。③要做情绪的主人，学会摆脱消极情绪的纠缠，善于“转念冰解”。④要学会积极暗示，遇事多往好处想，不自寻烦恼。⑤要心胸宽阔，不要钻牛角尖，不可过分自重；尽量糊涂点，可减少很多不必要的忧虑。⑥要保持与社会多接触，多参加同志亲朋聚会，不要把自己禁锢在家中。⑦要使生活充满情趣，有节律、有兴趣。⑧要克服以自我为中心，有话就讲出来，对别人多理解。⑨要创造和睦家庭气氛，无论是儿女之间，还是儿媳、女婿之间都要公平，以礼相待，夫妻相亲相爱。⑩要学会放松，以解身心疲劳。

维持正常体重，保持正常体态：围绝经期妇女要注意避免热量摄入过多和重视适当运动。人到中年体重增加、腰围增粗是符合一般规律的，但在到达标准体重后，应及时注意控制饮食，增加运动量，劳动并不能代替运动。

注意个人卫生：特别是保持外阴清洁，勤换内裤。

和谐性生活：国内外许多学者性医学研究都证实，美满和谐的性生活，是围绝经期妇女愉快渡过这片“沼泽地”的最有效的办法，是对心灵最好的“按摩”和调节。不仅对夫妻双方身心健康极有帮助，而且是健康长寿不可缺少的一剂良方。国外，如美、日、法等国的一些报道，60 岁的妇女仍有 50%过性生活，甚至 10%～20%坚持到 80 岁。我国妇女由于受封建社会性禁锢的影响，对自身的性问题缺乏正确的认识。据上海市妇女保健所对围绝经期妇女的调查显示，认为夫妻过性生活见不得人的占 10.5%，性知识一知半解的占 56.5%，不了解的占 26.5%。绝经以后生殖能力的丧失，更加重了妇女的性冷淡。北京大学医学院的调查表明，我国妇女 40 岁后开始有性兴趣下降情况，并随年龄增加，绝经后无性生活的达 80%。男性在体力、性兴趣及性功能的消退一般比女性晚 10 余年。围绝经期妇女过早地终止性生活，不仅对本人的身心健康有影响，而且会影响夫妻感情和关系，影响家庭的幸福与和谐。因此，围绝经期妇女的性保健很重要，要通过各种健康教育形式向围绝经期妇女普及性知识，使她们了解这一时期的性生理、性心理、性功能变化，接受性技巧指导，扫除性心理障碍；及时对性功能障碍予以治疗。

(2)自我监测：妇女进入围绝经期后，一方面生活环境中的各种不良因素长期对机体的影响会逐渐反映出来，可能影响健康甚至造成疾病；另一方面体内的生理、心理变化亦比较多。掌握健康的标准和常见病的早期症状，提高自我监测和自我查病能力，定期进行监测和记录，能及时发现自己身心健康的偏异和及早发现疾病，及早进行矫治，维护健康，这是自我保健的另一个重要内容。围绝经期妇女自我监测的内容包括以下5个方面。

健康的自我评定：近年，WHO具体提出了身体健康和心理健康的衡量标准，即“五快”和“三良好”。①“五快”即食得快（指胃口好、吃得迅速、不挑食）；便得快（指大小便轻松自如，感觉良好）；睡得快（指入睡迅速，睡眠较深，醒后头脑清、精神爽）；说得快（指说话流利，表达正确，合乎逻辑）；走得快（指步伐轻快，转体敏捷，行动自如）。“五快”反映了身体的消化、泌尿、神经及运动系统等处于健康状态。②“三良好”即良好的个性（指性格温和、意志坚强、感情丰富、胸怀坦荡、心境达观）；良好的处世能力（指沉浮自如、观察问题客观、有自控能力、能应付复杂环境、对事物的变迁保持良好的情绪及有知足感）；良好的人际关系（指待人宽厚、珍惜友情、不吹毛求疵、不过分计较、能助人为乐及与人为善）。“三良好”是心理健康的反映。

定期测量体重和腰围：维持标准体重对预防肥胖症、糖尿病、心血管疾病具有积极作用。出现体重超过标准体重或腰围增大，就应调整饮食，增加运动。不明原因的消瘦和体重减轻亦必须引起重视。

记录月经卡：到了围绝经期，无排卵的月经增多，经期和周期以及月经量都可能发生变化，按时做好记录，即可及时发现异常，又可作为医师诊治及用药时的参考。

围绝经期常见妇科病早期症状的识别：除了围绝经期综合征的症状外，白带异常、绝经后出血都是妇科病的症状，应及时诊治。妇女进入围绝经期后应主动地、定期地参加妇科普查，或定期（2年左右）去妇科门诊做一次常规检查，包括宫颈刮片细胞学检查，有利于早发现妇科疾病。

乳房自我检查：乳房自查方法为选择光线充足的房间，面对镜子，脱去上衣，双臂自然垂于体侧。注意观察双侧乳房的形状及大小是否对称，皮肤有无皱褶或凹陷，乳头有无回缩，并抬起双臂按同样方法进行观察。然后进行乳房触摸检查，用右手检查左乳，从乳头开始触摸至乳房外上缘，按逆时针方向检查触摸；同法左手检查右乳。

四、老年妇女的生殖保健

老年妇女（指65岁以上的妇女）虽然已经丧失了生殖功能，但是生殖系统依然存在，性的需求依然存在，而老年妇女生殖系统的疾病以及由于雌激素水平低落所引发的相关疾病和性生活的不正常都会影响老年妇女的健康和生活质量。因此，老年妇女常见妇科病的预防、低雌激素相关疾病的预防，以及性健康的维护是老年妇女生殖保健的三大主要内容。

（一）常见妇科病的预防保健

老年妇女常易发生的妇科病有以下方面。

（1）由于泌尿生殖道黏膜萎缩、变薄，特别容易患尿路感染和老年性阴道炎，或易受滴虫、真菌的感染，甚至可发生老年性子宫内膜炎或宫腔积脓。

（2）绝经后是妇科恶性肿瘤的高发年龄，包括子宫颈癌、子宫内膜癌、卵巢癌，及外阴癌和乳腺癌。

（3）由于盆底支持组织减弱，尿失禁和子宫脱垂亦是老年妇女的常见病。据报道，每10位老年妇女中至少1人有尿失禁，这虽然对健康影响不大，但很令人尴尬。

（4）性功能障碍包括生理性和心理性的障碍，会影响老年人正常的性生活。

为预防以上疾病，注意保持外阴部的清洁卫生很重要，一旦发生阴道炎或尿路感染，在治疗时要加用雌激素，以改善黏膜状况，可减少复发。定期进行妇科普查包括乳房自查能使恶性肿瘤做到早发现、早诊断、早治疗，是重要的保健措施。注意盆底肌肉的锻炼，或许能预防和改善尿失禁和子宫脱垂，更有效的措施还需进一步研究。

(二)常见低雌激素相关性疾病的预防

近来的研究已经证明冠状动脉粥样硬化(冠心病)、高血压、骨质疏松、老年痴呆症等与低雌激素水平相关，这些疾病的发病率在绝经后明显增高，不仅伤害健康，常常会成为导致死亡的原因。另外，老年妇女常会有抑郁、孤独、失落等心理障碍，虽与家庭、社会的因素有关，但与激素水平也有一定的关系。对老年妇女的这些健康问题的预防，关键是要在围绝经期及时而科学地使用激素替补疗法。进入老年期后，要重视预防保健，其内容应包括以下几点。

1.改进生活方式

进入老年后，生活方式对健康的影响比遗传因素更为重要，要合理安排膳食，注意适当活动，戒烟、戒酒，可预防这些疾病的发生。

2.注意这些病的早期症状，做到早发现、早治疗

糖尿病、高血压、抑郁等早期症状常不明显，要注意监测，及早发现，不仅治疗效果好，对健康影响亦小。定期参加体格检查，包括血、粪常规检查都有利于早期发现。

3.激素替补疗法和免疫注射

正确合理地使用激素替补疗法，可改善血脂代谢和骨代谢，预防骨质疏松症，是有效的保健措施。肺炎、流感虽与低雌激素水平不相关，但老年人患这些病后，并发症多，死亡率也高。疫苗注射可提高老年人的抵抗力，预防肺炎、流感等疾病。

4.预防跌跤在老年保健中非常重要

老年妇女因跌跤引起骨折，骨折引起残疾卧床，卧床引起肺炎因而死亡的不少。特别是对视力、听力有减退的，注意居住环境的地面平整和防滑，注意照明良好，及时应用手杖，注意卧床及座椅高度的合适都很重要。

5.重视其他影响健康的情况

如老年妇女中尿失禁、便秘、掉牙、牙龈疾病、心理障碍等常见情况，常被忽视。手颤抖、健忘等可能是帕金森病及老年痴呆的早期征象，亦应注意。

(三)女性健康的维护

长期以来，由于传统的影响和性教育的滞后，性神秘、性愚昧、性压抑的现象到处可见，特别在对待老年人的性问题上更存在许多错误的观点。诸如，绝经就意味着绝欲；进入老年期后性欲和性生活就必然停止或应该停止；甚至认为老年人再有性的需求是“老不正经”，是“花痴”。许多老年人特别是老年妇女由于接受了上述见解而为自己出现性的欲望和要求感到羞耻、恐惧，不断责备自己；老夫妻间常为此产生分歧，因此郁郁寡欢，影响健康。有些老人的儿女对其父母有性生活感到气愤和不愉快，坚决反对丧偶的父母再婚。这些偏见都影响着妇女的身心健康。

随着寿命的延长，妇女有 1/3～1/2 的时间是在绝经后度过。进入老年期后，妇女的生殖器官虽然逐渐萎缩，雌激素水平也低下，但是女性的角色没有改变，依然有性的自然需求。许多研究也证明，性激素虽是性活动的一个重要因素，但不是唯一的因素，性激素水平与性欲并不一定直接相关。近年来，许多老年学家的调查说明老年人需要有性生活，如美国 Breecher 在 1984 年对 4 246 名 60～90 岁老年人的调查，发现 60 岁以上继续有性生活者达 86%，70 岁以上仍有性

生活者达75%。丹麦的调查发现,在86～90岁的高龄老人中表示对性有兴趣仍占51%。我国对951位60岁以上的老年人对性兴趣问题的调查表明:60～64岁为66.47%,65～69岁为50.2%,70～74岁为28.81%,75～79岁为17.65%,80～84岁为8.57%,这组数字是在没有摆脱传统观念情况时进行的,比实际情况要低,但也充分证明,以往传统的认为老年人对性不应该有兴趣的看法与实际情况有相当距离。两性生活是人生活的一个部分,老年人也完全有权利享受性生活的乐趣。同时性生活的适度和满足,可以帮助老年夫妇加强对生活的信心,可以增加感情和安全感,并能较容易排除老年人的孤独感和抑郁感。因此,维护老年人的性健康是老年妇女生殖保健的重要内容。

老年妇女的性健康服务应包括以下内容:①进行性教育,普及科学的性知识,纠正老年妇女对性生活的不正确看法,对生理性性功能障碍要及时进行治疗。②转变性观念,消除性偏见和性心理障碍,促进人类两性关系的科学与文明。③随着年龄的增长,建立新的性爱表达形式,如以两性间的皮肤接触、抚摸、拥抱等来代替性交,不但能使双方心理上得到满足,也能促进夫妻间的热爱、体贴和尊重。

随着社会的进步,经济的发展,人民生活的改善,人的寿命越来越长,妇女的平均期望寿命一般比男性高3～6岁。提高晚年生活质量已被WHO列为21世纪保护健康和促进健康的三大课题之一,开展老年妇女生殖保健,维护老年妇女的性健康,已是当务之急。

(贾贵玲)

参考文献

[1] 程慧,王书君,张华.妇产科临床多发病诊断与治疗[M].上海:上海交通大学出版社,2024.
[2] 刘明静.妇产科临床思维与疾病诊治[M].上海:上海科学技术文献出版社,2023.
[3] 郭小芬,陈燕锋,金素芳.实用妇产科学诊疗策略与案例精选[M].沈阳:辽宁科学技术出版社,2023.
[4] 张雪华,邢红艳,崔国莲,等.妇产科临床疾病治疗思维与实践[M].上海:上海交通大学出版社,2023.
[5] 代艳.现代妇产科临床实践[M].哈尔滨:黑龙江科学技术出版社,2023.
[6] 范永瑞,韩海英,杨继华,等.妇产科常见病与多发病诊疗[M].上海:上海交通大学出版社,2023.
[7] 张丽.临床妇产科诊疗精要[M].昆明:云南科技出版社,2023.
[8] 杨雁鸿,杜雪莲,林华,等.妇产科疾病临床诊疗技术[M].上海:上海科学技术文献出版社,2023.
[9] 汤岭梅.妇产科常见疾病诊疗应用[M].济南:山东大学出版社,2023.
[10] 马春玲,刘燕,李良丽.妇产科常见病临床诊疗与手术[M].上海:上海交通大学出版社,2024.
[11] 陈明华,王楠,肖芳.妇产科疾病诊疗与手术麻醉[M].上海:上海交通大学出版社,2023.
[12] 郑惠国.现代妇科治疗学[M].广州:广东科学技术出版社,2023.
[13] 侯晓,孙芳,李兴华,等.现代妇产科治疗新进展[M].青岛:中国海洋大学出版社,2023.
[14] 王绍海,郑睿敏.简明妇科内分泌诊疗手册[M].北京:化学工业出版社,2023.
[15] 韩燕燕.临床妇产科疾病基础与临床[M].上海:上海交通大学出版社,2023.
[16] 宋小磊,马海英,戴柏.妇产科疾病临床处置要点[M].北京:中国纺织出版社,2024.
[17] 马卫东.妇产科常见疾病综合诊断与临床指导[M].长春:吉林科学技术出版社,2023.
[18] 强克萍,李彩琼,徐燕媚.妇产科常见病诊断与治疗[M].汕头:汕头大学出版社,2023.
[19] 袁晓华,周亚丽,张磊.妇产科学理论与实践[M].上海:上海交通大学出版社,2024.
[20] 崔福鸾.妇产科学实践技能指导[M].西安:西安交通大学出版社,2023.
[21] 张存虎,许金平,马红梅,等.妇产科疾病规范化治疗与进展[M].上海:上海交通大学出版社,2023.

[22] 刘婧，张丽华，宋娜娜.妇产科常见疾病治疗与重症监护[M].上海：上海交通大学出版社，2024.
[23] 李淑红，蒋鸿晶，杜超，等.妇产科疾病诊疗研究[M].长春：吉林科学技术出版社，2023.
[24] 张洋.妇产科疾病诊疗与临床超声医学[M].长春：吉林科学技术出版社，2023.
[25] 唐青，韩海英，庄莉莉，等.妇产科常见疾病诊疗规范[M].上海：上海交通大学出版社，2023.
[26] 邓迎晓.妇产科疾病诊断与治疗[M].广州：世界图书出版广东有限公司，2023.
[27] 伍雪梅.实用妇产科疾病临床诊疗学[M].长春：吉林科学技术出版社，2023.
[28] 陈振婷.精编妇产科临床疾病诊断与治疗[M].上海：上海科学普及出版社，2023.
[29] 杨海蕾.临床妇科与产科疾病治疗新进展[M].上海：上海科学普及出版社，2023.
[30] 吕姝菡.妇产科疾病治疗新进展[M].长春：吉林科学技术出版社，2023.
[31] 杨定英.临床产科疾病诊疗规范[M].天津：天津科技翻译出版公司，2024.
[32] 刘慧杰.妇产科临床疾病诊断与治疗[M].哈尔滨：黑龙江科学技术出版社，2023.
[33] 于丽波.妇产科疾病临床实用诊治技术[M].北京：中国纺织出版社，2023.
[34] 贾璐.妇产科常见病治疗进展[M].哈尔滨：黑龙江科学技术出版社，2023.
[35] 方笑白.产科疾病实践解析[M].天津：天津科学技术出版社，2023.
[36] 秦弦，王倩，侯佳，等.他汀类药物治疗子宫内膜异位症的研究进展[J].中国临床药理学与治疗学，2024，29(5)：488-494.
[37] 吴铃，叶健文，林培红，等.贝伐珠单抗靶向治疗卵巢癌患者对肿瘤标志物的影响[J].中国卫生标准管理，2024，15(6)：142-146.
[38] 王翠，李亚玲.PD-1 抑制剂联合全身化疗治疗复发转移性宫颈癌的临床效果观察[J].临床误诊误治，2024，37(2)：76-81.
[39] 赵芮雅，孔为民.宫颈癌患者治疗后随访策略研究进展[J].中国医刊，2024，59(5)：501-504.
[40] 张晓宇，刘朝晖.细菌性阴道病益生菌治疗方案的研究进展[J].中华妇产科杂志，2024，59(2)：173-176.